国家公共卫生标准
实用指南丛书

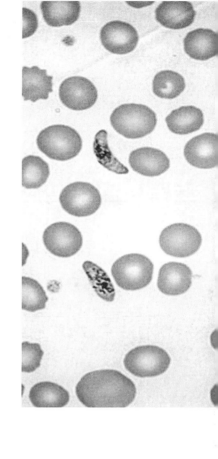

寄生虫病标准
实用指南

中国疾病预防控制中心
国家卫生标准委员会寄生虫病标准专业委员会　编著

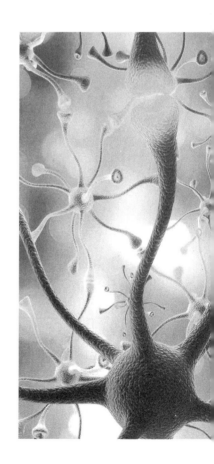

中国标准出版社

北　京

图书在版编目（CIP）数据

寄生虫病标准实用指南 / 中国疾病预防控制中心，
国家卫生标准委员会寄生虫病标准专业委员会编著 . —
北京：中国标准出版社，2019.1
（国家公共卫生标准实用指南丛书）
ISBN 978-7-5066-9098-0

Ⅰ.①寄…　Ⅱ.①中…　②国…　Ⅲ.①寄生虫病—防治—卫生
标准—中国　Ⅳ.① R194

中国版本图书馆 CIP 数据核字（2018）第 212335 号

出版发行	中国标准出版社	印　刷	中国标准出版社秦皇岛印刷厂
	北京市朝阳区和平里西街甲 2 号（100029）	版　次	2019 年 1 月第一版　2019 年 1 月第一次印刷
	北京市西城区三里河北街 16 号（100045）	开　本	880mm×1230mm　1/16
	总编室：（010）68533533	印　张	31.75
	发行中心：（010）51780238	字　数	744 千字
	读者服务部：（010）68523946	书　号	ISBN 978-7-5066-9098-0
网　址	www.spc.net.cn	定　价	160.00 元

如有印装差错　由本社发行中心调换

《国家公共卫生标准实用指南丛书》

编著委员会

主　　任　刘剑君

副 主 任　雷苏文　臧照芳　冯　岚

编著人员（按姓氏笔画排序）

丁钢强　中国疾病预防控制中心营养与健康所所长

马　军　北京大学儿童青少年卫生研究所所长

王　宇　中国疾病预防控制中心研究员

王　林　中国疾病预防控制中心环境与健康相关产品安全所党委书记

王建书　苏州市疾病预防控制中心环境卫生科

卢金星　中国疾病预防控制中心传染病预防控制所党委书记

白雪涛　中国疾病预防控制中心环境与健康相关产品安全所研究员

冯　岚　中国疾病预防控制中心卫生标准处

朱宝立　江苏省疾病预防控制中心党委书记

朱秋鸿　中国疾病预防控制中心职业卫生与中毒所职业卫生标准研究室主任

刘　芳　苏州市疾病预防控制中心主任

刘剑君　中国疾病预防控制中心副主任

孙乃玲　中国疾病预防控制中心卫生标准处

孙贤理　北京市爱国卫生运动委员会主任医师

孙殿军　中国疾病预防控制中心地方病控制中心主任

苏　旭　中国疾病预防控制中心辐射安全首席专家

李　涛　中国疾病预防控制中心职业卫生与中毒控制所研究员

杨晓光　中国疾病预防控制中心营养与健康所研究员

宋　彬　苏州市疾病预防控制中心职业卫生与放射卫生科

张玉琼　贵州省疾病预防控制中心主任

张　群　中国疾病预防控制中心学术出版编辑部副主任

陈尔东　中国疾病预防控制中心辐射防护与核安全医学所
　　　　政策标准研究室主任

岳立达　天津市河西区疾病预防控制中心食品安全与环境健康科

周志荣　中国疾病预防控制中心环境与健康相关产品安全所
　　　　政策与法规标准室副研究员

周晓农　中国疾病预防控制中心寄生虫病预防控制所所长

周菊平　苏州市吴江区疾病预防控制中心综合业务科科长

胡　佳　苏州市疾病预防控制中心食品和学校卫生科

姚孝元　中国疾病预防控制中心环境与健康相关产品安全所副所长

姚钞洁　中国疾病预防控制中心卫生标准处

钱菊良　苏州市吴江区疾病预防控制中心质管办副主任

徐东群　中国疾病预防控制中心环境与健康相关产品安全所副所长

高涵昌　苏州市疾病预防控制中心健康教育所副主任医师

郭　欣　北京市疾病预防控制中心学校卫生所所长

陶　勇　中国疾病预防控制中心农村改水技术指导中心主任

曾晓芃　北京市疾病预防控制中心副主任

雷苏文　中国疾病预防控制中心卫生标准处研究员

臧照芳　中国疾病预防控制中心卫生标准处副研究员

《寄生虫病标准实用指南》

编著委员会

主　　编　周晓农

副主编　严　俊　闻礼永　陈家旭

编著人员　（按姓氏笔画排序）

王中全　郑州大学医学院寄生虫病研究所所长

王加松　湖北省荆州市血吸虫病防治所所长

毛玲玲　辽宁省疾病预防控制中心感染与传染性疾病防制所
　　　　副所长

方悦怡　广东省疾病预防控制中心寄生虫病预防控制所主任医师

王　谦　四川省疾病预防控制中心寄生虫病所研究员

王善青　海南省疾病预防控制中心研究员

孙乐平　江苏省血吸虫病防治研究所主任医师

朱兴全　中国农业科学院兰州兽医研究所家畜寄生虫研究室主任

许汴利　河南省疾病预防控制中心主任医师

朱淮民　中国人民解放军海军军医大学教授

严　俊　国家卫生健康委员会疾病预防控制局寄生虫病和地方病
　　　　防控处处长

汪天平　安徽省血吸虫病防治研究所所长

汪世平　中南大学教授

谷俊朝　北京友谊医院期刊编辑部办公室主任

张皓冰　中国疾病预防控制中心寄生虫病预防控制所药物室主任

陈家旭　中国疾病预防控制中心寄生虫病预防控制所健康教育咨询检测中心主任

林仁勇　新疆医科大学临床医学研究院副院长

周晓农　中国疾病预防控制中心寄生虫病预防控制所所长

官亚宜　中国疾病预防控制中心寄生虫病预防控制所全球卫生中心主任

季旻珺　南京医科大学教务处副处长

郑　彬　中国疾病预防控制中心寄生虫病预防控制所科技业务处处长

胡　薇　复旦大学研究员

俞铖航　中国疾病预防控制中心寄生虫病预防控制所

闻礼永　浙江省医学科学院寄生虫病研究所所长

高　琪　江苏省血吸虫病防治研究所研究员

符林春　广州中医药大学教授

熊彦红　中国疾病预防控制中心寄生虫病预防控制所副研究员

序

习近平主席在致第 39 届国际标准化组织（ISO）大会的贺信中强调，中国将积极实施标准化战略，以标准助力创新发展、协调发展、绿色发展、开放发展、共享发展。近些年来，我国标准化工作成果显著，有效地推动了经济持续健康发展和社会全面进步。卫生标准是卫生法律、法规体系的重要组成部分，是贯彻卫生法律、法规的重要技术依据，在促进经济社会协调发展，助推健康中国战略实施中发挥重要作用。

根据《国务院办公厅关于印发强制性标准整合精简工作方案的通知》（国办发〔2016〕3 号）和《国家标准委关于印发推荐性标准集中复审工作方案的通知》（国标委综合〔2016〕28 号），原国家卫生和计划生育委员会（以下简称原国家卫生计生委）对现行卫生标准进行了全面清理。为加强现行有效卫生标准的贯彻实施，方便相关机构和公众查阅，在原国家卫生计生委法制司和疾病预防控制局（全国爱国卫生运动委员会办公室）指导下，中国疾病预防控制中心联合国家卫生标准委员会相关标准专业委员会，编纂了《国家公共卫生标准实用指南丛书》。本丛书包括《传染病标准实用指南》《寄生虫病标准实用指南》《地方病标准实用指南》《营养标准实用指南》《病媒生物控制标准实用指南》《职业卫生标准实用指南》《放射卫生标准实用指南》《环境卫生标准实用指南》《学校卫生标准实用指南》《消毒标准实用指南》等分册。

本丛书系统地介绍了 2013 — 2017 年发布的公共卫生标准，包括标准全文和详细解读；同时汇编了相关领域国家法律、法规、部门规章等。

希望本丛书能够为公共卫生领域的管理和技术等工作提供支持。如有遗漏与谬误之处，敬请读者批评指正。

丛书编著委员会

2018 年 3 月

前　言

寄生虫病曾是严重危害我国人民群众身体健康、影响社会经济发展的重大公共卫生问题。为有效控制寄生虫病流行、保障人民群众身体健康，中华人民共和国成立以来，在党和政府的领导与关怀下，全国各级政府投入了大量的资源，使当时的五大寄生虫病（包括血吸虫病、疟疾、丝虫病、黑热病和钩虫病）的流行得到了有效控制。我国丝虫病已于2007年宣布消除，其他四种寄生虫病的流行水平处于历史最低。为了进一步结合健康扶贫工作，推进寄生虫病在我国农村地区的控制与消除工作，进入"十三五"后，原国家卫生和计划生育委员会联合多部委下发了三个重要规划，包括：原国家卫生和计划生育委员会、财政部、原国土资源部、水利部、原农业部、原国家林业局六部委联合印发的《"十三五"全国血吸虫病防治规划》，原国家卫生和计划生育委员会办公厅、科技部办公厅、商务部办公厅、原国家质量监督检验检疫总局办公厅、原国家旅游局办公室五部委联合下发的《全国消除疟疾工作方案（2016—2020年）》，原国家卫生和计划生育委员会、中央统战部、国家发展和改革委员会、教育部、科技部、公安部、民政部、财政部、水利部、原农业部、原国家食品药品监督管理总局、国务院扶贫开发领导小组办公室十二个部门共同下发的《全国包虫病等重点寄生虫病防治规划（2016—2020年）》。这些规划与方案的出台，均围绕2020年实现全面建成小康社会目标，加快推进健康中国建设，以"创新、协调、绿色、开放、共享"五大发展理念为指导，建立健全重要寄生虫病综合防治工作机制，因地制宜、分类指导，全面落实各项防治措施，成为有效控制或消除在我国流行的重要寄生虫病的行动指南。

为了进一步落实重要寄生虫病防治规划，推进健康中国建设，在国家卫生标准委员会的指导下，寄生虫病标准专业委员会从健全卫生标准管理体系、进一步推动寄生虫病标准化建设的角度，认真制修订与审核了一批寄生虫病标准。截至 2017 年 12 月，有 31 项寄生虫病标准正式发布并正在实施中。根据《国务院办公厅关于印发〈强制性标准整合精简工作方案〉的通知》（国办发〔2016〕3 号）和《国家标准委关于印发〈推荐性标准集中复审工作方案〉的通知》（国标委综合〔2016〕28 号），原国家卫生和计划生育委员会对现行卫生标准进行了全面清理，将 10 项强制性的寄生虫病相关标准转为推荐性标准。为加强现行有效卫生标准的宣传贯彻，并方便相关机构和公众查阅，中国疾病预防控制中心联合国家卫生标准委员会寄生虫病标准专业委员会共同编撰了《寄生虫病标准实用指南》。本书的主要内容是对 2013—2017 年发布的寄生虫病标准进行动态跟踪并解读，对当前寄生虫病标准体系框架进行介绍，并在附录中收录了截至 2017 年 12 月 31 日的所有现行有效的寄生虫病相关标准。

由于收录的文件发布时间不同，体例格式不尽相同，量和单位的用法与我国现行使用的法定量和单位有所不同。为保持文件的统一，我们保留了收录文件中的体例格式、量和单位的用法。

本书适用于各级疾病预防控制机构和医疗机构人员对有关寄生虫病的诊断、检测、控制及消除等。书中对标准的解读为编纂专家（组）个人观点，仅便于读者在标准实施中参考和学习之用，不作为任何纠纷和诉讼之依据。

编著者

2018 年 5 月

目 录

注：本书收集的标准的属性已在目录上标明（GB 或 GB/T、WS 或 WS/T），年号用四位数字表示。鉴于部分国家标准和行业标准是在标准清理整顿前出版的，现尚未修订，故正文部分仍保留原样，读者在使用这些标准时，其属性以本目录上标明的为准（标准正文"引用标准"中的标准的属性请读者注意查对）。

第一章　概　况

第七届国家卫生标准委员会寄生虫病标准专业委员会成立于 2013 年 12 月 18 日，负责寄生虫病诊断、治疗、预防、控制、监测与评价、病原检测技术及生物实验安全等卫生标准的制修订及贯彻落实。本标委会的主管部门为原国家卫生和计划生育委员会法制司（现国家卫生健康委员会法规司），委员构成为主任委员 1 名、副主任委员 2 名、秘书长 1 名、秘书 3 名、委员 20 名，顾问 3 名以及原国家卫生和计划生育委员会疾病预防控制局（现国家卫生健康委员会疾病预防控制局）1 家单位委员。个人委员来自各级疾病预防控制机构、科研院所、大专院校以及临床等机构，专业涵盖寄生虫病诊断、治疗、预防、控制、监测与评价、病原检测技术及生物实验安全等。标委会秘书处挂靠中国疾病预防控制中心寄生虫病预防控制所，负责研究编制各年度寄生虫病卫生行业标准制修订计划项目，并组织对送审的标准进行初审、会审和报批，对标龄超过 5 年的标准进行复审，以及对寄生虫病国内外标准进行宣贯和追踪评价，及时掌握标准在实施使用上存在的问题等工作。

一、标准现状

迄今共制修订并发布实施寄生虫病标准 31 项。其中，国家标准 3 项、行业标准 28 项（包括 21 项诊断标准、4 项检测技术类标准和 3 项其他类标准）。

2013—2017 年新发布的寄生虫病标准共 19 项（见表 1-1），这 19 项标准是配合国家寄生虫病预防控制规划及血吸虫病、疟疾防治规划，防治包虫病行动计划等常见、重要寄生虫病防治目标而制修订。其中，GB 15976—2015《血吸虫病控制和消除》和 WS 259—2015《疟疾的诊断》为修订并代替历次标准，其余 17 项标准为新制定标准。

二、标准体系建设

寄生虫病标准体系框架共分为 2 大类 4 小类，所涉及的内容均由原国家卫生和计划生育委员会（现国家卫生健康委员会）和国家标准化管理委员会发布，不含寄生虫病相关的地方标准。根据标准的性质，分为国家标准和卫生行业标准，卫生行业标准分为强制性卫生行业标准（WS）和推荐性卫生行业标准（WS/T）。在寄生虫病标准体系框架中，控制和消除类标准为国家标准，法定寄生虫病诊断类标准为强制性卫生行业标准（WS），其余为推荐性卫生行业标准（WS/T）。详见图 1-1。

寄生虫病标准实用指南

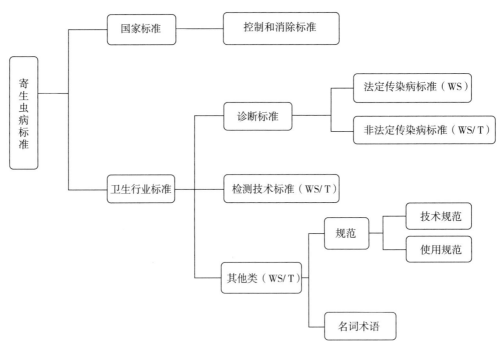

图 1-1　寄生虫病标准体系框架

三、现行有效标准

截至 2017 年 12 月 31 日，现行有效的寄生虫病标准有 31 项，其中强制性国家标准（GB）3 项，强制性卫生行业标准（WS）5 项，推荐性卫生行业标准（WS/T）23 项，详见表 1-1。

表 1-1　我国现行有效的寄生虫病标准

序号	标准编号	标准名称	标准性质	发布日期	实施日期	备注
1	GB 15976—2015	血吸虫病控制和消除	GB	2015-06-02	2016-01-01	—
2	GB 20048—2006	丝虫病消除标准	GB	2006-01-25	2006-05-01	—
3	GB 26345—2010	疟疾控制和消除标准	GB	2011-01-14	2011-05-01	—
4	WS 257—2006	包虫病诊断标准	WS	2006-04-07	2006-12-01	国家标准转行业标准 GB 17013—1997 废止
5	WS 258—2006	黑热病诊断标准	WS	2006-04-07	2006-12-01	国家标准转行业标准 GB 15986—1995 废止
6	WS 259—2015	疟疾的诊断	WS	2015-11-16	2016-06-01	国家标准转行业标准 GB 15989—1995 废止
7	WS 260—2006	丝虫病诊断标准	WS	2006-04-07	2006-12-01	国家标准转行业标准 GB 15985—1995 废止
8	WS 261—2006	血吸虫病诊断标准	WS	2006-04-07	2006-12-01	国家标准转行业标准 GB 15977—1995 废止

表 1-1（续）

序号	标准编号	标准名称	标准性质	发布日期	实施日期	备注
9	WS/T 309—2009	华支睾吸虫病诊断标准	WS/T	2009-03-13	2009-11-01	转化为推荐性标准
10	WS/T 321—2010	广州管圆线虫病诊断标准	WS/T	2010-06-02	2010-12-01	转化为推荐性标准
11	WS/T 369—2012	旋毛虫病的诊断	WS/T	2012-03-02	2012-09-01	转化为推荐性标准
12	WS/T 379—2012	带绦虫病的诊断	WS/T	2012-06-04	2012-10-15	转化为推荐性标准
13	WS/T 380—2012	并殖吸虫病的诊断	WS/T	2012-06-04	2012-10-15	转化为推荐性标准
14	WS/T 381—2012	囊尾蚴病的诊断	WS/T	2012-06-04	2012-10-15	转化为推荐性标准
15	WS/T 438—2013	裂头蚴病的诊断	WS/T	2013-06-14	2013-12-01	转化为推荐性标准
16	WS/T 439—2013	钩虫病的诊断	WS/T	2013-06-14	2013-12-01	转化为推荐性标准
17	WS/T 469—2015	蛲虫病的诊断	WS/T	2015-04-09	2015-09-01	转化为推荐性标准
18	WS/T 470—2015	旋毛虫病暴发处理技术规范	WS/T	2015-04-09	2015-09-01	转化为推荐性标准
19	WS/T 471—2015	寄生虫病诊断名词术语	WS/T	2015-09-17	2016-02-01	—
20	WS/T 485—2016	抗疟药使用规范	WS/T	2016-05-20	2016-10-15	—
21	WS/T 486—2015	弓形虫病的诊断	WS/T	2015-12-15	2016-06-01	—
22	WS/T 487—2016	隐孢子虫病的诊断	WS/T	2016-05-20	2016-10-15	—
23	WS/T 563—2017	钉螺调查	WS/T	2017-08-01	2018-02-01	—
24	WS/T 564—2017	巴贝虫病诊断	WS/T	2017-08-01	2018-02-01	—
25	WS/T 565—2017	蛔虫病诊断	WS/T	2017-08-01	2018-02-01	—
26	WS/T 566—2017	片形吸虫病诊断	WS/T	2017-08-01	2018-02-01	—
27	WS/T 567—2017	阴道毛滴虫病诊断	WS/T	2017-08-01	2018-02-01	—
28	WS/T 568—2017	阿米巴病肠外脓肿诊断	WS/T	2017-08-01	2018-02-01	—
29	WS/T 569—2017	疟原虫检测　血涂片镜检法	WS/T	2017-08-01	2018-02-01	—
30	WS/T 570—2017	肠道蠕虫检测　改良加藤厚涂片法	WS/T	2017-08-01	2018-02-01	—
31	WS/T 571—2017	裂头绦虫幼虫检测	WS/T	2017-08-01	2018-02-01	—

四、相关国际标准情况

我国寄生虫病标准的制定通常是参照 WHO 指南（WHO Guideline）、世界动物卫生组织（OIE）以及公认的学术研究成果。WHO 指南是根据 WHO 成员国、WHO 国家办事处、公共或私人团体就某一主题请求提供指导的出版物，出版周期短、数据新、学术性强、指导性强。WHO 自 1951 年开始制定指南，每年都会提出大量针对不同人群，涉及临床实践、公共卫生、卫生政策等领域的推荐意见。《WHO 指南制定手册》是 WHO 指导指南制定的文件。手册明确了指南制定的原则，在 WHO 指南制定的技术和程序方面作出了分步说明，并且规范指南制定程序。WHO 指南的常规管理机构为 WHO 指南评审委员会（GRC）。GRC 旨在确保 WHO 指南的高质量，同时保证指南的制定过程公开透明，并尽可能基于证据提出推荐意见。

WHO 指南为推荐性的，由各个地区、国家自主决定是否采用。依据 WHO 指南制定小组

（GDG）对实施推荐意见有利和不利结果间平衡的信心程度，推荐性意见分为强推荐和有条件的推荐或者弱推荐。强推荐表示指南是建立在推荐意见的有利结局高出不利结局之上；当 GDG 对实施推荐意见的利弊或者缺点不太确定时，则提出有条件的或者弱推荐。WHO 指南的受众群体，患者、临床医生、政策制定者等可酌情决定是否采纳 WHO 指南提供的推荐意见。

第二章　标准解读

第一节　GB 15976—2015《血吸虫病控制和消除》解读

一、标准出台的背景和意义

血吸虫病消灭（消除）标准的制定是随着我国血吸虫病防治工作的进程而不断完善的，先后修改制定了6个版本，均在当时的血吸虫病防治工作中发挥了重要的作用。最近一个版本 GB 15976—2006《血吸虫病控制和消灭标准》自发布实施以来，为考核验收血吸虫病防治工作质量和效果提供了有力的依据。然而，随着血吸虫病防治工作的深入和疫情的下降，该标准已不能适应我国血吸虫病防治进程的评价，因此迫切需要对 GB 15976—2006进行修订。

二、标准的主要内容

（一）适用范围

本标准适用于我国流行血吸虫病的省、自治区、直辖市防治血吸虫病疫情控制、传播控制、传播阻断和消除四个不同防治阶段目标的考核。

（二）疫情控制

应同时符合下列三条指标：

1.居民血吸虫感染率低于5%：在血吸虫传播季节1个月后，在被考核村随机选取100户家庭的6～65岁的常住居民（不少于200人）进行居民感染率检查，被考核村总户数不足100户时全部检查。

2.家畜血吸虫感染率低于5%：在血吸虫传播季节1个月后，随机抽取被考核村放养的牛、羊共100头进行检查，不足100头时全部检查。

3.不出现急性血吸虫病暴发：核查县疾控中心（血防站）传染病疫情网络直报记录和县血防医院急性血吸虫病门诊病例登记簿，掌握被考核村的急性血吸虫病病例数和全县突发疫情情况。

（三）传播控制

应同时符合下列各项指标：

1. 居民血吸虫感染率低于1%：人群查病以村民组为单位整群随机抽样，对6~65岁的常住人口，先采用血清学方法检查，阳性者再采用尼龙绢袋集卵孵化法（一粪三检）检查，每个行政村血检和粪检受检率均在90%以上，检查的总人数不少于400人。

2. 家畜血吸虫感染率低于1%：家畜查病采用粪便毛蚴孵化法（一粪三检）检查，对该村最主要的家畜传染源调查100头，不足100头全部检查。

3. 不出现当地感染的急性血吸虫病患者：核查县疾控中心（血防站）传染病疫情网络直报记录和县血防医院急性血吸虫病门诊病例登记簿，核实被考核村有无急性血吸虫病病例。

4. 连续2年以上未查到感染性钉螺：对近3年查出钉螺且人、畜活动频繁的环境，采用系统抽样结合环境抽样调查法查螺，抽查不少于500框，查获的钉螺均需采用压碎镜检法进行解剖，观察有无感染性钉螺。

（四）传播阻断

应同时符合下列各项指标：

1. 连续5年未发现当地感染的血吸虫病患者：人群查病以村民组为单位整群随机抽样，对6~65岁的常住人口，先采用血清学方法检查，阳性者再采用尼龙绢袋集卵孵化法（一粪三检）检查，每个行政村血检和粪检受检率均在90%以上，检查的总人数不少于1 000人（不足者从邻近村补充）。

2. 连续5年未发现当地感染的血吸虫病病畜：家畜查病采用粪便毛蚴孵化法（一粪三检）检查，对该村最主要的家畜传染源调查100头，不足100头全部检查。

3. 连续5年以上未查到感染性钉螺：对历史有螺环境、可疑有螺环境采用全面细查法查螺。

4. 以县为单位，建立和健全敏感、有效的血吸虫病监测体系：有一支监测队伍，有一个监测机制，有一组监测技术，有一套信息管理系统。

（五）消除

达到传播阻断要求后，连续5年未发现当地感染的血吸虫病患者、病畜和感染性钉螺。

1. 人群病情评估：以村民组为单位整群随机抽样，对6~65岁的常住人口，先采用血清学方法检查，阳性者再采用尼龙绢袋集卵孵化法（一粪三检）检查，每个行政村血检和粪检受检率均在90%以上。血清学方法检查的总人数不少于1 000人，不足者从邻近村补充。

2. 家畜病情评估：采用粪便毛蚴孵化法（一粪三检）检查，对抽样村最主要的家畜传染源调查100头，不足100头全部检查。

3. 感染螺情评估：采用系统抽样结合环境抽查调查法对抽样村全部历史有螺环境和可疑环境进行钉螺调查。采用压碎镜检法检查5 000只以上的活螺，不足5 000只的全部检查，观察血吸虫感染情况。

4. 监测能力评估：对县级疾病预防控制机构的监测队伍、疫情报告、实验室检测能力以及疫情处置能力等进行评估。

（六）考核方法

1. 听取汇报：听取血吸虫病防治工作的汇报。

2. 查阅资料：审核血吸虫病疫情和防治资料。

3. 现场考核：① 省级考核，每个省随机抽取 2～3 个疫情未控制县作为被考核县；② 县级考核，查阅被考核县以行政村为单位的血吸虫病疫情和防治资料。

三、需要重点说明的问题

标准名称：将 GB 15976—2006 的名称"血吸虫病控制和消灭标准"改为"血吸虫病控制和消除"，正文中"消灭"阶段改为"消除"阶段。消灭（eradication）指某种疾病在全球范围内的宿主人群中流行率降至 0。消除（elimination）则指某种传染病在局部区域无病例或感染发生。本标准为我国制定，第四个阶段指标是为评估达到传播阻断后我国血吸虫病流行区乃至整个国家是否达到无血吸虫病病例或感染发生的状态，因此，从科学意义上讲，GB 15976—2006 中的"消灭"应该为"消除"，且现行标准中的"消灭"的英文为"elimination"，故在本版中，中英文一致修改为"消除（elimination）"。在标准正文中，血吸虫病防治进程的最后阶段也修改为"消除"。

（周晓农、许静、闻礼永、孙乐平、朱淮民）

第二节　WS 259—2015《疟疾的诊断》解读

一、标准出台的背景和意义

疟疾曾经是严重危害我国人民身体健康和生命安全、影响社会经济发展的重要寄生虫病，经过多年防治，疫情得到有效控制。随着《中国消除疟疾行动计划（2010—2020 年）》实施，2006 年制定的《疟疾诊断标准》已经不能满足消除阶段疟疾诊断的技术要求，需要增加新的检测方法。为对疟疾进行规范诊断，减少漏诊或误诊，有效控制和消除我国疟疾的流行，对该标准进行了修订。

二、标准的主要内容

本标准规定了疟疾诊断依据、诊断原则、诊断标准和鉴别诊断，适用于各类医疗机构和各级疾病预防控制机构对疟疾的诊断。

寄生虫病标准实用指南

（一）诊断依据

1. 流行病学史

疟疾传播季节在疟疾流行区有夜间停留史或近 2 周内有输血史。

在标准附录 A "流行病学和临床表现" 中已列出了疟疾的地区分布，对从这些国家地区返回中国的发热患者应当予以重视。

2. 临床表现

（1）典型临床表现：呈周期性发作，每天或隔天或隔两天发作一次；发作时有寒颤、发热、出汗等症状；发作多次后可出现脾大和贫血。

（2）不典型临床表现：具有发冷、发热、出汗等症状，但热型和发作周期不规律。

（3）重症临床表现：可出现昏迷、重度贫血、急性肾衰竭、肺水肿或急性呼吸窘迫综合征、低血糖症、循环衰竭或休克、代谢性酸中毒等。

由于我国现阶段的疟疾患者主要是输入性的，多数患者疟疾症状不典型，有些起病呈感冒症状。各级医疗机构对从流行区返回的发热患者应予以重视。

3. 实验室检查

（1）显微镜检查血涂片查见疟原虫。

有些临床实验室使用的血涂片染液与标准规定有出入，目前的检查结果均予以认可。建议各省参比实验室统一配置染液，提供给医疗机构。

（2）疟原虫抗原检测阳性。

检测时，根据不同试剂盒的产品说明书要求操作，并判读结果。如果质控区和检测区同时出现色带即为阳性，若仅在质控区出现色带为阴性，质控区无色带则检测失败。

（3）疟原虫核酸检测阳性。

疟疾参比实验室通常使用巢式 PCR，各地根据本实验室条件选用其他方法扩增疟原虫核酸。

（二）诊断原则

根据流行病学史、临床表现以及实验室检测结果等予以诊断。

（三）诊断标准

1. 无症状感染者

无临床表现，同时符合下列一项可诊断：显微镜检查血涂片查见疟原虫，疟原虫抗原检测阳性，疟原虫核酸检测阳性。

2. 临床诊断病例

有流行病学史，同时符合下列一项可诊断：显微镜检查血涂片查见疟原虫，疟原虫抗原检测阳性。

3. 确诊病例

临床诊断病例，同时符合下列一项可诊断：显微镜检查血涂片查见疟原虫，疟原虫抗原检测阳性，疟原虫核酸检测阳性。

4. 重症病例

患者出现昏迷、重度贫血、急性肾衰竭、肺水肿或急性呼吸窘迫综合征、低血糖症、循环衰竭或休克、代谢性酸中毒等临床症状，实验室检查阳性。

三、需要重点说明的问题

1. 分子生物学方法简便、快捷、敏感，较传统的金标准——显微镜镜检疟原虫有特有的优势，在原虫密度低、疟原虫形态不典型的情况下能够有效地确定疟原虫感染并定种。

2. 针对我国对外交往频繁，在海外工作、生活或旅游的人员增加，在外患疟疾以外的其他热带病的可能性增加的现状，特别增加了鉴别诊断的病种，如巴贝虫病，以避免疾病漏诊和误诊，防止输入性病例作为传染源在当地引起新的传播。

3. 重症疟疾起病急、病情进展快，对从流行区返回人员出现重症症状者，除病原学检查外，有条件的应尽早进行免疫学检查。

（汤林华、周晓农、朱淮民、孙乐平）

第三节 WS/T 438—2013《裂头蚴病的诊断》解读

一、标准出台的背景和意义

裂头蚴病是一种严重的人兽共患寄生虫病，呈世界性分布，主要见于亚洲国家。我国已有1 000 多例裂头蚴病报道，分布于 29 个省、直辖市、自治区（或特区）。裂头蚴可经口感染人体，也可经皮肤伤口或黏膜侵入人体，寄生于皮下、眼、脑等多个器官。裂头蚴的寄生部位广泛，临床表现多种多样。皮肤裂头蚴病的诊断主要依靠活检，但对多数脑部及内脏裂头蚴病患者进行病原学诊断较为困难，需要手术摘除裂头蚴，风险大。若不及时诊断和治疗，可致患者残疾甚至死亡。

裂头蚴病常被误诊为其他寄生虫病或肿瘤，每例患者住院费用可高达 1 万多元人民币。如果患者能够得到早期诊断和及时治疗，可明显减轻本病的并发症，降低患者的致残率，为国家和患者节省大量的医疗费用。裂头蚴病暴发可导致重大的突发公共卫生事件。

二、标准的主要内容

本标准规定了裂头蚴病的定义、诊断依据、诊断原则、诊断和鉴别诊断。适用于全国各级医疗机构和疾病预防控制机构对裂头蚴病的诊断。

诊断依据如下：

（一）流行病学史

裂头蚴病的地理分布广泛，主要见于亚洲的中国、朝鲜、韩国、日本、泰国、印度尼西亚、马来西亚、菲律宾及越南等国，在欧洲、美洲、非洲和大洋洲也有报道。裂头蚴病在我国分布于广东、海南、湖南、湖北、福建、广西、云南、贵州、四川、江西、浙江、江苏、安徽、山东、河南、河北、辽宁、吉林、黑龙江、青海、甘肃、宁夏、新疆、北京、上海、重庆、台湾、香港及澳门29个省、自治区、直辖市、特别行政区。

裂头蚴病患者往往可追溯到有以下流行病学史：

（1）有局部敷贴生的蛙肉、蛙皮、蛇肉或蛇皮史；

（2）有生食或半生食蛙、蛇、鸡、猪等动物肉类史，或有吞服活蝌蚪史；

（3）有生饮湖塘沟渠水或游泳时咽入湖塘水史。

（二）临床表现

裂头蚴病的临床表现与裂头蚴的感染方式、数量及侵犯部位等因素有关。经口感染者初起有恶心、呕吐、腹痛、腹泻、腹胀、发热和皮疹等表现，继而因侵犯部位不同出现不同的临床表现；经皮肤或黏膜感染者，初起有局部红肿、瘙痒及虫爬感，继而出现皮肤或黏膜下游走性皮下结节。本病可分为皮下裂头蚴病、眼部裂头蚴病、口腔颌面部裂头蚴病、中枢神经系统裂头蚴病及内脏裂头蚴病等临床类型。

1. 皮下裂头蚴病：表现为游走性皮下结节，呈圆形、柱形或不规则条索状，大小不一，长 0.5 cm ~ 5.0 cm，局部可有红肿、瘙痒、虫爬感。

2. 眼部裂头蚴病：病变常累及单侧眼睑或眼球，以眼睑最常见。表现为眼睑红肿、结膜充血、畏光、流泪、微痛、奇痒、异物感或有虫爬感等。在红肿的眼睑和结膜下，可有游动性、硬度不等的肿块或条索状物。偶尔皮肤破溃，裂头蚴自动逸出而自愈。裂头蚴侵入眼眶内可引起眼球凸出、眼球运动障碍、视力下降等。

3. 口腔颌面部裂头蚴病：病变部位以颊部及口腔（包括齿龈）最常见，多数患者有在口腔或颊部敷贴生的蛙肉、蛙皮、蛇肉或蛇皮治疗牙痛或腮腺炎史，或伴有"小白虫"（裂头蚴）逸出史。

4. 中枢神经系统裂头蚴病：裂头蚴侵入脑部或脊髓。病灶常为单个，临床表现类似脑瘤。侵入脊髓时可表现为肢体麻木、感觉异常、偏瘫等症状。

5. 内脏裂头蚴病：裂头蚴经消化道侵入引起相应部位的病变与临床表现。

（三）实验室检查

1. 血常规检查：外周血嗜酸粒细胞百分比和（或）绝对值增高。

2. 血清学检查：免疫学检查裂头蚴抗体阳性。

3. 病原学检查：局部活组织检查或手术发现裂头蚴。

病原学检查查见裂头蚴可确诊，其他两项为辅助性检查。

（四）影像学检查

脑部 CT 检查时可见白质低密度、不规则或结节状强化，复查时结节位置或形状可改变。

三、需要重点说明的问题

1. 本标准特指由曼氏迭宫绦虫（*Spirometra mansoni*）裂头蚴引起的曼氏裂头蚴病（sparganosis mansoni），不包括流行于北美地区的拟曼氏迭宫绦虫（*S. mansonoides*）幼虫引起的裂头蚴病。曼氏迭宫绦虫的同种异名有欧猬迭宫绦虫（*S. erinaceieuropaei*）、猬迭宫绦虫（*S. erinacei*）、曼氏裂头绦虫（*Diphyllobothrium mansoni*）及猬裂头绦虫（*D. erinacei*）等。

2. 关于实验室检查中的动物肉类检查：在实际操作中，患者就诊时往往难以提供剩余动物肉；如有剩余肉类，则对其进行检查以辅助本病的确诊。

3. 关于实验室检查项目中是否保留血常规检查：如果人体局部仅感染 1 条裂头蚴，外周血嗜酸粒细胞可能不增高；但如果是经口感染，多数患者的外周血嗜酸粒细胞增高，这是诊断疑似病例的一项指标。经过反复讨论，专家组和审核专家一致同意保留血常规检查。

（崔晶、王中全、孙乐平、朱淮民、闻礼永）

第四节 WS/T 439—2013《钩虫病的诊断》解读

一、标准出台的背景和意义

钩虫病为世界卫生组织重点关注的易被忽视的热带病之一，是严重危害人民身体健康的重要公共卫生问题。我国是钩虫病严重流行国家之一，据第二次全国重要人体寄生虫病现状调查显示，钩虫感染率为 6.12%，感染总人数约为 3 930 万人。钩虫幼虫在人体移行发育及成虫在肠道寄生可引起一系列临床表现，如钩蚴性皮炎、呼吸系统和消化系统症状、贫血、嗜酸粒细胞增多等，导致患者生活质量下降，重者还可危及生命。钩虫病临床表现有时可不典型或不明显，易被忽略而导致漏诊或误诊，延误患者的治疗，因此迫切需要制定诊断标准予以技术规范。

钩虫病的诊断既无国际标准，也无国际同类标准可供参考。我国对于该病的诊断没有标准化的诊断原则和规范，极易造成误诊或漏诊。如何综合流行病学、临床学、病原学等多种技术手段，形成统一的诊断标准，显得更为迫切，更具指导意义。

在标准制定过程中，专家讨论的焦点主要集中于是否将"钩虫感染"纳入标准中。经反复讨论商榷，最终一致认为钩虫感染者虽无明显临床症状，但钩虫寄生于人体，对机体健康仍会有所损害，需要进行治疗并防止虫卵传播扩散，因此需将"钩虫感染"纳入，使标准更具有实际指导意义。

2013 年 6 月 14 日，国家卫生和计划生育委员会发布了《钩虫病的诊断》，并于 2013 年 12 月 1 日正式实施。标准明确规定了钩虫病的诊断依据、诊断原则、诊断标准和鉴别诊断，填补了我国对钩虫病诊断的标准空白，为我国各级医疗机构及疾控机构诊断钩虫病提供了切实可行的技术诊断标准和规范，对于及时正确诊断及减少漏诊、误诊，保障人民身体健康，有效减轻疾病负担，控制钩虫病流行都具有重要意义。

二、标准的主要内容

本标准由6章组成，明确了标准适用范围，释义了术语和定义，说明了诊断依据，规定了诊断原则，规范了诊断标准，阐明了鉴别诊断，现简要解读如下：

1. 根据钩虫病的诊断和疾病控制流行的特点，标准中明确规定了适用范围为全国各级医疗机构和疾控机构对钩虫病的诊断。

2. 标准中明确了钩虫的定义，并对钩虫感染和钩虫病也有详细的解释。

标准规定：钩虫是钩口科（Ancylostomatidae）线虫统称，在我国主要指十二指肠钩口线虫（简称十二指肠钩虫）和美洲板口线虫（简称美洲钩虫）。

钩虫感染是指仅在人体粪便或其他组织样本中检获钩虫虫卵、幼虫或成虫，而感染者无明显临床症状和体征。

钩虫病是指钩虫寄生于人体或幼虫在人体内移行所引起的皮肤、呼吸系统、消化系统、神经系统和血液系统等病变，并出现相应临床症状和体征。

3. 对于任何疾病的诊断来说，诊断依据都是需重点掌握的内容。

标准中定义了钩虫病的流行病学史为居住在钩虫病流行区或者曾到过流行区，且人体手足等皮肤裸露部位在感染季节与土壤有接触史或有食入不洁蔬菜、瓜果史。

临床上有下列症状和体征：

（1）早期可出现皮炎，多见于足趾或手指间，表现为局部皮肤有烧灼、针刺、瘙痒等感觉，可出现充血斑点或颗粒状丘疹，然后出现小出血点或小疱疹，继发感染后形成脓疮。

（2）可出现咽喉发痒、阵发性咳嗽、咳痰、气喘、声嘶等呼吸系统症状，常伴有发热、畏寒等全身性症状；重度感染者可出现剧烈干咳、胸痛和哮喘。

（3）多有上腹部不适或隐痛、恶心、呕吐、腹泻等消化系统症状，重度感染者可出现黏液便或水样便；或上消化道出血，以柏油样便为主。婴儿感染可出现营养不良和生长发育迟缓。

（4）重度感染者可出现智力减退、意识迟钝、知觉异常、视力模糊等神经系统临床表现。少数患者可出现嗜吃生米、生豆、泥土等异嗜症。

（5）血液系统临床症状和体征主要表现为缺铁性贫血；可出现皮肤黏膜苍白，以眼睑、口唇和牙床较明显；指甲有扁平甲及反甲现象，在重度感染者中多见。

同时，标准中还规定了对钩虫病的诊断应符合实验室检查，包括：外周血嗜酸粒细胞百分比和（或）绝对值增高、粪便检查检出钩虫虫卵、粪便培养检出钩虫幼虫、粪便淘洗检出钩虫成虫、内窥镜检查检出钩虫成虫等。

4. 标准中规定了诊断原则：应根据流行病学史、临床表现及实验室检查结果予以诊断。

5. 标准中规范了诊断标准：钩虫感染、钩虫病（分为疑似病例和确诊病例）。

6. 标准中阐明了易混淆疾病的鉴别诊断。

（1）钩虫感染引起的皮炎应与血吸虫感染引起的尾蚴性皮炎相鉴别。

（2）钩虫病所致的呼吸系统损害应与支气管哮喘、慢性支气管炎等相鉴别。

（3）钩虫病所致的消化系统损害应与消化性溃疡、肠结核、慢性结肠炎、细菌性痢疾等相鉴别。

（4）钩虫病所致的缺铁性贫血应与再生障碍性贫血相鉴别。

7.标准附有4个资料性附录（病原学、流行病学、临床表现、鉴别诊断）和1个规范性附录（实验室检查），以充分解释，便于诊断。

三、需要重点说明的问题

对诊断标准进行宣传非常重要，在宣传过程中需要注意几个重点：一是要加强对医疗机构临床医生特别是内科医生的宣传，使其掌握诊断要点；二是要加强对疾控机构特别是检测部门的宣传，使之能及时发现病原体；三是要加强对大众人群的宣传教育，强调在感染季节下地劳动时需穿胶鞋，提高自我保护与预防感染的意识；四是要加强粪便无害化处理与管理，推广无害化卫生厕所，控制或阻断钩虫病传播流行。

（闻礼永、严晓岚、官亚宜、方怡悦、孙乐平）

第五节　WS/T 469—2015《蛲虫病的诊断》解读

一、标准出台的背景和意义

蛲虫病是严重危害儿童身体健康的重要公共卫生问题。据估计，全世界人体蛲虫感染者约5亿人。我国重要人体寄生虫病现状调查结果显示，儿童蛲虫平均感染率为10.28%，以6~9岁年龄组感染率最高。蛲虫感染可引起夜间肛门瘙痒、胃肠功能紊乱、神经功能和心理行为异常甚至出现异食癖，异位寄生可引起阑尾炎、尿道炎、生殖道炎等，其临床表现有时可不典型或不明显，易导致漏诊或误诊，因此迫切需要制定诊断标准予以技术规范。

WS/T 469—2015《蛲虫病的诊断》作为卫生行业标准，填补了我国对蛲虫病的诊断标准空白，为全国各级医疗机构及疾病预防控制机构诊断蛲虫病提供了切实可行的技术规范，对及时正确诊断疾病及减少漏诊、误诊，有效控制蛲虫病流行，保障儿童身心健康和生长发育，减轻疾病负担，促进社会和谐发展具有重要意义。

在标准制定过程中，针对是否需将"蛲虫感染"纳入标准，通过反复商榷，专家们最终一致认为蛲虫感染者虽无明显临床症状，但对人体特别是儿童健康仍会有所损害，需要进行治疗并防止虫卵传播扩散，应将其纳入标准，使标准更具有实际指导意义。

二、标准的主要内容

本标准由6章组成，除第6章"鉴别诊断"为推荐性条款外，其余5章均为强制性条款。本标准明确了标准适用范围，释义了有关术语和定义，说明了疾病诊断依据，规定了诊断原则，规范了诊断标准，阐明了易混淆疾病的鉴别诊断，现简要解读如下：

1. 根据蛲虫病的流行、诊断和防治特点，标准中明确规定了适用范围为全国各级医疗机构和疾病预防控制机构对蛲虫病的诊断。

2. 标准中明确了"蛲虫感染"和"蛲虫病"的定义并作出解释。前者为在人体肛门周围或粪便及其他组织样本中检获蛲虫卵或成虫，而感染者未见相应临床表现；后者为蛲虫感染者出现相应临床表现。

3. 标准中定义了蛲虫病的流行病学史，即有与蛲虫感染者共同生活或工作史。

临床上可出现下列症状和体征：

（1）主要表现为肛门及会阴部皮肤瘙痒，尤以夜间为甚。抓破后皮肤出现充血、皮疹、湿疹、脱屑等，严重者可诱发细菌感染。可伴有夜惊、噩梦、夜间磨牙、咬指甲、注意力不集中、烦躁不安、食欲不振等，少数患者出现恶心、呕吐、腹痛、异嗜症等。

（2）异位寄生可导致蛲虫性阑尾炎、尿道炎等。女性患者可出现蛲虫性阴道炎、子宫颈炎、子宫内膜炎、输卵管炎等表现。

同时，对蛲虫病的诊断还应符合实验室检查，包括肛周采样查见蛲虫卵、肛周检获蛲虫成虫或幼虫等。

4. 标准中规定了诊断原则：应根据流行病学史、临床表现及实验室检查结果等予以诊断。

5. 标准中规范了诊断标准，分为蛲虫感染和蛲虫病。

蛲虫感染即为人体未见相应临床表现，但肛周采样查见蛲虫卵，或肛周检获蛲虫成虫或幼虫。

蛲虫病又可分为疑似病例和确诊病例。疑似病例需同时具有上述流行病学史和临床表现；确诊病例除具有上述流行病学史和临床表现外，还需肛周采样查见蛲虫卵或肛周检获蛲虫成虫或幼虫。

6. 标准阐明了易混淆疾病的鉴别诊断，蛲虫病应与肛周神经性皮炎、外阴炎、滴虫性阴道炎、霉菌性阴道炎、阿米巴阴道炎、肛周湿疹等相关疾病鉴别。

7. 标准附有 4 个资料性附录（病原学、流行病学、临床表现、鉴别诊断）和 1 个规范性附录实验室检查，以充分解释，便于诊断。

（1）附录 A 为病原学，主要介绍了蛲虫的学名，虫卵和成虫大小及形态特点，在人体内寄生、交配、发育、产卵等生活史内容。

（2）附录 B 为流行病学，介绍了国内外蛲虫病流行概况，说明了蛲虫感染者和蛲虫病患者是本病传染源，肛—手—口的直接感染是本病的主要传播途径。明确了各种人群对蛲虫普遍易感，但以儿童多见。强调了在托儿所、幼儿园及中小学校等人群密集、卫生条件较差的场所，易发生蛲虫感染。

（3）附录 C 为临床表现，主要介绍了蛲虫肠道寄生、异位寄生（蛲虫性阑尾炎、蛲虫性尿道炎、蛲虫性生殖道炎）的临床表现，其症状和体征与蛲虫寄生部位、感染程度、侵犯组织等因素有关，但均不具有特异性。

（4）附录 D 为实验室检查，介绍了胶带纸肛拭法、棉签肛拭法等两种虫卵检查方法，阐明了肛周直接检查成虫方法，强调了各种检查方法的注意事项。

（5）附录 E 为鉴别诊断，主要介绍了与下列六种疾病的鉴别诊断：

①肛周神经性皮炎：肛门周围瘙痒，夜间加剧，搔抓后皮肤损害呈密集成群的扁平圆形或多角形丘疹，表面覆有一层很薄的糠皮样鳞屑；随病情进展，丘疹渐渐融合，病灶增大，色暗

褐，皮肤肥厚，形成苔藓样硬化，外形粗糙，表皮及周围有抓痕、出血点或结痂。

② 外阴炎：外阴炎常表现为外阴部瘙痒，伴有湿疹或尿布疹，但无明显日轻夜重现象。

③ 滴虫性阴道炎：主要临床表现为稀薄的泡沫状白带增多及外阴瘙痒，若有其他细菌混合感染则排出物呈脓性，可有臭味。瘙痒部位主要为阴道口及外阴，间或有灼热、疼痛等。若尿道口有感染，可有尿频、尿痛、尿急。

④ 霉菌性阴道炎：主要临床表现为白带增多，外阴或阴道瘙痒、灼烧感，小便疼痛，外阴周围红肿，表皮变化多样，水样白带直至凝乳状白带均可出现。

⑤ 阿米巴阴道炎：多继发于肠道感染，阴道分泌物呈浆液性或黏液性，可找到阿米巴滋养体。

⑥ 肛周湿疹：主要临床表现为肛门瘙痒，浆液渗出明显，搔抓后出现抓痕、血痂、合并细菌感染可出现脓性渗出和结痂，呈现湿疹特有外观；可扩展及会阴、阴囊、臀部皮肤；慢性期局部皮肤增厚，苔藓变化，皱襞皲裂明显。

三、需要重点说明的问题

在标准施行过程中要注意几个重点：一是要加强对医疗机构临床医生特别是内科医生的宣传，使其掌握诊断要点；二是要加强对疾病预防控制机构特别是检测部门的宣传，使之能及时发现病原体；三是要教育儿童养成良好的卫生习惯，饭前便后要洗手，勤剪指甲，纠正吸吮手指等不良习惯，提高自我保护与预防感染意识；四是要改善幼儿园、家庭等儿童聚集场所的环境卫生，地面、桌面、玩具、食器等应定期进行消毒，衣服、被褥、床单等应定期日晒处理，以期控制或阻断蛲虫病传播流行。

（闻礼永、严晓岚、官亚宜、俞丽玲、孙乐平）

第六节　WS/T 470—2015《旋毛虫病暴发处理技术规范》解读

一、标准出台的背景和意义

旋毛虫病是一种食源性人兽共患寄生虫病，呈世界性分布。全世界有 66 个国家或地区报道过动物感染旋毛虫，55 个国家有人体旋毛虫病例。我国除海南省以外，其他省、直辖市、自治区均有动物感染旋毛虫的报道。

旋毛虫病的流行具有食源性、地方性及群体性等特点，在旋毛虫病暴发时，若不及时正确处理，会使疫情扩大。预防旋毛虫病要从源头抓起，动物检疫是重要的环节。此外，取样和检查的规范性将直接影响检测的结果。因此，特制定旋毛虫病暴发处理技术规范并推广应用，为各级疾病预防控制和医疗机构及时采取正确的疫情处理措施提供操作规范，从而控制旋毛虫病疫情。

二、标准的主要内容

本标准的内容主要包括旋毛虫病暴发的流行病学调查、旋毛虫病暴发的处理、规范性附录可疑肉类中旋毛虫检验和旋毛虫病患者的治疗与暴露人群的医学观察等。

本标准适用于各级医疗机构和疾病预防控制机构对旋毛虫病暴发的处理。

（一）流行病学调查

1. 病例及暴发的核实

（1）旋毛虫病的核实：疾病预防控制机构接到旋毛虫病疫情报告后，应立即组织相关人员对报告的病例，按照 WS/T 369—2012 进行核实。

（2）旋毛虫病暴发的核实：对同一地点发生旋毛虫病的病例数及关联性进行核实。

2. 旋毛虫病暴发的现场调查

（1）病例搜索和调查：调查患者的基本信息及暴露、发病、临床表现和检查诊治等情况，确认暴发规模；调查对象包括患者及同餐人员。

（2）可疑肉类的调查：对共进餐或食用同一烹饪方法制作的同一肉类及肉制品进行调查。

（3）标本采集与实验室检测：采集患者的血清进行免疫学检查；对吃剩、储存的肉样进行病原学检查。

（二）旋毛虫病暴发的处理

1. 旋毛虫病患者的治疗

对确诊的患者用阿苯达唑治疗。

2. 暴露人群的医学观察

对同餐人员进行医学观察，及时发现新发病例。

3. 病畜肉处理

对发现的病畜肉进行生物安全处理，并追溯病畜肉来源。

三、需要重点说明的问题

1. 关于旋毛虫病的最长潜伏期：潜伏期的长短与感染程度有关，重度感染者为数小时至1周，中度感染者约为2周，轻度感染者为3周~4周。关于该病的最长潜伏期，本标准采用30 d。实施医学观察应考虑到潜伏期的长短。

2. 旋毛虫病暴露人群指30 d内有生食或半生食相同来源的感染旋毛虫的动物（猪、野猪、犬、羊等）肉类及其制品史或有食入混有相同来源的生肉屑食物史的人群。

（王中全、崔晶、孙乐平、朱淮民）

第七节 WS/T 471—2015《寄生虫病诊断名词术语》解读

一、标准出台的背景和意义

随着寄生虫学、寄生虫病防治研究的深入以及相关学科的发展，新的寄生虫学与寄生虫病的专业名词不断出现。在各类寄生虫学、寄生虫病教材、专著和文献中存在的不规范的表述与解释，不利于寄生虫学教学、防治、科技信息交流以及标准的宣传和贯彻，也影响了寄生虫病预防控制工作与管理的质量与效率。本标准的制定与应用，将有助于规范寄生虫病诊断标准的相关术语的写作、引用，同时有助于各级医疗机构与疾病预防控制机构对诊断标准（包括流行病学术语、临床诊断、血清学诊断、病原学诊断和影像学诊断）中相关名词、术语的正确理解，提高我国寄生虫病防治与科学研究论文、教学和信息交流规范化水平。

二、标准的主要内容

本标准规范了寄生虫病诊断及相关名词术语，分为通用术语、寄生虫病术语、临床表现术语和检查方法术语（病原学检查方法、免疫学诊断技术及分子生物学诊断技术）四大类281个。

（一）通用术语

包括：寄生、寄生虫、宿主、终宿主、中间宿主、保虫宿主、转续宿主、专性寄生虫、兼性寄生虫、长久性寄生虫、暂时性寄生虫、体内寄生虫、体外寄生虫、机会致病寄生虫、偶然寄生虫、土源性线虫、生物源性线虫、土源性蠕虫、生物源性蠕虫、寄生虫生活史、寄生虫感染、带虫者、传染源、传播途径、易感者、医学节肢动物、隐性感染、多寄生现象、寄生虫病、机会性寄生虫病、食源性寄生虫病、水源性寄生虫病、土源性线虫病、蠕虫病、生物源性线虫病、人兽共患寄生虫病、虫媒病、虫媒寄生虫病、新现寄生虫病、再现寄生虫病、线虫病、机械性传播、生物性传播、媒介生物、疟疾的复发、疟疾的再燃、夜现周期性。

（二）寄生虫病术语

包括：阿米巴病、脆弱双核阿米巴病、利什曼病、内脏利什曼病、皮肤利什曼病、旧大陆型利什曼病、新大陆型利什曼病、锥虫病、非洲锥虫病、美洲锥虫病、蓝氏贾第鞭毛虫病、滴虫病、阴道毛滴虫病、人毛滴虫病、蠊缨滴虫病、疟疾、恶性疟、三日疟、卵形疟、间日疟、弓形虫病、先天性弓形虫病、获得性弓形虫病、肉孢子虫病、人肠肉孢子虫病、人肌肉孢子虫病、圆孢子虫病、巴贝虫病、隐孢子虫病、等孢球虫病、人芽囊原虫病、结肠小袋纤毛虫病、血吸虫病、日本血吸虫病、急性血吸虫病、慢性血吸虫病、晚期血吸虫病、曼氏血吸虫病、埃及血吸虫病、湄公血吸虫病、间插血吸虫病、异形吸虫病、横川后殖吸虫病、异形异形吸虫病、双腔吸虫病、胰阔盘吸虫病、棘口吸虫病、姜片虫病、肝片吸虫病、巨片形吸虫病、华支睾吸虫病、并殖吸虫病、卫氏并殖吸虫病、斯氏并殖吸虫病、绦虫病、带绦虫病、猪带绦虫病、牛带绦虫病、亚洲带绦虫病、猪囊尾蚴病、棘球蚴病、细粒棘球蚴病、多房棘球蚴病、膜壳绦虫病、微小膜壳绦虫病、缩小膜壳绦虫病、复孔绦虫病、迭宫绦虫病、曼氏迭宫绦虫病、裂头蚴病、曼氏裂头蚴病、增殖裂头蚴病、裂头绦虫病、瑞列绦虫病、假裸头绦虫病、伯特绦虫病、中殖孔绦虫病、细颈囊尾蚴病、多头蚴病、棘头虫病、巨吻棘头虫病、念珠棘头虫病、铁线虫病、水蛭病、蛔虫病、弓首线虫病、鞭虫病、蛲虫病、钩虫病、十二指肠钩虫病、美洲钩虫病、旋毛虫病、丝虫病、淋巴丝虫病、班氏丝虫病、马来丝虫病、盘尾丝虫病、罗阿丝虫病、恶丝虫病、犬恶丝虫病、匐行恶丝虫病、粪类圆线虫病、管圆线虫病、广州管圆线虫病、哥斯达黎加管圆线虫病、吸吮线虫病、结膜吸吮线虫病、筒线虫病、毛圆线虫病、颚口线虫病、小杆线虫病、兽比翼线虫病、肾膨结线虫病、龙线虫病、麦地那龙线虫病、毛细线虫病、肝毛细线虫病、肠毛细线虫病、异尖线虫病、后圆线虫病、结节线虫病、四棱线虫病、血矛线虫病、蝇蛆病、虱病、头虱病、体虱病、阴虱病、睫虱病、潜蚤病、松毛虫病、疥疮、螨病、肺螨病、肠螨病、蠕形螨病、蜱瘫痪、舌形虫病、内脏舌形虫病、鼻咽舌形虫病。

（三）临床表现术语

包括：异位寄生、异位损害、阿米巴瘤、肠阿米巴病、阿米巴痢疾、皮肤阿米巴病、阿米巴肝脓肿、阿米巴肺脓肿、阿米巴脑脓肿、原发性阿米巴脑膜脑炎、肉芽肿性阿米巴脑炎、棘阿米巴角膜炎、淋巴结型黑热病、黑热病后皮肤利什曼疹、黏膜皮肤利什曼病、锥虫下疳、温特博特姆征、锥虫性巨食管、锥虫性巨结肠、美洲锥虫肿、罗马尼亚征、滴虫性阴道炎、滴虫性尿道炎、脑型疟、婴幼儿疟疾、输血性疟疾、先天性疟疾、疟疾肾病、黑尿热、幼虫移行、幼虫移行症、皮肤幼虫移行症、内脏幼虫移行症、游走性皮下结节、匐行疹、何博礼现象、肝干线型纤维化、尾蚴性皮炎、微丝蚴血症、丝虫热、丝虫性淋巴水肿、丝虫性象皮肿、丝虫性乳糜尿、丝虫性睾丸鞘膜积液、热带嗜酸粒细胞增多症、桑毛虫皮炎、隐翅虫皮炎、卡拉巴肿、异位血吸虫病、河盲症。

（四）检查方法术语

1. 病原学检查方法

（1）粪便检查

包括：直接涂片法、集卵透明法、厚涂片透明法、浓聚法、沉淀法、重力沉淀法、离心沉淀法、汞碘醛离心沉淀法、醛醚沉淀法、浮聚法、饱和盐水浮聚法、硫酸锌离心浮聚法、蔗糖溶液离心浮聚法、毛蚴孵化法、肛门拭子法、棉签拭子法、透明胶纸法、定量透明法、淘虫检查法、钩蚴培养法、带绦虫孕节检查法。

（2）血液检查

包括：血液涂片检查法。

（3）排泄物与分泌物检查

包括：夏科 - 莱登结晶、肠检胶囊法。

（4）其他器官组织检查

包括：NNN 培养液、杜氏利什曼原虫培养、利什曼素。

2. 免疫学诊断技术

包括：皮内试验、卡松尼皮内试验、利什曼素皮内试验、免疫电泳、间接红细胞凝集试验、间接荧光抗体试验、对流免疫电泳试验、酶联免疫吸附试验、免疫酶染色试验、免疫印迹试验、弓形虫染色试验、环卵沉淀试验、旋毛虫环蚴沉淀实验、单克隆抗体、免疫扩散。

3. 分子生物学诊断技术

包括：DNA 探针技术、聚合酶链反应。

三、需要重点说明的问题

1. 拟曼氏迭宫绦虫的裂头蚴也可引起裂头蚴病，不等同于"曼氏裂头蚴病（sparganosis mansoni）"。

2. 在实际工作中，对一些寄生虫病惯用语如将棘球蚴病（包虫病）错写成包囊虫病或囊包虫病，将旋毛形线虫和旋毛形线虫病混用，应注意使用标准化寄生虫病名词术语。

（官亚宜、熊彦红、孙乐平、朱淮民）

第八节　WS/T 485—2016《抗疟药使用规范》解读

一、标准出台的背景和意义

疟疾被世界卫生组织列为严重影响全球人类健康和生命安全的公共卫生问题之一。疟疾也曾在我国广泛流行，发病率高居各种传染病之首。经过几十年积极有效的防治，我国疟疾发病率持续大幅度下降。2010 年，由卫生部会同国家发改委等 13 个部委，联合印发了《中国消除疟疾行动计划（2010—2020 年）》，明确提出到 2020 年全国消除疟疾的目标。

随着经济发展和对外合作导致的人员流动快速增长，境外疟疾特别是耐药性恶性疟的输入，不仅对人民健康和生命安全造成新的威胁，对我国消除疟疾的进程产生重要影响，也对疟疾病例的规范治疗需求显著增加。

近年来，东南亚地区出现了恶性疟原虫对青蒿素类药物敏感性下降，引起世界卫生组织等国际社会的高度重视。世界卫生组织认为，抗疟药的不规范使用是导致疟原虫抗药性扩散和蔓延的重要原因之一。世界卫生组织分别公布了《世界卫生组织抗疟药物使用指南》《世界卫生组织预认证抗疟药目录》和《世界卫生组织推荐抗疟药目录》，并要求所有疟疾流行国家参照执行。目前，国际上绝大多数疟疾流行国家均已结合本国疟疾防治的需要和抗疟药的实际供应情况，制定了本国的《国家抗疟药使用规范》或《国家抗疟药使用政策》，并以国家法规或国家标准的形式公布。我国卫生部办公室曾于 2007 年下发了《我国抗疟药物使用原则和用药方案（试行）》，于 2009 年下发了《抗疟药使用原则和用药方案（修订稿）》。在此基础上，根据《中华人民共和国药品管理法》中的相关规定和我国消除疟疾阶段抗疟药物使用的实际需求，参照《世界卫生组织抗疟药物使用指南》《世界卫生组织预认证抗疟药目录》和《世界卫生组织推荐抗疟药目录》中的具体要求制定本标准。这不仅有利于规范疟疾病例的抗疟治疗，而且对阻断疟疾的传播和避免耐药性疟原虫在我国的蔓延，以及促进我国消除疟疾目标的实现都具有重要意义。

二、标准的主要内容

（一）抗疟药使用原则

抗疟药的使用应遵循安全、有效、足量、全程的原则。

（二）用药选择

标准中对于各种类型疟疾的治疗方案已有详细规定，根据临床及实验室诊断不同种的疟疾选择不同的治疗方案。

有些医疗机构缺乏抗疟药储备，可咨询所在省疾控中心。各省卫生健康委员会自行规定药物储备、分发的定点单位（疾控中心或医院）。医疗机构确诊疟疾病例后根据各地情况，或将疟疾患者转至指定收治医院，或从指定医疗机构获得抗疟药。

（三）使用方案

标准中已详细规定各型疟疾治疗方案与疗程。在实际使用中应遵循足量、全程原则，严格按照标准规定执行。

三、需要重点说明的问题

1. 本标准仅涉及疟疾病例治疗、阻断传播用药和休止期根治药物的选择、使用范围和剂量。本标准主要根据《中华人民共和国传染病防治法》《中华人民共和国药品管理法》和我国消除疟疾阶段疟疾治疗和预防以及传染源控制的实际需要，并参照世界卫生组织关于抗疟药使用的相关政策而制定。对一些在国外生产的，虽已列入《世界卫生组织推荐抗疟药目录》并通过《世界卫生组织预认证抗疟药目录》，但没有在我国进行注册的抗疟药物；以及一些在国内生产，虽已注册，但没有列入《世界卫生组织推荐抗疟药目录》且受到世界卫生组织质疑的抗疟药物，暂未收入本标准。

2. 本标准根据《中华人民共和国药品管理法》中的相关规定，并参照《世界卫生组织抗疟药物使用指南》《世界卫生组织预认证抗疟药目录》和《世界卫生组织推荐抗疟药目录》中的具体要求，对抗疟药物的选择和使用方法作了强制要求。由于已有证据显示恶性疟原虫虫株对青蒿素类药物的敏感性出现下降，这不仅危及恶性疟患者的生命，而且也可能导致恶性疟原虫青蒿素抗性株的出现和扩散，从而导致全球恶性疟治疗无药可用。因此，世界卫生组织最近在技术文件中强烈推荐使用青蒿琥酯注射剂用于重症恶性疟抗疟治疗，并大幅增加了青蒿琥酯注射剂的使用剂量。我国食品药品监督管理机构最近在青蒿琥酯注射剂注册时也采纳了世界卫生组织的标准剂量。本标准在涉及重症疟疾的抗疟药选择和使用方案时也考虑到了这一变化。

3. 由于不同抗疟药品生产企业对儿童年龄和体重界定标准不一，所以不同抗疟药在国家食品药品监督管理机构注册时，针对儿童剂量的儿童年龄和体重界定标准也不一致。因此，本标准在涉及具体药物的儿童剂量时，以该抗疟药物在注册时的药品说明书中标示的儿童年龄和用法为准。

（高琪、曹俊、朱淮民、孙乐平）

第九节　WS/T 486—2015《弓形虫病的诊断》解读

一、标准出台的背景和意义

弓形虫是细胞内寄生的原虫，动物宿主广泛，能引起重要的人兽共患病。1983—1986 年，全国人畜弓形虫病调查 19 省（市、自治区）141 县 81 968 名居民，血清抗体阳性率为 0.33% ~ 11.79%，平均为 5.16%（IHA 方法）。2001—2004 年，全国人体重要寄生虫病现状调查在 15 个省（市、自治区）检测了 47 444 人，血清抗体阳性率为 0.79% ~ 16.81%，平均为 7.88%（ELISA 方法）。弓形虫血清抗体阳性率随年龄增加呈上升趋势。弓形虫病是重要的机会性致病寄生虫病，当人体免疫功能低下时，可致重症甚至死亡的严重后果。孕妇在妊娠期感染，可导致死畸胎，存活胎儿也常见先天性畸形和眼、智力发育不全以及各种急、慢性疾病。弓形虫病已成为人类先天性感染中最为严重的疾病之一。

弓形虫病患者临床表现十分复杂，涉及眼、脑、神经、内、外、儿、妇产等临床诸科，极易造成误诊或漏诊，从而延误患者的治疗。因此，迫切需要制定标准予以规范诊断，这对临床诊治、有效控制弓形虫病流行、保障人民身体健康具有重要意义。

二、标准的主要内容

本标准由 7 章组成，分别明确了适用范围，引用了规范性文件，释义了有关术语和定义，说明了疾病诊断依据，规定了诊断原则，规范了诊断标准（包括疑似病例、临床诊断病例、确诊病例），阐明了易混淆疾病的鉴别诊断。另外，标准附有 4 个资料性附录（病原学、流行病学、临床表现、鉴别诊断）和 1 个规范性附录（实验室检查），详细介绍了病原学、流行病学、临床表现、实验室检查及鉴别诊断，以充分解释，便于诊断。主要内容如下：

1. 根据弓形虫病的诊断及防治特点，标准中明确规定了本标准适用于全国各级医疗机构和疾病预防控制机构对弓形虫病的诊断。

2. 标准中引用了原卫生部临床检验标准专业委员会制定的 GB/T 30224—2013《刚地弓形虫试验临床应用》作为规范性文件。

3. 标准中明确了弓形虫、弓形虫感染和弓形虫病的定义。

标准规定，弓形虫（*Toxoplasma*）是一种寄生于人和动物体内的原虫，可寄生于人体几乎所有有核细胞内，因滋养体似弓形或半月形而被命名为弓形虫，可引起人体弓形虫感染或弓形虫病。

弓形虫感染（*Toxoplasma* infection）是指弓形虫经人体消化道黏膜、损伤的皮肤、胎盘等途径随血液或淋巴液扩散到全身有核细胞内，形成包囊后可长期寄生于中枢神经系统或横纹肌内，免疫功能正常情况下可不出现明显临床症状和体征，仅弓形虫病原学阳性。

弓形虫病（toxoplasmosis）是指弓形虫寄生于人体并侵犯脑或眼、肝、心、肺等器官，破坏有核细胞，引起相应临床症状和体征。免疫功能低下或缺陷时易发病，为机会性人兽共患寄生虫病。

4. 对弓形虫病的诊断，诊断依据是需要重点掌握的内容。

标准中定义了弓形虫病流行病学史，包括：有猫、犬等宠物饲养或接触史，或有生食或半生食猪、羊、牛、犬等动物肉类及其制品史，或有皮肤黏膜损伤、器官移植输血史，或有免疫功能低下或缺陷史，或母亲妊娠期有上述暴露史等。

弓形虫病的临床表现十分复杂，涉及临床诸科，标准中进行了概述。弓形虫感染有先天性和获得性两种途径。母亲在妊娠期感染弓形虫后可造成先天性感染，导致胎儿出现流产、早产、死产或畸形，儿童期可呈现中枢神经系统损害表现，成人期可出现视网膜脉络膜炎等。正常者获得性感染弓形虫后多为隐性感染，当免疫功能低下或缺陷时，弓形虫可侵犯人体各个器官而引起相应严重临床表现，如弓形虫脑病、弓形虫眼病、弓形虫肝病、弓形虫心肌心包炎、弓形虫肺炎等。

标准中还规定了对弓形虫病的诊断应符合实验室检查，包括弓形虫抗体（IgG、IgM）阳性、弓形虫循环抗原（CAg）阳性，弓形虫核酸阳性，血液、体液或穿刺液涂片或病理切片或经动物接种分离检查发现弓形虫。

5. 标准中规定了弓形虫病诊断原则，应根据流行病学史、临床表现及实验室检查结果等予以诊断。

6. 标准规范了弓形虫病诊断标准，分别为弓形虫感染和弓形虫病两种类型。弓形虫病又分为疑似病例、临床诊断病例和确诊病例三个等级。

7. 标准阐明了易混淆疾病的鉴别诊断：先天性弓形虫感染应与巨细胞病毒感染、疱疹病毒感染、风疹病毒感染等疾病进行鉴别。获得性弓形虫感染应与传染性单核细胞增多症、淋巴结结核、视网膜脉络膜炎等疾病进行鉴别。

此标准填补了我国对弓形虫病诊断的空白，为各级医疗卫生机构及疾病预防控制机构诊断提供了切实可行的技术规范。

三、需要重点说明的问题

1. 本标准为推荐性标准。

2. 在标准使用过程中，必须严格区分弓形虫感染和弓形虫病。弓形虫是重要的机会性致病寄生虫，健康者感染后，由于机体可以产生保护性免疫，故绝大多数人无临床表现；仅少数免疫功能缺陷者或垂直传播者才会患弓形虫病。

3. 弓形虫有先天性和获得性两种感染途径。先天性感染弓形虫后，在胎儿期或儿童期可出现严重的临床表现，因此临床诊治重点对象是孕妇、胎儿和儿童。免疫功能正常者获得性感染弓形虫后，绝大多数无症状且多能自愈，但当各种原因造成机体免疫功能低下或缺陷时，弓形虫可侵犯人体各个器官而引起相应临床症状和体征，如弓形虫脑病。

4. 弓形虫病虽已日益引起人们的广泛关注，但不少医务人员对此病的认识还较浅，漏诊、误诊时有发生，因此，制定本标准并进行宣传非常重要。在宣贯过程中应掌握几个重点：一是要加强对医疗机构特别是临床医生的宣传，使其掌握诊断要点，并将育龄妇女、孕妇、胎儿、婴儿等作为重点人群加以关注；二是要加强对疾控机构特别是检验部门的宣传，使之能及时发现病原体；三是要加强对孕妇、动物饲养员、屠宰工以及免疫功能低下或缺陷者等重点人群弓形虫病的检测和监测，以便早发现、早诊断、早治疗；四是要加强对大众人群的宣传教育，尽量不饲养或少接触猫、犬等宠物，不生食或半生食猪、羊、牛、犬等动物肉类及其制品，提高自我保护与预防感染的意识。

（闻礼永、严晓岚、张剑锋、周晓农、朱淮民）

第十节　WS/T 487—2016《隐孢子虫病的诊断》解读

一、标准出台的背景和意义

隐孢子虫病（cryptosporidiosis）是全球性的人兽共患寄生虫病，为六大腹泻病之一，属新发传染病，可暴发造成严重突发公共卫生事件。隐孢子虫病可从动物传播到人、从人传播到动物，并在动物与动物、人与人之间广泛传播，造成重大经济损失和社会影响。在世界卫生组织2004年认定的150多种食源性/水源性疾病中，隐孢子虫病影响最大。迄今，由水源污染引起的隐孢子虫病暴发有165起。隐孢子虫已被列为美国、英国、澳大利亚和中国等国的水质检测指标。隐孢子虫也是美国食源性疾病主动监测网络（FoodNet）监测的十大病原之一，有记录的食源性暴发已有十多次。隐孢子虫在美国政府生物恐怖制剂名单中位列第三位，是其中唯一一种寄生虫病原。隐孢子虫也已被纳入我国重大传染病重大专项——"传染病监测技术平台"腹泻症候群病原检测名单中。

我国自1987年首次报道隐孢子虫病患者以来，几乎全国均有病例报道，感染率为0.5%～13.4%。隐孢子虫感染后引起发烧、恶心、呕吐、腹痛、腹泻等症状；免疫抑制患者感染后持续霍乱样腹泻，甚至死亡。

隐孢子虫卵囊微小（4 μm～6 μm），种类繁多，因其形态相似，光镜下不易判定虫种，且与微孢子虫等难以区别，常造成误诊或漏诊。国内有关隐孢子虫的研究起步较晚，隐孢子虫检出率地区差异较大，原因在于国内尚无标准化的诊断方法，无法快速诊断及鉴定。因此，亟待制定隐孢子虫病的诊断标准，以指导临床规范诊断，减少误诊或漏诊，从而有效、及时、准确地诊断隐孢子虫病，使患者得到及时治疗，保障人民特别是儿童及免疫功能低下者健康生活。

本标准可用于指导各级医疗机构的临床诊断、各级疾控中心现场防治，可供科研机构、医学院校以及其他机构的研究人员使用。标准对规范隐孢子虫病诊断，减少误诊或漏诊，及时防治，减轻疾病负担以及有效控制隐孢子虫病的暴发／流行具有重要意义，同时也为隐孢子虫病的监测和预警提供技术支撑。

二、标准的主要内容

本标准规定了隐孢子虫病的诊断依据、诊断原则、诊断和鉴别诊断。

本标准适用于全国各级医疗机构和疾病预防控制机构对隐孢子虫病的诊断。

三、需要重点说明的问题

1.考虑到我国国情及医疗机构和疾控机构现状，发达地区和边远地区医疗卫生硬件设施、技术能力和卫生状况差异较大，以及隐孢子虫感染的特点，为及时有效地诊断隐孢子虫病，本标准根据不同的需求，提出了不同的诊断方法，包括确诊方法、辅助诊断以及鉴别诊断。兼顾到虫种鉴定和临床检验需求，标准还规定了分子生物学检测方法。

2.病原学检查仍是目前寄生虫病原检查的金标准，本标准对其进行了重点描述，包括各种染色试剂的配制、储存方法，涂片、染色、判读等具体操作，以方便基层医疗机构和疾控机构检验人员操作。

3.标准的适用范围包括全国各级医疗机构、疾病预防控制中心及医学院校、研究机构对隐孢子虫病的诊断。

（曹建平、沈玉娟、姜岩岩、朱淮民）

第十一节　WS／T 563—2017《钉螺调查》解读

一、标准出台的背景和意义

钉螺是日本血吸虫的唯一中间宿主，在血吸虫病传播中起着重要作用。流行病学调查显示，我国血吸虫病的流行范围与钉螺分布基本一致。及时了解钉螺分布范围、感染情况及相关指标，有利于制定科学可靠的防治措施，降低或消除血吸虫病传播风险。在最近发布的国家标准 GB 15976—2015《血吸虫病控制和消除》中，在传播控制、传播阻断和消除阶段明确提出了"连续 2 年查不到感染性钉螺""连续 5 年查不到感染性钉螺"的考核指标，明确了钉螺调查的重要性。本标准作为国家标准 GB 15976—2015 的补充，对钉螺的调查方法的适用性、现场调查技术、实验室检测方法等进行了规定，有利于现场调查数据的准确性和可比性，对规范基层钉螺调查工作及科学评价防治效果具有重要意义。

二、标准的主要内容

（一）适用范围

本标准适用于各级疾病预防控制机构组织开展钉螺调查，掌握钉螺及感染性钉螺的分布情况。

（二）调查方法

1. 系统抽样调查法

现场钉螺调查时，每间隔一定距离设调查框，调查框的设置及调查线距、框距应根据调查环境类型及面积大小确定。对于河道、沟渠、池塘、洼地等环境，在常年水位线沿河道、沟渠两边、池塘边、洼地周边每间隔 5 m 或 10 m 等距离设框；田地环境，每间隔 5 m 或 10 m 设置若干平行的调查线，各调查线每间隔 5 m 或 10 m 等距离设框；江湖洲滩环境，在滩面上设置若干平行的调查线，再沿调查线等距离设框，线距和框距可根据滩地面积大小确定，一般为 5 m ~ 20 m，滩地面积较大时，线距和框距可适当增加，但最大不宜超过 50 m，面积特别大的江湖洲滩，可以先划分成若干块，然后在每块环境进行系统抽样调查。

2. 环境抽查调查法

在钉螺可能孳生的环境设调查框。对于山地、坟堆、竹林等特殊环境，无法进行系统抽样调查时，可采用环境抽查法进行调查。

3. 系统抽样结合环境抽查调查法

系统抽样调查法未查到钉螺时，对一些可疑钉螺孳生环境进行设框抽查；或在系统抽样调查过程中，对适宜钉螺栖息的场所（如坑洼地、牛脚印、小沟边和一些终年有水的小塘边等环境）和粪便污染严重的区域（如临时畜舍、停船港湾、家畜放牧必经之地等环境）进行设框抽查。在系统抽样过程中，对适宜钉螺孳生的环境设框抽查，可以弥补系统抽样产生的漏查误差，增加发现感染性钉螺的概率。

4. 全面细查法

调查时不设框，细查全部可疑钉螺孳生环境，发现钉螺后采用系统抽样调查法进行调查。一般用于确定日本血吸虫病流行区钉螺接近消灭的地区以及难以系统抽样的小块复杂环境。

5. 诱螺法

采用稻草帘等载体等距离放置于调查环境，引诱钉螺附着在载体上，以了解钉螺分布情况。稻草帘一般为 0.1 m² 大小的方帘，按系统抽样法的设框方式等距离放置于河沟的近岸水面或洲滩水面，经 3 d ~ 7 d 后取回，检查所获成螺和幼螺。此法适于涨水期内调查洲滩或河沟螺情。

（三）钉螺鉴别

钉螺与方格短沟蜷、真管螺、细钻螺、拟钉螺等外形相似，可依据螺旋数、螺体长度、螺旋走向、壳口形状、螺壳颜色、有无唇脊及厣、孳生环境特征等相鉴别（见表2-1）。

表2-1 钉螺与相似螺类的鉴别要点

鉴别要点	钉螺	方格短沟蜷	真管螺	细钻螺	拟钉螺
螺旋数/个	5～9	12	10～11	6～8	5～8
长度/mm	5～10	15～28	10～17	7～9	3～6
旋向	右旋	右旋	左旋	右旋	右旋
壳色	暗褐色或黄褐色	黄褐色	黄褐色	灰白色或乳白色	灰黑色
壳口	卵圆形	半卵圆形、较薄、有锯齿	近似三角形	椭圆形	卵圆形，壳脐呈沟裂状或窄缝状
唇脊	有	无	无	无	无
厣	有	有	无	无	有
其他	假眉金黄色；阴茎较粗大，呈浅红色	体螺旋基部近壳口处有3条明显横纹，纵肋比钉螺稀疏，突起较为明显	壳口有皱褶	眼有柄，能伸缩	假眉为白色；阴茎细长，不呈红色；壳表光滑
栖息习性	水、陆两栖，多见于河、沟、渠、塘、田及江、洲、湖、滩等有草的潮湿泥土上	水栖，常见于清凉的河、湖、渠水中	陆栖，常见于老墙角、树洞阴湿处	陆栖，常见于菜园、屋基阴湿处	水栖，常见于山区沟水中小石块上

（四）调查记录

现场钉螺调查时，每框均要编号，框内钉螺全部捕捉，并以框为单位装入螺袋，螺袋外标注调查钉螺地点、框号、环境类型和调查日期，并用全球定位系统对调查环境进行定位。在实验室钉螺解剖过程中，分环境逐线、逐框记录钉螺解剖结果，根据钉螺调查结果绘制钉螺分布示意图。

（五）钉螺生存状态鉴定

采用爬行法、敲击法、压碎法或温水法等方法，鉴定捕获钉螺的生存状态，其中最常用的方法为压碎法。将捕获的钉螺分袋置于平板玻璃上，如袋内钉螺数量较多，可放置于若干块平板玻璃上，每块玻片上放置钉螺若干只，钉螺相互分开另用一块较厚的玻片将钉螺轻轻压碎，用解剖针将粘附在上面玻片上的钉螺软组织拨到下面玻片上，然后在每个螺体上加一滴脱氯水，如压碎后钉螺有收缩反应，且见新鲜软体组织者为活螺，反之为死螺。在压碎过程中，应同时观察并记录钉螺死活情况。

（六）感染性钉螺检测

一般采用压碎镜检法或逸蚴法检测钉螺体内是否含有日本血吸虫胞蚴、尾蚴。

1. 压碎镜检法

将钉螺置于载玻片上，另用一张较厚的玻片将钉螺轻轻压碎，然后在螺体上加一滴脱氯水，将钉螺置于解剖镜（10 倍）或显微镜（4 倍物镜，10 倍目镜）下，用解剖针拨开外壳，依次撕碎钉螺消化腺等软体组织，发现日本血吸虫尾蚴、胞蚴即为感染性钉螺，感染早期的钉螺有时可检获母胞蚴。每拨弄一次螺软组织后，应及时擦干净，防止尾蚴污染。

2. 逸蚴法

将钉螺放在指形试管内，每管放一只钉螺，加脱氯水至试管口，用尼龙纱盖好管口。置 20 ℃ ~ 25 ℃、光照条件下，4 h ~ 8 h 后用肉眼或放大镜在灯光下观察试管水面有无日本血吸虫尾蚴。如无法鉴别，可用铂金饵钩取表面水滴于载玻片，在显微镜或解剖镜下观察。如待检钉螺数量较多、感染率又不高时，可用较大的试管，每管放 10 只钉螺，对检出有感染性钉螺的试管，再按照单个螺逸蚴的方法辨别感染性钉螺。

（七）调查结果统计

根据现场调查和实验室检测结果，统计下列反映钉螺分布范围、密度及感染情况等指标，其中系统抽样调查法的调查结果可用于活螺密度、感染性钉螺密度、活螺框出现率的计算，系统抽样结合环境抽查调查结果可用于计算钉螺面积和感染性钉螺面积。

1. 活螺密度（只 /0.1 m^2）= 捕获活螺数 / 调查框数
2. 感染性钉螺密度（只 /0.1 m^2）= 感染螺数 / 调查框数
3. 活螺框出现率（%）=（活螺框数 / 调查框数）× 100%
4. 钉螺感染率（%）=（感染螺数 / 解剖螺数）× 100%
5. 钉螺面积、感染性钉螺面积

（1）山丘、水网地区

① 确定有螺段

相邻框中有螺为一个有螺段。两个有螺段之间的无螺区在 30 m 以内时，融为一个有螺段；无螺区超过 30 m 时，按两个有螺段计算。

② 计算有螺段的长度

确定有螺段后，从有螺段的最远点各延伸 15 m 为有螺长度，孤立螺点的长度按 30 m 计算。

③ 计算有螺段的宽度

常年有水且水位比较稳定的河沟，以河沟岸的实际坡高为宽度；夏水冬涸的河沟，以河沟两侧的实际高度＋底宽为宽度；如仅一侧有螺，则以一侧的高度为宽度；田埂以 1 m 计算。

④ 计算公式：面积（m²）= 长（m）× 宽（m）

山丘和水网地区感染性钉螺的计算方法参照上述钉螺面积的计算方法进行，即先确定有感染性螺段，再确定有感染性螺段的长度、宽度，最后计算感染性钉螺面积。特殊地形如冷浆田、山地、坟堆、竹林、木林等，如发现有螺，按孳生地的实际面积计算。

（2）江湖洲滩地区

① 总面积不超过 15 hm²（1 hm² = 10 000 m²）的洲滩，发现有螺则全部计算为有螺面积。

② 总面积大于 15 hm² 的洲滩，先确定有螺片。有螺框之间距离在 300 m 以内时，融为 1 个有螺片；有螺框之间距离大于 300 m 时，分为 2 个有螺片分别计算。

③ 有螺面积。有螺片确定后，先计算出有螺片的长度和宽度，再将长、宽各向两端延伸 50 m 计算有螺面积。

长度（m）= 最远点间距 + 50 × 2

宽度（m）=（最宽处间距 + 最窄处间距）÷ 2 + 50 × 2

即有螺片以纵向两端最远点的距离各延长 50 m 为长度，以横向最宽处 + 最窄处的距离除以 2 后各延长 50 m 为宽度。

④ 计算公式：面积（m²）= 长（m）× 宽（m）

江湖洲滩地区感染性钉螺面积的计算方法按以下原则进行：发现 1 个孤立感染性螺点，向四周各延伸 50 m，即按 1 hm² 计算面积；若 2 个感染螺点相邻在 50 m 以内，以 2 螺点距离相加，再向四周各延伸 50 m，计算感染性钉螺分布面积；若各感染螺点相邻超过 50 m，以孤立螺点计算感染螺面积；若孤立感染性螺点自然环境小于 1 hm²，以实际面积计算。

三、需要重点说明的问题

1. 考虑到钉螺分布的广泛性及孳生环境的复杂性，各地开展钉螺调查时要因地制宜地制定切实可行的调查方案，应根据调查目的和环境，选择合适的方法开展钉螺调查。

2. 本标准对钉螺现场调查、实验室检测的方法提出了最基本的要求，在调查时应结合现场、实验室条件等开展工作。现场调查的情况应详细记录并根据现场调查和实验室检测结果统计有关指标，以反映钉螺的分布范围、密度及感染情况等。

3. 调查或解剖过程中注意个人防护，如怀疑查螺期间有接触疫水史者，应及时进行检查治疗。

（周晓农、张世清、许静、李石柱、孙乐平）

第十二节 WS/T 564—2017《巴贝虫病诊断》解读

一、标准出台的背景和意义

巴贝虫病是一种人兽共患的机会性血液内寄生虫病，其病原体形态、致病及临床症状与疟

28

疾极为相似，易漏诊、误诊，导致现场及临床患者治疗延误。我国至今仍无该病规范的防治措施及诊断标准。本标准的研制将为我国各级疾病预防控制和医疗卫生机构对巴贝虫病的诊断提供科学依据和操作规范。

巴贝虫病是通过媒介蜱传播的由巴贝虫引起的人兽共患寄生虫病。巴贝虫寄生于人与脊椎动物的红细胞内，患者临床表现差异较大，这与感染的虫种和患者机体状况密切相关。巴贝虫病的潜伏期为1周～6周，有的可长达数月或数年。患者一般有不适，疲劳，发冷、发热，肌痛，食欲减退并伴恶心、呕吐等类似流感的症状。重症患者发病急，高热、寒战、出汗，体温可达40℃，易与重症疟疾混淆。有的患者还可有不同程度的贫血、黄疸、甚至血红蛋白尿等，还可出现肝、脾肿大，甚至出现肝、肾衰竭，昏迷乃至死亡。血涂片染色检查是最常用的检测方法。但由于巴贝虫形态多变，在同一张血涂片上可见多个时期的原虫。需与恶性疟原虫相鉴别，需要借助实验室免疫学检测、分子生物学检测等辅助诊断。我国临床医生对该病既无理性认识，也无感性认识。该病的临床表现、实验室病原学、免疫学、分子生物学检测等也无相关的国家或行业标准可供参考，给我国医务工作者对该病的诊断造成了极大的困难，以致漏诊、误诊增多，从而不同程度地增加了患者的疾病负担。因此，加强巴贝虫病诊断标准的研制成为当务之急，亟待组织专家研制出包括诊断依据、诊断原则、诊断标准和鉴别诊断的巴贝虫病诊断标准，以适用于各级疾病预防控制和医疗机构对巴贝虫病的诊断。

本标准的研制围绕我国卫生事业的实际需求，以国家科技创新和中长期发展战略为指导，以国家突发原虫病防控需求为牵引，提升我国医务人员对巴贝虫病诊断和鉴别诊断能力，从而最大程度地减轻和消除巴贝虫病对我国人民健康的危害及对社会安定的威胁，减少因巴贝虫感染造成的直接和间接经济损失。

二、标准的主要内容

本标准由6章组成，分别明确了适用范围，引用的规范性文件，释义了有关术语和定义，说明了疾病诊断依据，规定了诊断原则，规范了诊断标准（包括无症状感染者、疑似病例、临床诊断病例、确诊病例、重症病例），阐明了易混淆疾病的鉴别诊断。另外，标准附有4个资料性附录（病原学、流行病学、临床表现和鉴别诊断）和1个规范性附录（实验室检查），详细介绍了病原学、流行病学、临床表现，实验室检查及鉴别诊断，以充分解释，便于诊断。主要内容如下：

1. 根据巴贝虫病及防治特点，标准中明确规定了本标准适用于全国各级医疗机构和疾病预防控制机构对巴贝虫病的诊断。

2. 标准中明确了巴贝虫、巴贝虫病、无症状感染者和重症巴贝虫病的定义。

标准规定，巴贝虫（Babesia）为寄生在人和脊椎动物红细胞内的原虫，感染人的主要有田鼠巴贝虫（Babesia microti）、分歧巴贝虫（B. divergens）、邓肯巴贝虫（B. duncani）、猎户巴贝虫（B. venatorum）等。

巴贝虫病（babesiosis/babesiasis）是由巴贝虫感染引起的一类人兽共患寄生虫病，主要经蜱传播。

无症状感染者（asymptomatic case）为无临床症状的巴贝虫感染者。

重症巴贝虫病（severe babesiosis）为巴贝虫病确诊病例，患者会出现高热、重度贫血、黄疸、血红蛋白尿、呼吸窘迫、肾衰竭、昏迷等一项或多项临床表现。

3. 对于巴贝虫病诊断，诊断依据是需要重点掌握的内容。

标准中定义了巴贝虫病流行病学史，包括有野外活动、蜱叮咬、输血或器官移植史。

巴贝虫病的常见临床表现为：发热、寒战、出汗、乏力、恶心、食欲减退、肌肉疼痛、关节疼痛、头痛、腹痛、贫血等。巴贝虫病的重症临床表现为：高热、重度贫血、血红蛋白尿、黄疸、呼吸窘迫、肾衰竭、昏迷等。

标准中还规定了对巴贝虫病的诊断应符合实验室检查，包括血涂片镜检查见巴贝虫、巴贝虫核酸检测阳性、巴贝虫抗体检测阳性和动物接种巴贝虫阳性。

4. 标准中规定了巴贝虫病的诊断原则，应根据流行病学史、临床表现及实验室检查结果予以诊断。

5. 标准规范了巴贝虫病诊断标准，包括无症状感染者、疑似病例、临床诊断病例、确诊病例和重症病例。

6. 标准阐明了易混淆疾病的鉴别诊断，包括与疟疾、莱姆病、恙虫病、黑热病、登革热、败血症等相鉴别。

本标准填补了我国对巴贝虫病诊断的空白，为各级医疗卫生机构及疾病预防控制机构诊断提供了切实可行的技术规范。

三、需要重点说明的问题

本标准中需要重点说明的问题主要包括以下两方面：

1. 本标准为推荐性卫生行业标准。

2. 我国医务和科研工作者对巴贝虫病的认识还较浅，漏诊、误诊时有发生，因此制定本标准并进行宣传非常重要。在宣贯过程中应掌握几个重点：一是要加强对医疗机构特别是临床医生的宣传，使其掌握诊断要点；二是要加强对疾控机构特别是检验部门的宣传，使之能及时发现病原体；三是要加强对有野外活动史、蜱虫叮咬史、输血或器官移植史等重点人群巴贝虫病的检测和监测，以便早发现、早诊断、早治疗；四是要加强对大众人群的宣传教育，阐明巴贝虫病可防、可治，提醒人们到野外活动应做好防蜱叮咬工作，提高自我保护与预防感染的意识。

（陈家旭、陈木新、朱淮民、孙乐平）

第十三节　WS/T 565—2017《蛔虫病诊断》解读

一、标准出台的背景和意义

蛔虫是人体最常见的寄生虫之一，在我国呈全国性分布。2005 年，卫生部公布的全国人体重要寄生虫病现状调查显示，全国蛔虫的感染率为 12.72%，感染人数达 8 593 万人。

2006—2010 年，土源性寄生虫病监测结果显示，云南省监测点蛔虫平均感染率达 64.77%，贵州省监测点达 42.04%。全国爱国卫生运动委员会将"14 岁以下儿童蛔虫感染率 ≤ 3%"作为创建国家卫生城市的十大标准之一。蛔虫病分布广泛、感染人数众多，严重危害群众的身体健康。目前，国内蛔虫病的诊断技术已日趋成熟，但尚无公认的蛔虫病诊断标准，国外亦无与此相关的法律、法规和标准。为促进蛔虫病预防和治疗，减少因感染蛔虫所引起的生活质量下降和经济损失，同时为创建全国卫生城市提供技术支持，制定蛔虫病的诊断标准就显得尤为重要。

二、标准的主要内容

本标准参照并遵循《卫生标准管理办法》的相关规定，兼顾科学性和实用性的原则，参考寄生虫病和寄生虫学的经典专著并结合当前国内外土源性线虫病防治现状，规定了人蛔虫病的相关术语和定义，包括临床表现、诊断依据、诊断原则、鉴别诊断、病原学、流行病学和检查方法等内容。

本标准适用于全国各级疾病预防控制机构和医疗机构对蛔虫病的诊断。

三、需要重点说明的问题

1. 考虑到我国发达地区和边远地区基层蛔虫病防控技术能力差异较大的现状，为促进疾病预防控制机构和医疗机构规范地提供蛔虫病诊断服务，特编制蛔虫病诊断的标准。本标准浅显易懂、可操作性强，适用于各级疾病预防控制机构和医疗机构。

2. 考虑到蛔虫生活史、钻孔习性及异位寄生等特点，除传统的粪便检查确诊病例以外，本标准也重视其他临床确诊途径，如从痰、支气管肺泡灌洗液、呕吐物或手术、病理切片、内镜检查中发现蛔虫虫卵或虫体，均可作为蛔虫病的确诊依据。

3. 在与其他疾病作鉴别诊断时，本标准尤为关注同属土源性线虫病的钩虫病引起的呼吸系统损害、支气管哮喘和肺炎。

4. 在改良加藤厚涂片法操作中，采用了已获批专利的圆台形定量板，既统一了此方法的器材，又使计算的每克粪便虫卵数（EPG）标准化。圆台孔上底直径 3 mm，下底直径 4 mm，高 1 mm，容积为 38.75 mm^3，每孔所容粪便质量为 41.75 mg。

5. 鉴于人群蛔虫感染率较低，本标准在粪便检查中，不仅提出了直接涂片法和改良加藤厚涂片法，还增加了饱和盐水漂浮法，使检出率更高。

（陈颖丹、周长海、孙乐平）

第十四节 WS/T 566—2017《片形吸虫病诊断》解读

一、标准出台的背景和意义

片形吸虫病是由复殖目片形科片形属的片形吸虫感染引起的人兽共患病。感染人体的片形吸虫主要为肝片形吸虫和巨片形吸虫。该病呈世界性分布，在全球五大洲 51 个国家均有人体感染的病例报道。据估计，全球至少有 240 万人感染片形吸虫，受感染威胁者达 9 110 万人。我国第一次全国人体寄生虫分布调查推算，全国感染人数为 12 万人。2011 年年底，云南宾川县片形吸虫病暴发流行，近 30 人因生食水生植物（如鱼腥草等）而患病，由于对片形吸虫病缺乏了解，病因查找历经数月，部分病例生命垂危，给患者及家属带来极大的痛苦和经济损失。

片形吸虫对终宿主造成的损害，与感染虫体数量、宿主免疫应答情况和虫体在宿主体内所处阶段有关。

由于对人体片形吸虫病的忽视，以及其临床表现和影像学检查与其他肝部占位性病变（如肝脓肿、胆结石、肝肿瘤等）类似，且临床缺少片形吸虫病的诊断标准，往往导致漏诊、误诊，或通过手术发现虫体才确诊，给患者带来了巨大的身体、心理伤害以及经济损失。通过对近 10 年（截至 2013 年）国内外文献报道的 34 例片形吸虫病例（未含大理暴发病例）进行统计，其中通过粪检或免疫学诊断判定为片形吸虫病的仅为 7 例（20.6%），而通过手术或内窥镜探查术等检获虫体而确诊的有 27 例（79.4%）。因此，建立片形吸虫病的诊断标准，对片形吸虫病的防治具有重要意义。

二、标准的主要内容

本标准由 7 章组成，分别明确了适用范围，引用了规范性文件，释义了有关术语和定义，说明了疾病诊断依据，规定了诊断原则，规范了诊断标准（包括疑似病例、临床诊断病例、确诊病例），阐明了易混淆疾病的鉴别诊断。本标准为推荐性标准。另外，标准附有 3 个资料性附录（病原学、流行病学与临床表现、鉴别诊断）和 1 个规范性附录（实验室检查），详细介绍了病原学、流行病学、临床表现、实验室检查及鉴别诊断。主要内容如下：

1. 根据片形吸虫病的防治特点，标准中明确规定了本标准适用于全国各级医疗机构和疾病预防控制机构对片形吸虫病的诊断。

2. 标准中明确了片形吸虫、片形吸虫病、无症状感染者和片形吸虫病流行区的定义。

标准规定，片形吸虫（Fasciola）是指寄生于人和动物的复殖目片形科片形属吸虫，主要包括肝片形吸虫（Fasciola hepatica）和巨片形吸虫（Fasciola gigantica）。

片形吸虫病（fascioliasis）是由片形吸虫寄生于人体所引起的疾病，包括片形吸虫童虫在腹腔和肝脏实质中移行所造成的急性期损害，以及成虫寄生于胆管内所致的以胆管上皮增生、胆管及胆囊炎症等为主的慢性期损害。

无症状感染者（asymptomatic case）是指体内有片形吸虫寄生而无明显临床症状和体征者。

片形吸虫病流行区（fascioliasis endemic area）是指存在片形吸虫的中间宿主（小土蜗等椎实螺科淡水螺），且当地有人和 / 或反刍动物（牛、羊等）感染片形吸虫的地区。

3. 对于片形吸虫病的诊断，诊断依据是需要重点掌握的内容。

标准中定义了片形吸虫病流行病学史，包括有在流行区生活、工作、旅游史，且有生食水生植物或饮用生水史。

片形吸虫病的病程可分为急性期和慢性期。急性期的临床症状为发热、腹痛，并常伴有胀气、呕吐、腹泻或便秘、肝肿大、贫血和外周血嗜酸粒细胞明显增高等表现，主要由片形吸虫童虫在移行过程中对小肠壁、腹腔膜和肝脏组织的损伤所造成，个别病例因片形吸虫的重度感染导致肝脏严重损伤，可导致死亡。当片形吸虫童虫进入胆管发育为成虫时，转入慢性期，表现为虫体寄生引起的胆管炎、胆管上皮增生和胆管纤维化等病变，主要有乏力、腹痛或胆绞痛、恶心、厌油腻、贫血、黄疸和肝肿大等表现。

标准中还规定了对片形吸虫病的诊断应符合实验室检查，包括粪便或十二指肠引流液检查发现片形吸虫虫卵，病理切片检查发现片形吸虫虫体，酶联免疫吸附试验（ELISA）阳性，外周血嗜酸粒细胞的百分比和 / 或绝对值增高等。此外，通过手术发现片形吸虫虫体或虫卵可确诊。

4. 标准中规定了片形吸虫病的诊断原则。

应根据流行病学史、临床表现及实验室检查结果等予以诊断。

5. 标准规范了片形吸虫病的诊断标准。

片形吸虫病分别为急性片形吸虫病、慢性片形吸虫病和无症状感染者三种类型。急性片形吸虫病和慢性片形吸虫病又各分为疑似病例、临床诊断病例和确诊病例三个等级。

6. 标准阐明了易混淆疾病的鉴别诊断。

片形吸虫病应与华支睾吸虫病、肝型并殖吸虫病、肝毛细线虫病、病毒性肝炎、阿米巴性肝脓肿、细菌性肝脓肿和肝脏恶性肿瘤等进行鉴别。

此标准填补了我国对片形吸虫病诊断的空白，为各级医疗卫生机构及疾病预防控制机构诊断提供了切实可行的技术规范。

三、需要重点说明的问题

1. 本标准为推荐性卫生行业标准。

2. 在本标准使用过程中，应注意区分急性期和慢性期，两期的临床表现有所不同；此外，部分感染者无明显的临床表现。

3. 感染人体的片形吸虫主要包括肝片形吸虫和巨片形吸虫。两者在形态上差别较小，分类学上存在争议，但目前综合两者在生态学特点及遗传学的差别，大多数学者仍倾向其作为独立的虫种。两者的虫卵形态相似，虫卵大小相互交叠，形态学上难以区分，两者感染人体所导致的损害及临床表现一致。此外，两者的治疗方法亦相同，故本标准将其合称为片形吸虫病，采用统一的诊断标准。

4. 目前，国内外尚无取得认证的人体片形吸虫病的诊断试剂。本标准推荐应用片形吸虫排泄分泌抗原检测患者血清中的特异性抗体的 ELISA 方法，是国内外学者公认的片形吸虫病的血清学诊断方法。该方法具有极高的敏感性和特异性，与其他寄生虫病的交叉反应低。此外，片形吸虫排泄分泌抗原的制备较为简便，该检测方法易在片形吸虫病流行区推广应用。由于片形吸虫具有在该病急性期（童虫阶段）不排虫卵、慢性期（成虫阶段）间歇性排卵的特点，虫卵检查易导致漏诊。本标准推荐的排泄分泌抗原 – ELISA 方法具有早期诊断价值，可作为重要的实验室检查手段。但该方法无法区分既往感染和现症病例，应结合临床表现加以鉴别。

5. 片形吸虫童虫在腹腔移行过程中，虫体可穿入或被血流带至肝脏以外的脏器和组织而引起异位损害，如皮下组织、腹壁肌肉、腹膜、肺、眼、脑及膀胱等部位的异位寄生，以皮下组织较多见。由于异位损害的临床表现较为复杂多变，一般通过手术确诊，故本标准难于对各类异位损害一一表述其临床表现和诊断依据，仅在标准的附录中加入异位损害给予简述。

6. 片形吸虫病因 2011 年年底云南省宾川县发生片形吸虫病暴发流行而日益引起人们广泛关注，但不少医务人员对该病的认识还较肤浅，漏诊、误诊时有发生，因此制定本标准并进行宣传非常重要。在宣贯过程中应掌握几个重点：一是要加强对片形吸虫病流行区的医疗机构特别是临床医生的宣传，使其增加对片形吸虫病的了解，提高与其他易混淆疾病的鉴别诊断能力；二是要加强对疾控机构特别是检验部门的宣传，提高其及时发现病原体的能力；三是要加强对大众人群的宣传教育，在片形吸虫病高流行区，提倡"不生食水生植物、不饮用生水"，提高自我保护与预防感染的意识。

（许学年、周岩、熊彦红、孙乐平）

第十五节　WS/T 567—2017《阴道毛滴虫病诊断》解读

一、标准出台的背景和意义

阴道毛滴虫是寄生于女性阴道及泌尿道的鞭毛虫，主要引起滴虫性阴道炎，也可感染男性泌尿和生殖系统造成炎症病变，是当今全球最常见的性传播寄生虫性原虫。阴道毛滴虫病呈世界性分布，人群感染较普遍，据统计，全球感染者约 1.8 亿人。人群感染率各地不同，以女性 20 ~ 40 岁年龄组感染率最高。阴道毛滴虫病除引起泌尿生殖道感染外，也是 HIV 感染和诱发宫颈癌的危险因素之一。以性传播为主的泌尿生殖道传染性疾病中，滴虫性阴道炎约占阴道炎患者的 48%。随着 HIV 感染率的上升和 AIDS 病例的增加，阴道毛滴虫感染与其关系尤显密切。此外，女性妊娠中期感染阴道毛滴虫常引起胎膜早破、早产、低体重儿等。阴道毛滴虫也是男性非淋菌性尿道炎的一个重要病因。

制定阴道毛滴虫病的诊断标准，可以规范临床诊治行为和指导现场防治工作，对减少疾病误诊和漏诊，积极治疗患者，有效控制疾病流行，减轻国家和患者的医疗负担，保障人民群众身心健康，提高人口素质，促进家庭和社会和谐都具有重要意义。

二、标准的主要内容

本标准由 6 章组成，分别明确了适用范围，释义了有关术语和定义，说明了疾病诊断依据，规定了诊断原则，规范了诊断标准（包括疑似病例、确诊病例），阐明了易混淆疾病的鉴别诊断。另外，标准附有 4 个资料性附录（病原学、流行病学、临床表现、鉴别诊断）和 1 个规范性附录（实验室检查），详细介绍了病原学、流行病学、临床表现、实验室检查及鉴别诊断，以充分解释，便于诊断。主要内容如下：

1. 根据阴道毛滴虫病的诊断及防治特点，标准中明确规定了本标准适用于全国各级医疗机构和疾病预防控制机构对阴道毛滴虫病的诊断。

2. 标准中明确了阴道毛滴虫、阴道毛滴虫感染和阴道毛滴虫病的定义。

标准规定，阴道毛滴虫（*Trichomonas vaginalis*）是一种寄生于人体泌尿生殖系统，主要寄生于女性阴道和男性尿道的鞭毛虫，可引起阴道毛滴虫感染。

阴道毛滴虫感染（*Trichomonas vaginalis* infection）是指阴道或前列腺分泌物、尿液沉淀物镜检发现阴道毛滴虫滋养体，但感染者未见相应临床表现。

阴道毛滴虫病（trichomoniasis vaginalis）是指阴道毛滴虫感染者出现相应临床表现。

3. 对于阴道毛滴虫病的诊断，诊断依据是需要重点掌握的内容。

标准中定义了阴道毛滴虫病流行病学史，包括有共用卫生洁具史，或有不安全性生活史，或性伴侣有阴道毛滴虫感染史等。

阴道毛滴虫病的临床表现十分复杂，涉及泌尿生殖系统，标准中进行了概述：①阴道毛滴虫病的潜伏期为 4 d ~ 28 d，阴道分泌物大量增加，呈泡沫样，有异味。常引起外阴瘙痒、灼热、性交疼痛等。阴道检查有触痛，可见阴道及子宫颈黏膜弥漫性充血红肿等。②尿道感染可表现为尿频、尿急、尿痛等症状，可伴有局部疼痛等。③前列腺感染可表现为尿道灼热、夜尿增多，排尿末尿道口有白色混浊分泌物滴出，直肠坠胀感等。

标准中还规定了对阴道毛滴虫病的诊断应符合实验室检查，包括阴道或前列腺分泌物、尿液沉淀物经涂片后镜检、染色后镜检、培养后镜检发现阴道毛滴虫滋养体。

4. 标准中规定了阴道毛滴虫病诊断原则，应根据流行病学史、临床表现及实验室检查结果等予以诊断。

5. 标准规范了阴道毛滴虫病诊断标准，分别为阴道毛滴虫感染和阴道毛滴虫病两种类型。阴道毛滴虫病又分为疑似病例和确诊病例两个等级。

6. 标准阐明了易混淆疾病的鉴别诊断，应与念珠菌性阴道炎、细菌性阴道炎、细菌性尿道炎、淋病性尿道炎等疾病进行鉴别。

此标准填补了我国对阴道毛滴虫病诊断的空白，为各级医疗卫生机构及疾病预防控制机构诊断提供了切实可行的技术规范。

三、需要重点说明的问题

1. 本标准为推荐性卫生行业标准。
2. 在标准使用过程中，必须严格区分阴道毛滴虫感染和阴道毛滴虫病。

3.阴道毛滴虫病虽已日益引起人们广泛关注，但医务人员对本病漏诊、误诊时有发生，因此制定本标准并进行宣传非常重要。在宣贯过程中应掌握几个重点：一是要加强对医疗机构特别是临床医生的宣传，使其掌握诊断要点，并将妇女、夫妻等作为重点人群加以关注；二是要加强对疾控机构特别是检验部门的技术培训，使之能及时发现病原体；三是要重视发现有阴道毛滴虫感染史的性伴侣，并及时给予正规治疗；四是要加强对大众人群的宣传教育，不共用卫生洁具，避免不安全性生活等，提高自我保护与预防感染的意识。

（闻礼永、严晓岚、郑彬、朱淮民、周晓农）

第十六节　WS/T 568—2017《阿米巴病肠外脓肿诊断》解读

一、标准出台的背景和意义

全世界有 5 000 万人感染溶组织内阿米巴，每年 4 万～10 万人死于阿米巴病。阿米巴病死亡率在寄生原虫病中仅次于疟疾，居第二。阿米巴病呈世界性分布，在热带和亚热带最常见，如印度、印度尼西亚、撒哈拉沙漠等地区及热带非洲、中南美洲。阿米巴病的分布特点主要与气候条件、卫生条件和营养条件差相关，其他辅助因素为高碳水化合物饮食、乙醇中毒、遗传性、肠道细菌感染或结肠黏膜局部损伤等。阿米巴病在某些特殊人群中流行情况尤为严重，在某些热带和亚热带地区，阿米巴感染的主要人群为 14 岁以下的儿童和 40 岁以上的成人。我国 1988—1992 年的全国寄生虫分布调查显示，溶组织内阿米巴肠道感染的平均感染率为 0.949%，估计全国感染人数为 1 069 万人，感染率超过 1% 的省、自治区、直辖市共有 12 个。2007 年，我国某些省、自治区、直辖市 HIV/AIDS 患者血清抗溶组织内阿米巴抗体的阳性率为 7.9%，明显高于非 HIV 感染者。2012 年，以溶组织内阿米巴的靶抗原在全国 7 个省、自治区、直辖市、共检测血清 1 312 份，抗体阳性率分别为：北京 1.06%（2/188）、上海 3.85%（5/130）、四川 7.04%（10/142）、广西 3.17%（6/189）、贵州 14.39%（41/285）、青海 0.53%（1/190）、新疆 9.04%（17/188）。

阿米巴病是由溶组织内阿米巴滋养体侵犯宿主肠黏膜或者肠外组织等所致的疾病。阿米巴病可分为肠阿米巴病和阿米巴病肠外脓肿。肠阿米巴病的诊断标准已制定，见 WS 287—2008《细菌性和阿米巴性痢疾诊断标准》，而对阿米巴病肠外脓肿尚未有诊断标准。阿米巴病肠外脓肿患者的临床表现十分复杂，涉及肝、肺、脑、泌尿、皮肤等临床诸科，极易造成误诊或漏诊，延误患者的治疗，因此迫切需要诊断标准予以技术规范。本标准的制定，对于满足临床诊断和现场防治工作的需求，规范阿米巴病肠外脓肿的诊断行为，减少漏诊或误诊，减轻疾病负担，提高人口素质，更好地指导优生优育，有效控制阿米巴病流行，保障人民身体健康都具有重要意义。

二、标准的主要内容

本标准由 7 章组成，分别明确了适用范围，引用了规范性文件，释义了有关术语和定义，说明了疾病诊断依据，规定了诊断原则，规范了诊断标准（包括疑似病例、临床诊断病例、确诊病例），阐明了易混淆疾病的鉴别诊断。该标准均为推荐性条款。另外，标准附有4个资料性附录（病原学、流行病学、临床表现、鉴别诊断）和2个规范性附录（影像学检测、实验室检查），详细介绍了病原学、流行病学、临床表现、影像学检测、实验室检查及鉴别诊断，以充分解释，便于诊断。主要内容如下：

1. 根据阿米巴病肠外脓肿的诊断及防治特点，标准中明确规定了本标准适用于全国各级医疗机构和疾病预防控制机构对阿米巴病肠外脓肿的诊断。

2. 标准中引用了原卫生部临床检验标准专业委员会制定的WS 287—2008《细菌性和阿米巴性痢疾诊断标准》作为规范性文件。

3. 标准中明确了溶组织内阿米巴、溶组织内阿米巴包囊携带者、阿米巴病和阿米巴病肠外脓肿的定义。

标准规定，溶组织内阿米巴（*Entamoeba histolytica*）为内阿米巴属的一种具有致病性的原虫，又称痢疾阿米巴，是阿米巴病的病原体，可引起人体溶组织内阿米巴感染或阿米巴病。

溶组织内阿米巴包囊携带者（carrier of *Entamoeba histolytica* cyst）是指仅在粪便或肠道中检出溶组织内阿米巴包囊而无明显临床表现。

阿米巴病（amoebiasis）是指由溶组织内阿米巴滋养体侵犯宿主肠组织或者肠外组织等所致的疾病。

阿米巴病肠外脓肿（extraintestinal amoebic abscess）是指溶组织内阿米巴滋养体侵犯宿主肠黏膜后侵入肠壁的小血管，进而侵入门静脉系统，随血流播散至肝脏或其他肠外组织器官，滋养体溶解宿主细胞等所致的疾病。阿米巴病肠外脓肿主要包括阿米巴性肝脓肿、阿米巴性肺脓肿、阿米巴性脑脓肿等。

4. 对于阿米巴病肠外脓肿的诊断，诊断依据是需要重点掌握的内容。

标准中定义了阿米巴病肠外脓肿的流行病学史，包括有不洁饮食或饮水史，曾到过有阿米巴病暴发流行区史，发病前曾有腹泻或排便不规则史，阿米巴痢疾患者，共同生活人群中有阿米巴病患者。

阿米巴病肠外脓肿病的临床表现十分复杂，涉及临床诸科，标准中进行了概述。阿米巴病肠外脓肿主要包括阿米巴肝脓肿、阿米巴肺脓肿、阿米巴脑脓肿等。阿米巴肝脓肿主要临床表现为发热、食欲下降、体重减轻、右上腹痛、肝肿大伴压痛和叩痛等。阿米巴肺脓肿主要临床表现为发热、食欲下降、体重减轻、病变累及肺胸及其他器官出现的相应症状。阿米巴脑脓肿主要临床表现为发热、食欲下降、体重减轻、头痛、呕吐、眩晕、癫痫发作或者出现神经精神症状。

标准中规定了对阿米巴肠外脓肿的诊断应符合影像学检查，包括X线检查右侧胸膈抬高、呼吸运动受限、右侧肺底云雾状阴影、胸膜增厚或胸腔积液，超声检查肝内发现液性病灶，CT、磁共振检查发现脏器内有液性占位性病变征象。

标准中规定了对阿米巴病肠外脓肿的诊断应符合实验室检查，包括脓肿穿刺液呈棕褐色，如巧克力糊状，黏稠带腥味；脓肿穿刺液涂片检查检出阿米巴滋养体；脓肿穿刺液溶组织内阿米巴核酸检查阳性；脓肿穿刺液或脑脊液中检测到溶组织内阿米巴抗原，血清中检测到抗溶组织内阿米巴抗体。

标准中规定了对阿米巴病肠外脓肿的诊断应符合试验性治疗有效的结果，疑似病例以甲硝唑等抗阿米巴药物治疗有效可诊断为临床诊断病例。

5. 标准中规定了阿米巴肠外脓肿病诊断原则，应根据流行病学史、临床表现、影像学检查、实验室检查及试验性治疗结果等予以诊断。

6. 标准规范了阿米巴肠外脓肿的诊断标准。阿米巴肠外脓肿又分为疑似病例、临床诊断病例和确诊病例三个等级。

7. 标准阐明了易混淆疾病的鉴别诊断。阿米巴肝脓肿应与细菌性肝脓肿、肝恶性肿瘤、片形吸虫病、包虫病等相鉴别。阿米巴肺脓肿应与细菌性肺脓肿、肺结核、肺恶性肿瘤等相鉴别。阿米巴脑脓肿应与细菌性脑脓肿、脑恶性肿瘤、结核性脑炎、包虫病等相鉴别。

此标准填补了我国对阿米巴病肠外脓肿诊断的空白，为各级医疗卫生机构及疾病预防控制机构诊断提供了切实可行的技术规范。

三、需要重点说明的问题

1. 本标准为推荐性卫生行业标准。

2. 在标准使用过程中，必须严格区分溶组织内阿米巴包囊携带者和阿米巴病。阿米巴病又分为肠阿米巴病和阿米巴病肠外脓肿。

3. 阿米巴病肠外脓肿虽已日益引起人们广泛关注，但不少医务人员对其认识还较浅，漏诊、误诊时有发生，因此制定本标准并进行宣传非常重要。在宣贯过程中应掌握几个重点：一是要加强对医疗机构特别是临床医生的宣传，使其掌握诊断要点，并将患者的家属、男性同性恋者、入院的精神病患者或智力障碍者、服刑人员和福利院儿童等作为重点人群加以关注；二是要加强对疾控机构特别是检验部门的宣传，使之能及时发现病原体；三是要加强对患者的家属、男性同性恋者、入院的精神病患者或智力障碍者、服刑人员和福利院儿童等重点人群阿米巴肠外脓肿的检测和监测，以便早发现、早诊断、早治疗；四是要加强对大众人群的宣传教育，使其提高自我保护与预防感染的意识。

（程训佳、付永峰、陈家旭、朱淮民、孙乐平）

第十七节　WS/T 569—2017《疟原虫检测　血涂片镜检法》解读

一、标准出台的背景和意义

血涂片镜检法是目前国内外通用的最直接、最重要的疟原虫检测方法和疟疾病例确诊标准之一。血涂片镜检法既是世界卫生组织推荐的疟原虫检测金标准，也是我国疟疾诊断标准中推荐的主要检测技术。制定本标准是为我国各级医疗机构从事临床疟疾病原学检验人员和疾控机构从事疟疾监测实验室人员提供一个统一、规范的操作流程和技术规范。该标准的制定对我国消除疟疾以及消除疟疾后的监测工作具有重大意义。

二、标准的主要内容

本标准参照 WS 259 中附录 B 的相关内容，参考《疟疾防治手册》及其他经典专著并结合当前国内外疟原虫检测技术现状，确定疟原虫血涂片检测的内容、方法和指标要求。

本标准规定了血涂片镜检法检测疟原虫的技术规范。

本标准适用于各级疾病预防控制机构和医疗机构对疟原虫的显微镜检测。

三、需要重点说明的问题

1. 关于厚血膜的直径应为 0.8 cm ～ 1.0 cm 还是 1.0 cm ～ 1.2 cm 的问题，本标准规定的是直径 0.8 cm ～ 1.0 cm。主要依据为：2015 年 11 月 16 日发布的 WS 259 规范性附录中已有明确要求；现场调研时征求了县、乡两级疟疾检验人员的意见，认为直径 0.8 cm ～ 1.0 cm 的厚血膜是合适的。

2. 关于厚血膜一天内染色无需溶血中"一天"是否应改为"24 h"的问题，经专家会议讨论和现场调研了解，一致认为厚血膜溶血虽然有时间要求，但是不用精确到小时，为了便于基层人员掌握，以"一天"的描述方式较为合适。

3. 关于制作薄血膜时，载玻片与推片保持 25° ～ 35°角还是 30° ～ 45°角推开血膜的问题，本标准中规定的是载玻片与推片保持 25° ～ 35°。主要依据为：2015 年 11 月 16 日发布的 WS 259 规范性附录中已有明确要求；在现场调研时征求了县乡两级疟疾检验人员的意见，认为载玻片与推片保持 25° ～ 35°是合适的。

4. 关于是否要增加"诺氏疟原虫"的问题，起草组进行了认真的讨论，最后大家一致认为：尽管目前国外（特别是马来西亚和一些东南亚国家）有不少人感染"诺氏疟原虫"的报道，国内也有检测到个别"诺氏疟原虫"感染，但是，目前国际社会仍以 4 种感染人体的疟原虫为主，尚未把"诺氏疟原虫"正式纳入，故本标准未增加诺氏疟原虫。另外，本标准对术语定义的表述已经比较清楚，将其纳入"等"的范围。

（王善青、周晓农、朱淮民、孙乐平）

第十八节 WS/T 570—2017《肠道蠕虫检测改良加藤厚涂片法》解读

一、标准出台的背景和意义

加藤厚涂片法是 20 世纪 50 年代由日本加藤氏首先提出的，是利用在甘油透明液中浸泡过的亲水玻璃纸替代盖玻片来进行粪检。该方法一次检查粪便量是直接涂片法的 20 倍以上。20 世纪 70 年代 Katz 在加藤氏的基础上设计出圆孔卡片用于定量粪便，此后该粪检方法称为改良加藤厚涂片法。从 20 世纪 80 年代起，我国寄生虫病专家吸取前人的经验，对改良加藤厚涂片的圆孔定量板进行了多次改进，使之更加精确并易于操作。我国分别于 1990 年、2004 年和 2015 年开展了三次全国性的人体重点寄生虫病调查，三次调查均采用了改良加藤厚涂片法检测人体粪便中的寄生虫虫卵。2006 年，卫生部在全国设立了 22 个土源性线虫病监测点，连续 10 年开展了人群土源性线虫病监测，并在 10 个省设立了寄生虫病综合防治示范区，开展寄生虫病综合防治工作。在这一系列监测与防治工作中，使用的也是改良加藤厚涂片法。

在近 10 年来的监测和防治工作中，改良加藤厚涂片法得到了广泛应用，并为广大基层专业人员所熟知和掌握。然而，目前国内尚未就改良加藤厚涂片法制定统一的标准，国外亦无与此相关的法律、法规和标准。为促进寄生虫病防治工作的开展，保障我国尤其是贫困地区人民的身体健康，同时为创建全国卫生城市提供技术支持，制定改良加藤厚涂片法标准显得尤为重要。

二、标准的主要内容

本标准参照并遵循《卫生标准管理办法》的相关规定，兼顾科学性和实用性的原则，参考寄生虫病和寄生虫学经典专著，结合了当前国内外粪便中蠕虫卵检测技术现状，规定了改良加藤厚涂片法的相关术语和定义，包括仪器设备、试剂材料、样本采集、制片步骤和结果判定等内容。

本标准适用于全国各级疾病预防控制机构和医疗机构对人体粪便中蠕虫卵的检测。

三、需要重点说明的问题

1. 考虑到我国基层寄生虫病检测技术能力差异较大的现状，为促进各级疾病预防控制机构和医疗机构规范地开展人体粪便内蠕虫卵的检测，特编制本标准。本标准浅显易懂、可操作性强，适用于各级疾病预防控制机构和医疗机构。

2. 标准中强调，在改良加藤厚涂片制作完成后应放置在室内通风处透明，切忌在烤箱中烘烤或在阳光下暴晒。当透过玻片能看清楚报纸上的字时就应及时镜检，若透明过度或烘烤、暴晒导致粪膜中水分过度蒸发，会造成虫卵尤其是薄壳虫卵变形而不易辨认。

3. 对改良加藤厚涂片中各虫卵的识别是检测的关键。本标准附录 A 中列出了改良加藤厚涂片法中能够检测到的人体寄生虫虫卵的鉴别要点及模式图作为鉴别依据，供检测时参考。

4. 标准附录 A 的表 A.1 中，钩虫卵、带绦虫卵、片形吸虫卵是不能通过虫卵特征来进一步区分虫种的，故在虫卵名称后列出了具体的虫种名；异形科吸虫卵与棘口科吸虫卵通过虫卵特征也不易鉴别虫种。若要鉴定上述虫种，需通过培养法或驱虫，再根据幼虫或成虫的特征加以鉴别。

5. 感染度分级标准是世界卫生组织根据各虫种的产卵量及其对人体的危害程度不同而制定的。本标准依据世界卫生组织的分级标准列出了蛔虫、钩虫、鞭虫、华支睾吸虫和日本血吸虫的感染度分级，关于人粪便中的其他寄生虫虫卵感染度分级，国内外尚无标准参考。

（陈颖丹、诸廷俊、周长海、朱淮民、孙乐平）

第十九节　WS/T 571—2017《裂头绦虫幼虫检测》解读

一、标准出台的背景和意义

随着人民生活水平的不断提高，食物来源、饮食方式和饮食习惯的多样化，因食源性寄生虫造成的食品安全问题亦越来越突出，由此引发的食源性寄生虫病发病人数及发病率大幅度增加。近年来，随着生食和半生食方式的引入和推广，海洋、淡水鱼类（包括深海鱼、浅海鱼、淡水回游鱼、蛙）等水产品摄入量的增加，裂头绦虫病、异尖线虫病等寄生虫病的发病率逐年升高。据文献回顾，我国20世纪50年代后报道因生食海鱼而感染阔节裂头绦虫有10例，主要来自黑龙江省和国外输入人员，台湾地区报道2例。2016年，上海出现了7例阔节裂头绦虫感染患者，其中，外地来沪打工患者2例、本地患者3例、劳务输出归国人员2例。自2000年以来，因生吃或半生吃蛙、蛇肉和蛇胆等感染曼氏裂头蚴的病例达104例。由此看出，鱼类、蛙类等水产品中的裂头蚴感染的情况日益严重。但是，我国至今也没有关于水产品中裂头绦虫幼虫的检测标准。因此，规范水产品中寄生虫幼虫的检测标准显得十分必要。

本标准的实施可为相关水产品生产企业提供安全质量控制标准，为疾病控制和检测机构提供检测规范。

二、标准的主要内容

本标准规定了裂头绦虫幼虫检测技术的操作流程，主要涉及样本种类、样本采集、裂头蚴形态学检测方法、裂头蚴分子生物学检测方法、形态学鉴定结果的判定、PCR结果的判定、检测需要试剂的配制等内容。

本标准适用于各级疾病预防控制机构、医疗机构和食品检测机构对鱼、蛙和蛇中裂头绦虫幼虫的检测。

三、需要重点说明的问题

1.考虑到我国近年来海鱼类、养殖蛙类投放市场量的增大和人群裂头蚴病的逐年上升，感染鱼类、蛙类裂头蚴的检测标准亟待制定。根据科技查新结果显示，国内除了有SN/T 2503—2010《淡水鱼中寄生虫检验检疫规范》行业标准，尚无海鱼及两栖类裂头绦虫幼虫的检验检疫方面的国家标准和行业标准。为了完善鱼、蛙类寄生虫幼虫检测技术，特对鱼类和蛙类中的两种裂头蚴的检测技术进行了规范。

2.由于阔节裂头绦虫幼虫和曼氏裂头绦虫幼虫分别在鱼、蛙和蛇体内寄生，人体感染后分别导致阔节裂头绦虫病、曼氏裂头蚴病和曼氏迭宫绦虫病。因此，在标准中规范了这两种裂头蚴的检测方法。

3.为了能更好地识别水产品中这两种裂头蚴的形态特征，本标准在附录中附上了这两种裂头蚴的形态照片，为检测者提供参考。

4. 本标准适用于各级疾病预防控制机构、医疗机构和食品检测机构对鱼、蛙和蛇中裂头绦虫幼虫的检测。

（陈韶红、许学年、郑彬、孙乐平、闻礼永）

血吸虫病防治条例

（中华人民共和国国务院令第 463 号）

第一章　总　则

第一条　为了预防、控制和消灭血吸虫病，保障人体健康、动物健康和公共卫生，促进经济社会发展，根据传染病防治法、动物防疫法，制定本条例。

第二条　国家对血吸虫病防治实行预防为主的方针，坚持防治结合、分类管理、综合治理、联防联控，人与家畜同步防治，重点加强对传染源的管理。

第三条　国务院卫生主管部门会同国务院有关部门制定全国血吸虫病防治规划并组织实施。国务院卫生、农业、水利、林业主管部门依照本条例规定的职责和全国血吸虫病防治规划，制定血吸虫病防治专项工作计划并组织实施。

有血吸虫病防治任务的地区（以下称血吸虫病防治地区）县级以上地方人民政府卫生、农业或者兽医、水利、林业主管部门依照本条例规定的职责，负责本行政区域内的血吸虫病防治及其监督管理工作。

第四条　血吸虫病防治地区县级以上地方人民政府统一领导本行政区域内的血吸虫病防治工作；根据全国血吸虫病防治规划，制定本行政区域的血吸虫病防治计划并组织实施；建立健全血吸虫病防治工作协调机制和工作责任制，对有关部门承担的血吸虫病防治工作进行综合协调和考核、监督。

第五条　血吸虫病防治地区村民委员会、居民委员会应当协助地方各级人民政府及其有关部门开展血吸虫病防治的宣传教育，组织村民、居民参与血吸虫病防治工作。

第六条　国家鼓励血吸虫病防治地区的村民、居民积极参与血吸虫病防治的有关活动；鼓励共产主义青年团等社会组织动员青年团员等积极参与血吸虫病防治的有关活动。

血吸虫病防治地区地方各级人民政府及其有关部门应当完善有关制度，方便单位和个人参与血吸虫病防治的宣传教育、捐赠等活动。

第七条　国务院有关部门、血吸虫病防治地区县级以上地方人民政府及其有关部门对在血吸虫病防治工作中做出显著成绩的单位和个人，给予表彰或者奖励。

第二章　预　防

第八条　血吸虫病防治地区根据血吸虫病预防控制标准，划分为重点防治地区和一般防治地区。具体办法由国务院卫生主管部门会同国务院农业主管部门制定。

第九条　血吸虫病防治地区县级以上地方人民政府及其有关部门应当组织各类新闻媒体开展公益性血吸虫病防治宣传教育。各类新闻媒体应当开展公益性血吸虫病防治宣传教育。

血吸虫病防治地区县级以上地方人民政府教育主管部门应当组织各级各类学校对学生开展血吸虫病防治知识教育。各级各类学校应当对学生开展血吸虫病防治知识教育。

血吸虫病防治地区的机关、团体、企业事业单位、个体经济组织应当组织本单位人员学习血吸虫病防治知识。

第十条　处于同一水系或者同一相对独立地理环境的血吸虫病防治地区各地方人民政府应当开展血吸虫病联防联控，组织有关部门和机构同步实施下列血吸虫病防治措施：

（一）在农业、兽医、水利、林业等工程项目中采取与血吸虫病防治有关的工程措施；

（二）进行人和家畜的血吸虫病筛查、治疗和管理；

（三）开展流行病学调查和疫情监测；

（四）调查钉螺分布，实施药物杀灭钉螺；

（五）防止未经无害化处理的粪便直接进入水体；

（六）其他防治措施。

第十一条　血吸虫病防治地区县级人民政府应当制定本行政区域的血吸虫病联防联控方案，组织乡（镇）人民政府同步实施。

血吸虫病防治地区两个以上的县、不设区的市、市辖区或者两个以上设区的市需要同步实施血吸虫病防治措施的，其共同的上一级人民政府应当制定血吸虫病联防联控方案，并组织实施。

血吸虫病防治地区两个以上的省、自治区、直辖市需要同步实施血吸虫病防治措施的，有关省、自治区、直辖市人民政府应当共同制定血吸虫病联防联控方案，报国务院卫生、农业主管部门备案，由省、自治区、直辖市人民政府组织实施。

第十二条　在血吸虫病防治地区实施农业、兽医、水利、林业等工程项目以及开展人、家畜血吸虫病防治工作，应当符合相关血吸虫病防治技术规范的要求。相关血吸虫病防治技术规范由国务院卫生、农业、水利、林业主管部门分别制定。

第十三条　血吸虫病重点防治地区县级以上地方人民政府应当在渔船集中停靠地点发放抗血吸虫基本预防药物；按照无害化要求和血吸虫病防治技术规范修建公共厕所；推行在渔船和水上运输工具上安装和使用粪便收集容器，并采取措施，对所收集的粪便进行集中无害化处理。

第十四条　县级以上地方人民政府及其有关部门在血吸虫病重点防治地区，应当安排并组织实施农业机械化推广、农村改厕、沼气池建设以及人、家畜饮用水设施建设等项目。

国务院有关主管部门安排农业机械化推广、农村改厕、沼气池建设以及人、家畜饮用水设施建设等项目，应当优先安排血吸虫病重点防治地区的有关项目。

第十五条 血吸虫病防治地区县级以上地方人民政府卫生、农业主管部门组织实施农村改厕、沼气池建设项目，应当按照无害化要求和血吸虫病防治技术规范，保证厕所和沼气池具备杀灭粪便中血吸虫卵的功能。

血吸虫病防治地区的公共厕所应当具备杀灭粪便中血吸虫卵的功能。

第十六条 县级以上人民政府农业主管部门在血吸虫病重点防治地区应当适应血吸虫病防治工作的需要，引导和扶持农业种植结构的调整，推行以机械化耕作代替牲畜耕作的措施。

县级以上人民政府农业或者兽医主管部门在血吸虫病重点防治地区应当引导和扶持养殖结构的调整，推行对牛、羊、猪等家畜的舍饲圈养，加强对圈养家畜粪便的无害化处理，开展对家畜的血吸虫病检查和对感染血吸虫的家畜的治疗、处理。

第十七条 禁止在血吸虫病防治地区施用未经无害化处理的粪便。

第十八条 县级以上人民政府水利主管部门在血吸虫病防治地区进行水利建设项目，应当同步建设血吸虫病防治设施；结合血吸虫病防治地区的江河、湖泊治理工程和人畜饮水、灌区改造等水利工程项目，改善水环境，防止钉螺孳生。

第十九条 县级以上人民政府林业主管部门在血吸虫病防治地区应当结合退耕还林、长江防护林建设、野生动物植物保护、湿地保护以及自然保护区建设等林业工程，开展血吸虫病综合防治。

县级以上人民政府交通主管部门在血吸虫病防治地区应当结合航道工程建设，开展血吸虫病综合防治。

第二十条 国务院卫生主管部门应当根据血吸虫病流行病学资料、钉螺分布以及孳生环境的特点、药物特性，制定药物杀灭钉螺工作规范。

血吸虫病防治地区县级人民政府及其卫生主管部门应当根据药物杀灭钉螺工作规范，组织实施本行政区域内的药物杀灭钉螺工作。

血吸虫病防治地区乡（镇）人民政府应当在实施药物杀灭钉螺7日前，公告施药的时间、地点、种类、方法、影响范围和注意事项。有关单位和个人应当予以配合。

杀灭钉螺严禁使用国家明令禁止使用的药物。

第二十一条 血吸虫病防治地区县级人民政府卫生主管部门会同同级人民政府农业或者兽医、水利、林业主管部门，根据血吸虫病监测等流行病学资料，划定、变更有钉螺地带，并报本级人民政府批准。县级人民政府应当及时公告有钉螺地带。

禁止在有钉螺地带放养牛、羊、猪等家畜，禁止引种在有钉螺地带培育的芦苇等植物和农作物的种子、种苗等繁殖材料。

乡（镇）人民政府应当在有钉螺地带设立警示标志，并在县级人民政府作出解除有钉螺地带决定后予以撤销。警示标志由乡（镇）人民政府负责保护，所在地村民委员会、居民委员会应当予以协助。任何单位或者个人不得损坏或者擅自移动警示标志。

在有钉螺地带完成杀灭钉螺后，由原批准机关决定并公告解除本条第二款规定的禁止行为。

第二十二条 医疗机构、疾病预防控制机构、动物防疫监督机构和植物检疫机构应当根据血吸虫病防治技术规范，在各自的职责范围内，开展血吸虫病的监测、筛查、预测、流行病学调查、疫情报告和处理工作，开展杀灭钉螺、血吸虫病防治技术指导以及其他防治工作。

血吸虫病防治地区的医疗机构、疾病预防控制机构、动物防疫监督机构和植物检疫机构应当定期对其工作人员进行血吸虫病防治知识、技能的培训和考核。

第二十三条 建设单位在血吸虫病防治地区兴建水利、交通、旅游、能源等大型建设项目，应当事先提请省级以上疾病预防控制机构对施工环境进行卫生调查，并根据疾病预防控制机构的意见，采取必要的血吸虫病预防、控制措施。施工期间，建设单位应当设专人负责工地上的血吸虫病防治工作；工程竣工后，应当告知当地县级疾病预防控制机构，由其对该地区的血吸虫病进行监测。

第三章 疫情控制

第二十四条 血吸虫病防治地区县级以上地方人民政府应当根据有关法律、行政法规和国家有关规定，结合本地实际，制定血吸虫病应急预案。

第二十五条 急性血吸虫病暴发、流行时，县级以上地方人民政府应当根据控制急性血吸虫病暴发、流行的需要，依照传染病防治法和其他有关法律的规定采取紧急措施，进行下列应急处理：

（一）组织医疗机构救治急性血吸虫病病人；

（二）组织疾病预防控制机构和动物防疫监督机构分别对接触疫水的人和家畜实施预防性服药；

（三）组织有关部门和单位杀灭钉螺和处理疫水；

（四）组织乡（镇）人民政府在有钉螺地带设置警示标志，禁止人和家畜接触疫水。

第二十六条 疾病预防控制机构发现急性血吸虫病疫情或者接到急性血吸虫病暴发、流行报告时，应当及时采取下列措施：

（一）进行现场流行病学调查；

（二）提出疫情控制方案，明确有钉螺地带范围、预防性服药的人和家畜范围，以及采取杀灭钉螺和处理疫水的措施；

（三）指导医疗机构和下级疾病预防控制机构处理疫情；

（四）卫生主管部门要求采取的其他措施。

第二十七条 有关单位对因生产、工作必须接触疫水的人员应当按照疾病预防控制机构的要求采取防护措施，并定期组织进行血吸虫病的专项体检。

血吸虫病防治地区地方各级人民政府及其有关部门对因防汛、抗洪抢险必须接触疫水的人员，应当按照疾病预防控制机构的要求采取防护措施。血吸虫病防治地区县级人民政府对参加防汛、抗洪抢险的人员，应当及时组织有关部门和机构进行血吸虫病的专项体检。

第二十八条 血吸虫病防治地区县级以上地方人民政府卫生、农业或者兽医主管部门应当根据血吸虫病防治技术规范，组织开展对本地村民、居民和流动人口血吸虫病以及家畜血吸虫病的筛查、治疗和预防性服药工作。

血吸虫病防治地区省、自治区、直辖市人民政府应当采取措施，组织对晚期血吸虫病病人的治疗。

第二十九条 血吸虫病防治地区的动物防疫监督机构、植物检疫机构应当加强对本行政区域内的家畜和植物的血吸虫病检疫工作。动物防疫监督机构对经检疫发现的患血吸虫病的家畜，应当实施药物治疗；植物检疫机构对发现的携带钉螺的植物，应当实施杀灭钉螺。

凡患血吸虫病的家畜、携带钉螺的植物，在血吸虫病防治地区未经检疫的家畜、植物，一律不得出售、外运。

第三十条 血吸虫病疫情的报告、通报和公布，依照传染病防治法和动物防疫法的有关规定执行。

第四章 保障措施

第三十一条 血吸虫病防治地区县级以上地方人民政府应当根据血吸虫病防治规划、计划，安排血吸虫病防治经费和基本建设投资，纳入同级财政预算。

省、自治区、直辖市人民政府和设区的市级人民政府根据血吸虫病防治工作需要，对经济困难的县级人民政府开展血吸虫病防治工作给予适当补助。

国家对经济困难地区的血吸虫病防治经费、血吸虫病重大疫情应急处理经费给予适当补助，对承担血吸虫病防治任务的机构的基本建设和跨地区的血吸虫病防治重大工程项目给予必要支持。

第三十二条 血吸虫病防治地区县级以上地方人民政府编制或者审批血吸虫病防治地区的农业、兽医、水利、林业等工程项目，应当将有关血吸虫病防治的工程措施纳入项目统筹安排。

第三十三条 国家对农民免费提供抗血吸虫基本预防药物，对经济困难农民的血吸虫病治疗费用予以减免。

因工作原因感染血吸虫病的，依照《工伤保险条例》的规定，享受工伤待遇。参加城镇职工基本医疗保险的血吸虫病病人，不属于工伤的，按照国家规定享受医疗保险待遇。对未参加工伤保险、医疗保险的人员因防汛、抗洪抢险患血吸虫病的，按照县级以上地方人民政府的规定解决所需的检查、治疗费用。

第三十四条 血吸虫病防治地区县级以上地方人民政府民政、医疗保障部门对符合救助条件的血吸虫病病人进行救助。

第三十五条 国家对家畜免费实施血吸虫病检查和治疗，免费提供抗血吸虫基本预防药物。

第三十六条 血吸虫病防治地区县级以上地方人民政府应当根据血吸虫病防治工作需要和血吸虫病流行趋势，储备血吸虫病防治药物、杀灭钉螺药物和有关防护用品。

第三十七条 血吸虫病防治地区县级以上地方人民政府应当加强血吸虫病防治网络建设，将承担血吸虫病防治任务的机构所需基本建设投资列入基本建设计划。

第三十八条 血吸虫病防治地区省、自治区、直辖市人民政府在制定和实施本行政区域的血吸虫病防治计划时，应当统筹协调血吸虫病防治项目和资金，确保实现血吸虫病防治项目的综合效益。

血吸虫病防治经费应当专款专用，严禁截留或者挪作他用。严禁倒买倒卖、挪用国家免费供应的防治血吸虫病药品和其他物品。有关单位使用血吸虫病防治经费应当依法接受审计机关的审计监督。

第五章　监督管理

第三十九条　县级以上人民政府卫生主管部门负责血吸虫病监测、预防、控制、治疗和疫情的管理工作，对杀灭钉螺药物的使用情况进行监督检查。

第四十条　县级以上人民政府农业或者兽医主管部门对下列事项进行监督检查：

（一）本条例第十六条规定的血吸虫病防治措施的实施情况；

（二）家畜血吸虫病监测、预防、控制、治疗和疫情管理工作情况；

（三）治疗家畜血吸虫病药物的管理、使用情况；

（四）农业工程项目中执行血吸虫病防治技术规范情况。

第四十一条　县级以上人民政府水利主管部门对本条例第十八条规定的血吸虫病防治措施的实施情况和水利工程项目中执行血吸虫病防治技术规范情况进行监督检查。

第四十二条　县级以上人民政府林业主管部门对血吸虫病防治地区的林业工程项目的实施情况和林业工程项目中执行血吸虫病防治技术规范情况进行监督检查。

第四十三条　县级以上人民政府卫生、农业或者兽医、水利、林业主管部门在监督检查过程中，发现违反或者不执行本条例规定的，应当责令有关单位和个人及时改正并依法予以处理；属于其他部门职责范围的，应当移送有监督管理职责的部门依法处理；涉及多个部门职责的，应当共同处理。

第四十四条　县级以上人民政府卫生、农业或者兽医、水利、林业主管部门在履行血吸虫病防治监督检查职责时，有权进入被检查单位和血吸虫病疫情发生现场调查取证，查阅、复制有关资料和采集样本。被检查单位应当予以配合，不得拒绝、阻挠。

第四十五条　血吸虫病防治地区县级以上动物防疫监督机构对在有钉螺地带放养的牛、羊、猪等家畜，有权予以暂扣并进行强制检疫。

第四十六条　上级主管部门发现下级主管部门未及时依照本条例的规定处理职责范围内的事项，应当责令纠正，或者直接处理下级主管部门未及时处理的事项。

第六章　法律责任

第四十七条　县级以上地方各级人民政府有下列情形之一的，由上级人民政府责令改正，通报批评；造成血吸虫病传播、流行或者其他严重后果的，对负有责任的主管人员，依法给予行政处分；负有责任的主管人员构成犯罪的，依法追究刑事责任：

（一）未依照本条例的规定开展血吸虫病联防联控的；

（二）急性血吸虫病暴发、流行时，未依照本条例的规定采取紧急措施、进行应急处理的；

（三）未履行血吸虫病防治组织、领导、保障职责的；

（四）未依照本条例的规定采取其他血吸虫病防治措施的。

乡（镇）人民政府未依照本条例的规定采取血吸虫病防治措施的，由上级人民政府责令改正，通报批评；造成血吸虫病传播、流行或者其他严重后果的，对负有责任的主管人员，依法给予行政处分；负有责任的主管人员构成犯罪的，依法追究刑事责任。

第四十八条　县级以上人民政府有关主管部门违反本条例规定，有下列情形之一的，由本级人民政府或者上级人民政府有关主管部门责令改正，通报批评；造成血吸虫病传播、流行或者其他严重后果的，对负有责任的主管人员和其他直接责任人员依法给予行政处分；负有责任的主管人员和其他直接责任人员构成犯罪的，依法追究刑事责任：

（一）在组织实施农村改厕、沼气池建设项目时，未按照无害化要求和血吸虫病防治技术规范，保证厕所或者沼气池具备杀灭粪便中血吸虫卵功能的；

（二）在血吸虫病重点防治地区未开展家畜血吸虫病检查，或者未对感染血吸虫的家畜进行治疗、处理的；

（三）在血吸虫病防治地区进行水利建设项目，未同步建设血吸虫病防治设施，或者未结合血吸虫病防治地区的江河、湖泊治理工程和人畜饮水、灌区改造等水利工程项目，改善水环境，导致钉螺孳生的；

（四）在血吸虫病防治地区未结合退耕还林、长江防护林建设、野生动物植物保护、湿地保护以及自然保护区建设等林业工程，开展血吸虫病综合防治的；

（五）未制定药物杀灭钉螺规范，或者未组织实施本行政区域内药物杀灭钉螺工作的；

（六）未组织开展血吸虫病筛查、治疗和预防性服药工作的；

（七）未依照本条例规定履行监督管理职责，或者发现违法行为不及时查处的；

（八）有违反本条例规定的其他失职、渎职行为的。

第四十九条　医疗机构、疾病预防控制机构、动物防疫监督机构或者植物检疫机构违反本条例规定，有下列情形之一的，由县级以上人民政府卫生主管部门、农业或者兽医主管部门依据各自职责责令限期改正，通报批评，给予警告；逾期不改正，造成血吸虫病传播、流行或者其他严重后果的，对负有责任的主管人员和其他直接责任人员依法给予降级、撤职、开除的处分，并可以依法吊销有关责任人员的执业证书；负有责任的主管人员和其他直接责任人员构成犯罪的，依法追究刑事责任：

（一）未依照本条例规定开展血吸虫病防治工作的；

（二）未定期对其工作人员进行血吸虫病防治知识、技能培训和考核的；

（三）发现急性血吸虫病疫情或者接到急性血吸虫病暴发、流行报告时，未及时采取措施的；

（四）未对本行政区域内出售、外运的家畜或者植物进行血吸虫病检疫的；

（五）未对经检疫发现的患血吸虫病的家畜实施药物治疗，或者未对发现的携带钉螺的植物实施杀灭钉螺的。

第五十条 建设单位在血吸虫病防治地区兴建水利、交通、旅游、能源等大型建设项目，未事先提请省级以上疾病预防控制机构进行卫生调查，或者未根据疾病预防控制机构的意见，采取必要的血吸虫病预防、控制措施的，由县级以上人民政府卫生主管部门责令限期改正，给予警告，处 5 000 元以上 3 万元以下的罚款；逾期不改正的，处 3 万元以上 10 万元以下的罚款，并可以提请有关人民政府依据职责权限，责令停建、关闭；造成血吸虫病疫情扩散或者其他严重后果的，对负有责任的主管人员和其他直接责任人员依法给予处分。

第五十一条 单位和个人损坏或者擅自移动有钉螺地带警示标志的，由乡（镇）人民政府责令修复或者赔偿损失，给予警告；情节严重的，对单位处 1 000 元以上 3 000 元以下的罚款，对个人处 50 元以上 200 元以下的罚款。

第五十二条 违反本条例规定，有下列情形之一的，由县级以上人民政府卫生、农业或者兽医、水利、林业主管部门依据各自职责责令改正，给予警告，对单位处 1 000 元以上 1 万元以下的罚款，对个人处 50 元以上 500 元以下的罚款，并没收用于违法活动的工具和物品；造成血吸虫病疫情扩散或者其他严重后果的，对负有责任的主管人员和其他直接责任人员依法给予处分：

（一）单位未依照本条例的规定对因生产、工作必须接触疫水的人员采取防护措施，或者未定期组织进行血吸虫病的专项体检的；

（二）对政府有关部门采取的预防、控制措施不予配合的；

（三）使用国家明令禁止使用的药物杀灭钉螺的；

（四）引种在有钉螺地带培育的芦苇等植物或者农作物的种子、种苗等繁殖材料的；

（五）在血吸虫病防治地区施用未经无害化处理粪便的。

第七章 附 则

第五十三条 本条例下列用语的含义：

血吸虫病，是血吸虫寄生于人体或者哺乳动物体内，导致其发病的一种寄生虫病。

疫水，是指含有血吸虫尾蚴的水体。

第五十四条 本条例自 2006 年 5 月 1 日起施行。

"十三五"全国血吸虫病防治规划
（2016—2020 年）

（国卫疾控发〔2017〕14 号）

血吸虫病是一种严重危害人群身体健康，影响经济发展和社会稳定的重大传染病。我国曾是全球血吸虫病危害最重、分布最广的国家之一，主要流行于长江流域及南方 12 省（区、市）。当前，我国血吸虫病防治工作正值攻坚制胜的关键时期，为加快全国血吸虫病消除工作进程，切实保障广大人民群众身体健康，促进经济社会发展，根据《血吸虫病防治条例》，制定本规划。

一、规划背景

联合国可持续发展目标将血吸虫病作为需重点防控的疾病之一，世界卫生大会于 2012 年通过了"2025 年全球消除血吸虫病公共卫生问题"的决议。党中央、国务院高度重视血吸虫病防治工作，公布施行《血吸虫病防治条例》，制定中长期规划纲要，实施综合防治策略，防治工作取得显著成绩，上海、浙江、福建、广东、广西 5 省、自治区、直辖市于 1995 年前达到传播阻断标准，全国分别于 2008 年和 2015 年达到疫情控制标准和传播控制标准。但我国血吸虫病流行区牛、羊等家畜存栏数量多，传染源控制难度大，钉螺分布范围广，孳生环境复杂，基层血吸虫病防治机构和动物防疫机构基础设施条件较差，现有防治技术不能满足工作需要，部分达标地区疫情尚不稳定，个别地区甚至出现疫情回升，洪涝、地震等自然灾害时有发生，血吸虫病传播风险难以完全消除，目前的防治成果还比较脆弱，今后一段时期的防治任务仍然十分艰巨繁重。

二、总体要求

（一）指导思想。全面贯彻党的十八大及十八届三中、四中、五中、六中全会精神和习近平总书记系列重要讲话精神，紧紧围绕统筹推进"五位一体"总体布局和协调推进"四个全面"战略布局，牢固树立和贯彻落实创新、协调、绿色、开放、共享的发展理念，落实党中央、国务院决策部署，坚持预防为主、标本兼治、分类指导、综合治理、联防联控，进一步健全政府主导、部门合作、社会参与的工作机制，依法科学防治血吸虫病。

（二）规划目标。2017 年，完成上海、浙江、福建、广东、广西 5 省、自治区、直辖市消除血吸虫病复核，继续加强监测，巩固消除成果。到 2020 年底，四川、江苏、云南、湖北、湖南 5 省达到传播阻断标准，达到消除标准的流行县分别占流行县总数的 95%、85%、60%、55%、35% 以上；安徽、江西 2 省分别有 90%、70% 以上的流行县达到传播阻断标准，达到消除标准的流行县分别占流行县总数的 45%、60% 以上。目标进度表和目标计划表见附件 1、2。

（三）主要工作指标。为确保实现上述规划目标，到 2020 年，应完成以下主要工作指标。

工作指标	2015 年基数	2020 年目标
1. 人群血吸虫病筛查率	78%	90%
2. 家畜血吸虫病筛查率	71%	90%
3. 疫点处置率	88%	100%
4. 家畜圈养率	61%	90%
5. 有螺地带禁牧率	86%	100%
6. 有螺河道治理率	68%	90%
7. 抑螺防病林覆盖率	87%	95%
8. 药物灭螺覆盖率	60%	90%
9. 无害化卫生厕所普及率	59%	85%
10. 中小学生防治知识知晓率	91%	95%
11. 监测任务完成率	79%	95%

三、防治策略

坚持以传染源控制为主的综合防治策略，加强监测预警，及早发现、处置疫情，加强区域性防治，建立健全联防联控机制。因地制宜、分类指导，对未达到传播阻断地区、达到传播阻断及消除地区、监测地区实施不同的防治策略。

（一）未达到传播阻断地区。加强传染源控制和有螺环境综合治理。实施人畜同步查治、粪便无害化处理、有螺地带禁牧、淘汰耕牛、以机代牛、家畜圈养、兴林抑螺、安全饮水、健康教育等措施。及时开展血吸虫病传播风险评估，加强监测预警。结合国土资源、水利、农业、林业等工程改造钉螺孳生环境。在重点有螺环境实施药物灭螺。

（二）达到传播阻断及消除地区。在有钉螺分布地区，做好有螺地带禁牧，加强血吸虫病监测和重点有螺环境综合治理；主动监测与被动监测相结合，及时发现、处置本地和输入疫情；定期开展血吸虫病传播风险评估，强化监测预警；实施综合治理，不断压缩钉螺面积，巩固防治成果。在无钉螺分布地区，加强血吸虫病输入疫情监测；在历史有螺区、可疑有螺环境开展监测，及时发现、处置残存或输入性钉螺；采取环境改造、生态防控等综合措施，改变适宜钉螺孳生的环境；对来自流行区的人群、家畜进行监测，及时发现、处置输入性传染源。

（三）监测地区。在三峡库区和南水北调、引江济淮、引江济汉沿线等潜在传播风险地区，重点开展输入性钉螺和传染源监测，并实施预防性生态防控试点。

四、重点任务

各有关部门要按照职责分工，认真组织实施本规划确定的政策措施，切实抓好落实。

（一）卫生计生部门

疫情监测、预警。加强血吸虫病疫情报告与管理，设立监测点，及时掌握疫情动态和流行因素变化情况。定期开展传播风险评估、疫情研判和预警。

人群血吸虫病查治。开展人群血吸虫病筛查、治疗，强化病例个案调查和管理。会同交通运输和农业部门重点加强野外作业、渔民、船民等高危人群的查治。对晚期血吸虫病患者进行救治。

疫点处置。发生血吸虫病疫情后，及时开展流行病学调查，落实患者治疗、预防性化疗、人畜粪便无害化处理、易感环境处理、健康教育等措施。卫生计生、农业等部门要同步开展疫点处置工作。

钉螺调查与控制。对适宜钉螺孳生环境进行调查，掌握钉螺分布规律，确定有螺地带和易感地带，对易感地带及时采用药物喷洒、泥敷、地膜覆盖等灭螺措施。

无害化卫生厕所建设。实施农村环境卫生工程，结合爱国卫生运动和新农村建设，在流行村普及卫生厕所，在渔民、船民集散地和船舶码头修建无害化公共厕所。

健康教育。开展多种形式健康教育，普及血吸虫病防治知识。重点加强流行区儿童、青少年和水上作业人员等人群宣传教育。

（二）农业部门

家畜疫情监测。开展家畜血吸虫病疫情监测，实行网络化和信息化管理，掌握疫情动态。

家畜查治。每年进行家畜查治及化疗，控制家畜感染，减少粪便污染。

家畜传染源管理。大力推进农业耕作机械化，逐步淘汰耕牛。在暂未淘汰耕牛的流行区逐步推行家畜集中圈养。结合生态家园及农村能源开发工作，由各省支持建设户用沼气和小型沼气工程。发展替代养殖业，减少易感动物饲养量。

实施农业灭螺工程。结合农业种植结构调整，对符合条件的水田实施水改旱或者水旱轮作。在有钉螺分布的低洼沼泽地带（非基本农田）开挖池塘，发展优质水产养殖业，实行蓄水灭螺。

（三）水利部门

实施河流（湖泊）综合治理工程。对流行区有螺河段（湖泊），因地制宜采取硬化护坡、抬洲降滩、改造涵闸（增设拦螺阻螺设施）等措施，改变钉螺孳生环境，控制钉螺沿水系扩散。

实施灌区改造工程。对流行区灌区的有螺灌排渠道（沟），采取硬化护坡、改造涵闸（增设拦螺阻螺设施）等措施，改变钉螺孳生环境，控制钉螺沿渠系扩散。

实施农村饮水工程。结合农村供水等相关工程规划实施，优先安排流行区农村供水工程建设项目，进一步强化流行区农村饮水保障。

实施水利行业血吸虫病防治项目。根据流行区水利单位所在地血吸虫病流行情况，采取改水、改厕和环境改造等措施，建立血吸虫病防治安全区（带），同时加强监测、健康教育以及水利血吸虫病防治科研能力建设，改善水利行业人员生产生活环境，提高水利行业防治能力。

（四）林业部门

抑螺防病林营造。建立以抑螺防病林为核心的林业血吸虫病防治生态安全体系。在重点流行区适宜造林的地带，继续营造抑螺防病林，采用抑螺植物材料、构建林农复合系统、设立隔离设施等措施，改变钉螺孳生环境，压缩钉螺孳生面积。

抑螺成效提升改造。对在流行区营造的防护林、社会造林等非抑螺防病林分，采取挖沟抬垄、沟渠清理、补植抑螺植物等措施，进行抑螺成效提升改造。

生态环境监测。在适宜钉螺孳生的区域加强生态环境监测与预警。开展林业防治血吸虫病生态防控试点，探索改善生态环境、抑制钉螺孳生的防控模式。结合实施湿地保护与恢复工程、野生动植物保护及自然保护区建设工程，建设防钉螺扩散设施，加强螺情监测。

（五）国土资源部门

实施土地整治工程。在流行区开展土地整治时，结合土地平整、灌溉与排水工程、田间道路、农田防护与生态环境保持等工程，建设沉螺池等抑螺灭螺设施，改变钉螺孳生环境。

实施农村建设用地整治工程。对一些疫情严重、村庄附近螺情复杂、钉螺难以消灭的地方，优先安排农村建设用地整治工程，选择安全地带建村。

（六）其他相关部门

交通运输部门推行船舶按有关规定安装和使用粪便收集容器、生活污水处理设施，进行无害化处理。

教育部门科学安排血吸虫病防治教学内容，做好中小学生预防血吸虫病的健康教育，防止其感染血吸虫病。

新闻出版广电部门在流行区开展公益性血吸虫病健康教育活动，广泛宣传血吸虫病防治知识和政策，提高居民自我防护意识和参与血吸虫病防治工作的积极性。

五、保障措施

（一）组织保障。血吸虫病防治工作是国务院防治重大疾病工作部际联席会议（以下简称联席会议）制度的重要内容。联席会议各成员单位要按照职责分工，主动研究血吸虫病防治工作中的重大问题，认真落实联席会议确定的工作任务和议定事项，互通信息，密切配合，共同推进血吸虫病防治工作。联席会议办公室要发挥统筹协调作用，加强血吸虫病防治工作督导、检查和调研。

流行区及监测地区各级人民政府要建立健全血吸虫病防治工作领导协调机制和工作责任制，切实加强对血吸虫病防治工作的领导，及时协调解决防治工作中的重大问题，研究制定防治政策，组织落实各项防治措施。加强地区间联防联控，毗邻地区要按照血吸虫病流行特点，制订区域联防工作计划，根据各区域间的实际情况，分类分片确定联防联控工作重点和具体措施。结合新时期爱国卫生工作要求，充分发挥群防群控的优势，组织群众开展血吸虫病防治公益活动，改造生产生活环境。大力普及防病知识，提高人民群众的自我防护意识和能力。

地方各级人民政府要结合本规划制定本地区血吸虫病防治规划，依法推进各项防治工作，落实有螺地带禁牧工作，支持驻地部队开展防治工作。各有关部门要加强协同配合，共享防治信息，认真组织实施综合治理。坚持"春查秋会"制度，建立健全部门述职制度、定期通报制度，加强工作指导和督查。

（二）经费保障。血吸虫病防治工作经费由中央和地方分级负担，纳入政府财政预算予以安排。省、市两级人民政府负责落实本地区血吸虫病综合治理工程项目经费，对县、乡两级开展血吸虫病防治工作给予专项经费补助。县、乡两级人民政府合理安排血吸虫病防治工作日常运转所需经费。

持续推动血吸虫病防治工作，对经济困难地区的血吸虫病防治经费、血吸虫病重大疫情应急处置经费给予适当补助。有关地方政府在编制或审批国土、水利、农业、林业等工程项目时，应当统筹考虑血吸虫病防治的工程措施。

地方各级人民政府要加强对资金的监管和审计，保证专款专用，提高使用效益。同时，要广泛动员和争取企业、个人及社会力量的支持。

（三）技术保障。加强消除血吸虫病科学研究，组织跨部门、跨行业、跨区域研发创新，加快传染源控制、监测预警、快速诊断技术、预防和治疗药品、灭螺药品和技术等方面的研究，开发一批适宜的防治技术和相关产品。及时制定、修订消除血吸虫病技术规范，指导消除血吸虫病工作。加强国际合作与交流，借鉴国外先进技术，交流推广我国血吸虫病防治工作经验和做法。

（四）机构和人员保障。强化血吸虫病防治能力，加强基础设施建设，完善血吸虫病监测体系。重点加强基层血吸虫病防治队伍建设和能力建设，开展专业人员素质教育和技术培训，建立完善与防治任务相适应的专业队伍。加强卫生、农业等血吸虫病检测实验室网络建设，提高检测能力。要按照国家有关规定保障血吸虫病防治机构专业人员的工资待遇和职业健康，保障血吸虫病防治工作正常开展。

六、监督和考核

流行区及监测地区各级人民政府、各有关部门要将防治、监测工作目标和任务层层分解，签订目标责任书。对没有实现防治工作目标的，追究有关责任人的责任。

国家卫生和计划生育委员会定期组织开展血吸虫病流行病学调查，持续开展监测预警，会同有关部门于 2020 年开展规划实施情况终期评估。

注：1. 本规划的实施范围是上海、江苏、浙江、安徽、福建、江西、湖北、湖南、广东、广西、重庆、四川、云南 13 个省、自治区、直辖市。2. 本规划中传播控制标准是指人畜感染率低于 1%，不出现当地感染的急性血吸虫病病人，连续 2 年以上查不到感染性钉螺。传播阻断标准是指连续 5 年未发现当地感染的血吸虫病病人和病畜、查不到感染性钉螺，以县为单位，建立和健全敏感、有效的血吸虫病监测体系。消除标准是指达到传播阻断后，连续 5 年未发现当地感染的血吸虫病病人、病畜和感染性钉螺。

附件：1. 全国血吸虫病消除规划目标进度表
2. 全国消除血吸虫病流行县（市、区）目标计划一览表

附件 1

全国血吸虫病消除规划目标进度表

省、自治区、直辖市	流行县总数	2015 年		2017 年			2020 年		
		传播控制	传播阻断	传播控制	传播阻断	消除	传播控制	传播阻断	消除
上海	8	0	8	0	0	8	0	0	8
江苏	67	7	60	7	60	0	0	7	60
浙江	55	0	55	0	0	55	0	0	55
安徽	51	28	23	28	23	0	5	23	23
福建	16	0	16	0	0	16	0	0	16
江西	39	15	24	15	24	0	11	4	24
湖北	63	27	36	27	36	0	0	27	36
湖南	41	26	15	26	15	0	0	26	15
广东	13	0	13	0	0	13	0	0	13
广西	19	0	19	0	0	19	0	0	19
四川	63	0	63	0	63	0	0	3	60
云南	18	7	11	7	11	0	0	7	11
合计	453	110	343	110	232	111	16	97	340

附件2

全国消除血吸虫病流行县（市、区）目标计划表

省、自治区、直辖市	2016—2020年		
	传播控制	传播阻断	消除
上海			闵行区、嘉定区、宝山区、浦东新区、奉贤区、松江区、金山区、青浦区
江苏		南京市浦口区、栖霞区、江宁区、六合区、镇江市润州区、丹徒区、扬中市	南京市秦淮区、建邺区、鼓楼区、化学工业园区、雨花台区、溧水区、高淳区；无锡市锡山区、北塘区、南长区、钟楼区、无锡新区、惠山区、滨湖区、江阴市、宜兴市；常州市天宁区、戚墅堰区、新北区、武进区、溧阳市、金坛市；苏州市姑苏区、虎丘区、苏州工业园区、吴中区、相城区、常熟市、昆山市、太仓市、吴江市；南通市崇川区、港闸区、通州区、如东县、海安县、如皋市、海门市；扬州市邗江区、开发区、江都区、广陵区、宝应县、东台市、大丰市、高邮市；镇江市京口区、丹阳市、句容市；泰州市海陵区、金湖县、仪征市、高港区、泰州医药高新区（泰州开发区）、兴化市、靖江市、泰兴市、姜堰市
浙江			下城区、江干区、拱墅区、西湖区、萧山区、余杭区、临安市、建德市、淳安县、海曙区、江东区、江北区、慈溪市、奉化市、宁海县、鄞州区、南湖区、秀洲区、平湖市、海盐县、桐乡市、吴兴区、南浔区、德清县、长兴县、安吉县、柯桥区、越城区、上虞区、嵊州市、新昌县、诸暨市、金东区、婺城区、兰溪市、义乌市、东阳市、永康市、武义县、浦江县、柯城区、江山市、常山县、开化县、龙游县、衢江区、缙云县、临海市、黄岩区、天台县

57

续表

省、自治区、直辖市	2016—2020年		
	传播控制	传播阻断	消除
安徽	东至县、安庆市大观区、枞阳县、芜湖县	铜陵市郊区、铜陵县、贵池区、安庆市迎江区、安庆市宜秀区、怀宁县、太湖县、桐城市、望江县、马鞍山市博望区、和县、宣州区、泾县、芜湖市弋江区、芜湖市鸠江区、芜湖市三山区、繁昌县、无为县、芜湖市开发区、南陵县、石台县、宿松县、青阳县	铜陵市铜官山区、庐江县、含山县、全椒县、旌德县、天长市、屯溪区、黄山区、黟县、巢湖市、郎溪县、绩溪县、宁国市、徽州区、歙县、休宁县、祁门县、铜陵市狮子山区、马鞍山市雨山区、马鞍山市花山区、潜山县、芜湖市镜湖区、广德县
福建			闽侯县、长乐市、福清市、平潭综合实验区、翔安区、城厢区、荔城区、秀屿区、仙游县、南安市、龙海市、云霄县、漳浦县、华安县、霞浦县、福安市
江西	南昌县、新建区、永修县、星子县、余干县、彭泽县、都昌县、鄱阳县、瑞昌市、共青城市、进贤县	九江市庐山区、湖口县、玉山县、九江县	南昌市经济开发区、九江市浔阳区、武宁县、广丰区、万年县、德兴市、泰和县、景德镇市昌江区、浮梁县、贵溪市、余江区、上犹县、上高县、丰城市、南昌万安区、九江市开发区、安义县、高安市、德安县、南昌市高新区、上饶县、上饶市信州区
湖北		钟祥市、京山县、应城市、天门市、洪南区、江夏区、团风县、黄州区、汉南区、荆州区、荆新县、洪湖市、蔡甸区、黄陂区、阳新县、沙市区、江陵县、石首市、仙桃市、松滋市、公安县、监利县、潜江市、孝南区、汉川市、赤壁市、嘉鱼县	武昌区、青山区、汉阳区、武汉开发区、新洲区、黄石港区、下陆区、远安市、大冶市、伍家岗区、点军区、宜都市、掇刀区、枝江市、夷陵区、西塞山区、襄城区、谷城县、通山县、龙感湖管理区、华容区、鄂城区、云梦县、屈家岭管理区、江岸区、南漳县、东西湖区、东宝区、沙洋县、武六市、蕲春县、黄梅县、咸安区、浠水

省、自治区、直辖市	2016—2020年		
	传播控制	传播阻断	消除
湖南		岳阳县、华容县、湘阴县、汨罗市、鼎城区、汉寿县、澧县、津市市、沅江市、安乡县、临湘市、君山区、临澧县、南县、大通湖管理区、建新农场、贺家山原种场、屈原管理区、岳阳楼区、资阳区、南湖风景管理区、云溪区、西湖管理区、津市市（含涔澹农场）、赫山区、望城区	武陵区、石门县、西洞庭管理区、慈利县、长沙县、天心区、开福区、岳阳经济开发区、芦淞区、石峰区、岳麓区、宁乡县、云龙区、荷塘区、桃源县
广东			花都区、增城区、曲江区、仁化县、翁源县、三水区、南海区、四会市、清城区、清新区、英德市、肇庆高新区、顺德区
广西			武鸣区、贵港市、桂平市、玉林市、平果县、德保县、靖西县、河池市、宜州市、罗城县、环江县、东兰县、巴马县、都安县、天等县、宾阳县、横县、忻城县
四川		中江县、普格县、芦山县	龙泉驿区、锦江区、温江区、武侯区、郫县、成华区、都江堰市、成都高新区、金牛区、青羊区、新都区、双流县、彭州市、崇州市、青白江区、新津县、乐山市市中区、井研县、沙湾区、会理县、冕宁县、蒲江县、青神县、丹棱县、洪雅县、江油市、北川县、游仙区、资中县、盐边县、米易县、雁江区、邛崃市、大邑县、夹江县、名山区、翠屏区、简阳市、乐至县、罗江县、绵阳高新区、旌阳区、绵竹市、什邡市、德阳市、喜德县、仁寿县、安县、涪城区、天全县、广汉市、西昌市、昭觉县、彭山区、东坡区
云南		洱源县、鹤庆县、大理市、南涧县、弥渡县、永胜县、魏山县	楚雄市、禄丰县、个旧市、漾濞县、祥云县、云龙县、玉龙县、宾川县、宁洱区、古城区、剑川县、宁蒗县

附录 3

全国包虫病等重点寄生虫病防治规划
（2016—2020 年）

（国卫疾控发〔2016〕58 号）

一、背景

包虫病、肝吸虫病、黑热病、钩虫病等是严重危害人民身体健康、阻碍经济社会发展的重点寄生虫病。包虫病主要流行于我国西部农牧区的 350 个县，受威胁人口约 5 000 万人，高原地区人群包虫病平均患病率为 1.20%，局部高达 12% 以上。其中，泡型包虫病如未经及时治疗，10 年病死率达 90% 以上，被称为"虫癌"。包虫病属于人畜共患病，还严重影响畜牧业发展。肝吸虫病是胆管癌的明确致癌因素，主要流行于黑龙江、辽宁、广东、广西等省份，局部地区感染率高达 50% 以上。黑热病严重危害儿童健康，主要流行于四川、甘肃、新疆部分地区，近年来时有局部暴发。钩虫病可致贫血，严重感染儿童可出现生长发育迟缓，在我国广泛分布。

近年来，我国包虫病等重点寄生虫病防治工作取得明显进展。2006 年以来，原卫生部印发了《2006—2015 年全国重点寄生虫病防治规划》，国家卫生和计划生育委员会等 14 个部门印发了《防治包虫病行动计划（2010—2015 年）》，中央财政通过转移支付安排了专项防治经费，各地加大了防治力度，组织实施了全国包虫病等重点寄生虫病流行病学调查，开展了包虫病人群筛查和患者治疗，在重点地区实施了肝吸虫病、钩虫病等寄生虫病综合防治示范区项目。基本摸清包虫病等重点寄生虫病流行程度和范围，大批患者得到及时发现和有效治疗，疫情得到不同程度下降。

当前，包虫病等重点寄生虫病防治还存在许多困难和挑战。一是疫情仍然较重，局部地区感染率高。包虫病、肝吸虫病、钩虫病患者数量居全球前列，高原地区的包虫病人群患病率是其他地区的近 10 倍。二是传播环节复杂。包虫病的传染源是犬、狼、狐狸等动物，中间宿主包括家畜以及鼠类等小型哺乳动物。肝吸虫病除了人以外，猫、犬、鼠类等都可以作为传染源。人群和家畜的流动也为包虫病等重点寄生虫病防治带来新的挑战。三是不利于健康的生产生活方式依然存在。部分流行区的畜牧生产、水产养殖方式比较落后，家畜屠宰、人畜粪便管理仍是薄弱环节，群众生食或半生食鱼类、螺类和肉类的行为短时间难以改变。四是基层防治能力不足。包虫病防治工作起步晚，防治机构基础条件差，专业技术人员匮乏。

为有效控制包虫病等重点寄生虫病流行，保障人民群众身体健康，促进我国社会经济全面协调发展，推进健康中国建设，特制定本规划。

二、指导思想

围绕 2020 年实现全面建成小康社会目标，加快推进健康中国建设，以"创新、协调、绿色、开放、共享"五大发展理念为指导，坚持正确的卫生与健康工作方针，建立健全包虫病等重点寄生虫病综合防治工作机制，坚持预防为主、防治结合的工作策略，因地制宜、分类指导，全面落实各项防治措施，有效控制包虫病等重点寄生虫病流行。

三、目标与指标

（一）总目标

到 2020 年年底，建立完善重点寄生虫病监测体系，基本控制包虫病流行，降低肝吸虫病等寄生虫病感染率。

（二）具体目标和主要工作指标

1. 包虫病防治。

具体目标：到 2020 年，70% 以上的流行县人群包虫病患病率控制在 1% 以下，家犬感染率控制在 5% 以下。

主要工作指标：到 2020 年，2 岁以下家畜患病率控制在 8% 以下，患者管理率、监测点任务完成率、中小学生包虫病核心防治知识知晓率、专业人员技能合格率均达到 90%，犬登记管理率达到 85%，家犬驱虫覆盖率达到 80%，流行区定居点安全饮水覆盖率达到 95%。

2. 肝吸虫病等重点寄生虫病防治。

具体目标：到 2020 年，低流行区继续维持较低感染水平，其他流行区肝吸虫和土源性线虫感染率在 2015 年基础上分别下降 30%、20% 以上；减轻黑热病等其他寄生虫病危害。

主要工作指标：基本建立重点寄生虫病监测体系；重点防治省份分别建立 1 ~ 2 个试点；中小学生肝吸虫病等寄生虫病核心防治知识知晓率、专业人员技能合格率、安全饮水覆盖率达到 95%，农村卫生厕所普及率达到 85%；肝吸虫病、土源性线虫病重点人群药物驱虫覆盖率达到 80%。

四、策略和措施

（一）实施包虫病综合防治。采取"以控制传染源为主、中间宿主防控与病人查治相结合"的综合防治策略。

1. 加大传染源控制力度。完善家犬登记管理，按户建立家犬驱虫登记卡。全面推行家犬拴养，因地制宜实施限养，对母犬进行绝育试点。控制并减少无主犬数量，对无主犬进行集中收养，鼓励僧尼、农牧民等领养无主犬并拴养。根据当地实际情况定期开展犬驱虫，广泛动员群众参与和配合犬驱虫工作，定期投喂犬驱虫药，并在无主犬聚集的场所或经常出没的区域投放驱虫药饵。做好犬粪深埋、焚烧等无害化处理。

2. 开展病人查治和救助工作。按照相关技术方案要求，开展包虫病人群筛查，对患者给予药物或手术治疗，加强患者随访，规范患者管理，完善包虫病管理信息系统。对符合救助条件的包虫病患者及其家庭开展医疗救助和生活救助。

3. 加强家畜屠宰管理和免疫。逐步实行牲畜定点屠宰，加强对屠宰场（点）屠宰家畜的检验检疫，做好病变脏器的无害化处理。加强对分散宰杀牲畜内脏的管理，不要随意丢弃未经无害化处理的牲畜内脏。引导农牧民用牲畜内脏喂犬时应予煮熟，废弃的牲畜内脏应予深埋。加强对调运动物及其产品检疫监管。加强家畜免疫，每年对当年新生存栏家畜进行接种。

4. 控制鼠类密度。在牧民定居点及乡村周边环境实施灭鼠（包括鼠兔），降低泡型包虫病的传播风险。

5. 提供安全饮用水。开展供水工程建设，保障定居点农牧民的饮用水安全。在居住分散地区设立集中供水点，有条件的地区供水到户。建立水质监测检测体系，对供水水质进行卫生监测。

6. 开展防治试点。实施包虫病防治试点，通过试点探索藏区包虫病综合防治工作经验，发挥示范效应。

（二）积极开展肝吸虫病等重点寄生虫病防治工作。采取"以健康教育为先导、以传染源控制为主"的综合防治策略，实施改水、改厕、改善环境、改善行为和药物驱虫等综合防治措施。进一步开展肝吸虫病等重点寄生虫病人群感染情况调查，查明人群感染现状。对有生食或半生食鱼类、肉类、螺类和有赤足下田耕作等习惯的重点人群进行驱虫。大力推进农村改水、改厕、改善环境和安全养殖等工作，加强人、畜粪便的无害化处理，防止用未经无害化处理的粪便喂鱼和施肥。在重点防治省份建立肝吸虫病等重点寄生虫病防治工作试点。

在黑热病流行区，强化基层医疗卫生人员培训，提高诊治能力，及时发现、治疗患者；推广使用药浸或长效蚊帐，提倡安装纱门纱窗，减少人蛉接触；加强白蛉监测，传播季节开展药物喷洒灭蛉；在犬源型流行区积极探索传染源控制模式。

（三）大力开展宣传教育。充分利用广播、电视、互联网、移动客户端等新媒体传播健康知识，开展内容丰富、形式多样的宣传教育活动，刊播包虫病等重点寄生虫病防治知识和工作信息，创新健康教育的方式和载体，普及防治知识，增强群众防病意识。

加强包虫病流行区宗教人员、农牧民、畜产品交易人员的宣传与教育，采取培训、座谈等方式普及防治知识和防治政策，招募僧尼志愿者参与包虫病防治工作；在农牧区设置宣传标语牌、户外广告牌等，开发和配备符合当地习俗和语言的健康教育宣传包，引导农牧民养成良好卫生习惯。定期在屠宰人员中开展以不随意丢弃牲畜内脏、不用生鲜内脏喂犬为主要内容的健康教育活动。

在肝吸虫病、钩虫病流行区，重点宣传和引导群众逐步养成不生食或半生食鱼类、螺类和肉类的饮食习惯，不用未经无害化处理的粪便喂鱼和施肥。在生产生活中加强防护，避免赤足下水下田，防止蚊虫叮咬。

将包虫病、肝吸虫病等重点寄生虫病防治知识纳入流行区中小学健康教育内容，通过"小手拉大手"活动，引导学生向家长和社会传播防治知识。

（四）健全监测网络。加强包虫病等重点寄生虫病疫情报告管理，进一步完善寄生虫病防治信息系统。建立健全包虫病、肝吸虫病、黑热病、钩虫病等寄生虫病监测系统，逐步扩大监测点覆盖范围，开展人群疫情及宿主、媒介等流行因素监测，掌握疫情的动态和流行因素变化。健全动物寄生虫病监测网络，强化监测工作，掌握疫病感染和分布状况。依托全国传染病报告信息管理系统和突发公共卫生事件管理信息系统，及时发现和处置罕见和输入性寄生虫病，防止继发传播。

五、保障措施

（一）组织保障

将包虫病等重点寄生虫病防治纳入重点流行地区地方党委和政府议事日程，与精准扶贫工作有机结合，强化目标责任制管理。流行县及以上人民政府成立包虫病等重点寄生虫病防治工作领导小组，组织和协调开展防治工作，及时研究解决防治工作中的重大问题，切实加大对包虫病等重点寄生虫病贫困户、贫困村的帮扶力度。进一步健全政府领导、部门合作、社会参与的工作机制，相关部门要各负其责，共同做好防治工作。

统战部门：协调有关部门在藏传佛教寺庙开展包虫病防治宣传教育。引导僧尼支持患者接受治疗，支持政府采取犬传染源管理等措施。

发展改革部门：结合相关专项，支持包虫病等重点寄生虫病防治相关设施建设。

教育部门：在卫生计生部门的指导下，结合相关课程和教育活动，对流行区中小学生开展包虫病等重点寄生虫病防治知识教育。协助配合卫生计生部门进入学校开展有关防治工作。

科技部门：将包虫病等重点寄生虫病防治科研项目列入有关科技计划。

公安部门：加强对包虫病流行区县以上城市家养犬只数量的掌握和违章养犬的处理，协助捕杀狂犬、野犬。

民政部门：研究制定有关政策，指导对符合救助条件的包虫病患者及其家庭开展医疗救助和生活救助工作。

财政部门：对困难地区的防治经费给予适当补助；加强防治资金的监督管理。

水利部门：实施农村饮水安全巩固提升工程，保障农牧民饮用水安全。

农业部门：研究制定家畜包虫病防治政策和措施，落实农村家犬驱虫，家畜免疫，严格动物、动物产品检疫监管，开展畜间流行病学调查和监测。落实草原灭鼠工作。推进畜、禽、鱼、蔬、果等产品安全养殖和种植，减少食源性寄生虫病传播。

卫生计生部门：牵头研究提出包虫病等重点寄生虫病防治工作策略、政策、规划和措施，指导人群查病治病、疫情监测、防治技术和健康教育工作，组织开展疫情或风险评估工作，及时发布和通报疫情信息。强化基层医疗卫生人员培训，提高其外科手术能力和水平。协调有关部门做好罕见和境外输入性寄生虫病诊疗物资储备。

食品药品监管部门：加强对食品生产经营者的食品安全监管，保证食品安全。

扶贫部门：将包虫病等重点寄生虫病防治作为扶贫开发的重要内容，对建档立卡贫困户中重点寄生虫病患者家庭给予重点帮扶。

（二）经费保障

按照分级负担的原则，地方各级人民政府根据当地实际情况和防治工作需要，将防治必需经费纳入财政预算。广泛动员和争取社会各方力量提供资金和物资，支持重点地区的寄生虫病防治工作。根据防治工作需要和财力可能，在合理划分事权和支出责任的基础上，中央财政对困难地区防治工作予以支持。

各级财政应切实加强对资金的监管和审计，保证专款专用，提高使用效益。

（三）技术保障

加强包虫病等重点寄生虫病科学研究，将其列入重点科研计划，组织多部门、跨学科的联合攻关，开展人用包虫病疫苗、治疗药物、驱虫药品、犬抗棘球绦虫疫苗研发；研究制定肝吸虫病药物治疗规范；研制敏感、特异、便捷的包虫病、肝吸虫病等检测试剂；开展包虫病治疗药物不同剂型疗效和不良反应系统评价；研究我国不同流行地区包虫病等重点寄生虫病传播的策略和措施。开展国际合作与交流，引进国外先进技术，推广适用的科技成果。

（四）机构和人员保障

流行区加强医疗机构、疾控机构、动物疫病预防控制、动物卫生监督机构和队伍建设，安排与当地包虫病等重点寄生虫病防治任务相适应的机构和人员。加强包虫病等重点寄生虫病检测实验室网络建设，提高实验室检测能力。加大对各级医疗卫生、畜牧兽医人员的寄生虫病防治知识和检测技能的培训，提高防治水平。

六、监督与考核

（一）监督检查

地方各级人民政府、各有关部门要根据本规划的要求，结合实际，制订本地区、本部门的实施计划和方案。各级卫生计生部门会同有关部门根据"科学、定量、随机"的原则，制订详细的监督检查方案，通过开展定期与不定期相结合的自查和抽查，对工作内容和实施效果进行综合考核评价，并予以通报。

（二）执行评估

国家卫生和计划生育委员会会同有关部门，分别于 2018 年和 2020 年开展规划实施情况中期和终期评估，并根据实际工作需要和中期考评情况对 2020 年的目标进行调整。

附表：包虫病流行县防治目标计划表

附表

包虫病流行县防治目标计划表

省、自治区、兵团	流行县合计	2012 年 *		2020 年	
		人群患病率 ≥ 1% 或家犬感染率 ≥ 5% 的流行县	人群患病率 < 1% 且家犬感染率 < 5% 的流行县	人群患病率 ≥ 1% 或家犬感染率 ≥ 5% 的流行县	人群患病率 < 1% 且家犬感染率 < 5% 的流行县
内蒙古	23	1	22	0	23
四　川	35	16	19	11	24
西　藏	74	74	0	63	11
甘　肃	56	23	33	13	43
青　海	39	32	7	15	24
宁　夏	19	4	15	1	18
新　疆	81	15	66	1	80
新疆兵团	13	0	13	0	13
陕　西	2	0	2	0	2
云　南	8	3	5	0	8
合　计	350	168	182	104	246

注：* 为 2012 年全国包虫病流行病学调查结果。

中国消除疟疾行动计划
（2010—2020 年）

（卫疾控发〔2010〕47 号）

疟疾是严重危害我国人民身体健康和生命安全、影响社会经济发展的重要寄生虫病。新中国成立以来，在各级政府的高度重视下，我国疟疾防治工作取得了显著成效。疟疾发病人数由 20 世纪 70 年代初的 2 400 多万人减少到 90 年代末的数万人，流行区范围大幅度缩小，除云南、海南两省外，其他地区已消除了恶性疟。2000 年后，我国部分地区出现疫情回升，但随着《2006—2015 年全国疟疾防治规划》的实施，中央和地方各级政府加大了对疟疾防控工作的支持和投入，使局部地区疫情回升势头得到有效遏制。目前，全国 24 个疟疾流行省、自治区、直辖市中，95% 的县（市、区）疟疾发病率已降至万分之一以下，仅有 87 个县（市、区）疟疾发病率超过万分之一。

为切实保障广大人民群众身体健康，促进经济与社会协调发展，响应联合国千年发展目标高级别会议提出的在全球根除疟疾的倡议，我国政府决定在 2010 年全面开展消除疟疾工作，到 2015 年大部分地区消除疟疾，到 2020 年全国实现消除疟疾的目标。为明确任务与措施，落实部门职责，特制定本行动计划。

一、指导思想

贯彻预防为主、科学防治的方针，实行因地制宜、分类指导的原则；坚持各级政府领导、部门合作、全社会参与的工作机制；加强国际合作与交流，不断提高科技水平，充分利用国内、外各类资源，保证各项目标的顺利实现。

二、疟疾流行区分类

根据 2006—2008 年疟疾疫情报告，全国以县为单位分为以下四类。

一类县：3 年均有本地感染病例，且发病率均大于或等于万分之一的县。

二类县：3 年有本地感染病例，且至少 1 年发病率小于万分之一的县。

三类县：3 年无本地感染病例报告的流行县。

四类县：非疟疾流行区。

三、目标

（一）总目标

到2015年，全国除云南部分边境地区外，其他地区均无本地感染疟疾病例；到2020年，全国实现消除疟疾的目标。

（二）阶段目标

1. 所有三类县，到2015年，实现消除疟疾的目标。

2. 所有二类县以及除云南部分边境地区外的一类县，到2015年，无本地感染疟疾病例；到2018年，实现消除疟疾的目标。

3. 云南边境地区的一类县，到2015年，疟疾发病率下降到万分之一以下；到2017年，无本地感染疟疾病例；到2020年，实现消除疟疾的目标。

（三）工作指标

到2012年实现以下指标：

1. 技能培训。

（1）省、地市、县级疾病预防控制机构和一、二、三类县的乡镇卫生院有关人员接受过疟疾防治知识技能及消除疟疾工作要求的培训比例在95%以上。

（2）省、地市、县级和一、二类县的乡级医疗机构门诊相关科室临床医生接受过疟疾诊断、治疗知识培训以及实验室检验人员接受过疟原虫血片镜检技能培训的比例在95%以上。

（3）一、二类县的村级及三类县的乡级医疗机构相关临床医生接受过疟疾防治基本知识培训的比例在95%以上。

（4）卫生检疫工作人员接受过疟疾防治知识和技能培训的比例在95%以上。

2. 发热病人疟原虫血检。

（1）各省、地市级综合医院和疾病预防控制机构能够开展疟原虫血检的比例达到100%；一、二、三类县的综合医院和疾病预防控制机构能够开展疟原虫血检的比例达到100%；一、二类县的乡级医疗机构能够开展疟原虫血检的比例达到90%。

（2）一、二类县以乡镇为单位"三热"病人（临床诊断为疟疾、疑似疟疾和不明原因的发热病人）年疟原虫血检的总数分别不低于辖区人口数的2%和1%；三类县"三热"病人年疟原虫血检的总数不低于辖区人口数的2‰。疟疾传播季节血检人数不低于年血检总人数的80%。

（3）疟疾病例实验室检测率达到100%，实验室确诊比例达到75%。

（4）出入境检验检疫机构对自境外疟疾流行区入境的发热病人进行疟疾筛查的比例达到100%。

3. 病例报告、治疗和个案调查。

诊断后24小时内报告率达到100%，疟疾病例规范治疗率达到100%，流行病学个案调查率达到100%。

4.疫点处置。

一类县疫点处置率达到50%，二类县达到70%，三类县达到100%。

5.媒介防制。

疟疾传播季节，一、二类县居民的长效蚊帐、浸泡蚊帐、纱门纱窗等防护设施覆盖率达到80%。

6.健康教育。

（1）一、二类县居民疟疾防治知识知晓率达到70%，中小学生疟疾防治知识知晓率达到75%；边境口岸和卫生检疫相关工作人员疟疾防治知识知晓率达到90%。

（2）在出入境口岸、国际旅行卫生保健中心等场所放置疟疾防治知识宣传材料的比例达到90%。

到2015年实现以下指标：

1.技能培训。

（1）省、地市、县级疾病预防控制机构和一、二、三类县的乡镇卫生院有关人员接受过疟疾防治知识技能及消除疟疾工作要求的培训比例达到100%。

（2）省、地市、县级和一、二类县的乡级医疗机构门诊相关科室临床医生接受过疟疾诊断、治疗知识培训以及实验室检验人员接受过疟原虫血片镜检技能培训的比例达到100%。

（3）一、二类县的村级及三类县的乡级医疗机构相关临床医生接受过疟疾防治基本知识培训的比例达到100%。

（4）卫生检疫工作人员接受过疟疾防治知识和技能培训的比例达到100%。

2.发热病人疟原虫血检。

（1）各省、地市级综合医院和疾病预防控制机构能够开展疟原虫血检的比例保持100%；一、二、三类县的综合医院和疾病预防控制机构能够开展疟原虫血检的比例保持100%；一、二类县的乡级医疗机构能够开展疟原虫血检的比例达到100%。

（2）一、二类县以乡镇为单位"三热"病人年疟原虫血检的总数分别不低于辖区人口数的1‰和2‰；三类县"三热"病人年疟原虫血检的总数保持不低于辖区人口数的2‰。疟疾传播季节血检人数不低于年血检总人数的80%。

（3）疟疾病例实验室确诊比例达到100%。

（4）出入境检验检疫机构对自境外疟疾流行区入境的发热病人进行疟疾筛查的比例保持100%。

3.病例报告、治疗和个案调查。

诊断后24小时内报告率保持100%，疟疾病例规范治疗率保持100%，流行病学个案调查率保持100%。

4.疫点处置。

疫点处置率达到100%。

5. 媒介防制。

疟疾传播季节，一、二类县居民的长效蚊帐、浸泡蚊帐、纱门纱窗等防护设施覆盖率达到 90%。

6. 健康教育。

（1）一、二类县居民疟疾防治知识知晓率达到 80%，中小学生疟疾防治知识知晓率达到 85%；边境口岸和卫生检疫相关工作人员疟疾防治知识知晓率达到 100%。

（2）在出入境口岸、国际旅行卫生保健中心等场所放置疟疾防治知识宣传材料的比例达到 100%。

到 2020 年实现以下指标：

1. 消除考核认证。

100% 疟疾流行县完成消除疟疾考核认证。

2. 疑似疟疾病人实验室诊断。

（1）原流行县的县级以上医疗卫生机构和疾病预防控制机构均具备疟原虫血检设施和能力。

（2）所有疑似疟疾病人均得到实验室疟原虫血检。

（3）流行病学不能确定感染来源的疟疾病例均得到国家级实验室的基因溯源鉴定。

四、防治策略和措施

一类县加强传染源控制与媒介防制措施，降低疟疾发病。二类县清除疟疾传染源，阻断疟疾在当地传播。三类县加强监测和输入病例处置，防止继发传播。四类县做好输入病例的处置。各地可根据防治进程和流行情况的改变，适时调整防治策略。

（一）加强传染源控制和管理

1. 及时发现疟疾病人。各级各类医疗卫生机构应当对"三热"病人开展疟原虫血片镜检，或进行快速诊断试条（RDT）辅助检测。RDT 检测阳性者，须采集并保留血片备查。

2. 规范治疗疟疾病人。各级各类医疗卫生机构对发现的疟疾病人均应当按照卫生部下发的《抗疟药使用原则和用药方案》进行治疗。对所有疟疾病人应当进行全程督导服药。

3. 加强疟疾疫情报告。各级各类医疗卫生机构对发现的疟疾病人均应当按照《中华人民共和国传染病防治法》和《传染病信息报告管理规范》的规定报告疟疾病例。

4. 病例核实。县级疾病预防控制机构应当对网络直报的所有疟疾病例立即进行疟原虫血片镜检核实，并在 3 个工作日内完成流行病学个案调查。对上年度疟疾发病率下降到十万分之一以下的县，由省级疾病预防控制机构对网络报告的所有疟疾病例进行实验室病原学确认和基因分析。

5. 疫点处置。在出现疟疾病例并具有传播条件的自然村或居民点（疫点），由县级疾病预防控制机构组织开展病例搜索，对近 2 周内有发热史者采集血样进行疟原虫血片镜检或 RDT 检测，同时对疫点所有住家采取相应的媒介防制措施，发放疟疾防治宣传材料，提供疟疾咨询服务信息。

6. 休止期根治。在疟疾传播休止期，对上年度间日疟病人进行抗复发治疗。

（二）加强媒介防制

1. 防蚊灭蚊。疟疾传播季节，各地应当结合爱国卫生运动和新农村建设，进行环境改造与治理，减少蚊虫孳生场所，降低蚊虫密度。在疫点采取杀虫剂室内滞留喷洒和杀虫剂处理蚊帐等措施。

2. 加强个人防护。疟疾传播季节，提倡流行区居民使用驱避剂、蚊香、蚊帐、纱门纱窗等防护措施，减少人蚊接触。

（三）加强健康教育

1. 加强大众媒体宣传教育。报纸、广播、电视、互联网等新闻媒体要结合"全国疟疾日"活动，采取多种形式，广泛宣传疟疾防治知识和国家消除疟疾政策，提高居民自我防护意识和参与疟疾防治和消除工作的积极性。

2. 加强出入境人员健康教育。出入境检验检疫机构要在出入境口岸设置公益广告宣传栏或电子大屏幕等设施，在出入境旅客通道摆放疟疾防治宣传材料，开展疟疾防治知识宣传。旅游部门应当在卫生部门的指导下，组织对领队、导游人员和游客的疟疾防治知识培训。

3. 加强中小学生健康教育。教育部门应当对中小学健康教育进行部署和安排，疾病预防控制机构应当加强对中小学健康教育的指导。一、二类县的中、小学校应当在疾病预防控制机构的指导下，结合健康教育课或主题班会活动，开展疟疾防治健康教育，并通过"小手牵大手"的方式向家庭渗透相关知识。

4. 加强社区宣传教育。在一、二类县，由当地疾病预防控制机构组织有关单位在各医院候诊大厅、社区卫生服务中心、乡镇卫生院、村卫生室、大型工程建设工地等场所，设立疟疾防治知识宣传栏，定期更新内容。编制适合当地民族语言文字特点的宣传材料。

（四）加强流动人口的疟疾防治

1. 建立健全信息通报制度。卫生、质检等部门定期向公众发布境内、外疟疾流行状况和相关信息。旅游部门按照卫生部门的统一部署，定期或不定期向旅游者发布境内、外疟疾流行状况和相关信息。部门之间定期交流工作信息。

2. 加强出入境人员疟疾防护工作。出入境检验检疫机构应当对出境人员宣传疟疾防治知识和提供咨询服务，对自境外疟疾流行区入境的发热病人进行疟疾筛查，报告疟疾疫情；配合做好出入境人员疟疾病例追踪，及时向有关部门提供疟疾病例信息。旅游、商务等部门应当要求有关单位，配合卫生部门开展对出入境人员疟疾防治知识的宣传和培训；配合提供有关人员的信息和协助做好相关工作。

3. 做好境内流动人口疟疾防控。在疟疾流行区实施大型工程建设项目的单位，应当为施工人员提供必要的疟疾防护用品，并配合当地疾病预防控制机构做好疟疾防控工作。流动人口疟疾病例实行属地化管理，病例输入、输出地疾病预防控制机构相互间应当及时沟通相关信息。公安、卫生部门应当密切配合，做好流动人口疟疾病例追踪，重点人群筛查和相关信息的沟通。

（五）完善疟疾监测检测网络

1. 加强疟疾确认实验室能力建设。中国疾病预防控制中心负责进行病例的实验室鉴定和溯源；各省级疾病预防控制机构负责对上年度发病率降至十万分之一以下县的疟疾病例进行病原学确认和基因检测；县级疾病预防控制机构负责对所有网络报告的疟疾病人血片进行复核，并抽查至少5%的发热病人阴性血片。各级实验室应当定期进行技能考核和质量控制，确保实验室网络正常运行。

2. 消除疟疾地区的监测。对于已达到消除目标的地区和非流行省份，应当继续开展相关医务人员疟疾诊治技术培训，重点加强对来自疟疾流行区人员的病例监测，防止继发病例发生。

五、政策和保障

（一）加强政府领导，健全管理机制

建立部门协调会议制度，由卫生部有关部门牵头，各有关部委（局）的相关部门参加，负责消除疟疾工作及相关政策制定和组织实施过程中的协调事宜。

各级人民政府要把消除疟疾工作列入本地区经济和社会发展规划，纳入政府目标管理考核内容，明确职责任务，加强组织协调，完善政策措施，解决突出问题，确保工作到位。重点省（区）应当建立消除疟疾工作领导小组，加强领导，制订规划，落实任务。其他地区根据当地实际，建立相应的领导协调机制。军队系统消除疟疾工作按军队管理体系组织，与驻地人民政府消除疟疾工作计划同步实施。武警、公安现役部队的疟疾防治工作按照属地化管理的原则，由地方政府统一领导。

（二）明确部门职责，强化措施落实

各部门要密切配合，各司其职，共同做好消除疟疾工作。在国务院的统一领导下，卫生部协调有关部门研究制定消除疟疾工作方针、政策、规划和措施，负责综合协调工作。发展改革、财政部门负责将疟疾消除工作相关内容列入国民经济和社会发展规划，安排疟疾防治与消除专项经费，并加强资金监管。出入境检验检疫、公安、旅游、商务等部门配合卫生部门做好相关出入境人员疟疾健康教育、病例监测和出入境防病管理，及时与卫生部门沟通有关信息。广电部门负责安排多种形式的疟疾防治知识宣传。教育部门负责在中小学校开展疟疾防治知识宣传教育。科技部门把疟疾防治与消除科研项目列入国家科技计划。工业和信息化部门负责组织协调抗疟药品、试剂的生产供应。总后勤部卫生部负责军队系统消除疟疾工作的组织实施和监督管理。

（三）依照法律法规，开展消除疟疾工作

各地区、各有关部门要认真贯彻落实《中华人民共和国传染病防治法》《突发公共卫生事件应急条例》《中华人民共和国国境卫生检疫法》《国家突发公共卫生事件应急预案》《疟疾突发疫情应急处理预案》《突发公共卫生事件与传染病疫情监测信息报告管理办法》等法律、法规及有关技术方案，依法、科学开展消除疟疾工作。

（四）加强队伍建设，提高技术水平

各省、地市、县要建立、健全疟疾防治专业队伍。一类县和任务较重的二类县，县级疾病

预防控制机构设置专门科室并配备得力人员，乡镇卫生院有专人负责疟疾防治工作。其他二类县和三类县，县级疾病预防控制机构配备与防治任务相适应的专职疟疾防治专业人员，乡镇卫生院有专人负责疟疾防治工作。要逐级分期、分批开展专业技术培训，保证培训效果，提高人员业务水平。

（五）增加财政投入，多方筹集资金

按照分级负担的原则，地方各级人民政府根据当地疟疾流行程度和消除疟疾的实际情况，将消除疟疾所需经费纳入财政预算。中央财政对贫困地区的疟疾防治工作予以支持。同时，应当广泛动员和争取社会各方面力量提供资金和物资支持消除疟疾工作。

（六）开展科学研究，提供技术保障

通过国家科技计划等渠道支持消除疟疾中关键技术的研究工作，组织跨学科的联合攻关，研究疟疾传播动力学、疟原虫抗性监测、间日疟根治以及开发新型有效的快速诊断试剂、病原追踪溯源技术等。

（七）加强国际交流与合作

积极开展国际交流与合作，引进和推广应用先进适用的技术，并充分利用全球基金等国际资助项目支持疟疾消除行动。建立跨边境疟疾防控合作机制，加快我国边境地区控制和消除疟疾步伐。

六、监督检查和考核评估

（一）目标责任制和责任追究制

各地要根据本行动计划的要求，结合实际，制订本地区的实施计划和方案。各有关地区要将工作目标和任务层层分解，签订目标责任书。对没有实现工作目标的，要追究有关责任人的行政责任。

（二）监督检查

各地要根据"科学、定量、随机"的原则，制订详细的监督检查方案，通过开展定期与不定期相结合的自查、抽查，对工作内容和实施效果进行综合考核评价。要及时将监督检查的情况反馈给被检查单位。卫生部将会同有关部门不定期组织对各有关地区行动计划执行情况的检查、通报。

（三）考核评估

各流行省、自治区、直辖市对达到阶段性目标的县（市、区）及时组织开展考核评估，并在 2020 年完成本省的疟疾消除证实工作。

附件　全国疟疾流行区分类

附件

全国疟疾流行区分类

省、自治区、直辖市	一类县		二类县		三类县		四类县
	县数	县名	县数	县名	县数	县名	县名
云南省	19	沧源县、福贡县、耿马县、贡山县、河口县、江城县、陇川县、泸水县、潞西市、绿春县、孟连县、马关县、勐腊县、孟定市、瑞丽市、维西县、西盟县、盈江县、盐津县、镇康县	55	昌宁县、楚雄市、大关县、东川区、峨山县、个旧市、富宁县、广南县、金平县、红河县、华宁县、建水县、江川县、临翔区、景东县、景谷县、兰坪县、梁河县、龙陵县、隆阳区、禄劝县、泸西县、麻栗坡县、勐海县、蒙自县、弥勒县、墨江县、牟定县、宁洱县、屏边县、施甸县、双柏县、石屏县、双江县、水富县、思茅区、绥江县、腾冲县、通海县、威信县、香格里拉县、宣良县、彝良县、易门县、永德县、永胜县、新平县、元江县、镇沅县、镇雄县	55	除一、二类县外均为三类县（县名略）	0	无
海南省	10	白沙县、保亭县、昌江县、东方市、乐东县、陵水县、琼中县、万宁市、三亚市、五指山市	8	澄迈县、儋州市、定安县、海口市、临高县、琼海市、屯昌县、文昌市	0	无	0	无
安徽省	27	八公山区、蚌山区、大通区、杜集区、凤台县、凤阳县、固镇县、怀远县、淮上区、利辛县、灵璧县、龙子湖区、蒙城县、潘集区、田家庵区、濉溪县、涡阳县、萧县、谢家集区、颍上县、颍泉区、禹会区	70	包河区、长丰县、枞阳县、大观区、当涂县、砀山县、定远县、东至县、繁昌县、肥东县、肥西县、阜南县、含山县、和县、花山区、怀宁县、黄山区、霍邱县、霍山县、绩溪县、金安区、金家庄区、金寨县、泾县、镜湖区、居巢区、琅琊区、来安县、庐江区、庐阳区、明光市、南谯区、南陵县、宁国市、青阳县、全椒县、泗县、狮子山区、寿县、舒城县、蜀山区、宿松县、铜官山区、屯溪区、太和县、天长市、望江县、桐城市、歙县、无为县、芜湖县、宣州区、瑶海区、宜秀区、裕安区、岳西县、迎江区、颍东区、颍州区、雨山区	8	除一、二类县外均为三类县（县名略）	0	无

续表

省、自治区、直辖市	一类县		二类县		三类县		四类县
	县数	县名	县数	县名	县数	县名	县数	县名
湖北省	4	广水市、老河口市、枣阳市、襄阳区	74	安陆市、巴东县、保康县、蔡甸区、长阳县、赤壁市、大悟县、大冶市、丹江口市、当阳市、东西湖区、鄂城区、鹤峰县、樊城区、汉川市、房县、恩施市、公安县、谷城县、红安县、洪湖市、洪山区、华容区、黄陂区、黄梅县、黄州区、京山县、江岸区、江陵县、江汉区、荆州区、建始县、利川市、麻城市、茅箭区、南漳县、蕲春县、潜江市、青山区、石首市、松滋县、西陵区、仙桃市、宜恩县、通山县、五峰县、孝昌县、孝南区、武汉区、新洲区、兴山县、云梦县、郧西县、郧县、曾都区、张湾区、宜城市、宜都区、英山县、竹湾区、竹溪县、神农架林区、咸安区、应城市、钟祥市	24	除一、二类县外县均为三类县（县名略）	0	无
河南省	6	邓州市、淮滨县、桐柏县、夏邑县、新野县、永城市	84	安阳县、宝丰县、博爱县、川汇区、扶沟县、巩义市、固始县、光山县、潢川县、临颍县、惠济区、济源区、郏县、金水区、开封县、梁园区、罗山县、罗宁县、洛宁、南召、内乡县、泌阳县、杞县、清丰县、汝阳县、确山县、嵩县、狮河区、魏都区、卧龙区、襄城县、偃师市、湛河区、师河区、正阳县、中原区、宁陵县、陕县、睢县、睢阳区、遂平县、太康县、唐河县、西华区、西平县、淅川县、新郑市、新密市、新蔡县、许昌县、义马市、源汇区、召陵区、柘城县、镇平县、叶县、郾城区、泌阳、商城县、商水县、沈丘县、宛城区、鲁山县、鹿邑县、栾川县、马村区、孟津县、孟州市、平桥区、平陵县、宁陵县、民权县	69	除一、二类县外县均为三类县（县名略）	0	无
贵州省	7	册亨县、从江县、荔波县、罗甸县、三都县、长顺县、榕江县	23	安龙县、赤水市、丹寨县、都匀市、独山县、剑河县、惠水县、锦屏县、黎平县、南明区、平塘县、平坝县、思南县、松桃县、望谟县、威宁县、小河区、兴义市、修文县、沿河县、镇宁县、紫云县、铜仁市	58	除一、二类县外县均为三类县（县名略）	0	无

续表

省、自治区、直辖市	一类县 县数	一类县 县名	二类县 县数	二类县 县名	三类县 县数	三类县 县名	四类县 县数	四类县 县名
西藏自治区	2	墨脱县、察隅县	0	无	0	无	71	除一类县外均为四类县（县名略）
江苏省	0	无	82	宝应县、沧浪区、常熟市、崇川区、东海县、丰县、灌云县、海安县、高邮市、高淳县、南京鼓楼区、徐州鼓楼区、海州区、邗江区、洪泽县、淮阴区、贾汪区、江都市、江宁区、江阴市、姜堰市、金坛区、金湖县、靖江市、九里区、句容市、昆山市、溧水县、溧阳市、六合区、沛县、邳州市、浦口区、栖霞区、秦淮区、清河区、清浦区、泉山区、如皋市、射阳县、沭阳县、泗洪县、泗阳县、宿城区、宿豫区、睢宁县、太仓市、天宁区、通州市、铜山区、吴江市、吴中区、武进区、锡山区、下关区、新北区、新沂市、宜兴市、仪征市、云龙区、盱眙县、玄武区、张家港市	24	除一、二类县外均为三类县（县名略）	0	无
山东省	0	无	61	滨城区、博山区、苍山县、曹县、成武县、单县、定陶县、东昌府区、东港区、东明县、东平县、坊子区、河口区、环翠区、黄岛区、福山区、高青县、广饶县、桓台县、嘉祥县、胶南市、即墨市、济南市中区、枣庄市中区、历下区、兰山区、平阴县、蓬莱市、任城区、金乡县、莒县、巨野县、鄄城县、宁阳县、四方区、薛城区、泰山区、峄城区、龙口市、罗庄区、牡丹区、乳山市、山亭区、新泰市、芝罘区、邹城市、乡城区、滕州市、微山县、台儿庄区、张店区、邹平县、郓城县、鱼台县、兖州市	79	除二类县外均为三类县（县名略）	0	无
广西壮族自治区	0	无	7	东兰县、隆林县、那坡县、南丹县、三江县、天峨县、右江区	102	除二类县外均为三类县（县名略）	0	无

续表

省、自治区、直辖市	一类县 县数	一类县 县名	二类县 县数	二类县 县名	三类县 县数	三类县 县名	四类县 县数	四类县 县名
广东省	0	无	47	白云区、宝安区、博罗县、潮阳区、从化市、东莞市、东源县、番禺区、高明区、高州市、海珠区、濠江区、花都区、化州市、惠城区、惠阳区、黄埔区、荔湾区、连平县、龙门县、龙岗区、罗湖区、南沙区、南山区、清新县、清城区、三水区、台山市、天河区、徐闻县、阳春市、阳东县、阳西县、盐田区、英德市、源城区、增城市、中山市	74	除二类县外均为三类县（县名略）	0	无
江西省	0	无	30	安福县、广丰县、横峰县、会昌县、吉安县、吉州区、进贤县、九江县、临川区、龙南县、彭泽县、鄱阳县、青云谱区、全南县、上栗县、上饶县、宁都县、信州区、宜丰县、星子县、余干县、玉山县、庐山区、永新县、永修县、章贡区、袁州区	69	除二类县外均为三类县（县名略）	0	无
浙江省	0	无	43	安吉县、苍南县、德清县、定海区、东阳市、奉化市、海宁市、黄岩区、嵊州市、岩区、建德市、江山市、江东区、椒江区、金东区、兰溪市、嘉善县、临安市、临海市、路桥区、瓯海区、平阳县、浦江县、桐庐县、天台县、吴兴区、秀洲区、绍兴县、婺城区、西湖区、象山县、萧山区、新昌县、云和县、鄞州区、永康市、余杭区、余姚市、越城区、诸暨市	47	除二类县外均为三类县（县名略）	0	无
四川省	0	无	110（含成都市高新区）	安居区、安岳县、巴州区、长宁县、大安区、大英县、丹棱县、东坡区、富顺县、高坪区、广安区、古蔺县、华蓥市、夹江县、嘉陵区、简阳市、犍为县、江安县、江阳区、井研县、内江市中区、连云、乐山市中区、泸县、泸州市中区、马边县、名山县、木里县、纳溪区、南部县、蓬安县、仁寿县、青神县、射洪县、顺庆区、五通桥区、武胜县、兴文县、宜宾县、沿滩区、岳池县		除二、四类县外均为三类县（县名略）	31	阿坝县、松潘县、壤塘县、理县、红原县、茂县、黑水县、金川县、汶川县、小金县、色达县、白玉县、康定县、泸定县、甘孜县、道孚县、炉霍县、石渠县、巴塘县、德格县、新龙县、九龙县、理塘县、丹巴县、稻城县、雅江县、得荣县、乡城县、若尔盖县、马尔康县、九寨沟县

续表

省、自治区、直辖市	一类县		二类县		三类县		四类县	
	县数	县名	县数	县名	县数	县名	县数	县名
湖南省	0	无	5	道县、桂阳县、赫山区、江华县、攸县	117	除二类县外均为三类县（县名略）	0	无
重庆市	0	无	13	大足县、合川区、开县、梁平县、綦江县、荣昌县、铜梁县、潼南县、巫溪县、永川区、酉阳县、渝北区、渝中区	27	除二类县外均为三类县（县名略）	0	无
辽宁省	0	无	4	东港市、宽甸县、振安区、振兴区	96	除二类县外均为三类县（县名略）	0	无
上海市	0	无	10	宝山区、崇明县、奉贤区、嘉定区、金山区、闵行区、南汇区、浦东新区、青浦区、松江区	9	除二类县外均为三类县（县名略）	0	无
陕西省	0	无	27	碑林区、长安区、澄城县、丹凤县、汉阴县、合阳县、户县、华县、华阴市、莲湖区、临潼区、洛南县、宁强县、武功县、秦都区、山阳县、商州区、未央区、渭城区、西乡县、新城区、雁塔区、周至县、镇坪县、柞水县	80	除二类县外均为三类县（县名略）	0	无
甘肃省	0	无	3	武都区、舟曲县、康县	2	文县、宕昌县	81	除二、三类县外均为四类县（县名略）
新疆维吾尔自治区	0	无	0	无	6	伊宁市、霍城县、温宿县、乌什县、喀什市、察布查尔县	92	除三类县均为四类县（县名略）
福建省	0	无	0	无	85	均为三类县（县名略）	0	无
河北省	0	无	0	无	172	均为三类县（县名略）	0	无

续表

省、自治区、直辖市	一类县		二类县		三类县		四类县	
	县数	县名	县数	县名	县数	县名	县数	县名
山西省	0	无	0	无	119	均为三类县（县名略）	0	无
黑龙江省	0	无	0	无	0	无	128	均为四类县（县名略）
青海省	0	无	0	无	0	无	43	均为四类县（县名略）
内蒙古自治区	0	无	0	无	0	无	101	均为四类县（县名略）
宁夏回族自治区	0	无	0	无	0	无	21	均为四类县（县名略）
北京市	0	无	0	无	0	无	18	均为四类县（县名略）
天津市	0	无	0	无	0	无	18	均为四类县（县名略）
吉林省	0	无	0	无	0	无	60	均为四类县（县名略）
合计	75		687		1 432		664	

附 录 5

现行有效标准文本

（截至 2017 年 12 月 31 日）

ICS 11.020
C 61

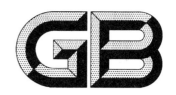

中华人民共和国国家标准

GB 15976—2015
代替 GB 15976—2006

血吸虫病控制和消除

Control and elimination of schistosomiasis

2015-06-02 发布

2016-01-01 实施

中华人民共和国国家质量监督检验检疫总局
中国国家标准化管理委员会　发布

前　言

本标准的全部技术内容为强制性。

本标准按照 GB/T 1.1—2009 给出的规则起草。

本标准代替 GB 15976—2006《血吸虫病控制和消灭标准》。

本标准与 GB 15976—2006 相比,除编辑性修改外主要变化如下:

——标准名称修改为"血吸虫病控制和消除";

——在规范性引用文件中,增加了"GB/T 18640—2002 家畜日本血吸虫病诊断技术"(见第 2 章);

——修改了术语和定义中对"血吸虫病"和"感染性钉螺"的表述(见 3.1 和 3.3);

——删除了各防治阶段对防治档案资料的规定(见 GB 15976—2006 的 4.1.4,4.2.5,4.3.4);

——修改了传播阻断阶段的钉螺指标[见 4.3 的 c),GB 15976—2006 的 4.3.3];

——增加了血吸虫病监测体系的要求[见 4.3 的 d)];

——正文中血吸虫病防治阶段中的"消灭"修改为"消除"(见 4.4);

——消除阶段增加了感染性钉螺的要求(见 4.4);

——将各防治阶段的考核方法和附录进行了合并(见附录 A);

——删除了居民粪便检查、家畜粪便检查、钉螺调查、血吸虫病防治档案资料等附录(见 GB 15976—2006 的附录 A、附录 B、附录 C、附录 D)。

本标准由中华人民共和国国家卫生和计划生育委员会提出并归口。

本标准起草单位:中国疾病预防控制中心寄生虫病预防控制所、江西省寄生虫病防治研究所、安徽省血吸虫病防治研究所、湖北省疾病预防控制中心、复旦大学公共卫生学院、江苏省血吸虫病防治研究所、四川省疾病预防控制中心、云南省地方病防治所、湖南省血吸虫病防治所。

本标准主要起草人:周晓农、林丹丹、汪天平、黄希宝、姜庆五、陈红根、梁幼生、邱东川、董兴齐、易平、许静。

本标准所代替标准的历次版本发布情况:

——GB 15976—1995;

——GB 15976—2006。

血吸虫病控制和消除·

1 范围

本标准规定了我国血吸虫病疫情控制、传播控制、传播阻断和消除的要求及考核方法。

本标准适用于我国血吸虫病流行地区不同防治阶段目标的考核。

2 规范性引用文件

下列文件对于本文件的应用是必不可少的。凡是注日期的引用文件,仅注日期的版本适用于本文件。凡是不注日期的引用文件,其最新版本(包括所有的修改单)适用于本文件。

GB/T 18640—2002 家畜日本血吸虫病诊断技术

WS 261—2006 血吸虫病诊断标准

3 术语和定义

下列术语和定义适用于本文件。

3.1

血吸虫病 schistosomiasis

由血吸虫寄生于人和哺乳动物所引起的疾病,在我国特指日本血吸虫病(schistosomiasis japonica)。

注:改写 WS 261—2006,定义 2.1。

3.2

急性血吸虫病 acute schistosomiasis

由于人在短期内一次感染或再次感染大量血吸虫尾蚴而出现发热、肝脏肿大及周围血液嗜酸粒细胞增多等一系列的急性症状。潜伏期大多为 30 d~60 d,平均约为 41.5 d。

[WS 261—2006,定义 2.2]

3.3

感染性钉螺 infected oncomelania snail

含有日本血吸虫胞蚴、尾蚴的钉螺(Oncomelania hupensis)。

4 要求

4.1 疫情控制

应同时符合下列各项:

a) 居民血吸虫感染率低于 5%;

b) 家畜血吸虫感染率低于 5%;

c) 不出现急性血吸虫病暴发(见 A.3)。

4.2 传播控制

应同时符合下列各项:

a) 居民血吸虫感染率低于 1%；

b) 家畜血吸虫感染率低于 1%；

c) 不出现当地感染的急性血吸虫病病人；

d) 连续 2 年以上查不到感染性钉螺。

4.3 传播阻断

应同时符合下列各项：

a) 连续 5 年未发现当地感染的血吸虫病病人；

b) 连续 5 年未发现当地感染的血吸虫病病畜；

c) 连续 5 年以上查不到感染性钉螺；

d) 以县为单位,建立和健全敏感、有效的血吸虫病监测体系(见 A.6)。

4.4 消除

达到传播阻断要求后,连续 5 年未发现当地感染的血吸虫病病人、病畜和感染性钉螺。

5 考核方法

考核方法见附录 A。

附　录　A
（规范性附录）
考　核　方　法

A.1 在血吸虫病传播季节后，以行政村为单位开展考核评估工作。

A.2 在被考核的行政村，对90%以上6岁～65岁常住居民进行检查。血吸虫病的诊断按 WS 261—2006 的规定执行。

A.3 查阅被考核行政村的疫情档案资料，审核是否出现血吸虫病病人、病畜，急性血吸虫病病人及急性血吸虫病暴发。急性血吸虫病暴发是指以行政村为单位，2周内发生当地感染的急性血吸虫病病例（包括确诊病例和临床诊断病例）≥10例，或被考核行政村同一感染地点1周内发生当地感染的急性血吸虫病病例≥5例。

A.4 在被考核的行政村，对当地最主要的家畜传染源进行检查，每种家畜至少检查100头，不足100头的全部检查。家畜血吸虫病的诊断按 GB/T 18640—2002 的规定执行。

A.5 在被考核的行政村，采用系统抽样结合环境抽样调查法对全部历史有螺环境和可疑环境进行钉螺的调查。采用敲击法鉴别钉螺死活，对活螺（至少解剖5 000只活螺，不足5 000只的全部解剖）采用压碎镜检法观察钉螺的血吸虫感染情况。

A.6 在被考核的流行县，建立敏感、有效的血吸虫病监测体系至少应达到以下要求：

a) 县、乡(镇)有专人负责血吸虫病监测工作，能及时发现并有效处置血吸虫病突发疫情；

b) 县级专业防治机构至少有1名熟练掌握血吸虫病检测技术的人员；

c) 有以村为单位的血吸虫病防控和监测工作档案资料；

d) 制定传播阻断后监测方案并实施监测巩固措施。

ICS 11.020
C 61

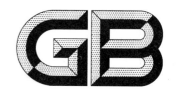

中华人民共和国国家标准

GB 20048—2006

丝 虫 病 消 除 标 准

Criteria for elimination of filariasis

2006-01-25 发布

2006-05-01 实施

中华人民共和国国家质量监督检验检疫总局
中国国家标准化管理委员会 发布

GB 20048—2006

前　言

本标准 3.4 为推荐性的,其余为强制性的。

本标准的附录 A 是规范性附录。

本标准是在卫生部疾病控制司 1996 年 7 月 12 日发布的《消灭丝虫病标准》的基础上制定的。

本标准由中华人民共和国卫生部提出并归口。

本标准起草单位:中国疾病预防控制中心寄生虫病预防控制所、湖南省疾病预防控制中心。

本标准主要起草人:孙德建、伍卫平、段绩辉。

丝 虫 病 消 除 标 准

1 范围

本标准规定了达到消除丝虫病目标的要求。

本标准适用于我国有丝虫病流行的山东、河南、安徽、江苏、湖北、贵州、四川、重庆、广西、湖南、上海、浙江、江西、福建、广东、海南等 16 个省、自治区、直辖市。

2 术语和定义

下列术语和定义适用于本标准。

2.1

丝虫病 lymphatic filariasis

由丝虫寄生人体所引起的寄生虫病,在我国特指淋巴丝虫病,包括班氏丝虫病和马来丝虫病。

2.2

丝虫病流行区 filariasis endemic areas

防治前有当地感染的微丝蚴血症者的乡、镇。

2.3

微丝蚴血症者 microfilaraemia

夜间采血检查发现血内含有微丝蚴的受检者。

2.4

微丝蚴率 microfilaria prevalent

受检人群中微丝蚴血症者的百分率。

2.5

慢性丝虫病患者 chronic filariasis patient

因感染丝虫而引起的淋巴水肿/象皮肿、乳糜尿、鞘膜积液等临床表现的患者。

2.6

病原学监测 parasitological surveillance

对抽样选定的人群进行夜间采血检查,调查有无微丝蚴血症者。

2.7

蚊媒监测 entomological surveillance

在抽样选定的范围捕集栖息人房内的媒介蚊种进行解剖检查,调查有无人体幼丝虫感染。

3 消除丝虫病的要求

3.1 以县或相当的行政区划为单位,经省级考核确认基本消灭丝虫病(即流行县以行政村为单位,微丝蚴率降至 1‰ 以下)10 年以上。

3.2 病原学监测,无微丝蚴血症者。

3.3 蚊媒监测,无人体幼丝虫感染。

3.4 对遗留的已不具有传染源作用的慢性丝虫病患者进行了调查和给予照料。

注:鉴于遗留的慢性丝虫病患者已不具传染源作用,故 3.4 如暂未达到,并不影响对某地区消除丝虫病的判断。

4 考核方法

考核的具体方法见附录 A。

附　录　A
（规范性附录）
丝虫病消除相关要求的考核方法

A.1　病原学监测的方法

A.1.1　病原学监测需累计覆盖全县流行区人口的3‰以上，并需累计覆盖流行乡、镇数的30%以上。此项要求不包括全县病原学监测或蚊媒监测末次发现阳性当年及以前的病原学监测数。

A.1.2　对在监测期间发现的微丝蚴血症者，判定血内微丝蚴阴转的依据必须间隔血检3次，其结果均为阴性，间隔时间1个月以上。

A.1.3　病原学监测血检必须在夜间（21：00～2：00）进行，要求每人采末梢血120 μL（相当于6大滴），涂制2张厚血膜（每张60 μL），染色后镜检。

A.1.4　流行区人口是以丝虫病流行的乡、镇（或相当的行政区划）为单位计算，全县流行区人口超过50万者按50万计算。

A.1.5　一个县的病原学监测应按原流行区的不同方位、流行程度和防治方案分层整群抽样选点。

A.2　蚊媒监测的方法

A.2.1　蚊媒监测要求在3个以上的病原学监测点内进行，挨户捕集栖息人房内的媒介蚊种进行解剖镜检，调查有无人体幼丝虫感染。

A.2.2　班氏丝虫病流行区，需累计解剖镜检班氏丝虫的传播媒介淡色库蚊或致倦库蚊3 000只以上；马来丝虫病流行区需累计解剖镜检马来丝虫的传播媒介中华按蚊或嗜人按蚊1 000只以上；班氏和马来丝虫病混合流行区，需根据流行两种丝虫病的主次，在各该流行区内达到按主要流行虫种蚊媒监测要求调查的蚊种和数量，并按次要流行虫种蚊媒监测要求调查蚊种的半数量。此项要求不包括全县病原学监测或蚊媒监测末次发现阳性当年及以前的蚊媒监测数。

A.3　对遗留的慢性丝虫病患者进行调查和照料的方法

A.3.1　对原流行区内遗留的慢性丝虫病患者开展调查，了解现存患者的发病情况，并调查有无新出现的慢性丝虫病人。

A.3.2　对遗留的慢性丝虫病患者进行随访，并给予实施自我照料，以控制病情发展、提高生活质量的指导。

————————

ICS 11.020
C 61

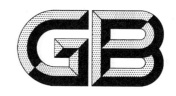

中华人民共和国国家标准

GB 26345—2010

疟疾控制和消除标准

Criteria for control and elimination of malaria

2011-01-14 发布

2011-05-01 实施

中华人民共和国卫生部
中国国家标准化管理委员会 发 布

前　言

本标准的全部技术内容为强制性。

根据《中华人民共和国传染病防治法》制定本标准。

本标准的附录 A 为规范性附录。

本标准由中华人民共和国卫生部提出并归口。

本标准由中华人民共和国卫生部负责解释。

本标准起草单位：中国疾病预防控制中心寄生虫病预防控制所、河南省疾病预防控制中心、江苏省寄生虫病防治研究所。

本标准主要起草人：汤林华、尚乐园、官亚宜、顾政诚、高琪、周水森、张龙兴。

疟疾控制和消除标准

1 范围

本标准规定了疟疾控制和消除相关工作的要求。

本标准适用于我国疟疾流行的省、自治区、直辖市防治疟疾阶段目标的考核。

2 规范性引用文件

下列文件中的条款通过本标准的引用而成为本标准的条款。凡是注日期的引用文件,其随后所有的修改单(不包括勘误的内容)或修订版均不适用于本标准,然而,鼓励根据本标准达成协议的各方研究是否可使用这些文件的最新版本。凡是不注日期的引用文件,其最新版本适用于本标准。

WS 259 疟疾诊断标准

3 术语和定义

WS 259 确立的以及下列术语和定义适用于本标准。

3.1

当地感染的病例 indigenous case

由当地传染源在当地传播而获感染的病例。

3.2

输入病例 imported case

非当地感染的病例,包括外来流动人口和当地居民在外地感染、返回本地后发病的病例。

4 要求

4.1 控制

以县(市、区)为单位,同时符合下列各项可判定达到控制要求:

a) 以乡(镇)为单位,近 3 年的年发热病人血检人数占全乡(镇)总人口数的比例≥5%(计算方法见附录 A),血片阳性率≤5%。

b) 县、乡(镇)有专人负责疟疾防治工作,有完整的疫情和防治工作档案资料。

c) 各乡(镇)近 3 年每年年发病率均≤0.1%(计算方法见附录 A)。

4.2 基本消除

以县(市、区)为单位,达到疟疾控制标准后,同时符合下列各项可判定达到基本消除要求:

a) 所有临床诊断为疟疾、疑似疟疾的病例均进行了实验室疟原虫病原检查。

b) 县、乡(镇)有专人负责疟疾防治工作,至少有 1 名熟练掌握疟原虫显微镜检查技术的人员,有完整的疟疾管理和监测工作档案资料。

c) 按当地感染的病例计算,各乡(镇)近 3 年每年年发病率均≤1/万。

4.3 消除

4.3.1 条件

以县(市、区)为单位,达到疟疾基本消除后,同时符合下列各项:

a) 所有病因不明的发热病例均进行了实验室疟原虫病原检查。

b) 对所有输入疟疾病例,均进行了个案调查和规范治疗,并对恶性疟和三日疟追踪观察至少 1 年,间日疟与卵形疟追踪观察至少 2 年。

c) 县、乡(镇)有负责疟疾监测工作的人员、方案及档案资料,发热病人实验室疟原虫病原检查已纳入医疗机构常规检验项目。

4.3.2 判定

4.3.2.1 恶性疟

符合 4.3.1 的县(市、区)连续 3 年无当地感染的恶性疟病例。

4.3.2.2 间日疟

符合 4.3.1 的县(市、区)连续 3 年无当地感染的间日疟病例。

4.3.2.3 三日疟

符合 4.3.1 的县(市、区)连续 3 年无当地感染的三日疟病例。

4.3.2.4 卵形疟

符合 4.3.1 的县(市、区)连续 3 年无当地感染的卵形疟病例。

4.3.2.5 疟疾

符合 4.3.1 的县(市、区)连续 3 年无当地感染的疟疾病例。

附 录 A

（规范性附录）

年发热病人血检比例和疟疾发病率计算方法

A.1 年发热病人血检比例,即年发热病人血检人数占全乡(镇)当年人口数比例的计算方法见式(A.1):

$$年发热病人血检比例 = \frac{年发热病人血检人数}{乡(镇)当年人口数} \times 100\% \quad\cdots\cdots\cdots\cdots\cdots(\text{A.1})$$

注：发热病人血检人数包括主动检查和被动检查的病例数。

A.2 疟疾发病率指年发病率,计算方法见式(A.2):

$$年发病率 = \frac{当年疟疾病例总数}{当年人口数} \times 100\% \quad\cdots\cdots\cdots\cdots\cdots(\text{A.2})$$

ICS 11.020
C 59
备案号：17595—2006

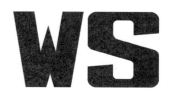

中华人民共和国卫生行业标准

WS 257—2006

包虫病诊断标准

Diagnostic criteria for echinococcosis

2006-04-07 发布　　　　　　　　　　　　　　2006-12-01 实施

中华人民共和国卫生部　　发布

前　言

本标准是在 GB 17013—1997《包虫病诊断标准及处理原则》的基础上制定的,GB 17013—1997作废。

本标准的附录 B、附录 C、附录 D 是规范性附录,附录 A 是资料性附录。

本标准由全国地方病寄生虫病标准委员会提出。

本标准由中华人民共和国卫生部批准。

本标准起草单位:中国疾病预防控制中心寄生虫病预防控制所,新疆维吾尔自治区包虫病临床研究所,青海省地方病预防控制所,四川省疾病预防控制中心,新疆维吾尔自治区疾病预防控制中心。

本标准主要起草人:伍卫平、温浩、王虎、杨文、童苏祥、江莉。

包虫病诊断标准

1 范围

1.1 本标准规定了囊型包虫病和泡型包虫病的诊断依据、诊断原则、诊断标准和鉴别诊断。

1.2 本标准适用于各级疾病预防控制和医疗机构对两型包虫病的诊断。

2 术语和定义

下列术语和定义适用于本标准。

2.1

包虫病 hydatidosis/hydatid disease

棘球蚴病(echinococcosis)的俗称,是由棘球绦虫的幼虫寄生于人体引起的人兽共患寄生虫病。在我国主要有细粒棘球绦虫(*echinococcus granulosus*)的幼虫引起囊型包虫病(cystic echinococcosis)和多房棘球绦虫(*echinococcus multilocularis*)的幼虫引起泡型包虫病(alveolar echinococcosis)。

2.2

包虫病流行区 hydatidosis endemic areas

存在着细粒棘球绦虫或多房棘球绦虫在犬、狐、狼等犬科动物终宿主和羊、牛、猪等家畜及野生动物中间宿主之间的循环,并出现人类感染病例的地区。

3 诊断依据

3.1 流行病学史

有在流行区的居住、工作、旅游或狩猎史,或与犬、牛、羊等家养动物或狐、狼等野生动物及其皮毛的接触史;在非流行区有从事对来自流行区的家畜运输、宰杀、畜产品和皮毛产品加工等接触史。

3.2 临床表现

包虫病病人早期可无任何临床症状,多在体检中发现。主要的临床表现为棘球蚴囊占位所致压迫、刺激、或破裂引起的一系列症状。囊型包虫病可发生在全身多个脏器,以肝、肺多见。泡型包虫病原发病灶几乎都位于肝脏,就诊病人多属晚期(见附录 A)。

3.3 影像学检查

3.3.1 发现占位性病变。

3.3.2 下列任一检查发现包虫病的特征性影像(见附录 B)。

3.3.2.1 B超扫描。

3.3.2.2 X线检查。

3.3.2.3 计算机断层扫描(CT)或磁共振成像(MRI)检查。

3.4 实验室检查

3.4.1 下列任何免疫学检查查出包虫病相关的特异性抗体或循环抗原或免疫复合物(见附录 C)。

3.4.1.1 酶联免疫吸附试验(ELISA)。

3.4.1.2 间接红细胞凝集试验(IHA)。

3.4.1.3 PVC 薄膜快速 ELISA。

3.4.1.4 免疫印迹技术(Western blot,WB)。

3.4.2 病原学检查,在手术活检材料、切除的病灶或排出物中发现棘球蚴囊壁、子囊、原头节或头钩(见附录 D)。

4 诊断原则

根据流行病学史、临床表现、影像学特征和实验室检查结果综合诊断。

5 诊断标准

5.1 疑似病例。应同时符合 3.1 和 3.2,或 3.1 和 3.3.1。

5.2 临床诊断病例。疑似病例符合 3.3.2 或 3.4.1。

5.3 确诊病例。临床诊断病例符合 3.4.2。

6 鉴别诊断

6.1 肝囊型包虫病的鉴别诊断

6.1.1 肝囊肿:影像学检查显示囊壁较薄,无"双层壁"囊的特征,并可借助包虫病免疫学检查加以区别。

6.1.2 细菌性肝脓肿:无棘球蚴囊的特征性影像,CT 检查可见其脓肿壁外周有低密度水肿带;全身中毒症状较重,白细胞数明显升高;包虫病免疫学检查阴性。

6.1.3 右侧肾盂积水和胆囊积液:除无棘球蚴囊的影像学特征外,包虫病免疫学检查阴性。

6.2 肝泡型包虫病的鉴别诊断

6.2.1 肝癌:病变发展速度快,病程相对短。典型的影像学检查显示病灶周边多为"富血供区";肝泡型包虫病病灶周边则为"贫血供区",病变的实变区和液化区并存,而且病灶生长相对缓慢,病程较长。借助甲胎蛋白(AFP)和肿瘤相关生化检测,以及包虫病免疫学检查可有效地鉴别。

6.2.2 肝囊性病变:包括先天性肝囊肿和肝囊型包虫病,若肝泡型包虫病伴巨大液化坏死腔,亦可误诊为肝囊肿,甚至肝囊型包虫病。肝泡型包虫病在影像学除了显示液化腔隙外,B超显示其周边形态为不规则室腔壁高回声或"地图征",先天性肝囊肿的囊壁较薄,周边呈正常肝组织影像。应用泡型包虫病特异性抗原可鉴别肝囊型包虫病和肝泡型包虫病。

6.2.3 细菌性肝脓肿:同 6.1.2。

附　录　A
（规范性附录）
流行病学及临床表现

A.1　流行病学

包虫病（棘球蚴病）呈全球性分布。重要流行国家有东亚的中国、蒙古；中亚的土耳其、土库曼斯坦；西亚的伊拉克、叙利亚、黎巴嫩；南美的阿根廷、巴西、智利；大洋洲的澳大利亚、新西兰；以及非洲北部、东部和南部的一些国家。

在我国以囊型包虫病为主，主要流行于西北的牧区和半农半牧区，家犬是主要的传染源和终宿主（棘球绦虫病）。我国是世界上包虫病高发的国家之一，其中以新疆、西藏、宁夏、甘肃、青海、内蒙古、四川等7省（区）最严重。泡型包虫病又被称为"虫癌"，是高度致死的疾病，分布范围稍小，多见于青海、西藏、甘肃、四川、新疆、宁夏的部分地区。

包虫病可分为囊型包虫病和泡型包虫病两种类型，分别由细粒棘球绦虫和多房棘球绦虫的幼虫引起，是重要的人兽共患寄生虫病。作为终宿主的家犬的排出成熟节片及大量虫卵时，污染草地、水源、家居环境，或附着在其毛皮上，食草动物和人均无因食入虫卵而被感染。

A.2　临床表现

早期可无任何表现，多在体检时发现，主要的临床表现为棘球蚴囊占位所致压迫、刺激或破裂引起的一系列症状。囊性包虫病可发生在全身多个脏器，以肝、肺多见。泡型包虫病原发病灶几乎都位于肝脏。

A.2.1　肝囊型包虫病

A.2.1.1　棘球蚴囊占位性表现。病人出现肝大、右上腹部包块、可有肝区隐痛、上腹饱胀感、消化不良、消瘦、贫血和门静脉高压等表现。肝区持续钝痛及叩痛。肝顶部棘球蚴囊合并感染后炎症累及膈肌及胸膜会产生粘连、炎症浸润及右胸腔积液。

A.2.1.2　棘球蚴囊破裂的表现。破入腹腔最为常见，并引起腹腔继发性包虫病。多数病人可产生过敏反应，表现出皮肤红斑、瘙痒、荨麻疹、恶心、胸闷等现象，少数会有严重的过敏性休克。病人可突然地出现上腹部疼痛，可累及全腹，类似消化道穿孔的表现，但数十分钟后可自行缓解甚至消失。体检时病人仅上腹部有压痛，其他部位无明显肌紧张，但如果是合并感染或胆瘘的棘球蚴囊破裂，则腹膜刺激征比较明显。过敏性休克常为棘球蚴囊破裂的严重后果，也是导致病人死亡的主要原因之一。

A.2.2　肝泡型包虫病

主要为上腹部隐痛，有时伴有腹绞痛和寒战高热等感染症状；肝大或在肝区有明显肿块，肝脏质地坚硬有时可触及硬结节；有不同程度的胆汁淤积性黄疸，门静脉高压征。泡球蚴具有"类肝癌"样浸润性生长的特点，可发生转移并出现转移病灶所在脏器的症状。主要的并发症有因胆道系统阻塞、感染而致的败血症或中毒性休克，肝功能损害，直至肝衰竭或多器官功能衰竭而死亡。

A.2.3　肺囊型包虫病

可出现胸部隐痛、胀痛或刺激性咳嗽，巨大囊型包虫病可引起压迫性肺不张，重者胸闷气促，甚至呼吸困难。合并感染时可出现肺脓肿症状，发热，胸痛、咳嗽咳脓痰，伴有支气管瘘者，脓痰中带有囊碎屑，重者咯血。合并破裂者若穿入支气管，则引起剧烈咳嗽，咯出大量水样囊液，其内带有内囊碎片，重者窒息死亡。个别病人偶尔咳出全部棘球蚴囊内容物,外囊塌陷闭合,而获痊愈。但大多难以完全咳出,囊腔继发感染,周围肺实质发生慢性炎症,宜手术治疗。若穿入胸膜腔,发生液(脓)气胸,随后继发多发性胸膜囊型包虫病。

A.2.4 其他部位包虫病

囊型包虫病可发生在腹腔和盆腔、脾、肾、脑、骨、纵膈、心脏、肌肉和皮肤、膀胱、卵巢、睾丸、眼等部位,泡型包虫病可发生肺、脑等部位的转移,并出现相应部位的占位性局部压迫、刺激或过敏反应等临床症状和体征。少数病人可同时存在2种棘球蚴混合感染。个别泡型包虫病病人可出现寄生虫性栓塞。

附 录 B
（规范性附录）
包虫病的特征影像

B.1 B超包虫病的特征影像

B.1.1 囊型包虫病的B超影像学诊断与分型：囊型包虫病在B超影像中分为六型，即囊型病灶（CL型），单囊型（囊型包虫病I型），多子囊型（囊型包虫病II型），内囊破裂型（囊型包虫病III型），实变型（囊型包虫病IV型）和钙化型（囊型包虫病V型）。

B.1.1.1 囊型病灶：囊壁不清晰，含回声均匀内容物，一般呈圆形或椭圆形。

B.1.1.2 单囊型：棘球蚴囊内充满水样囊液，呈现圆形或卵圆形的液性暗区。棘球蚴囊壁与肝组织密度差别较大，而呈现界限分明的囊壁。本病的特异性影像为其内、外囊壁间有潜在的间隙界面，可出现"双壁征"。B超检测棘球蚴囊后壁呈明显增强效应，用探头震动囊肿时，在暗区内可见浮动的小光点，称为"囊沙"影像特征。

B.1.1.3 多子囊型：在母囊暗区内可呈现多个较小的球形暗影及光环，形成"囊中囊"特征性影像。B超或CT显示呈花瓣形分隔的"车轮征"或者"蜂房征"。

B.1.1.4 破裂型：内囊破裂：肝包虫破裂后，囊液进入内、外囊壁间，出现"套囊征"；若部分囊壁由外囊壁脱落，则显示"天幕征"，继之囊壁塌瘪，收缩内陷，卷曲皱折，漂游于囊液中，出现"飘带征"。

B.1.1.5 实变型：棘球蚴囊逐渐退化衰亡，囊液吸收，囊壁折叠收缩，继之坏死溶解呈干酪样变，B超检查显示密度强弱相间的"脑回征"。

B.1.1.6 钙化型：包虫病病程长，棘球蚴外囊肥厚粗糙并有钙盐沉着，甚至完全钙化。B超显示棘球蚴囊密度增高而不均匀，囊壁呈絮状肥厚，并伴宽大声影及侧壁声影。

B.1.2 泡型包虫病的影像学诊断与分型：

B.1.2.1 浸润型：B超显示肝脏增大，探及低密度与高密度共存的回声光团，周围边界模糊，后方声束衰减。

B.1.2.2 病灶钙化型：多房棘球蚴在侵蚀肝组织的过程泡型包虫病病灶中发生钙盐沉积，早期即出现点状钙化颗粒，随着病程延长，钙化颗粒融合成絮状或不规则的大片钙化灶。B超显示在肝内探及低中密度占位病变，内有散在钙化点或不规整的大片钙化强回声光团伴声影。

B.1.2.3 病灶液化空洞型：多房棘球蚴增殖成巨块病灶，其中心部因缺血坏死，液化成胶冻状，形成形态不规整的坏死液化空腔。B超显示在不均质强回声光团内出现形态不规则、无回声的大块液性暗区，后方回声增强，呈"空腔征"。

B.2 X线包虫病的特征影像

B.2.1 肺囊型包虫病：直径小于2 cm的棘球蚴囊为密度较低、边缘粗糙、模糊不清的球形阴影。较大的棘球蚴囊轮廓清晰，边缘整齐，界限锐利，密度均匀，圆形、卵圆形或有切迹呈分叶状、单发或多发的孤立的囊性阴影。由于棘球蚴囊的挤压可出现气管、心脏的移位。肺下叶的棘球蚴囊可出现随呼吸而变形的特征（包虫呼吸症）。

B.2.2 肝囊型包虫病：腹部平片显示肝脏轮廓增大，肝顶部棘球蚴囊使右膈隆起或突入胸腔。较大的棘球蚴囊可使膈肌升高，呼吸移动度减弱，甚至挤压心脏左移。肝中下部的棘球蚴囊使膈肌抬高不明显，在肝下缘可见密度较高的半球形阴影。棘球蚴囊钙化时可见钙化影。

B.3 计算机断层扫描（CT）包虫病的特征影像

B.3.1 肝囊型包虫病：较大的棘球蚴囊使肝脏轮廓扩大，在肝实质内显示大小不等的类球形囊状占位阴影。内囊壁光滑,厚度 1 mm～3 mm,CT 值 30 Hu～40 Hu。囊内充满液体呈水样密度,CT 值 10 Hu～20 Hu。外囊壁较厚,3 mm～8 mm,可显示双壁征,CT 值 30 Hu～50 Hu 界线清楚,加强扫描时周围肝组织密度增加而棘球蚴囊密度不增加,显示边界明显,可与血管瘤、肝癌鉴别。子囊液的密度低于母囊液,含有子囊时,显示有密度略低的多个较小的圆形低密度影。过多的子囊可充满母囊,相互挤压呈方形、菱形呈蜂房状。钙化的外囊呈不规则的"蛋壳"状结构,亦可呈斑块状、条状或整个棘球蚴囊全部钙化,CT 值＞60 Hu。内囊破裂后,囊壁塌陷形成各种不规则图像。由于包虫死亡,囊液吸收浓缩,类似干酪样变并含有变性的子囊,CT 值增高而不均匀,近似实质性肿瘤影像,但 CT 增强扫描时不出现强化。位于肝顶部或边缘的棘球蚴囊可出现球形或半弧形凸出的边缘。

B.3.2 肝泡型包虫病:CT 扫描可见形态不规整、不均匀低密度阴影,密度低于肝组织,增强扫描病灶无强化效应,形成具有"贫血供区"特征,可与血管瘤、肝癌病灶的"富血供区"鉴别;并可见泡球蚴向边缘扩张而形成的低密度的"浸润带",退行性渐变过程中伴有钙盐沉积,呈现"钙化带";显示呈高密度钙化病灶内出现低密度积液腔,大小不一,形态不规整,液化区周围是钙化壁形成"岩洞征",液化区边缘大钙化影可伸入液化区内则呈现"半岛征"。泡型包虫病持续向周边肝组织侵蚀繁衍,形成"小泡征",提示为新鲜病灶,增强扫描病灶无强化效应。病灶内出现多个同心圆状细颗粒钙化影是泡型包虫病的特征性 CT 表现。

B.4 磁共振成像(MRI)包虫病的特征影像

T1、T2 加权像均呈低信号的不规则病灶,内部坏死形成液化灶,病灶周边的新生小囊仍生存繁衍扩展,侵蚀肝组织,呈现"晕带征"。由于腔壁是由肥厚的纤维组织构成边界,形态不规整,MRI 检查可显示腔壁呈 T1WI 和 T2WI 均呈较低信号、外周浸润带呈低信号的"地图征"。

附 录 C

（规范性附录）

免疫学诊断方法

人体包虫病免疫学诊断方法有间接红细胞凝集试验（IHA）、酶联免疫吸附试验（ELISA）、PVC薄膜快速ELISA等。其中，以ELISA法最为常用且较敏感。现有的包虫病免疫学试验方法在敏感性和特异性上存在很大的差异。试验结果受许多因素的影响：抗原的性质和质量；检测用的试验系统；棘球蚴囊的数量、部位和活力；不同地理虫株差异；个体免疫应答反应的差异等。约10%～40%的手术确诊的包虫病患者用目前已知的抗原检测不到特异性抗体。本规范中列出了国内外普遍应用的一些方法。

C.1 抗原制备

C.1.1 囊液粗抗原：完整的棘球蚴组织表面清洗干净消毒后，无菌抽取囊液（宜使用无化脓和无钙化的可育囊）。将囊液经5 000 r/min离心20 min，上清液冻存备用。

C.1.2 纯化抗原

可用磷钨酸、氯化镁沉淀法对棘球蚴囊液抗原进行部分纯化。取20 mL离心后的囊液上清，加入2 mol/L$MgCl_2$和4%磷钨酸（用NaOH调节pH至7.5～7.6）各1.2 mL；室温搅拌5 min，5 000 r/min离心30 min；将沉淀用0.02 mol/L pH 7.2 PBS溶解；4℃透析24 h，测定蛋白浓度，−20℃冻存。

C.2 酶联免疫吸附试验（ELISA）

C.2.1 抗原

囊液粗抗原、纯化抗原、特异性抗原。

C.2.2 操作方法

C.2.2.1 抗原包被：用0.05 mol/L pH 9.6碳酸缓冲液稀释抗原至工作浓度，每孔加入100 μL，置湿盒4℃过夜。次日，倾去抗原，用含0.05%吐温-20的磷酸盐缓冲液（0.02 mol/L，pH 7.4 PBST）洗涤3次，每次3 min，拍干。

C.2.2.2 加待检血清：血清用含3%BSA的PBST 1∶200稀释，每孔加入100 μL，每板应设参考阳性一孔，参考阴性三孔及PBS对照一孔。置湿盒，37℃1 h，取出倾去血清，同前洗涤3次。

C.2.2.3 加酶标记第二抗体：加入工作浓度的辣根过氧化物酶（HRP）标记的抗人IgG 100 μL，37℃，1 h，倾去第二抗体，同前洗涤。

C.2.2.4 加底物显色：加邻苯二胺（OPD，橙红色）或四甲基胺/四甲基联苯胺硫酸盐（TMB/TMBS，蓝色）底物溶液100 μL，37℃，30 min。

C.2.2.5 加终止液：2 mol/L H_2SO_4 50 μL。

C.2.3 结果判断

在酶标仪上读取492 nm（OPD）或450 nm（TMB/TMBS）吸光值，以待测样本（S）对阴性对照血清（N）的S/N≥2.1为阳性临界值。

C.3 间接红细胞凝集试验(IHA)

C.3.1 红细胞醛化

C.3.1.1 从绵羊颈静脉无菌采血 100 mL,加入 200 mL~400 mL 阿氏液(400 mL 三蒸水中溶解葡萄糖 8.2 g、NaCl 1.68 g、柠檬酸三钠 2.4 g 和柠檬酸 0.22 g,调 pH 至 6.1,高压或过滤除菌)中,混匀抗凝。3 000 r/min 离心 15 min,弃上清。

C.3.1.2 用生理盐水洗涤红细胞 3 次,同上离心。沉淀中加入 50 mL 生理盐水和 100 mL PBS (0.15 mol/L,pH 8.0)混匀。

C.3.1.3 加入经 10% Na_2CO_3 中和的戊二醛 300 mL(10% Na_2CO_3 75 mL 与 25% 戊二醛 225 mL 混合)于磁力搅拌器 4 ℃缓慢搅拌 24 h。

C.3.1.4 离心弃上清,沉淀用生理盐水洗涤 5 次。最后,将红细胞沉淀用含 0.1% NaN_3 的生理盐水配成 10% 细胞悬液,4 ℃保存。

C.3.2 红细胞致敏

C.3.2.1 将 10% 戊二醛醛化的绵羊红细胞 20 mL 用生理盐水 300 mL 洗 3 次(3000 r/min,5 min),红细胞压积约为 2 mL。

C.3.2.2 加入生理盐水 98 mL,将红细胞配成 2% 悬液 100 mL。

C.3.2.3 与 1:10 000 鞣酸 100 mL 混合于 37 ℃水浴 30 min,每 10 min 混旋一次。

C.3.2.4 同 C.3.2.1 离心洗 3 次,弃上清。

C.3.2.5 沉淀加入生理盐水 198 mL,将鞣化红细胞配成 1% 悬液 200 mL。

C.3.2.6 与稀释好的囊液抗原 200 mL 混合,37 ℃水浴 30 min,每 10 min 混旋一次。

C.3.2.7 离心弃上清,用 1% 兔血清 PBS(0.15 mol/L pH 7.2 PBS)洗 3 次,弃上清。

C.3.2.8 用 10% 兔血清 PBS 18 mL 将红细胞配成 10% 致敏红细胞 20 mL。置 4 ℃冰箱保存。

C.3.3 操作方法

C.3.3.1 准备抗原:用 0.15 mol/L pH 7.2 PBS 将 10% 致敏红细胞保存液稀释至 1% 备用。

C.3.3.2 血凝板每孔加入 25 μL PBS。

C.3.3.3 第一孔加入待检血清 25 μL,用移液器或稀释棒从第一孔开始逐孔向后稀释。

C.3.3.4 每孔加 1% 致敏红细胞 25 μL,振荡混合 3 min,置 37 ℃反应 1 h,判定结果。

C.3.3.5 对照设置:每批试验均应设置阳性、阴性和红细胞对照(红细胞对照孔只有 PBS 和致敏红细胞)。

C.3.4 结果判断

C.3.4.1 阴性反应:红细胞全部沉入孔底呈点状,边缘光滑。

C.3.4.2 阳性反应:++++100% 红细胞凝集;+++75% 红细胞凝集;++50% 红细胞凝集;+25% 红细胞凝集。

以血清 1:128 稀释出现阳性反应者(++)判为血清抗体阳性。

C.4 PVC 薄膜快速 ELISA

C.4.1 抗原

囊液粗抗原、纯化抗原、特异性抗原。

C.4.2　操作方法

C.4.2.1　取已包被好抗原的 PVC 薄膜软板,编号,用 PBST 洗 1 次,然后每孔加 PBST 200 μL。

C.4.2.2　加待检血清及参考血清(每板作阴性对照一孔、阳性对照一孔)每孔 10 μL,混匀,置湿盒 37 ℃ 5 min(或 25 ℃室温 10 min)。倾去血清,用 PBST 连续洗 8 次,甩干。

C.4.2.3　加酶标抗体:每孔加工作浓度酶标抗体 200 μL,37 ℃ 5 min,同上洗涤 8 次,再加蒸馏水洗一次,甩干。

C.4.2.4　加底物显色:每孔加 TMB 底物 200 μL,反应 5 min～10 min(TMB 底物溶液的制备:TMB 50 mg 溶于 10 mL 二甲基亚砜中作为母液,4 ℃保存。用前取母液 1 mL＋pH 5.0 柠檬酸缓冲液 50 mL＋ 30％ H_2O_2 8 μL)。

C.4.3　结果判断

参照阴性及阳性对照,用目视法判断结果。阴性基本无色,阳性为鲜蓝色。

C.5　免疫印迹技术(Western blot,WB)

C.5.1　抗原膜制备

囊液粗抗原、原头节粗抗原或特异性纯化抗原进行常规 SDS－PAGE 凝胶电泳,分离胶浓度为 15％,抗原蛋白经 SDS－PAGE 电泳分离后,再转移到硝酸纤维膜上。经 Ponceau S 染色,标记标准分子量位置。将抗原膜用封闭液(3％脱脂奶粉,0.15 mol/L NaCl,0.05 mol/L Tris－HCl,pH 7.4, 0.02％吐温-20)封闭 1 h 后将膜裁成宽 2～3 mm 的膜条备用。此抗原膜条,可夹在 PBS 湿滤纸中封于塑料袋内,4 ℃保存备用。若置低温冰箱中,可长期保存。

C.5.2　操作方法

C.5.2.1　将抗原膜置于反应槽中,加入用封闭液(3％脱脂奶粉,0.15 mol/L NaCl,0.05 mol/L Tris－ HCl,pH 7.4,0.02％吐温-20)1∶100 稀释的待检血清,每批试验应设参考阳性、阴性和 PBS 对照。室温振摇 2 h(4 ℃可过夜)。次日,用上述封闭液洗 4 次,每次 5 min。

C.5.2.2　加入工作浓度的辣根过氧化物酶(HRP)标记的抗人 IgG,室温 2 h,同前洗涤。

C.5.2.3　加入二氨基联苯胺(DAB,棕色)显色至清晰后,蒸馏水终止反应,将反应膜干燥保存。

C.5.3　判读结果

细粒棘球蚴特异性反应条带:8 kDa、16 kDa、20 kDa～24 kDa(AgB)和 38 kDa(Ag5)
多房棘球蚴特异性反应条带:18 kDa(Em18)、54 kDa(Em2)和 220 kDa(EmAP)

C.6　循环抗原检测(circulating antigen,cAg)

C.6.1　特异性单克隆或多克隆抗体的制备

C.6.1.1　用粗抗原或特异性抗原免疫 Balb/c 小鼠,按常规方法进行细胞融合、阳性细胞克隆筛选和鉴定,将分泌特异性单克隆抗体的细胞株腹腔注射小鼠,获得单克隆抗体腹水。

C.6.1.2　用粗抗原或特异性抗原免疫兔,获得高效价的多克隆抗体。

C.6.1.3　建立可检测粗抗原或特异性抗原的敏感的双抗体夹心 ELISA 方法。

C.6.1.4　用建立的双抗体夹心 ELISA 反应系统检测病人血清中的 cAg。

C.6.2　循环抗原检测

C.6.2.1　将特异性单克隆抗体或多克隆抗体用 0.05 mol/L pH 9.6 碳酸盐缓冲液稀释至工作浓度包

被酶标板,每孔 100 μL,4 ℃过夜后用 PBST 洗板 3 次。

C.6.2.2 每孔加入含 3%BSA 的 PBST 100 μL,于 37 ℃封闭 1 h,洗板 3 次。

C.6.2.3 待检血清用上液 1∶2 稀释,每孔加 100 μL,37 ℃温育 1 h,洗板 3 次。

C.6.2.4 加工作浓度的酶标记第二抗体(特异性单抗或多抗)100 μL 37 ℃ 1 h 后,洗板 3 次。

C.6.2.5 加邻苯二胺(OPD,橙红色)或四甲基胺/四甲基联苯胺硫酸盐(TMB/TMBS,蓝色)底物溶液 100 μL,37 ℃,30 min。

C.6.2.6 加入 50 μL 2 mol/ L H_2SO_4,终止反应。

C.6.2.7 酶标仪测各孔吸光值。

C.6.2.8 对照设置和结果判定:每板设阳性对照一孔(1 μg/mL 抗原 100 μL),阴性血清对照三孔,以阴性对照 OD 均值+3SD 或 S/N≥2.0 为阳性临界值。

C.7 循环免疫复合物检测(circulating immune complex,CIC)

C.7.1 检测 CIC 中的循环抗原

C.7.1.1 用 0.01 mol/L pH 8.4 硼酸盐缓冲液将 PEG6000 配成 7%溶液,取此液 100 μL 加等量 1∶2 待检血清混合置室温下 1 h 后,5 000 r/min 离心 1 h。

C.7.1.2 吸去上清液,在沉淀中加含有 8 mol/L 尿素的 0.05 mol/L pH 9.6 碳酸盐缓冲液 0.5 mL,溶解沉淀物。

C.7.1.3 用此液包被酶标板每孔 100 μL,每份标本包被两孔,4 ℃过夜后,洗板 3 次(阳性及阴性对照同样处理)。

C.7.1.4 每孔加含有 3%BSA 的 PBST 100 μL,37 ℃封闭 1h,洗板 3 次。

C.7.1.5 加入 HRP 标记的工作浓度特异性单抗或多抗 100 μL,37 ℃下 1 h 后洗板 3 次。

C.7.1.6 加邻苯二胺(OPD,橙红色)或四甲基胺/四甲基联苯胺硫酸盐(TMB/TMBS,蓝色)底物溶液 100 μL,37 ℃,30 min。

C.7.1.7 加入 2 mol/L H_2SO_4 50 μL 终止反应。

C.7.1.8 酶标仪测各孔吸光值。

C.7.1.9 对照设置和结果判定:每板设阳性对照一孔(1 μg/mL 抗原 100 μL),阴性血清对照三孔,以阴性对照 OD 均值+3 SD 为阳性临界值。

C.7.2 检测 CIC

C.7.2.1 特异性抗体的制备同 C.6.1。

C.7.2.2 将特异性单克隆抗体或多克隆抗体用 0.05 mol/L pH 9.6 碳酸盐缓冲液稀释至工作浓度包被酶标板,每孔 100 μL,4 ℃过夜后用 PBST 洗板 3 次。

C.7.2.3 每孔加入含 3%BSA 的 PBST 100 μL,于 37 ℃封闭 1 h,洗板 3 次。

C.7.2.4 待检血清用上液 1∶20 稀释,每孔加 100 μL,37 ℃温育 1 h,洗板 3 次。

C.7.2.5 加工作浓度的酶标记抗人 IgG 或 IgM 100 μL,37 ℃ 1 h 后,洗板 3 次。

C.7.2.6 加邻苯二胺(OPD,橙红色)或四甲基胺/四甲基联苯胺硫酸盐(TMB/TMBS,蓝色)底物溶液 100 μL,37 ℃,30 min。

C.7.2.7 加入 2 mol/L H_2SO_4 50 μL 终止反应。

C.7.2.8 酶标仪测各孔吸光值。

C.7.2.9 对照设置和结果判定:每板设阳性对照一孔(人工复合物),阴性血清对照三孔,以阴性对照 OD 均值+3SD 或 S/N≥2.0 为阳性临界值。

附　录　D
（规范性附录）
寄生虫学和病理组织学检查

D.1　细粒棘球蚴

呈囊状，内含液体，圆形或卵圆形多为单囊，直径由不足 1 cm 至 10 cm 以上，巨大的虫体可达 30 cm。组织学检查可见囊壁分为两层，外层为角皮层，内层为生发层，生发层向内长出许多原头节或生发囊。

肺包虫病患者在棘球蚴囊破裂后，可咳出含棘球蚴囊壁、子囊、原头节和顶突钩的痰液。肉眼即可识别棘球蚴囊壁和子囊，但仍应进行组织学检查。痰液可直接涂片镜检。最好将痰液稀释后离心，取沉渣镜检。肝包虫病患者可应用 B 超引导下的细针穿刺检查，或手术摘除棘球蚴后取材做检查。

D.2　多房棘球蚴

典型的多房棘球蚴是由无数直径小于 1 mm 至 30 mm 的不规则的棘球蚴囊组成泡状结构。由于变性坏死，在病灶的中心区常形成充满坏死组织的液化腔。显微镜检查，可见较薄的 PAS 阳性的角皮层，生发层常不易辨认。感染人体的泡球蚴很少形成育囊和原头节。泡球蚴的内部为坏死组织区，外部有组织细胞和淋巴细胞浸润。泡球蚴周围有慢性炎症反应、组织纤维化和钙化。由于组织纤维化使泡球蚴变得致密和坚硬。

参 考 文 献

[1] WHO/OIE Manual on Echinococcois in Humans and Animals：a Public Health Problem of Global Concern Edited by J. Eckert，M. A. Gemmell，F. -X. Meslin and Z. S. Pawlowski World Organization for Animal Health（Office International des Epizooties）and World Health Organization，2001 Reprinted：January 2002

[2] Craig P，Pawlowski Z. Cestode Zoonoses：echinococcosis and cysticercosis. An emergent and global problem. IOS Press

[3] Oriol R，Williams J F. Purification of lipoprotein antigens of *Echinococcus granulosus* from sheep Hydatid fluid. Am J Trop Med Hyg 1971；20；569 - 574

[4] Gottstein B，Eckert J，Fey H. Serological differentiation between *Echinococcus granulosus* and *Echinococcus multilocularis* infections in Man. Parasitol Res，1983；69；347 - 356

[5] Ito A. ，Nakao M. ，Kutsumi H. Serodiagnosis of alveolar Hydatid disease by Western Blotting，Trans R Soc Trop Med Hyg 1993；87；170 - 172

[6] Jiang L，Wen Hand Ito A. Immunodiagnostic differentiation of alveolar and cystic echinococcosis using ELISA test with 18 - kDa antigen extracted from *Echinococcus* protoscoleces. Trans Roy Soc Trop Med Hyg 2001；95(3)；285 - 288

ICS 11.020
C 59
备案号：17596—2006

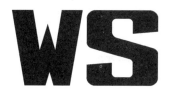

中华人民共和国卫生行业标准

WS 258—2006

黑热病诊断标准

Diagnostic criteria for kala-azar

2006-04-07 发布

2006-12-01 实施

中华人民共和国卫生部　　发 布

前 言

本标准是在 GB 15986—1995《黑热病诊断标准及处理原则》的基础上制定的,GB 15986—1995 作废。

本标准的附录 B、附录 C 是规范性附录,附录 A、附录 D 是资料性附录。

本标准由全国地方病寄生虫病标准委员会提出。

本标准由中华人民共和国卫生部批准。

本标准起草单位:中国疾病预防控制中心寄生虫病预防控制所,新疆维吾尔自治区疾病预防控制中心,四川大学。

本标准主要起草人:汪俊云、管立人、柴君杰、李雄、王雅静。

黑热病诊断标准

1 范围

本标准规定了黑热病的诊断依据、诊断原则、诊断标准和鉴别诊断。

本标准适用于各级疾病预防控制机构和医疗机构对黑热病的诊断。

2 术语和定义

下列术语和定义适用于本标准。

2.1

黑热病 kala-azar

又称为内脏利什曼病(visceral leishmaniasis),是由趋内脏的利什曼原虫寄生于人体所引起的一种寄生虫病。我国黑热病的病原体有杜氏利什曼原虫(*Leishmania donovani*)和婴儿利什曼原虫(*L. infantum*)两种。

2.2

无鞭毛体 amastigote 和前鞭毛体 promastigote

利什曼原虫在其生活史中有两种形态,一是寄生于人和哺乳动物单核巨噬细胞内无运动能力的无鞭毛体,虫体呈卵圆形,鞭毛不伸出体外。另一为寄生于白蛉消化道内或在培养基内生长的有运动能力的前鞭毛体(promastigote),常呈梭形,较无鞭毛体大,鞭毛自虫体前端伸出。

3 诊断依据

3.1 流行病学史(参见附录 A)

黑热病流行区内的居民,或曾在5～9月白蛉成虫活动季节内在流行区居住过的人员。

3.2 临床表现

长期不规则发热,盗汗,消瘦,进行性脾大,轻度或中度肝大,全血细胞减少和高球蛋白血症,或有鼻出血及齿龈出血等症状。

3.3 实验室检测

3.3.1 免疫学检测

下列任何一种免疫学方法检测结果为阳性者(见附录 B)。

3.3.1.1 直接凝集试验(DAT)。

3.3.1.2 间接荧光抗体试验(IFAT)。

3.3.1.3 rk39 免疫层析试条法(ICT)。

3.3.1.4 酶联免疫吸附试验(ELISA)。

3.3.2 病原学检查(见附录 C)

在骨髓、脾或淋巴结等穿刺物涂片上查见利什曼原虫无鞭毛体,或将穿刺物注入三恩氏(NNN)培养基内培养出利什曼原虫前鞭毛体。

4 诊断原则

根据流行病学史、临床表现以及免疫学检测和病原学检查结果予以诊断。

5 诊断标准

5.1 疑似病例：应同时符合 3.1 和 3.2。
5.2 临床诊断病例：疑似病例并同时符合 3.3.1。
5.3 确诊病例：疑似病例应同时符合 3.3.2。

6 鉴别诊断（参见附录 D）

黑热病应与播散性组织胞浆菌病、马尔尼菲青霉菌病以及恶性组织细胞病（恶性组织细胞增生症）相鉴别。

附　录　A

（资料性附录）

流行病学

黑热病是由趋内脏的杜氏利什曼原虫种团(*Leishmania donovani complex*)的3种利什曼原虫寄生于人体单核-巨噬细胞系统所引起,这3种利什曼原虫分别是杜氏利什曼原虫(*Leishmania donovani*),婴儿利什曼原虫(*L. infantum*)和恰氏利什曼原虫(*L. chagasi*)。本病由媒介白蛉叮咬传播,我国白蛉成虫的活动期为5—9月。

黑热病在世界范围内流行甚广,波及亚、欧、非及中南美洲的60余个国家。南亚的印度、孟加拉国、尼泊尔和巴基斯坦均为严重流行区。东非的苏丹和南美洲的巴西本病的流行也很严重。其余国家则呈轻度流行或散发。

历史上我国黑热病曾广泛分布于长江以北16个省、直辖市、自治区。中华人民共和国成立后,经过积极防治,黑热病在我国绝大部分流行区已消除,但在新疆、甘肃、四川、陕西、山西和内蒙古等6省(区)仍出现当地感染的黑热病。

我国黑热病在流行病学上大体可分为3种类型:①人源型。主要发生在新疆南部古老绿洲地带,病人是主要传染源,患者大都是青壮年,尚未发现动物宿主。媒介为近家栖的长管白蛉。②犬源型。主要发生在甘肃、四川、陕西和山西的山丘地带,病犬多见,为主要传染源,患者大都是10岁以内的儿童。媒介是野栖或近野栖的中华白蛉。③自然疫源型。分布在新疆和内蒙古的荒漠地带,传染源为感染利什曼原虫的野生动物,患者大都是2岁以内的婴、幼儿。媒介为野生野栖的吴氏白蛉和亚历山大白蛉。

附　录　B

（规范性附录）

免疫学检测

B.1　直接凝集试验

B.1.1　抗原制备

B.1.1.1　在 4 ℃以 1 800 r/min 离心 10 min 收集培养的利什曼原虫前鞭毛体。

B.1.1.2　收集的前鞭毛体以冷的洛克氏液（0.25％葡萄糖,0.9％ NaCl,0.04％ KCl,0.02％碳酸钠）4 ℃下 1 500 r/min 离心 10 min 洗 5 次。

B.1.1.3　按前鞭毛体压积量 1∶20 的比例加入 0.4％胰蛋白酶-洛克氏液（pH 7.7）,充分悬浮前鞭毛体后于 37 ℃孵育 45 min。1 500 r/min 离心 10 min,沉淀按前述方法洗 5 次。

B.1.1.4　以冷的洛克氏液悬浮前鞭毛体,并调整其密度至 2×10^8/mL,再加等体积冷的 2％甲醛-洛克氏液,置 4 ℃过夜。

B.1.1.5　4℃下 1 500 r/min 离心 10 min,用冷的柠檬酸盐溶液（8.77 g NaCl,16.46 g 柠檬酸三钠,双蒸水溶解并定容至 1 000 mL,pH 7.4）洗后再用柠檬酸盐溶液悬浮并调整其密度至 1×10^8/mL。

B.1.1.6　加考马斯亮蓝至终浓度 0.1％,搅拌 90 min。1 500 r/min 离心 10 min,沉淀用柠檬酸盐溶液洗 2 次后再用含 0.4％甲醛的柠檬酸盐溶液悬浮,并调整原虫密度至 1×10^8/mL,置 4 ℃下避光保存（不应冷冻）。

B.1.2　检测方法

B.1.2.1　取"V"（非"U"）形孔的微量板进行编号。

B.1.2.2　用含 1％胎牛血清和 0.1 mol/L β-巯基乙醇的柠檬酸盐溶液按 1∶100 稀释度稀释待检血清,37 ℃孵育 30 min。

B.1.2.3　对于 12 列的微量板,除第二孔外每孔均加入 50 μL 稀释液（含 1％胎牛血清的柠檬酸盐溶液）。

B.1.2.4　加上述稀释的血清 100 μL 于第 2 孔并混匀,再从第 2 孔转移 50 μL 至第 3 孔,混匀后再从第 3 孔取 50 μL 至第 4 孔,依此类推,直至第 12 孔,混匀后从第 12 孔吸去 50 μL。在同一板中分开设置阳性和阴性血清对照孔。

B.1.2.5　轻摇上述制备的抗原以重新悬浮前鞭毛体,取 50 μL 抗原至各孔,首先加第 1 孔（无血清对照孔）,其次加第 12 孔,再次是第 11 孔,依此顺序加至第 2 孔。

B.1.2.6　盖上盖板,依次按顺时针和逆时针方向稍稍晃动微量板 1 min 以混匀抗原和血清,室温水平放置过夜。

B.1.2.7　置微量板于白纸上或置光盒上,由上向下观察。由两人独立观察并记录结果。

B.1.2.8　深蓝色斑点大小等同于无血清抗原对照孔斑点大小者判为阴性;深蓝色斑点大于无血清抗原对照孔斑点者判为阳性,阳性阈值应≥1∶1 600（血清稀释度）。

B.2　间接荧光抗体试验

一般以病人血清作试验。婴、幼儿病例因采血不便,可用滤纸干血。

B.2.1　抗原片 1 800 r/min 离心 15 min 收集经三恩氏培养基培养 10 天左右的利什曼原虫前鞭毛体,弃上清液,沉淀加生理盐水混匀,同法离心洗涤 3 次后,用含 0.2％福尔马林的 0.01 mol/L pH 7.2 的磷酸盐缓冲液（PBS）固定,置冰箱内 1 h 后取出,同法离心,弃上清,沉淀再用 PBS 洗涤一次。收集的虫体用 PBS 稀释至前鞭毛体 1×10^4/mol,取 10 μL 该稀释液滴于玻片上事先画好的圈内,吹干。此抗原片用锡箔纸包装密封后可置 -20 ℃冰箱中保存备用。

B.2.2 干血滴的制备:在滤纸上画 1.2 cm 直径的圆圈,在圈内滴入 2 滴(相当于 20 μL)病人耳垂血,晾干后放入装有干燥剂的塑料袋内,密封并置冰箱保存待用。

B.2.3 取血清用 pH 7.2 的 PBS 进行稀释,起始稀释度为 1∶20,再作倍比稀释至 1∶320 或 1∶640。当用滤纸干血作检测时,从滤纸上剪下干血滴,加 0.2 mL 0.01 mol/L pH 7.2 的 PBS 浸泡,置冰箱内过夜,第二天取出,用 pH 7.2 的 PBS 进行倍比稀释。

B.2.4 取抗原片吹干,把不同稀释度的血清或干血滴浸泡液分别滴于抗原片上,置湿盒内于 37℃温育 30 min 后,用 pH 7.2 的 PBS 缓慢漂洗去血清或干血滴浸泡液,再以 PBS 浸泡 10 min,继续用蒸馏水漂洗一次,吹干。

B.2.5 分别滴加 1∶10 稀释(或按产品要求的工作浓度进行稀释)的荧光标记抗人 IgG,置湿盒内于 37℃温育 30 min,如前清洗,吹干待检。

B.2.6 检查时在玻片上加甘油水溶液一滴,覆以盖玻片,在荧光显微镜下进行观察。阳性者虫体的胞浆及鞭毛呈黄绿色荧光,轮廓清楚,而核及动基体一般不显荧光。以荧光的亮度强弱判定阳性的强弱。能清楚看到前鞭毛体,显示微弱荧光者记"＋",中等亮度者记为"＋＋",强烈耀眼荧光者记为"＋＋＋＋",界于后二者之间者记为"＋＋＋"。

B.2.7 每次试验均以确诊的黑热病病人血清或干血滴浸泡液和正常人血清或干血滴浸泡液用 PBS 作对照,由于正常人血样在 1∶20 稀释时亦偶可出现"＋",故以"＋＋"为阳性标准,并以 1∶20(即 1∶20＋＋)为最低阳性稀释度。

B.3 rk39 免疫层析试条法

B.3.1 将试剂和待测样品置室温平衡。

B.3.2 取出试条并水平放置,加 20 μL 待测血清或 40 μL 全血于试条的样品垫上,待液体吸收后再在样品垫上滴加 3 滴试剂盒中配备的缓冲液,10 min 内观察结果。

B.3.3 当试条出现两条带时,不论其强弱即判为阳性,若仅出现一条带则为阴性,若无任何条带出现则表明试条失效。

B.4 间接 ELISA

B.4.1 利什曼原虫前鞭毛体可溶性抗原的制备

培养和收集利什曼原虫前鞭毛体,4 ℃下用无菌 0.01 mol/L pH 7.2 的 PBS 洗 3 次后,按前鞭毛体的压积量加 40 倍体积的无菌蒸馏水,在液氮和 37 ℃水浴中,反复短暂冻融 5 次,然后在冰浴中超声粉碎(15 s,5 次),15 000 r/min 4℃离心 20 min,上清即为可溶性抗原。

B.4.2 操作方法

B.4.2.1 以 pH 9.6 的碳酸盐缓冲液(1.59 g Na_2CO_3,2.93 g $NaHCO_3$,加蒸馏水溶解并定容至 1 L)稀释的上述制备的抗原包被 96 孔酶标板,每孔 100 μL(每孔抗原量为 1 μg),4 ℃过夜。

B.4.2.2 以 PBS－T(PBS－0.5％吐温)缓冲液洗涤 3 次,用含 5％脱脂奶粉的 PBS 溶液 37 ℃封闭 30 min。

B.4.2.3 同法用 PBS－T 缓冲液洗涤 3 次后每孔加入用 PBS 按 1∶50 稀释的人血清样本 100 μL(同时设 3 孔阴性和 1 孔阳性对照孔),37 ℃孵育 30 min。

B.4.2.4 PBS-T 洗涤后加入用 PBS 按工作浓度稀释的抗人 IgG 辣根过氧化物酶结合物,每孔 100 μL,37℃孵育 30 min。PBS－T 洗涤。

B.4.2.5　TMB 底物系统的配制　溶液 A:四甲基联苯胺(TMB)200 mg 加无水乙醇 100 mL 溶解,加双蒸水定容至 1 000 mL。溶液 B:磷酸氢二钠 14.6 g,柠檬酸 9.33 g,0.75%过氧化氢尿素 6.4 mL,加双蒸水溶解并定容至 1 000 mL。调 pH 至 5.0。将溶液 A 和溶液 B 按 1∶1 的比例混合即为 TMB 底物系统。

B.4.2.6　按 100 μL/孔加 TMB 底物系统,37 ℃孵育 30 min。

B.4.2.7　加 25 μL 2 mol/L H_2SO_4终止反应。在酶标仪上以 450 mm 波长读取 OD 值。

B.4.2.8　结果判定:P/N≥2.1 为阳性(P-待测样本 OD 值,N-阴性对照平均 OD 值)。

附　录　C
（规范性附录）
病原学检查

C.1 髂骨穿刺

C.1.1 病人侧卧,露出髂骨部位,用手指确定髂骨上棘,将该处及其周围皮肤用碘酒及酒精消毒,行局部麻醉。

C.1.2 穿刺针的大小视病人年龄不同而异,婴儿及幼童用 12 号胸骨穿刺针,年龄较大的儿童及成年人用 16 号穿刺针,所用穿刺针及所用相关器械和物品均应经高压蒸气灭菌。

C.1.3 以髂骨前上棘后约 1 cm 处为穿刺点,先将穿刺针刺入皮肤,然后将针竖起,使其与水平线成 70°～80°角,穿过皮下组织及骨膜后即能觉出针头已触及骨表面,这时可用旋转式的动作将针尖钻入骨髓腔内。

C.1.4 按病人年龄大小及胖瘦不同,穿刺的深度为 0.5 cm～1.0 cm,由浅入深,当放手后针不斜倒,表明针尖已入骨髓腔内,这时可将针轴拔出,接以 5 mL 注射器,抽得骨髓后,应立即将穿刺针拔出,将骨髓射在玻片上制成涂片。

C.1.5 骨髓涂片制成后让其自然干燥,并进行编号。涂片干燥后立即用 100％甲醇固定并自然干燥。

C.1.6 涂片染色　将吉氏染液母液以水配制成 3％的稀释液,用该液染色需 30 min,或在 2 mL 水中加吉氏母液 3 滴,用此稀释液染色 20 min 即可。然后涂片用流水轻轻冲洗、竖立、晾干。

C.1.7 晾干后的染色涂片即可用光学显微镜(100 倍油镜)检查,利什曼原虫无鞭毛体呈圆形或卵圆形,大小为 3 μm×4.5 μm,位于巨噬细胞内或细胞外,无鞭毛体的胞浆内含有一紫红色的细胞核和一个较小但着色更深(深紫红色)的动基体,细胞质为浅蓝色。至少应观察 1 000 个以上的视野而没有发现无鞭毛体才能判定涂片为阴性。

C.2 脾脏穿刺

C.2.1 备皮,用肥皂洗净脾区的皮肤。

C.2.2 患者平卧位,用枕头垫在腰下,如为小儿则需助手帮助固定患儿。

C.2.3 用腹带紧裹下腹部将脾脏固定。

C.2.4 穿刺部位有两种选择:①肋缘下 2.5 cm 脾两边的中线处;②肿大脾脏的正中处。

C.2.5 用碘酒和酒精常规消毒,用 1％普鲁卡因局部麻醉至脾包膜。

C.2.6 在 5 mL 或 10 mL 注射器上接穿刺针(小儿用 7 号针头,成人用长 1 号针头),右手持穿刺针刺入腹壁,令患者暂停呼吸,助手协助固定脾脏,术者迅速将针头向上、外、后方向与腹壁呈 40°交角刺入脾脏中,快速抽吸数次至抽出少量红色血液时为止。

C.2.7 用无菌纱布压迫,迅速拔出针头,继续压迫数分钟,针眼用帖膏固定,用多头腹带紧束腹部。将穿刺物涂片,染色镜检(见 C.1.6,C.1.7)。

C.2.8 术后最初 2 h 每 20 min 测脉搏 1 次,30 min 测血压 1 次,如无变化可每小时测 1 次,共 4 次。

C.2.9 术后卧床 24 h 后方可下床活动。

C.3 淋巴结穿刺

C.3.1 一般均选择腹股沟部位的淋巴结作穿刺,其他部位的淋巴结如肿大,亦可用作穿刺。

C.3.2 淋巴结肿大处经局部消毒后,用洗净的左手拇指和食指捏住一个淋巴结,向上提起,并使其固定于两指之间。注意穿刺部位不得污染。右手取高压消毒过的 7 号针头(配 10 mL 注射器),先穿过皮肤,然后刺入淋巴结内,抽吸数次。

C.3.3　将针头内的淋巴组织液射在玻片上制作涂片。由于所获的液体量甚少,做涂片时应仔细。

C.3.4　涂片染色镜检:见 C.1.6,C.1.7。

C.4　三恩氏培养基的制备

　　琼脂 14.0 g,氯化钠 6.0 g,蒸馏水 900 mL,置烧瓶中加热熔化,分装试管,每管 3 mL。经高压蒸气灭菌,待稍冷却后每试管加入 1 mL 去纤维兔血,均匀混合后斜置待冷。冷却后每管加入 0.5 mL 洛克氏溶液,4 ℃冷藏备用。

C.5　原虫培养

　　在严格无菌操作下,把抽吸到的骨髓或淋巴液注入三恩氏培养基内,置 22 ℃～24 ℃温箱内培养,15 d 后用白金耳取少量培养液置显微镜下检查,如查见利什曼原虫的前鞭毛体即可确定诊断。

附　录　D
（资料性附录）
鉴别诊断

D.1　播散性组织胞浆菌病

该病临床表现与黑热病极相似,患者大都发生在南方诸省、区,临床表现有肝、脾大,发热,贫血,白细胞和血小板减少,体重下降等症状和体征。组织胞浆菌也寄生于巨噬细胞内,涂片中观察到的病原体形态也与利什曼原虫无鞭毛体极相似。但可从以下特征进行鉴别:组织胞浆菌较利什曼原虫无鞭毛体稍大,外膜较厚,菌体内无特定构造,也无动基体类似结构。组织胞浆菌在染色后因胞壁收缩而在菌体周围出现一层未着色的空晕。可用真菌培养法或组织胞浆菌皮内试验来确定诊断。

D.2　马尔尼菲青霉菌病

该病在我国南方的广东、广西、湖南、香港诸省(区)都有发生,患者有发热、肝脾大和贫血等症状,常被误诊为黑热病。但播散性马尔尼菲青霉菌病常有咳嗽等肺部症状,X线透视可见肺部有炎性阴影,白细胞常增多,有时在体表可发生丘疹、结节和脓肿,皮损可自行愈合。在骨髓、淋巴结穿刺物涂片上可见在巨噬细胞内大量菌体聚集成桑葚状或葡萄串状,菌体内无一定结构。

D.3　恶性组织细胞病(恶性组织细胞增生症)

该病多见于青少年,男性多于女性。临床表现极为复杂,主要有持续不规则发热、乏力、消瘦、衰竭,红、白细胞减少,同时伴有肝、脾和淋巴结肿大,黄疸和皮疹等。血涂片上有时可查见异常组织细胞。骨髓涂片上可见异常组织细胞,以及吞噬有红、白细胞的巨噬细胞,这些对本病有重要诊断价值。患者的病程大都为6个月至1年,病死率极高。

ICS 11.020
C 59

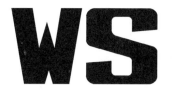

中华人民共和国卫生行业标准

WS 259—2015
代替 WS 259—2006

疟　疾　的　诊　断

Diagnosis of malaria

2015-11-16 发布

2016-06-01 实施

中华人民共和国国家卫生和计划生育委员会　　发　布

前　　言

本标准除第 6 章为推荐性条款外,其余为强制性条款。

本标准按照 GB/T 1.1—2009 给出的规则起草。

本标准代替 WS 259—2006《疟疾诊断标准》。与 WS 259—2006 相比,主要变化如下:

——标准名称修改为《疟疾的诊断》;

——修改了术语和定义中"疟疾"和"重症疟疾"的定义(见 2.1 和 2.2,2006 年版的 2.1 和 2.2);

——删除了术语和定义中的"带虫者"(见 2006 年版的 2.3);

——增加了"无症状感染者"的定义(见 2.3);

——修改了诊断依据中流行病学史的描述(见 3.1);

——增加了"重症临床表现"(见 3.2.3);

——删除了诊断依据中的"假定性治疗"(见 2006 年版的 3.3);

——增加了诊断依据中的"实验室检查"的"疟原虫核酸检测阳性"(见 3.3.3);

——增加了"无症状感染者"的诊断标准(见 5.1);

——修改了"临床诊断病例"和"确诊病例"的诊断标准(见 5.2 和 5.3,2006 年版的 5.3 和 5.4);

——增加了"重症病例"的诊断标准(见 5.4);

——修改了鉴别诊断(见第 6 章,2006 年版的第 6 章);

——修改了传染源的描述(见 A.1.1,2006 年版的 A.1.1);

——修改了易感人群的描述(见 A.1.3,2006 年版的 A.1.3);

——修改了地区分布的描述(见 A.1.4,2006 年版的 A.1.4);

——修改了季节分布的描述(见 A.1.5,2006 年版的 A.1.5);

——修改了潜伏期的描述(见 A.2.1,2006 年版的 A.2.1);

——修改了发作期的描述(见 A.2.3,2006 年版的 A.2.3);

——删除了"脑型疟"和"并发症"(见 2006 年版的 A.2.5 和 A.2.6);

——增加了"重症疟疾"(见 A.2.5);

——删除了"假定性治疗"(见 2006 年版的附录 B);

——删除了"染液的配置"一章(见 2006 年版的 C.2);

——修改了附录 C(见附录 C,2006 年版的附录 D);

——增加了附录 D(见附录 D);

——增加了附录 E(见附录 E)。

本标准起草单位:中国疾病预防控制中心寄生虫病预防控制所、江苏省寄生虫病防治研究所、中山大学中山医学院。

本标准主要起草人:汤林华、高琪、余新炳、官亚宜、周水森、周晓农、夏志贵。

本标准首次发布于 2006 年。

疟 疾 的 诊 断

1 范围

本标准规定了疟疾诊断依据、诊断原则、诊断标准和鉴别诊断。
本标准适用于各级疾病预防控制机构和医疗机构对疟疾的诊断。

2 术语和定义

下列术语和定义适用于本文件。

2.1
疟疾　malaria
由疟原虫寄生于人体引起的传染性寄生虫病,主要有间日疟、恶性疟、三日疟、卵形疟等。

2.2
重症疟疾　severe malaria
疟疾确诊病例,出现昏迷、重度贫血、急性肾功能衰竭、肺水肿或急性呼吸窘迫综合征、低血糖症、循环衰竭或休克、代谢性酸中毒等一项或多项临床表现。

2.3
无症状感染者　asymptomatic case
血液中有疟原虫而无临床症状者。

3 诊断依据

3.1 流行病学史(参见附录 A)

疟疾传播季节在疟疾流行区有夜间停留史或近 2 周内输血史。

3.2 临床表现(参见附录 A)

3.2.1 典型临床表现:呈周期性发作,每天或隔天或隔两天发作一次。发作时有寒颤、发热、出汗等症状。发作多次后可出现脾大和贫血。

3.2.2 不典型临床表现:具有发冷、发热、出汗等症状,但热型和发作周期不规律。

3.2.3 重症临床表现:重症患者可出现昏迷、重度贫血、急性肾功能衰竭、肺水肿或急性呼吸窘迫综合征、低血糖症、循环衰竭或休克、代谢性酸中毒等。

3.3 实验室检查

3.3.1 显微镜检查血涂片查见疟原虫(见附录 B)。

3.3.2 疟原虫抗原检测阳性(见附录 C)。

3.3.3 疟原虫核酸检测阳性(见附录 D)。

4 诊断原则

根据流行病学史、临床表现以及实验室检查结果等,予以诊断。

5　诊断标准

5.1　无症状感染者

符合下列一项可诊断：
a)　无临床表现，同时符合 3.3.1；
b)　无临床表现，同时符合 3.3.2；
c)　无临床表现，同时符合 3.3.3。

5.2　临床诊断病例

符合下列一项可诊断：
a)　有流行病学史，同时符合 3.2.1；
b)　有流行病学史，同时符合 3.2.2。

5.3　确诊病例

符合下列一项可诊断：
a)　临床诊断病例，同时符合 3.3.1；
b)　临床诊断病例，同时符合 3.3.2；
c)　临床诊断病例，同时符合 3.3.3。

5.4　重症病例

确诊病例，同时符合 3.2.3。

6　鉴别诊断（参见附录 E）

临床诊断病例应与以发热为主要症状的其他疾病，如急性上呼吸道感染、登革热、乙型脑炎、流行性脑脊髓膜炎、中毒性菌痢、败血症、急性肾盂肾炎、伤寒、钩端螺旋体病、恙虫病、巴贝虫病、黑热病、急性血吸虫病、旋毛虫病等相鉴别。

附　录　A
（资料性附录）
流行病学和临床表现

A.1　流行病学

A.1.1　传染源

疟疾现症病人和无症状感染者。

A.1.2　传播途径

经媒介按蚊叮咬传播或/和血液传播。

A.1.3　易感人群

不同种族、性别、年龄和职业的人，除具有某些遗传特征的人群外，对4种人体疟原虫普遍易感。

A.1.4　地区分布

全球疟疾主要分布在非洲、加勒比海地区、中美、南美、东亚、东南亚、中东、印度次大陆、南太平洋地区和东欧等。我国云南、海南、安徽、湖北、河南、贵州、西藏、江苏、山东、广西、广东、江西、浙江、四川、湖南、重庆、辽宁、上海、陕西、甘肃、新疆、福建、河北、山西等24个省（自治区、直辖市）具备疟疾传播条件。

A.1.5　季节分布

热带地区通常全年都能传播，我国亚热带地区主要传播季节在5月～10月。

A.1.6　年龄、性别分布

各年龄组均有发病，通常以青壮年发病为多。男、女发病无明显差异。

A.2　临床表现

A.2.1　潜伏期

间日疟有长短潜伏期，短者一般为12 d～30 d，长者可达1年左右；卵形疟与间日疟相仿；恶性疟一般为11 d～16 d，三日疟一般为18 d～40 d。

A.2.2　前驱期

初发患者发作前3 d～4 d常有疲乏、头痛、不适、畏寒和低热等。

A.2.3　发作期

典型的疟疾发作先后出现寒颤、发热、出汗退热的周期性症状。但初发患者临床发作常不典型。多次发作后可见贫血、脾大。

恶性疟多起病急，寒颤、出汗不明显，热型不规则，持续高热，可达20 h以上，前后两次发作的间歇较短。

A.2.4　发作周期

间日疟和卵形疟的发作周期为隔天一次,但间日疟初发病例的前 2～3 次发作周期常不典型,呈每日一次;其后可呈典型的隔天发作。恶性疟一般间隔 24 h～48 h 发作一次,在前后两次发作的间歇期,患者体温可不恢复正常。三日疟隔 2 日发作一次,且较规律。疟疾的发作多始于中午前后至晚 9 点以前,偶见于深夜。

A.2.5　重症疟疾

重症疟疾患者可出现以下一项或多项临床表现或实验室指征:

昏迷、重度贫血(血红蛋白<5 g/dL,红细胞压积<15%)、急性肾功能衰竭(血清肌酐>265 μmol/L)、肺水肿或急性呼吸窘迫综合征、低血糖症(血糖<2.2 mmol/L 或<40 mg/dL)、循环衰竭或休克(成人收缩压<70 mm Hg,儿童收缩压<50 mm Hg)、代谢性酸中毒(血浆碳酸氢盐<15 mmol/L) 等。

A.3　特殊类型疟疾

A.3.1　孕妇疟疾

症状一般较重,特别是感染恶性疟原虫时,易于发展为重症疟疾,且往往造成早产或死胎。

A.3.2　婴幼儿疟疾

见于 5 岁以下的婴幼儿,起病多呈渐进型,常表现为不宁、厌食、呕吐,热型不规则,易发展成重症疟疾。

A.3.3　输血性疟疾

由输入含有疟原虫的血液引起,具有潜伏期短和无复发的特点。

A.3.4　先天性疟疾

含有疟原虫的母体血经受损的胎盘或胎儿通过产道时皮肤受损而进入胎儿,在出生后 7 d 内发病。症状与婴幼儿疟疾相似。

附　录　B
（规范性附录）
病原学检查

B.1　血涂片的制作

用一次性采血针在耳垂或指端采血，婴儿可从拇趾或足跟采血。取血在表面洁净、无刮痕的载玻片上涂制薄血膜和（或）厚血膜。用推片的左下角刮取血液 4 μL～5 μL，再用该端中部刮取血液 1.0 μL～1.5 μL。将左下角的血滴涂于载玻片的中央偏左，由里向外划圈涂成直径 0.8 cm～1 cm 的圆形厚血膜。厚血膜的厚度以一个油镜视野内可见到 5～10 个白细胞为宜。用干棉球抹净角上的血渍，然后将推片下缘平抵载玻片的中线，当血液在载玻片与推片之间向两侧扩展至约 2 cm 宽时，使两张玻片保持25°～35°角，从右向左迅速向前推成舌状薄血膜。

B.2　染色

B.2.1　吉氏染色

先用甲醇固定薄血膜。成批染色时，将血膜朝一个方向插入染色缸中，或每对载玻片血膜朝外插入染色缸中，倒入新配制的 2％吉氏染液（2 mL 吉氏原液与 98 mL 蒸馏水或 PBS 缓冲液混匀）浸没厚、薄血膜，30 min 后，向染色缸中注入自来水或 PBS 缓冲液至溢出，除掉染液表面浮渣，将染色缸中残余的染液倾出，加入新水，反复冲洗 2～3 次，然后取出玻片，将血膜朝下插在晾片板上晾干。单张血膜染色可取蒸馏水或 PBS 缓冲液 2 mL 加入吉氏染液 1～2 滴，混匀后滴在厚、薄血膜上，20 min～30 min 后，水洗、晾干。

B.2.2　瑞氏染色

用蜡笔在厚、薄血膜间划一界限，滴几滴蒸馏水在厚血膜上溶血。溶血后倾去水滴。在薄血膜上加瑞氏染液 5～8 滴，染色 1 min～2 min。然后再加 5～8 滴蒸馏水于薄血膜上，用吸管将染液与蒸馏水混合均匀后，把染液引到厚血膜上，使厚血膜再染色 10 min。用清水轻轻冲去染液，晾干。

B.3　血涂片检查

在染色后的血膜上加一滴香柏油，用光学显微镜油镜检查。以检查厚血膜为主，薄血膜主要用于虫种鉴别。着色较好的血膜，红细胞呈淡红色，嗜酸粒细胞颗粒呈鲜红色，嗜中性粒细胞核呈紫蓝色，淋巴细胞及疟原虫胞浆呈蓝色或淡蓝色，疟原虫核呈红色。除环状体外，其他各期均可查见疟色素。疟原虫形态见表 B.1 和表 B.2。以查完整个厚血膜，未查见疟原虫者判为阴性。根据疟原虫形态确定恶性疟、间日疟、三日疟、卵形疟或混合感染。

表 B.1　四种疟原虫薄血膜形态鉴别（吉氏染色）

时期	形态	间日疟原虫	恶性疟原虫	三日疟原虫	卵形疟原虫
被寄生红细胞	大小 形状 颜色 斑点	胀大 褪色 薛氏点出现稍晚,红色,细小数多	正常 正常或稍紫 茂氏点红色,粗大数少	正常或缩小 正常 齐氏点淡红色,微细	正常或稍胀大 卵圆形或边缘呈伞矢状 褪色 薛氏点出现较早粗大,数多
小滋养体（环状体）	大小 核 胞浆 色素	较大,约占红细胞直径的1/3 1个 较薄 无	小环状体较小,约占红细胞直径1/6,大环状体与间日疟原虫相似 1或2个 小环状体纤细,大环状体与间日疟原虫相似 无	中等 1个 较粗厚 偶见细小褐色颗粒	中等 1个 较粗厚 无
大滋养体	大小 核 胞浆 色素 色素	较大 多见1个 阿米巴样,常含空泡 黄褐色,细小,杆状,散在分布	较小 1或2个 圆形,空泡不显著 黄褐色,细小,结成团块后,呈黑褐色	较小 1个 带状,空泡不显著 深褐色,粗大,沿边缘分布	较小 1个 圆形,空泡不显著 棕黄色,较粗大
未成熟裂殖体	大小 核 胞浆 色素	较大 2个以上 圆形或不规则,空泡消失 黄褐色,分布不匀	较小 2个以上 圆形,空泡消失 黑褐色团块状	较小 2个以上 圆形,空泡消失 深褐色,分布不匀	较小 2个以上 圆形或卵圆形,空泡消失 棕黄色,分布不匀
成熟裂殖体	大小 裂殖子 色素	大于正常红细胞 12～24个,常为16～18个,排列不规则。裂殖子较大 黄褐色,常聚集一侧	小于正常红细胞 8～26个,常为8～18个,排列不规则。裂殖子较小, 黑褐色团块	小于正常红细胞 6～12个,常为8个,常排列如菊花状。裂殖子较大 深褐色,常聚集中央	小于正常红细胞 6～14个,常为8个,排列不规则。裂殖子较大 棕黄色,聚集中央或一侧
雌配子体	大小 形状 核 胞浆 色素	大于正常红细胞 圆形 1个,较小,深红色,位于一侧 深蓝色 黄褐色,均匀散在	较大 新月形,两端尖锐 1个,较小,深红色,位于中央 深蓝色 黑褐色,紧密分布于核周围	小于正常红细胞 圆形 1个,较小,深红色,位于一侧 深蓝色 深褐色,均匀散在	小于正常红细胞 圆形 1个,较小,深红色,位于一侧 深蓝色 棕黄色,散在
雄配子体	大小 形状 核 胞浆 色素	大于正常红细胞 圆形 1个,较大,淡红色,位于中央 浅蓝色 黄褐色,均匀散在	较大 腊肠形,两端钝圆 1个,较大,淡红色,位于中央 浅蓝色或淡红色 黑褐色,松散分布于核周围	小于正常红细胞 圆形 1个,较大,淡红色,位于中央 浅蓝色 深褐色,均匀散在	小于正常红细胞 圆形 1个,较大,淡红色,位于中央 浅蓝色 棕黄色,散在

表 B.2　四种疟原虫厚血膜形态鉴别（吉氏染色）

时期	间日疟原虫	恶性疟原虫	三日疟原虫	卵形疟原虫
小滋养体（环状体）	较大。核1个，较大，胞浆较厚。常呈"!"或","状	较小。核1~2个，较小，胞浆纤细。常呈"!""飞鸟""V"和"断环"状	中等。核1个，较大，胞浆粗厚。常呈"环状"或"鸟眼"状	大小与间日疟原虫相似，胞浆致密，核较大
大滋养体	较大。呈阿米巴样，形状不规则。核位于胞浆之中或外边，胞浆常缩成圆形或断裂成数块。色素分布不匀	较小。常呈圆形，色素细小或结成1~2个团块	中等。常呈圆形，色素粗大	大小与间日疟原虫相似，胞浆呈深蓝色，核较大
裂殖体	较大。裂殖子12~24个。裂殖子较大	较小。裂殖子8~26个。裂殖子较小	较小。6~12个。裂殖子大于间日疟原虫裂殖体	大小与间日疟原虫相似，裂殖子6~14个，核较大
配子体	较大。圆形，色素粗大。雌配子体较大，核小，胞浆深蓝色，雄配子体较小，核大，胞浆浅蓝色	雌配子体新月形，雄配子体腊肠形	与间日疟原虫相似，但较小。色素较粗大	卵圆形，大小与间日疟原虫相似，雌配子体核致密，偏于一侧，雄配子体核疏松
色素	黄褐色，细小。杆状，或结成粗大颗粒。分布不匀	黄褐色，颗粒细小，结成团块后呈黑褐色。配子体色素粗大，分布于核周围	有时小滋养体可见色素，深褐色，较粗大。沿边分布	色素颗粒较大，呈深棕色，分布弥散
被寄生红细胞	常见红细胞"影子"和薛氏点	可见红细胞"影子"和茂氏点	可见红细胞"影子"	小滋养体时即可见薛氏点
其他	常可查到各阶段的疟原虫	仅见小滋养体（或）和配子体。一般不见大滋养体和裂殖体	常可查到各阶段疟原虫	常可查到各阶段疟原虫

附　录　C

（规范性附录）

疟原虫抗原检测（快速检测试剂盒）

C.1　操作方法

用一次性采血针耳垂或手指末端采血,婴儿可从拇指或足跟取血。按不同试剂盒产品说明书要求操作并在规定时间内判读结果。

C.2　结果判断

质控区和检测区同时出现色带为检测阳性;若仅在质控区出现色带为阴性;质控区无色带显示,则此检验无效。

C.3　质量控制

临床诊断用产品应在国家食品药品监督管理总局通过注册审批。实验室操作时严格按照国家参比实验室质控要求进行。必要时保留样本由上级实验室专家检查。

附　录　D

（规范性附录）

疟原虫核酸检测

D.1　检测方法

采用核酸检测方法从患者血液中检测疟原虫特异性基因。

D.2　样本采集

用一次性采血针耳垂或手指末端采血,婴儿可从拇趾或足跟取血。将适量血滴于滤纸上,待干后装入自封袋待检;或将一次性微量采血管抗凝处理,吸取适量血,软蜡封口,－20 ℃冷冻保存。

D.3　样本处理

采取核酸提取试剂盒或其他基因组 DNA 提取方法提取疟原虫 DNA。

D.4　检测方法与结果判断

检测方法和结果判断按产品说明书操作。

D.5　质量控制

临床诊断用产品应在国家食品药品监督管理局通过注册审批。实验室操作时严格按照国家参比实验室质控要求进行。必要时保留样本由上级实验室专家检查。

附　录　E

（资料性附录）

疟疾鉴别诊断

E.1　急性上呼吸道感染

常具有季节性和群体性,发热常伴较明显咳嗽、鼻塞和流涕等上呼吸道感染症状,疟原虫实验室检测阴性。

E.2　登革热

起病急骤,临床表现复杂多样,有高热、头痛、眼球痛、肌肉与关节疼痛、鼻血、淋巴结肿大、出疹等症状,一般在发热 4 d～5 d 时出现斑疹,分布于躯干、面部和四肢,随体温下降皮疹消失。血液中特异性 IgM 抗体阳性。恢复期血液 IgG 抗体比急性期高 4 倍以上。疟原虫实验室检测阴性。

E.3　乙型脑炎、流行性脑脊髓膜炎

乙型脑炎、流行性脑脊髓膜炎均有中枢神经系统症状,与脑型疟疾症状和体征相似。乙型脑炎抗体(特异性 IgM)检测阳性,疟原虫实验室检测阴性,脑脊髓膜炎脑脊液检测有脑膜炎双球菌可以区别。

E.4　中毒性菌痢

儿童中毒性菌痢中的脑膜脑炎型与脑型疟相似,但中毒性菌痢多有休克发生,大便检查可见大量黏液及脓细胞。大便培养志贺菌阳性,疟原虫实验室检测阴性。

E.5　败血症

有寒颤、高热、出汗等症状,热型多为弛张热,无周期性,白细胞总数升高伴中性粒细胞增多,血培养可见致病菌,有原发病灶和皮肤脓肿以及挤压疖疮等病史。疟原虫实验室检测阴性。

E.6　急性肾盂肾炎

有间歇热或不规则的发热,伴有尿频、尿急及尿混浊。白细胞总数及中性粒细胞显著增多,尿液镜检有脓细胞。疟原虫实验室检测阴性。

E.7　伤寒

患者常呈面部表情淡漠状,胸、腹部常见玫瑰疹,脉搏常不随热度升高而明显升高,呈相对缓脉。白细胞降低伴嗜酸粒细胞减少或消失。血及大小便培养伤寒杆菌阳性,疟原虫实验室检测阴性。

E.8 钩端螺旋体病

钩端螺旋体病患者有接触疫水史,多数仅见畏寒,少有反复寒颤,体温多呈持续热或弛张热,鲜见间歇热。眼结膜充血和出血,全身肌肉酸痛,以腓肠肌及腰背肌疼痛最为剧烈。重者有肺出血。钩端螺旋体显微镜凝集试验阳性,疟原虫实验室检测阴性。

E.9 恙虫病

患者在阴部或细嫩的皮肤上有焦痂或黄豆大溃疡,全身浅表淋巴结肿大数月消失,病后 4 d～6 d胸腹部有红色斑丘疹。其热型为稽留或弛张型。恙虫外斐试验阳性,疟原虫实验室检测阴性。

E.10 巴贝虫病

常见于免疫功能低下者。急性期可有非同步的发热、寒颤、肌肉痛、出汗和虚脱。暴发型原虫血症可导致贫血、血红蛋白尿、肾功能衰竭、弥散性血管内凝血和急性呼吸窘迫综合征。血液检测查见巴贝虫,疟原虫实验室检测阴性。

E.11 黑热病

一般有不规则发热,肝脾脏肿大,并伴有咳嗽及腹泻。早期常见恐惧和失眠。消化系统症状可有口腔炎症,除黏膜有溃疡外,常有齿龈腐烂;脉搏增速、鼻出血等症状。骨髓涂片可查见利杜体,疟原虫实验室检测阴性。

E.12 急性血吸虫病

一般中毒症状较轻,间歇热较多,常伴畏寒、大汗、腹泻或黏血便,白细胞、嗜酸粒细胞增多,血清免疫诊断阳性,粪检查见血吸虫虫卵,疟原虫实验室检测阴性。

E.13 旋毛虫病

一般以发热、浮肿和肌肉(特别是腓肠肌)痛为主要表现,并曾有生食或半生食动物肉类史,多人同时发病,免疫学检测阳性或从患者肌肉组织里查出旋毛虫囊包,疟原虫实验室检测阴性。

参 考 文 献

[1] 上海寄生虫病研究所疟疾研究室. 实用疟疾学. 北京:人民卫生出版社. 1978.136-139.

[2] 《中国疟疾的防治与研究》编委会. 中国疟疾的防治与研究. 北京:人民卫生出版社. 1991. 233-235.

[3] 卫生部地方病防治局.疟疾防治手册. 北京:人民卫生出版社. 1988. 17-23.

[4] 祝卫东,汤林华,郑香,等. 快速免疫色谱测试法诊断恶性疟的初步观察. 中国寄生虫学与寄生虫病杂志,1998,16:94-96.

[5] 《医药卫生书稿编写手册》编写组. 医药卫生书稿编写手册. 北京:人民卫生出版社. 1998. 125.

[6] 陈灏珠. 实用内科学.11 版.北京:人民卫生出版社. 2001. 618.

[7] Moody A. Rapid Diagnostic Tests for Malaria Parasites. Clin Microbiol Rev. 2002,15(1): 66-78.

[8] WHO. Guidelines for the treatment of malaria. 2010. Second edition.

———————————

ICS 11.020
C 59
备案号：17598—2006

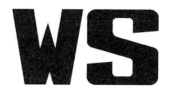

中华人民共和国卫生行业标准

WS 260—2006

丝虫病诊断标准

Diagnostic criteria for filariasis

2006-04-07 发布

2006-12-01 实施

中华人民共和国卫生部　　发 布

前　言

本标准是在 GB 15985—1995《丝虫病诊断标准及处理原则》的基础上制定的,GB 15985—1995作废。

本标准的附录 B、附录 C 是规范性附录,附录 A 是资料性附录。

本标准由全国地方病寄生虫病标准委员会提出。

本标准由中华人民共和国卫生部批准。

本标准起草单位:中国疾病预防控制中心寄生虫病预防控制所、山东省寄生虫病防治研究所、江苏省寄生虫病防治研究所、湖南省疾病预防控制中心、福建省疾病预防控制中心。

本标准主要起草人:孙德建、伍卫平、邓绪礼、孙凤华、段绩辉、杨发柱、陈锡欣。

丝虫病诊断标准

1 范围

本标准规定了淋巴丝虫病(班氏丝虫病和马来丝虫病)各期,即微丝蚴血症、急性丝虫病和慢性丝虫病的诊断依据、诊断原则、诊断标准和鉴别诊断。

本标准适用于各级疾病预防控制和医疗机构对丝虫病的诊断。

2 术语和定义

下列术语和定义适用于本标准。

2.1 丝虫病 filariasis

是由丝虫成虫寄生于人体所引起的寄生虫病,在我国特指淋巴丝虫病,包括班氏丝虫病和马来丝虫病。

2.2 微丝蚴血症 microfilaremia

受检者血内含有微丝蚴。

2.3 急性丝虫病 acute filariasis

因感染丝虫而引起的急性临床表现,如非细菌感染性淋巴结炎/淋巴管炎和/或精索炎、睾丸炎、附睾炎等,常反复发作。患者常无微丝蚴血症。

2.4 慢性丝虫病 chronic filariasis

因感染丝虫而引起的慢性临床表现,如淋巴水肿/象皮肿、乳糜尿、鞘膜积液等。患者常无微丝蚴血症。

2.5 丝虫病流行区 endemic area of filariasis

有当地感染的微丝蚴血症者的地区。

3 诊断依据

3.1 流行病学史

居住在丝虫病流行区,或者有传播季节在流行区居住史(参见附录 A)。

3.2 临床表现(参见附录 A)

马来丝虫病的临床表现限于肢体,而班氏丝虫病除肢体外还累及泌尿生殖系统。

3.2.1 急性丝虫病

急性丝虫病表现为淋巴结炎/淋巴管炎和/或精索炎、睾丸炎、附睾炎等,常反复发作。

3.2.2 慢性丝虫病

慢性丝虫病的主要临床表现有淋巴水肿/象皮肿、乳糜尿和鞘膜积液。

3.3 实验室检测

3.3.1 病原学检测

血液检查微丝蚴或淋巴液、鞘膜积液、乳糜尿内微丝蚴的检查及病理组织学检查(见附录B)。

3.3.2 血清学检测

快速免疫色谱试验(ICT)检测班氏丝虫抗原或 ELISA 检测丝虫特异 IgG4 抗体(见附录 C)。

4 诊断原则

根据流行病学史、临床表现、病原学检查、血清学检查等予以诊断。

5 诊断标准

5.1 微丝蚴血症

5.1.1 传播季节流行区居住史。
5.1.2 血液检查微丝蚴阳性。
确诊依据:具备 5.1.1 和 5.1.2。

5.2 急性丝虫病

5.2.1 传播季节流行区居住史。
5.2.2 有非细菌感染性淋巴结炎/淋巴管炎和/或精索炎、睾丸炎、附睾炎等临床表现,并排除其他病因。
5.2.3 快速免疫色谱试验(ICT)检测班氏丝虫抗原阳性或 ELISA 检测丝虫特异 IgG4 抗体阳性。
5.2.4 血液检查微丝蚴阳性或微丝蚴阳性史。
临床诊断病例:应同时具备 5.2.1 和 5.2.2 或兼有 5.2.3。
确诊病例:临床诊断病例加 5.2.4。

5.3 慢性丝虫病

5.3.1 长期流行区居住史。
5.3.2 有符合丝虫病发病特点和规律的淋巴水肿/象皮肿、鞘膜积液或乳糜尿等临床表现,并排除其他病因,或兼有 5.2.2 的表现。
5.3.3 快速免疫色谱试验(ICT)检测班氏丝虫抗原阳性或 ELISA 检测丝虫特异 IgG4 抗体阳性。
5.3.4 病原学检查阳性(含血检微丝蚴或淋巴液、鞘膜积液、乳糜尿内微丝蚴检查和活体组织检查)或病原学检查阳性史。
临床诊断病例:应同时具备 5.3.1 和 5.3.2,或兼有 5.3.3。
确诊病例:临床诊断病例加 5.3.4。

6 鉴别诊断

6.1 丝虫病急性淋巴结炎/淋巴管炎和/或精索炎、睾丸炎、附睾炎应与细菌性淋巴结炎/淋巴管炎和/或结核性精索炎、睾丸炎、附睾炎鉴别。

6.2 丝虫病淋巴水肿/象皮肿应与细菌感染性、先天性、家族性及淋巴结摘除术等引起的相似症状鉴别。

6.3 丝虫病乳糜尿应与妊娠、肿瘤、结核、胸导管受压或损伤及尿液酸碱度改变等引起的相似症状鉴别。

6.4 丝虫病鞘膜积液应与阴囊血肿、斜疝或肿瘤鉴别。

附　录　A
（资料性附录）
流行病学及临床表现

A.1　流行病学

A.1.1　分布：丝虫病流行于热带、亚热带和温带地区，其中班氏丝虫病广泛分布于亚洲、非洲和拉丁美洲，马来丝虫病仅分布于亚洲。我国的丝虫病分布于中部和南部的山东、河南、安徽、江苏、湖北、上海、浙江、江西、福建、广东、海南、广西、湖南、四川、重庆和贵州等 16 个省（自治区、直辖市）及台湾省，其中山东、海南、重庆和台湾为单一班氏丝虫病流行区，四川为单一马来丝虫病流行区，其余各省（自治区、直辖市）班氏和马来两种丝虫病均有流行。

A.1.2　流行环节：丝虫病的传染源为微丝蚴血症者。在我国，班氏丝虫病的主要传播媒介是淡色库蚊和致倦库蚊，马来丝虫病的主要传播媒介是嗜人按蚊和中华按蚊。人对丝虫普遍易感。

A.1.3　传播季节：丝虫病的传播季节即其主要蚊媒的活动季节。在热带和亚热带地区，蚊虫终年活动，全年或多数月份可传播。在温带地区，传播季节在 5 月中旬至 10 月间，因纬度而异。

A.2　临床表现

A.2.1　急性丝虫病

A.2.1.1　淋巴结炎/淋巴管炎：肢体淋巴结炎/淋巴管炎好发部位为腹股沟和股部淋巴结，腋下和肘部淋巴结受侵较少，发作时一般有畏寒和局部淋巴结不适等先兆症状，随即局部淋巴结肿大，并出现淋巴管炎和患肢远端毛细淋巴管炎（丹毒样皮炎），局部红肿、疼痛和触痛，有温热感。全身症状有不同程度的发热、头痛和不适，病程一般 3 d～5 d，严重者体温升至 39 ℃以上，病程长至 1 周。丝虫病淋巴结炎/淋巴管炎的特点是炎症发展从局部淋巴结炎开始，呈离心性，与细菌感染引起的淋巴管炎通常从感染病灶开始呈向心性者不同。急性马来丝虫病症状局限于肢体，急性班氏丝虫病除肢体外还可发生腹部和盆腔等深部淋巴结炎/淋巴管炎，表现为发热、寒战和腹痛等。

A.2.1.2　精索炎、睾丸炎、附睾炎：是班氏丝虫病急性期的临床表现之一。常骤然发病，出现寒战、高热、单或双侧腹股沟或阴囊持续性疼痛，并放射至附近器官和腹部，易被误诊为急腹症。发病时精索粗厚，附睾和睾丸肿大，精索、睾丸和附睾表面出现肿块。病程一般 3 d～5 d。随炎症消退，肿块变硬并逐渐缩小成黄豆或绿豆大的坚韧结节。结节 1 至数个，有的因此呈串珠样。

A.2.2　慢性丝虫病

A.2.2.1　淋巴水肿/象皮肿：班氏丝虫病淋巴水肿/象皮肿的好发部位为肢体、外生殖器的阴囊、阴茎和阴唇以及女性乳房，而马来丝虫病淋巴水肿/象皮肿仅限于肢体。以下肢淋巴水肿/象皮肿为例，班氏丝虫病常波及全下肢，马来丝虫病则限于膝关节以下。丝虫病淋巴水肿/象皮肿是在急性淋巴结炎/淋巴管炎反复发作的基础上逐渐形成的。淋巴水肿和象皮肿是病程发展的两个阶段。在发病初期，淋巴水肿可随急性炎症的消退而消失，如急性炎症发作较剧较频，则局部淋巴水肿持续不消，并致皮肤异常粗厚而发展成象皮肿。严重的象皮肿可出现深沟皱褶、肉刺和疣状增生、苔藓样变等。肢体淋巴水肿/象皮肿可单侧或双侧，但不对称。阴囊象皮肿皮肤粗厚，或有疣状增生，有沉重感，阴茎常内缩。阴茎象皮肿的阴茎呈粗长的屈曲畸形。

A.2.2.2　乳糜尿：为慢性班氏丝虫病的常见临床表现，特点是不定期间歇性发作的乳糜尿或乳糜血尿。发作前常可出现尿浑浊及腰、盆腔、腹股沟部酸痛等先兆症状，随后出现乳糜尿或乳糜血尿。如尿内有凝块，可导致排尿困难和疼痛。发作诱因一般是摄入较多脂肪和劳累等。乳糜尿静置后不久可分为3层,上层为脂肪,呈胶状凝块浮于液体之上;中层为白色较清之液体,常混悬有小凝块;下层为沉淀物,含红、白细胞等。乳糜尿内加入乙醚后脂肪被溶解,尿液变澄清。

A.2.2.3 鞘膜积液:为班氏丝虫病常见体征。鞘膜积液多为一侧,少数为双侧。轻者无明显症状,发展较缓慢。重者积液较多,有下坠感,患侧阴囊体积增大,呈卵圆形,不对称,皮肤紧张,表面光滑,皱褶消失,阴茎内缩。检查无压痛,囊样,同侧睾丸不易触及,透光试验阳性。

附　录　B

（规范性附录）

病原学检测

B.1　血液检查微丝蚴

B.1.1　厚血膜法

B.1.1.1　血片制作：于晚9时至翌晨2时，以皮肤消毒剂消毒耳垂（或指端）待干，用一次性采血针快递深刺，取血6大滴，约等于120 μL，涂于2张玻片，制成边缘整齐、厚薄均匀的椭圆形厚血膜（约长3 cm、宽1.5 cm），平放于有盖的玻片盒内。

B.1.1.2　血片染色：将经自然干燥的血片放入清水中溶血5 min～10 min，至血膜呈乳白色，取出晾干，固定，染色。大规模普查可用硼砂美蓝染色，鉴定虫种或保存标本宜用吉氏液或苏木素染色。

B.1.1.2.1　硼砂美蓝染色法：取美蓝2 g，硼砂3 g，置研钵内，边研边加水，待溶解后冲洗入瓶中，加蒸馏水100 mL配成原液，过滤后放置备用。染色时取原液5 mL加清水配成5%稀释液，染3 min～5 min，使血膜呈天蓝色，然后用清水轻轻冲洗。本法染色前可不必先溶血、固定。

B.1.1.2.2　吉氏染色法：染液由吉氏粉0.5 g，中性甘油25 mL及甲醇25 mL配成。先置染粉于研钵内，加少量甘油充分研磨，边研边加，至甘油加完为止，然后移入带玻璃塞的100 mL玻塞瓶内，用甲醇小量多次洗涤甘油染液移入瓶内，盖紧瓶盖，充分摇匀，置于55 ℃～60 ℃温箱内24 h或室温下3 d～5 d，即为原液，放置愈久染色效果愈佳，临用时稀释。将溶血后已干的血片用甲醇固定约1min，然后滴加10%染液（原液加清水稀释配成）染色45 min，用蒸馏水轻轻冲洗。

B.1.1.2.3　德氏苏木素染色法：染液由A液即铵明矾饱和液（铵明矾20 g、蒸馏水100 mL）；B液（苏木素结晶1 g加纯酒精10 mL）；C液（甘油25 mL加甲醇25 mL）配成。将B液逐滴加入A液中，倒入一不盖紧的容器内，置于空气流通处，经2周至1个月使其充分氧化，过滤后加入C液，密封备用。血片溶血、固定步骤同前。用上述染液染色10 min～20 min，用0.05%～0.1%稀盐酸脱色片刻，流水冲洗至血膜呈蓝色。

B.1.1.3　血片镜检：将染色的血片在低倍显微镜下顺序逐个视野检查微丝蚴并计数，根据微丝蚴的大小、体态、折光性、有无鞘膜、表皮是否光滑及内部结构等特征，予以确定。在高倍镜下观察微丝蚴的体核及头端空隙、神经环、排泄细胞、排泄孔、肛孔、尾核等结构，以鉴别班氏和马来微丝蚴。必要时用油镜作进一步鉴别。

B.1.1.4　班氏与马来微丝蚴形态鉴别要点见表B.1。

表 B.1　班氏与马来微丝蚴形态鉴别要点

特征	班氏微丝蚴	马来微丝蚴
长度/μm	244～296（平均260）	177～230（平均220）
宽度/μm	5.3～7.0	5.0～6.0
体态	柔和，弯曲自然，无小弯	僵直，大弯上有小弯
头端空隙（长宽比）	较短（1∶1）	较长（2∶1）
体核	圆形，排列整齐，各核分开，清晰可数	卵圆形，大小不等，排列紧密，常相互重叠，不易分清
尾核	无	2个

B.1.2 微丝蚴浓集法

B.1.2.1 改良蒸馏水法:取静脉血 1 mL(取血时间同 B.1.1),置于盛有 0.4 mL 3.8％枸橼酸钠的离心管内,混匀后加蒸馏水 8 mL～10 mL,反复摇匀,待红细胞溶解后经 3 000 转/min 转离心 3 min～5 min,弃上液,加 0.05 mol/L 氢氧化钠 8 mL～10 mL,按住管口,用力振荡数次,放置 5 min～10 min,使纤维蛋白凝块迅速溶解,再离心,吸除上清液,将沉渣涂片,待干、染色、镜检。

B.1.2.2 微孔膜过滤法:将已编号的直径 25 mm、孔径 5 μm 的微孔薄膜经蒸馏水漂洗后装入过滤器内,滤膜下垫一张同样大小经生理盐水润湿的滤纸。用注射器取静脉血 1 mL(取血时间同 B.1.1),加 5％枸橼酸钠 0.1 mL 抗凝,吸入 10％聚氧乙烯脂肪醇硫酸钠[或可用 2％吐温－80、0.1％碳酸氢钠或 10％聚氧乙烯脂肪醇硫酸钠(ES)]溶液 9 mL,混匀后,去针头,直接插入过滤器,缓慢推动注射器加压,使已溶血的血液通过滤膜,以 10 mL 生理盐水洗涤滤膜 3 次。开启过滤器,取出薄膜,自然晾干后,置加热的苏木素染液中染色 5 min,水洗,待干,镜检。

B.2 淋巴液、鞘膜积液、乳糜尿内微丝蚴的检查

B.2.1 淋巴液、鞘膜积液(或其他抽出液):直接涂片或用生理盐水稀释 10 倍离心后检查沉渣。液体蛋白含量高而呈胶状易凝者,加抗凝剂后检查。

B.2.2 乳糜尿(或乳糜积液):取乳糜尿 4 mL 于试管中,加乙醚 2 mL,混合振摇,使乳糜中脂肪充分溶解,弃去上层脂肪,加水稀释 10 倍后离心检查。

B.3 活体组织检查

B.3.1 检查淋巴管、淋巴结内成虫:将手术取出的结节,用大头针固定于木板或软木板上,分离结节周围组织,仔细将病变的淋巴管壁切开,分离内容物,取出干酪样脓样物检查。如于结节出现 2 周以后切除、解剖,则管内脓样物可能已纤维化。脓样物内含大量巨噬细胞、单核细胞、嗜酸性粒细胞及夏-雷晶体。将干酪样物或纤维组织移至载玻片上,加数滴生理盐水,然后用解剖针将外层组织分离,即可见被包围的成虫。时间较久者发生粘连,虫体成碎段,不易将虫体与组织分离,则可用一针将包围的组织固定,另一针将虫体沿其长轴向一端轻移,或将组织移至盛有生理盐水的培养皿中,使虫体半浮,较易分离。但如结节形成较久,则不易取得完整的成虫。成虫或虫段可保存于甘油酒精(70％酒精 95 mL,甘油 5 mL)中,供形态观察及鉴定。

B.3.2 病理组织学检查:切下可疑的淋巴结、淋巴管结节或其他组织,用 10％中性甲醛固定 1 d～2 d,移至 70％酒精中作病理切片。在切片中除可发现丝虫成虫外,亦可见到嗜酸性粒细胞、淋巴细胞、肉芽肿、假结核、纤维组织增生、淋巴管周围炎、管腔内肉芽组织增生形成栓塞或息肉状阻塞管腔等病理变化。在切片中所见成虫,如结构清楚,雌虫体内的微丝蚴体核清晰,所在淋巴管壁有少量浆细胞、淋巴细胞和嗜酸性粒细胞浸润,而无纤维素沉积或肉芽肿形成者,则可能为活虫。如虫体周围有较多的嗜酸性粒细胞和散在的组织细胞,虫体被炎细胞包绕形成肉芽肿,纤维化后形成纤维化结节,或结节内虫体已钙化,则均为死虫。如出现中性粒细胞浸润、渗出,内膜内皮细胞肿大、增生,则为继发性细菌感染。

附 录 C

（规范性附录）

血清学检测

C.1 快速免疫色谱试验（ICT）检测班氏丝虫抗原

C.1.1 试剂盒内容物（置 4 ℃可保存 6 个月）：含测试卡、试剂 A 和 100 μL 刻度毛细管。

C.1.2 血样：全血 100 μL。

C.1.3 操作步骤

C.1.3.1 打开测试卡，移去并丢弃粘胶衬里，确保卡的右手边缘粘胶是暴露的。

C.1.3.2 利用毛细管的虹吸作用，从耳垂或手指取血，使毛细管内血量吸至 100 μL 刻度线。

C.1.3.3 将 100 μL 全血从毛细管加到测试卡粉红色和白色垫的顶部。注意每一滴血完全吸收后再加第二滴。如毛细管内的血滴出不畅，可将管尖轻按垫子。

C.1.3.4 等垫子的粉红色部分完全浸透血清（约需 30 s～1 min）后关闭测试卡。如在 1 min～2 min 垫子的粉红色部分仍未能浸透血清，应加 1 滴试剂 A。为保证测试效果，应用力压紧测试卡视窗右边区域，并开始计时。

C.1.4 结果判断标准

关闭测试卡 2 min 后，通过测试卡视窗读结果。若在视窗内见到 2 条线（对照线和测试线），则结果为阳性；如只有对照线显示，则结果为阴性。注意如是弱阳性血样有充分的时间显示，应从关闭测试卡 15 min 后再做记录，以确定阴性结果。如果对照线不显示，则测试无效，应重新进行测试。

注：ICT 测试卡不适用于检测马来丝虫病。

C.2 ELISA 检测丝虫特异 IgG4 抗体试验

C.2.1 试剂盒内容物（置 4 ℃可保存 6 个月）：含丝虫抗原包被板、抗人 IgG4 酶结合物、洗涤剂干粉、底物稀释液、底物干粉、反应终止液、阴性对照、阳性对照。

C.2.2 血样（血清或滤纸血）

C.2.2.1 血清：采集受检者的静脉血或末梢血，离心后收集血清。在低温下运送，4 ℃保存，−20 ℃可长期保存。

C.2.2.2 滤纸血：以洁净滤纸沾取自然流出的一滴耳垂或手指血（约 20 μL），血斑直径应在1.1 cm～1.2 cm，厚薄均匀。自然干燥后密封 4 ℃保存（可保存约 6 个月）。

C.2.3 操作步骤

C.2.3.1 将每袋洗涤剂干粉用 500 mL 蒸馏水溶解作反应板洗涤液和样品稀释液用。血清样本按 1∶40 稀释，滤纸血样本按直径 1.1 cm 圆片加 400 μL 样本稀释液，37 ℃浸泡 2 h（或 4 ℃过夜）稀释处理。

C.2.3.2 取已稀释的样本 100 μL 加入反应板孔内，同时设阴性、阳性对照（阴、阳性对照已稀释，直接加入 100 μL）及空白对照（加 100 μL 样本稀释液）各 1 孔，37 ℃反应 90 min 后甩去孔内液体，用洗涤液加满各孔，静置 30 s 后甩去，共洗 5 次，最后一次拍干。

C.2.3.3 除空白对照孔外每孔加抗人 IgG4 酶结合物 2 滴，37 ℃反应 90 min 后甩干孔内液体。同上洗涤。

C.2.3.4 将底物干粉完全溶解于底物稀释液中（底物溶解后 4 ℃避光可保存 1 周），各孔加入底物溶液 2 滴，37 ℃ 30 min 后加 1 滴终止液终止反应，混匀，观察结果。

C.2.4 结果判断标准

C.2.4.1 肉眼观察：当阴性对照孔无色或显微黄色，阳性对照孔呈明显黄色时，试验有效。待检样品孔颜色呈明显深于阴性对照的黄色即判为阳性。

C.2.4.2 仪器检测：应用酶标仪以空白对照孔调零，在波长 405 nm 处读取各孔 OD 值。以样本 OD≥阴性对照 OD 值的 2.1 倍为阳性，若阴性对照 OD 值不足 0.07，按 0.07 计算。

ICS 11.020
C 59
备案号：17599—2006

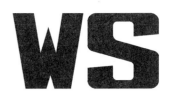

中华人民共和国卫生行业标准

WS 261—2006

血吸虫病诊断标准

Diagnostic criteria for schistosomiasis

2006-04-07 发布　　　　　　　　　　　　2006-12-01 实施

中华人民共和国卫生部　　发 布

前　言

本标准是在 GB 15977—1995《血吸虫病诊断标准及处理原则》的基础上制定的，GB 15977—1995
废止。

本标准的附录 A、附录 D 为资料性附录，附录 B、附录 C 为规范性附录。

本标准由全国地方病寄生虫病标准委员会提出。

本标准由中华人民共和国卫生部批准。

本标准起草单位：中国疾病预防控制中心寄生虫病预防控制所、南京医科大学、江苏省血吸虫病防
治研究所、浙江医学科学院寄生虫病研究所、安徽省血吸虫病防治所。

本标准主要起草人：郑江、吴观陵、朱荫昌、闻礼永、汪天平、陈名刚、汤林华、许静。

血吸虫病诊断标准

1 范围

本标准规定了血吸虫病的诊断依据、诊断原则、诊断标准和鉴别诊断。

本标准适用于全国各级疾病预防控制机构和医疗机构对血吸虫病的诊断。

2 术语和定义

下列术语和定义适用于本标准。

2.1 血吸虫病 schistosomiasis japonica

是由血吸虫寄生于人体内所引起的寄生虫病。在我国特指日本血吸虫病,是由日本血吸虫($schistosoma\ japonicum$)寄生于人和哺乳动物体内所引起的疾病。

2.2 急性血吸虫病 acute schistosomiasis

由于人在短期内一次感染或再次感染大量血吸虫尾蚴而出现发热、肝脏肿大及周围血液嗜酸粒细胞增多等一系列的急性症状。潜伏期大多为 30 d~60 d,平均约 41.5 d。

2.3 慢性血吸虫病 chronic schistosomiasis

是指人体经常接触疫水或少量多次感染血吸虫尾蚴使临床表现较轻,或无症状、体征。急性血吸虫病未治愈者,也可演变为慢性血吸虫病。

2.4 晚期血吸虫病 advanced schistosomiasis

是指出现肝纤维化门脉高压综合征,严重生长发育障碍或结肠显著肉芽肿性增殖的血吸虫病患者。病人由于反复或大量感染血吸虫尾蚴,未经及时、彻底的治疗,一般经过 2 年~10 年的病理发展过程,可演变成晚期血吸虫病。

3 诊断依据

3.1 流行病学史(参见附录 A)

3.1.1 发病前 2 周至 3 个月有疫水接触史。

3.1.2 居住在流行区或曾到过流行区有多次疫水接触史。

3.2 临床表现(参见附录 A)

3.2.1 发热、肝脏肿大及周围血液嗜酸粒细胞增多为主要特征,伴有肝区压痛、脾脏肿大、咳嗽、腹胀及腹泻等。

3.2.2 无症状,或间有腹痛、腹泻或脓血便。多数伴有以左叶为主的肝脏肿大,少数伴脾脏肿大。

3.2.3 临床有门脉高压症状、体征,或有结肠肉芽肿或侏儒表现。

3.3 实验室检测

3.3.1 下列试验至少一种反应阳性(见附录 B)。

3.3.1.1 间接红细胞凝集试验。

3.3.1.2 酶联免疫吸附试验。

3.3.1.3 胶体染料试纸条法试验。

3.3.1.4 环卵沉淀试验。

3.3.1.5 斑点金免疫渗滤试验。

3.3.2 粪检找到血吸虫虫卵或毛蚴(见附录 C)。

3.3.3 直肠活检发现血吸虫虫卵(见附录 C)。

3.4 吡喹酮试验性治疗有效

4 诊断原则

根据流行病学史、临床表现及实验室检测结果等予以诊断。

5 诊断标准

5.1 急性血吸虫病

5.1.1 疑似病例:应同时符合 3.1.1 和 3.2.1。

5.1.2 临床诊断病例:应同时符合疑似病例和 3.3.1 或 3.4。

5.1.3 确诊病例:应同时符合疑似病例和 3.3.2。

5.2 慢性血吸虫病

5.2.1 临床诊断病例:应同时符合 3.1.2、3.2.2 和 3.3.1。

5.2.2 确诊病例:应同时符合 3.1.2、3.2.2 和 3.3.2 或 3.3.3。

5.3 晚期血吸虫病

5.3.1 临床诊断病例:应同时符合 3.1.2、3.2.3 和 3.3.1(既往确诊血吸虫病者可血清学诊断阴性)。

5.3.2 确诊病例:应同时符合 3.1.2、3.2.3 和 3.3.2 或 3.3.3。

6 鉴别诊断(参见附录 D)

6.1 急性血吸虫病的鉴别诊断

疟疾、伤寒、副伤寒、肝脓肿、败血症、粟粒型肺结核、钩端螺旋体病等疾病的一些临床表现与急性血吸虫病相似,应注意鉴别。

6.2 慢性血吸虫病的鉴别诊断

慢性痢疾、慢性结肠炎、肠结核以及慢性病毒性肝炎等疾病的症状有时与慢性血吸虫病相似,应注意鉴别。

6.3 晚期血吸虫病的鉴别诊断

应注意结节性肝硬化、原发性肝癌、疟疾、结核性腹膜炎、慢性粒细胞性白血病等与晚期血吸虫病有相似临床症状疾病的鉴别。

附　录　A
（资料性附录）
流行病学及临床表现

A.1　流行病学

血吸虫病在我国流行于长江流域及其以南地区,分布在湖北、湖南、江西、安徽、江苏、四川、云南、广东、广西、上海、福建、浙江等 12 个省、直辖市、自治区。流行区最东为上海市南汇区,东经 121°51′;最南为广西的玉林市,北纬 22°20′;最西为云南省云龙县,东经 99°04′;最北为江苏省宝应县,北纬 33°15′。血吸虫病的传播具有地方性和季节性特点,血吸虫病是人兽共患病,人和 40 多种哺乳动物均可感染血吸虫病,钉螺是血吸虫的唯一中间宿主。人或其他哺乳动物接触了疫水后感染血吸虫。

影响血吸虫病的流行因素包括自然因素和社会因素两方面。自然因素如地理环境、气温、雨量、水质、土壤、植被等。社会因素是指影响血吸虫病流行的政治、经济、文化、生产方式、生活习惯等。

A.2　临床表现

A.2.1　急性血吸虫病

多发生于初次感染者,在接触疫水后 1 d～2 d 内,在接触部位的皮肤出现点状红色丘疹,部分病人感到痒。突出症状是发热,特点是病人体温午后开始逐渐升高,傍晚时达到高峰,至午夜大汗热退,热退后病人症状明显减轻。病人绝大多数有肝脏肿大,并伴有压痛。感染较重者或反复感染者可出现脾脏肿大,若不及时治疗,会迅速出现消瘦、贫血、营养性水肿和腹水,可导致死亡。

A.2.2　慢性血吸虫病

轻者可无明显症状,或偶有轻度肝脏或脾脏肿大,多数肝功能正常。但可因重复感染而出现明显的症状与体征。常见的症状有间歇性慢性腹泻、慢性痢疾。腹泻、黏液血便常于劳累后加重。有的可表现明显的肝脏肿大,以左叶显著,且部分人有脾脏肿大。嗜酸粒细胞多数增高。

A.2.3　晚期血吸虫病

患者常有不规则的腹痛、腹泻或大便不规则、纳差、食后上腹部饱胀感等症状。时有低热、消瘦、乏力,导致劳动力减退。常伴有性功能减退。肝脏肿大,质硬,无压痛。脾脏肿大明显,可达脐下。腹壁静脉曲张。进一步发展可并发上消化道出血、腹水、黄疸,甚至出现肝昏迷。患者可因免疫功能低下,易并发病毒性肝炎而明显加重病情。晚期血吸虫病分为 4 种类型:①巨脾型:指脾脏肿大超过脐平线或横径超过腹中线者。②腹水型:患者常在上消化道出血、合并感染、过度劳累或使用损害肝脏的药物后诱发,腹水可时消时现,病程从数年到 10 年以上。③结肠增厚型:亦称结肠肉芽肿型或结肠增殖型。常表现有腹痛、腹泻、便秘或腹泻与便秘交替。左下腹可触及肿块或索条状物,有轻度压痛。④侏儒型:系儿童时反复多次感染血吸虫,又未及时治疗所致,患者发育迟缓,身体矮小。实验室检查多见贫血、肝功能异常,严重病例(如腹水)可出现水电解质平衡紊乱。

附　录　B

（规范性附录）

血清学检查

B.1　间接红细胞凝集试验（indirect haemagglutination test, IHA）

B.1.1　抗原：为用葡聚糖凝胶 G100 初步纯化的 SEA 致敏的绵羊红细胞。所用绵羊红细胞先经 2.5％ 戊二醛醛化及 1：5 000 鞣酸溶液鞣化后再行致敏。致敏后的红细胞以含 10％蔗糖及 1％正常兔血清 的 pH 7.2 PBS 配 5％悬液，分装安瓿低压冻干封存。每批致敏红细胞作效价测定，滴度达 1：1 280～ 1：2 560 为合格。抗原也可采用 SEA 和 AUA 的混合抗原；血球也采用人"O"型红细胞。

B.1.2　操作方法

B.1.2.1　启开安瓿，每支以 1 mL 蒸馏水稀释混匀备用。

B.1.2.2　用微量滴管加 4 滴（0.025 mL/滴）生理盐水于微量血凝反应板第一排第二孔内，第三孔空 白，第四孔加 1 滴。

B.1.2.3　第一孔内储存待检血清，并从中吸取血清 1 滴加入第二孔内，充分混匀后，吸出两滴于第三 孔和第四孔各加 1 滴。在第四孔混匀后弃去年 1 滴使第三孔、第四孔血清稀释度为 1：5，1：10。

B.1.2.4　用定量吸管吸取致敏红细胞悬液，于第三孔和第四孔内各加 1 滴，立即旋转震摇 2 min，室温 下静置 1 h 左右，观察结果。

B.1.2.5　每次试验均应有阳性血清作阳性对照，生理盐水作阴性对照。

B.1.3　结果判断

B.1.3.1　阴性反应为红细胞全部沉入孔底，肉眼见一边缘光滑，致密的小圆点。

B.1.3.2　阳性反应：

　　　　＋＋＋＋　红细胞形成薄层凝集，边缘呈现不规则的皱褶。

　　　　＋＋＋　红细胞形成薄层凝集，充满整个孔底。

　　　　＋＋　红细胞形成薄层凝集，面积较"＋＋＋"者小。

　　　　＋　红细胞大部分沉集于孔底，形成一圆点，周围有少量凝集的红细胞，肉眼见周边模糊（或中 间出现较为明显的空白点）。

B.1.4　反应标准：以血清 1：10 稀释出现凝集反应可判为阳性。

B.2　酶联免疫吸附试验（enzyme-linked immunosorbent assay, ELISA）

B.2.1　抗原或抗体：常用 SEA 包被载体检测抗体，亦可用单克隆抗体包被载体以检测抗原。

B.2.2　操作方法

B.2.2.1　于微量聚苯乙烯或聚氯乙烯塑料板的凹孔中加入 100 μL 以 pH 9.6 碳酸盐缓冲液稀释的 SEA 或单克隆抗体，置 4 ℃过夜。

B.2.2.2　次日倾去抗原，用含有 0.05％吐温-20 的磷酸缓冲盐水（PBS-T pH 7.4，0.01 mol/L）洗涤 3 次，每次 5 min。

B.2.2.3　于凹孔中加入以 PBS-T 作 1：100 或 1：200 稀释的受检者血清及参考血清（每批设 1 个阴 性对照和 1 个阳性对照）100 μL，37 ℃，1 h。

B.2.2.4　倾去血清，以 PBS-T 洗涤 3 次，每次 5 min。

B.2.2.5 加入以 PBS－T 作 1∶1 000～1∶4 000 稀释的辣根过氧化物酶(HRP)—标记结合物 100 μL,37 ℃,1 h。

B.2.2.6 倾去酶标记结合物,以 PBS－T 洗涤 3 次,每次 5 min。

B.2.2.7 加入 100 μL 已加 H_2O_2 的邻苯二胺(OPD)或四甲基联苯胺(TMB)底物溶液,37 ℃,30 min。

B.2.2.8 在各凹孔中加入 2 mol/L 硫酸(H_2SO_4)50 μL 以终止反应。

B.2.2.9 在酶标专用比色计上读取 492 nm(OPD 为底物)或 450 nm(TMB 为底物)光密度(OD)值,以 P/N≥2.1 倍判为阳性。

B.3 胶体染料试纸条试验(dipstick dye immunoassay,DDIA)

B.3.1 抗原:胶体染料标记的血吸虫 SEA。

B.3.2 操作方法

B.3.2.1 轻轻混匀抗原贮存管中胶体染料标记的抗原液。

B.3.2.2 加 50 μL 标记液至 PVC 小杯中,再加入 10 μL 待检血清,缓缓混匀 1 min。

B.3.2.3 取试纸条插入小杯中,约 10 min 左右,待对照带区出现紫蓝色反应带时,即可判断结果。

B.3.3 结果判断

以检测带区和对照带区均出现紫蓝色反应带为阳性;以对照带出现紫蓝色反应带,而检测带区无反应为阴性。

B.4 环卵沉淀试验(circumoval precipitin test,COPT)

B.4.1 虫卵:热处理超声干燥虫卵粉。以重感染兔血清(接种尾蚴 1 500 条～2 000 条,42 d 的兔血清) 测试环沉率>30%为合格。

B.4.2 操作方法:先用熔化的石蜡在洁净的载玻片两端分别划两条相距 20 mm 的蜡线,在蜡线之间加 受检者血清 2 滴(0.05 mL～0.10 mL),然后用针头挑取干卵约 100 个～150 个,加入血清中,混匀,覆 以 24 mm×24 mm 盖玻片,四周用石蜡密封后,置于 37 ℃温箱中,经 48 h～72 h 后用低倍(80 倍～100 倍)显微镜观察反应结果,疑似者应在高倍(400 倍)显微镜下加以识别。

为简化操作亦可选用预制的有双圆孔的双面胶纸条,只需在圆孔中加入干卵和 50 μL 血清,覆以盖 玻片,置 37 ℃孵箱中 48 h,观察结果。或选用预制干卵 PVC 膜片,只需加入血清,置湿盒中 37 ℃保温 经 24 h 取出,倾去血清,加少量盐水显微镜下观察反应。

B.4.3 反应标准:典型的阳性反应虫卵周围有泡状、指状或细长卷曲的带状沉淀物,边缘较整齐,有明 显的折光。其中泡状沉淀物须大于 10 μm(约相当于两个红细胞大小),才能定为阳性。阳性反应的标 本片,应观察 100 个成熟虫卵,计算其沉淀率;阴性者必须看完全片。

阴性反应:虫卵周围光滑,无沉淀物;或有小于 10 μm 的泡状沉淀物。

阳性反应的强度和环沉率:

"＋"虫卵周围出现泡状、指状沉淀物的面积小于虫卵面积的 1/4;细长卷曲的带状沉淀物小于虫卵 的长径。

"＋＋"虫卵周围出现泡状、指状沉淀物的面积大于虫卵面积的 1/4;细长卷曲的带状沉淀物相当于 或超过虫卵的长径。

"＋＋＋"虫卵周围出现泡状、指状沉淀物的面积大于虫卵面积的 1/2;细长卷曲的带状沉淀物相当 于或超过虫卵长径的 2 倍。

计算 环沉率(%)＝阳性虫卵数/全片观察成熟虫卵数×100%

环沉率≥3%时,判为阳性

B.5　斑点金免疫渗滤试验(dot immunogold filtration assay,DIGFA)

B.5.1　抗原:1%血吸虫 SEA

B.5.2　操作方法

B.5.2.1　在小盒中央孔膜上加 B 液(pH 8.2 的 0.02M Tris－Hcl 缓冲液)2 滴(100 μL),待渗入。

B.5.2.2　加待检血清 25 μL,待渗入。

B.5.2.3　加 B 液 2 滴(100 μL),待渗入。

B.5.2.4　加入 A 液(金标记 SPA 或抗人 IgG 结合物)2 滴,待渗入。

B.5.2.5　加 B 液 2 滴(100 μL),待渗入。

B.5.3　结果判断:在膜上显示红色斑点为阳性,仅留白色背景为阴性。色泽接近标准阳性者为＋,色泽与阳性血清一致者为＋＋,色泽深于标准阳性者为＋＋＋。

附　录　C

（规范性附录）

病原学检查

C.1　粪便检查

C.1.1　尼龙绢袋集卵孵化法

操作步骤:取受检者粪便约30g,先置于40目/25.4 mm～60目/25.4 mm 的铜丝筛中,铜丝筛置于下口夹有铁夹的尼龙绢(260目/25.4 mm)袋口上,淋水调浆,使粪液直接滤入尼龙绢袋中,然后移去铜丝筛,继续淋水冲洗袋内粪渣,并用竹筷在袋外轻轻刮动助滤,直到滤出液变清。取下夹于袋底下口的铁夹,将袋内沉渣淋入三角烧瓶。若需加做沉淀镜检,可在烧瓶中吸取沉渣3滴～4滴放在载玻片上,抹成涂片,涂面应占载玻片面积的2/3。涂片的厚度以能透过涂片尚能看清印刷字体为标准,将涂片置于低倍显微镜下检查。全片镜检时间不宜少于2 min,每份粪便至少检查两张涂片,镜检时应仔细识别血吸虫卵和其他蠕虫卵。然后将盛有粪便沉渣的三角烧瓶加水至离瓶口1cm处,放入孵化室(箱)或在室温下孵化。一定时间后取出烧瓶,观察毛蚴。一般需观察2次～3次,观察时间随温度高低而不同。温度高时孵出较早;温度低时毛蚴孵出迟。气温超过30 ℃时,第1次观察可在0.5 h～1 h后进行,阴性者可在4 h后观察第2次,8 h后观察第3次,3次均为阴性者,判作阴性结果;气温在26 ℃～30 ℃时,可在孵化后4 h开始观察,阴性者8 h及12 h再观察1次;气温在20 ℃～25 ℃时,则可在8 h后观察第1次,12 h后观察第2次;如利用自然气温孵化,一昼夜之间的气温悬殊,可在操作后的次晨再观察1次。一般室温在25 ℃以上时,可利用自然气温孵化,无须加温。

观察毛蚴时,应将烧瓶向着光源,并衬以黑纸板。要注意毛蚴与水中原生动物的区别。如有怀疑,可用毛细吸管吸出,在显微镜下鉴别。

C.1.2　改良加藤厚涂片法

操作步骤:置尼龙绢片(80目/25.4 mm～100目/25.4 mm)于受检粪样上,用软性塑料刮片在尼龙绢片上轻刮,粪便细渣即由绢片微孔中露至绢片表面。将定量板(3 cm×4 cm×2.5 mm,板中圆孔的孔径为3.5 mm,刮平后,孔中可容粪量41.7 mg)放在载玻片中部,以刮片从尼龙绢片上刮取细粪渣填入定量板的中央孔中,填满刮平。小心提起定量板,粪样即留在载玻片上。取一张经甘油-孔雀绿溶液浸渍24 h的亲水性玻璃纸(30 mm×30 mm),盖在粪便上,用橡皮塞或另一块载玻片覆于玻璃纸上轻压,使粪便均匀展开至玻璃纸边缘。编号后置于25 ℃室温,相对湿度75%下过夜,镜检。否则会因透明过度而漏检。每份粪样至少需做2张涂片,以镜检每片平均检出的虫卵数乘以24即为1 g粪便中的虫卵数(EPG)。

C.1.3　集卵透明法

操作步骤:将粪便充分搅匀后,取5 g置于搪瓷杯中,加水调成粪液。把粪液通过60目/25.4 mm的铜丝筛淋水滤入2只套叠在一起的尼龙袋中(袋深20 cm,袋口直径8 cm,外袋260目/25.4 mm,内袋120目/25.4 mm)。然后移去铜丝筛,继续淋水冲洗袋内粪渣,并把袋轻轻振荡,使加速过滤,直至滤出液变清为止。用药勺刮取外袋内全部沉渣,分作涂片。

在沉渣涂片上,覆盖经甘油-孔雀绿溶液浸渍 24 h 的亲水玻璃纸(2 cm×5 cm),以玻片压匀,置室温中过夜,次日镜检。以全部沉渣获得的虫卵数相加,再除以 5 得出每克粪便中虫卵数(EPG)。

C.2 直肠活组织检查

按医院常规进行。本法可用于医院和血防站内对疑似病人的诊断,不宜用于普查。

附　录　D
（规范性附录）
鉴别诊断

D.1　急性血吸虫病的鉴别诊断

D.1.1　**疟疾**　大多数病人有寒战；间歇型发热可每日发作，但多为隔日发作；肝脏肿大不明显；白细胞计数往往正常或减少，嗜酸粒细胞百分比不增高；血液检查可找到疟原虫。

D.1.2　**伤寒、副伤寒**　持续高热，表情淡漠，相对缓脉。起病第二周胸腹壁出现少量斑丘疹（玫瑰疹）。白细胞计数减少及嗜酸粒细胞百分比减低甚至降至零；早期血细菌培养、后期尿及粪培养可获伤寒杆菌。肥达反应在急性血吸虫病病人中亦可出现阳性，若病程中凝集价持续增高，则伤寒的可能性较大。

D.1.3　**肝脓肿**　病人常有肝区疼痛，压痛极为明显，且较局限。X线透视下，常见到右侧横膈抬高，表面不整齐以及运动障碍等现象。B型超声检查肝脓肿病人肝区探查可见呈蜂窝状结构，回声较低，液化处出现无回声区，若行肝穿刺获得典型的脓液。

D.1.4　**败血症**　弛张热、畏寒、出汗、全身关节酸痛、毒血症和白细胞总数及中性粒细胞增高等为其特征。皮肤黏膜常有出血点。多伴有皮下脓肿、肺炎、胸膜炎、胆道及泌尿道感染等感染性疾病。血细菌培养常可出现阳性。

D.1.5　**粟粒型肺结核**　发热多为弛张热，白细胞总数近正常，中性粒细胞有时偏高。肺部X线摄片可协助诊断。

D.1.6　**钩端螺旋体病**　潜伏期较短，一般为 8 d～12 d；病程亦短，一般为 1 周～2 周；临床表现多为"流感伤寒型"，病人先寒战，继而发热，并有头痛、眼结膜充血、怕光及全身肌肉疼痛等；肌肉疼痛尤以腰、颈及腓肠肌痛为明显；白细胞总数升高，以中性粒细胞为主，占 0.80～0.90。在发病第 1 周的血液和第 2 周的尿内，可找到钩端螺旋体，血培养可分离出病原体。发病 2 周以后，病人血清中出现抗体，凝集试验或补体结合试验可呈阳性。

D.2　慢性血吸虫病的鉴别诊断

慢性痢疾、慢性结肠炎、肠结核以及慢性病毒性肝炎等疾病的症状有时与慢性血吸虫病相似，应注意鉴别。慢性痢疾或肠炎粪便培养可获致病菌或阿米巴原虫。肠结核多继发于肺或其他部位的结核病，常伴有发热等毒性症状，胃肠道钡餐或内镜检查均有助于明确诊断。慢性病毒性肝炎病人大多有食欲减退、肝区胀痛、腹胀、乏力等表现，转氨酶常反复增高。乙型肝炎抗原、抗体检测有助于鉴别。

D.3　晚期血吸虫病的鉴别诊断

D.3.1　**结节性肝硬化**　多由病毒性肝炎引起。肝细胞损害较明显，临床上乏力、食欲减退、腹胀、黄疸、蜘蛛痣、肝掌及男性乳房肿大等较为多见。肝脏表面有时可扪及较粗大的结节，后期肝脏常萎缩而难以触及。脾脏肿大不明显。肝功能损害显著，血清丙氨酸转氨酶常增高。乙型肝炎表面抗原（HBsAg）及核心抗体（抗 HBc）测定可呈阳性，病程进展快，预后较差。但应注意晚期血吸虫病可并存乙型肝炎病毒（HBV）感染，表现为以肝炎后肝硬化为主的混合性肝硬化。

D.3.2　**原发性肝癌**　病程进展迅速，常有发热、体重显著减轻，肝区持续疼痛，肝呈进行性肿大，质地坚硬，表面凸凹不平，出现迅速加深的黄疸和急剧增加的腹水，腹水呈草黄色或血性。血清碱性磷酸酶增高，甲胎蛋白（AFP）阳性。肝脏B超检查、放射性核素扫描和电子计算机 X 线体层摄影（CT）显示占位性病变。

D.3.3　**疟疾**　一些疟疾病人脾脏可明显肿大，但疟疾病人有反复发作的疟疾病史，血涂片检查可找到疟原虫,抗疟疾治疗效果好。

D.3.4 **结核性腹膜炎** 无门脉高压症,常有发热及肺部原发结核病灶,腹水量少或中等,为渗出液,少数呈血性。

D.3.5 **慢性粒细胞性白血病** 脾脏明显肿大,可达巨脾程度,常伴有低热,血液检查周围血液中白细胞数显著增多,并有幼稚白细胞,骨髓检查有助诊断。

参 考 文 献

〔1〕 中华人民共和国传染病防治法

〔2〕 GB 15977—1995 血吸虫病诊断标准及处理原则

〔3〕 卫生部疾控司.血吸虫病防治手册.3 版.上海:上海科学技术出版社,2000.

〔4〕 何伟、朱荫昌、华万全,等.血吸虫病快速免疫诊断胶体染料试纸条法的研究.中国血吸虫病防治杂志,2000,12(1):18

〔5〕 丁建祖,于小仙,沈慧英,等.快速检测日本血吸虫抗体金标免疫渗滤法的建立及应用.中国寄生虫病防治杂志,1998,11(4):308

〔6〕 赵慰先,高淑芬.实用血吸虫病学.北京:人民卫生出版社,1996

ICS 11.020
C 61
备案号:25961—2009

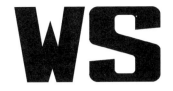

中华人民共和国卫生行业标准

WS 309—2009

华支睾吸虫病诊断标准

Diagnostic criteria for clonorchiasis

2009-03-13 发布

2009-11-01 实施

中华人民共和国卫生部   发 布

前　言

本标准的附录 A、附录 B、附录 D 为资料性附录,附录 C 为规范性附录。

本标准由卫生部寄生虫病标准专业委员会提出。

本标准由中华人民共和国卫生部批准。

本标准起草单位:中国疾病预防控制中心寄生虫病预防控制所、广西壮族自治区疾病预防控制中心、中山大学、广东省疾病预防控制中心、黑龙江省疾病预防控制中心。

本标准主要起草人:许隆祺、陈颖丹、黎学铭、余新炳、方悦怡、纪卓、汤林华。

华支睾吸虫病诊断标准

1 范围

本标准规定了华支睾吸虫病的术语和定义、诊断依据、诊断原则、诊断标准和鉴别诊断。

本标准适用于全国各级医疗卫生机构对华支睾吸虫病的诊断。

2 术语和定义

下列术语和定义适用于本标准。

2.1 华支睾吸虫病 clonorchiasis

由华支睾吸虫（*Clonorchis sinensis*）寄生于人体的胆道系统所引起的疾病,俗称肝吸虫病。

2.2 华支睾吸虫病流行区

指有华支睾吸虫的第一中间宿主（纹沼螺、长角涵螺、赤豆螺等）和第二中间宿主（淡水鱼、虾）存在,同时,有本地的人和动物（猫、犬、猪等）发生感染的地区。

3 诊断依据

病原学、流行病学和临床表现参见附录 A。

3.1 流行病学史

有生食或半生食淡水鱼、虾史,并有在流行区生活、工作、旅游史。

3.2 临床表现

3.2.1 有畏寒发热、头痛、食欲不振、恶心、乏力、腹胀、腹泻和右上腹痛等症状,并伴有肝大、黄疸及外周血嗜酸性粒细胞增多等体征。

3.2.2 无症状,或以纳差、腹胀、腹泻、乏力和神经衰弱等症状为主,可有肝大、黄疸等体征。常并发胆囊炎、胆结石。晚期患者有肝硬化、腹水,儿童可出现生长发育障碍等。

3.3 实验室检测或其他检查

3.3.1 酶联免疫吸附试验（ELISA）阳性（参见附录 B）。

3.3.2 B型超声检查有以下特征:

3.3.2.1 肝脏型:肝实质点状回声增粗、增强,有短棒状、索状或网状回声。

3.3.2.2 胆管型:肝内胆管轻度扩张,以部分节段扩张常见,同时伴有管壁增厚,回声增强;肝外胆管内可见层叠排列的"双线征"回声,其长 10 mm～20 mm,宽 2 mm～3 mm。

3.3.2.3 胆囊型:胆囊壁毛糙,囊内常见漂浮斑点、"小等号"样光带及沉淀物回声,可见"双线征"或

"细条征",或直或弯,长 10 mm～20 mm,宽 2 mm～3 mm 的高回声光带。

3.3.2.4　混合型:同时有以上两种或三种类型表现。

3.3.3　粪检发现华支睾吸虫虫卵(见附录 C)。

3.3.4　胶囊拉线法检查发现华支睾吸虫虫卵(见附录 C)。

3.3.5　手术发现华支睾吸虫成虫或虫卵。

4　诊断原则

根据流行病学史、临床表现及实验室检查等予以诊断。

5　诊断标准

5.1　急性华支睾吸虫病

5.1.1　疑似病例

应同时符合 3.1 和 3.2.1。

5.1.2　临床诊断病例

a)　应同时符合疑似病例和 3.3.1;

b)　或同时符合疑似病例和 3.3.2 中的任一条。

5.1.3　确诊病例

a)　应同时符合疑似病例和 3.3.3;

b)　或同时符合疑似病例和 3.3.4;

c)　或同时符合疑似病例和 3.3.5。

5.2　慢性华支睾吸虫病

5.2.1　疑似病例

应同时符合 3.1 和 3.2.2。

5.2.2　临床诊断病例

a)　应同时符合疑似病例和 3.3.1;

b)　或同时符合疑似病例和 3.3.2 中的任一条。

5.2.3　确诊病例

a)　应同时符合疑似病例和 3.3.3;

b)　或同时符合疑似病例和 3.3.4;

c)　或同时符合疑似病例和 3.3.5。

6 鉴别诊断(参见附录 D)

6.1 急性华支睾吸虫病的鉴别诊断

应与病毒性肝炎、急性血吸虫病和急性肠胃炎等疾病鉴别。

6.2 慢性华支睾吸虫病的鉴别诊断

应与病毒性肝炎、慢性血吸虫病、肝片形吸虫病、布氏姜片吸虫病、单纯性消化不良、肝硬化等鉴别。

附　录　A

（资料性附录）

病原学、流行病学和临床表现

A.1　病原学

华支睾吸虫在发育过程中必须在其第一中间宿主（纹沼螺、长角涵螺、赤豆螺等）体内进行无性生殖，在第二中间宿主（淡水鱼、虾）体内发育至成熟囊蚴。如终宿主（人和犬、猪、猫等哺乳动物）生食或半生食含活囊蚴的鱼、虾，囊蚴在终宿主的十二指肠脱囊成为童虫，童虫经总胆管进入肝脏的小胆管内发育为成虫。华支睾吸虫成虫的寿命长达 15 年以上。反复感染可以导致重度感染，成虫数量多会造成胆管阻塞，甚至在胆总管和胆囊寄生，偶见胰腺内异位寄生。

在人体内，华支睾吸虫成虫的机械运动和代谢产物，与部分胆囊炎、胆管炎和肝硬化有密切的因果关系。华支睾吸虫感染造成人体的营养或代谢紊乱是患儿生长发育障碍的主要原因。

A.2　流行病学

我国除内蒙古、甘肃、青海、西藏、宁夏等省、自治区尚未发现外，其余 26 个省、自治区、直辖市以及台湾地区、香港和澳门特别行政区都有华支睾吸虫病流行。目前全国感染人数为 1 249 万，其中以广东、广西、黑龙江和吉林等省、自治区为重流行区。本病的流行与水系分布有关，以池塘或小沟为主的地区，呈点状分布；以河流为主的地区，呈线状或片状分布。华支睾吸虫病在一个地区流行的关键因素是当地人群有生食或半生食淡水鱼、虾的习惯，人群感染可分两种类型，一种是以成人感染为主，如广东、广西、黑龙江和吉林等省、自治区的一些地区。另一种足以儿童和青少年感染为主，如河南、山东、安徽和四川等省的一些地区。全国多数流行区感染率男性高于女性，可能与男性外出就餐多，导致感染机会多有关。

A.3　临床表现

A.3.1　急性华支睾吸虫病

一般起病较急，症状明显。可有畏寒、发热、头痛、食欲不振、恶心、乏力、腹胀、腹泻和右上腹痛等症状，并伴有肝大、黄疸及外周血嗜酸性粒细胞增多等体征。如果不及时有效诊治，可发展为慢性华支睾吸虫病。

A.3.2　慢性华支睾吸虫病

轻者多数无明显自觉症状或仅有轻微胃肠道症状。重复感染可出现纳差、腹胀、腹泻、乏力和神经衰弱等症状，并伴有肝大、黄疸等体征，也常并发胆囊炎、胆结石。晚期患者有肝硬化、腹水，儿童可有生长发育障碍等，亦有并发原发性肝癌或胆管癌者。若不及时治疗，肝功能失代偿可致死。

附　录　B
（资料性附录）
酶联免疫吸附试验（ELISA）

B.1　抗原包被

用 0.05 mol/L pH 9.6 的碳酸盐包被缓冲液将抗原稀释至蛋白质含量为 1 μg/mL～10 μg/mL。在每个聚苯乙烯板的反应孔中加 100 μL，4 ℃过夜。次日，弃去孔内溶液，用含有 0.05%吐温-20 的磷酸缓冲盐水（PBS-T pH 7.4，0.01 mol/L）洗涤 3 次，每次 5 min，甩干。

B.2　加样

在反应孔中加以 PBS-T 作 1∶100 的稀释的受检血清 100 μL，置 37 ℃1 h（每批设阴性对照及阳性对照各一个）。倾去血清，以 PBS-T 洗涤 3 次，每次 5 min，甩干。

B.3　加结合物

加入以 PBS-T 作 1∶1 000 稀释的辣根过氧化物酶（HRP）-标记结合物 100 μL，37 ℃1 h。倾去酶标记结合物，以 PBS-T 洗涤 3 次，每次 5 min，甩干。

B.4　加底物液显色

于各反应孔中加入临用前配制的邻苯二胺（OPD）或四甲基联苯胺（TMB）底物溶液 100 μL，37 ℃，30 min。

B.5　终止反应

于各反应孔中加入 2 mol/L 硫酸（H_2SO_4）50 μL。

B.6　结果判定

可于白色背景上目测结果。反应孔内颜色越深，阳性程度越强，阴性反应为无色或极浅，依据所呈颜色的深浅，以"＋"、"－"号表示。也可在酶标专用比色计上读取 492 nm（OPD 为底物）或 450 nm（TMB 为底物）光密度（OD）值，以 P/N≥2.1 判为阳性（P 为阳性对照，N 为阴性对照）。

附　录　C
（规范性附录）
病原学检查

在受检者的粪便、十二指肠液中发现华支睾吸虫虫卵和手术发现成虫或虫卵均是确诊的依据。对粪便中的虫卵进行定量计数可以判断感染程度,并可作为考核疗效和评价流行程度的依据。病原学检查方法较多,常用的有以下 3 种,其中以改良加藤厚涂片法使用最普遍。

C.1　改良加藤厚涂片法

操作步骤如下:

C.1.1　配制透明液:量取蒸馏水和纯甘油各 100 mL,混合后,再加入 3％孔雀绿或亚甲基蓝 1 mL,储瓶备用。

C.1.2　裁剪亲水玻璃纸:取厚 40 μm 亲水透明厚玻璃纸,剪成 25 mm×30 mm 大小,放入透明液中浸泡 24 h 以上方可使用,一般随用随取。

C.1.3　制片:在待检粪便样本上方置一块 5 cm×5 cm 大小的尼龙绢(80 目),用刮棒(长 60 mm,宽 6 mm,厚 2 mm)自尼龙绢刮取粪便,填满载玻片的定量模板孔(国内统一定量板规格为中央孔呈圆台形,其短径 3 mm,长径 4 mm,高 1 mm,容积为 38.75 mm³),刮平后,再小心提起定量板,载玻片上留下一圆台形粪块。取 1 张经透明液浸泡好的亲水玻璃纸,抖掉多余的浸泡液,盖在粪便上,用橡皮塞或 1 块载玻片轻压,使粪便均匀展开至玻璃纸边缘。

C.1.4　显微镜检查:制片后须放置一段时间晾干、透明后方可镜检,一般在室温 25℃、湿度 75％时,放置 0.5 h～1 h 即可变得透明。若温度低、空气湿度大,涂片放置时间要适当延长。南方温度高的地区或西北气候干燥地区涂片放置时间要缩短,甚至涂片制好后,即可镜检。

C.1.5　虫卵计数:涂片透明后用显微镜检查并记录观察到的全部虫卵数。在大规模的流行病学调查中,只要将每片的全部虫卵数乘以 24,即得每克粪便虫卵数。根据每克粪便虫卵数(EPG)分为轻度感染(EPG<1 000)、中度感染(EPG1 000～10 000)和重度感染(EPG>10 000)。若是小范围调查或进行药物疗效考核以及医院化验室检查时,将每片全部虫卵数乘以 24 后,再乘以粪便系数(成形便 1,半成形便 1.5,软便 2,粥样便 3,水泻便 4)即为每克粪便虫卵数。儿童粪便总量比成人少,因此儿童每单位体积粪便中含虫卵数比成人多。故应以成人为标准,按比例减少,即儿童粪便所得的虫卵数,1 岁～2 岁者乘以 25％,3 岁～4 岁者乘以 50％,5 岁～10 岁者乘以 75％,11 岁以上者不减。

C.2　醛醚离心沉淀法

在小容器内放入粪便 1 g～2 g,加水 15 mL 调匀,用 100 目铜筛或 2 层纱布过滤至离心管中,2 000 r/min 离心 1 min～2 min,倾去上清液再加水调匀,再离心,如此重复 2 次～3 次。弃去上清液,加 10％甲醛 10 mL 搅匀,静置 5 min 后加乙醚 3 mL,用力摇动离心管,充分混合,1 000 r/min 离心 5 min,离心管内液体分为 4 层,倒去上面 3 层,吸取最下层镜检。

C.3　胶囊拉线法

取尼龙丝 150 丹尼尔(或 75 丹尼尔双股)一段,长 70 cm,末端连结长 24 cm 棉线(棉线中段对折成一股),消毒后装入胶囊。在上、下两半胶囊空隙处再装入弹子糖丸各一粒,将尼龙丝缠于胶囊外壳,留出线头,装入干净瓶中备用。受试者于晚上临睡前用温开水送服胶囊及尼龙丝的 1/2,再继续吞下所剩尼龙丝,直至嘴外留下所剩线头 5 cm～10 cm,将线头在胶布上绕几圈后贴于受试者嘴角上方。在此期,间受试者可作一般活动,可饮水,但不能进食。次日清晨,让受试者仰头张口,由医务人员缓缓拉出棉线,如遇有阻力或恶心时,应稍停,让受试者精神放松,再提拉。拉出线后,将染有胆汁的棉线剪下,放入标有受试者姓名的小瓶中。为了证实棉线是否到达十二指肠,须先测 pH。当 pH≥6 时,此时棉线呈绿色或黄绿色,表明棉线到达十二指肠;若 pH 为 2～4,棉线可能仅滞留在胃部,但也可能是棉线外拉通过胃部时碰到胃酸所致,因此要多测几段,如各段均呈酸性,需要重做。

检查时,轻轻刮下棉线上的黏液和碎块,先检查有无幼虫,再放入试管中,加 10％氢氧化钠溶液,置 37 ℃水浴箱中 10 min～15 min,并用玻璃棒搅拌,以 1 000 r/min 离心 5 min～10 min,每份取沉淀物 3 滴镜检。

附 录 D
(资料性附录)
鉴别诊断

华支睾吸虫病不仅有肝胆系统疾病症状,还可有其他症状和体征,而且大部分症状和体征为非特异性的,因此应与一些有相似症状的疾病(如病毒性肝炎、血吸虫病、肝片形吸虫病、肝硬化和单纯性消化不良等)相鉴别。

D.1 病毒性肝炎

急性肝炎和慢性肝炎等患者的肝功能常有明显异常,病毒性肝炎的抗原或抗体检查阳性。患者血象一般不增高,无嗜酸性粒细胞增多。粪检未见华支睾吸虫虫卵,检测抗华支睾吸虫抗体呈阴性。

D.2 血吸虫病

急性感染有季节性,患者有疫水接触史。临床表现有发热、皮疹等,半数以上患者有腹痛、腹泻,少数大便中有脓血,肝大。肝大者多伴脾大,腹水出现早,可见巨脾症。急性血吸虫病患者粪便检查可查到虫卵,孵化试验可见毛蚴。

慢性血吸虫病患者常见腹泻和黏液血便,常有消瘦、营养不良、腹痛、肝脾大,儿童患者也可有发育障碍,晚期血吸虫病患者也以肝硬化腹水症状多见,患者粪便虫卵检查阳性率较低,直肠黏膜活组织检查可查到血吸虫虫卵。

D.3 肝片形吸虫病

该病是一种人畜共患寄生虫病,主要感染家畜,人偶有感染。人因生食含有肝片形吸虫囊蚴的水生植物或饮用被其污染的水感染。临床表现与华支睾吸虫病相似,但病情一般较重,阻塞性黄疸明显,常有胆管出血,粪检可查到肝片形吸虫虫卵。

D.4 肝硬化

华支睾吸虫病、病毒性肝炎和酒精中毒均可引起肝硬化,但病毒性肝炎、酒精中毒引起的肝硬化患者多数有肝炎病史、饮酒史,肝大不明显,质地硬,肝脏功能损害较重,脾大较明显,静脉曲张多见。嗜酸性粒细胞不增多,超声波检查无华支睾吸虫病的典型图像,粪便或十二指肠引流液中均查不到华支睾吸虫虫卵,抗华支睾吸虫抗体检测呈阴性。华支睾吸虫病性肝硬化患者,常有流行病学史,给予抗虫治疗后,可明显好转,预后也较好。

D.5 单纯性消化不良

单纯性消化不良患者易与临床表现消化不良症状的华支睾吸虫病相混淆,两者均有胃部不适、腹胀、腹泻、食欲不振等症状。但前者肝脏不肿大,血中嗜酸性粒细胞不增多,超声检查无华支睾吸虫病的典型图像,粪检、十二指肠引流液均未查见华支睾吸虫虫卵,抗华支睾吸虫抗体检测呈阴性。

参 考 文 献

［1］ 吴观陵.人体寄生虫学［M］.3 版.北京:人民卫生出版社,2005:448－464,1119－1120

［2］ 陈兴保,吴观陵,孙新.现代寄生虫病学［M］.北京:人民军医出版社,2002:571－589

［3］ 许隆棋,薛纯良.重要寄生虫病诊断指南［M］.北京:北京科学技术出版社,2002:55－62,203－214

［4］ 齐小秋.肠道寄生虫病防治手册［M］.福州:福建教育出版社,1996:32－41,230－231

［5］ 全国人体重要寄生虫病现状调查办公室.全国人体重要寄生虫病现状调查报告［J］.中国寄生虫学与寄生虫病杂志,2005,23(5)增刊:332－340

［6］ 于思庶,魏承毓.新发现和再肆虐传染病诊断标准和防治指南［M］.香港:国际炎黄文化出版社,2002:271－272

［7］ 国家药典委员会.中华人民共和国药典［M］.北京:化工工业出版社,2000:333－335

ICS 11.020
C 61
备案号：29061—2010

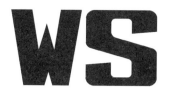

中华人民共和国卫生行业标准

WS 321—2010

广州管圆线虫病诊断标准

Diagnostic criteria for angiostrongyliasis cantonensis

2010-06-02 发布

2010-12-01 实施

中华人民共和国卫生部　　发布

前　言

本标准除第 6 章为推荐性条款外，其余为强制性条款。

本标准的附录 A、附录 C 为资料性附录，附录 B 为规范性附录。

本标准由卫生部寄生虫病标准专业委员会提出。

本标准由中华人民共和国卫生部批准。

本标准起草单位：中国疾病预防控制中心寄生虫病预防控制所、福建省疾病预防控制中心、首都医科大学附属北京友谊医院北京热带医学研究所、温州医学院。

本标准主要起草人：张仪、吕山、林金祥、阴赪宏、王小同、官亚宜、周晓农。

广州管圆线虫病诊断标准

1 范围

本标准规定了广州管圆线虫病的诊断依据、诊断原则、诊断和鉴别诊断。
本标准适用于各级医疗机构和疾病预防控制机构对广州管圆线虫病的诊断。

2 术语和定义

下列术语和定义适用于本文件。

2.1

广州管圆线虫病 angiostrongyliasis cantonensis

由广州管圆线虫（*Angiostrongylus cantonensis*）幼虫寄生于人体内所引起的一种以嗜酸粒细胞增多性脑膜脑炎为主要临床表现的寄生虫病。

3 诊断依据

3.1 流行病学史

近期（通常为1个月内）有生食或半生食广州管圆线虫的中间宿主（如福寿螺、褐云玛瑙螺、蛞蝓等软体动物）或者转续宿主（如淡水虾、蟹、鱼、蛙等）史（参见附录A），或有广州管圆线虫的中间宿主、转续宿主接触史。

3.2 临床表现

3.2.1 起病较急，以疼痛特别是剧烈头痛等为突出表现，可有神经根痛、痛觉过敏等症状，可伴有发热、恶心、呕吐等。

3.2.2 临床检查时可有颈部抵抗，甚至颈项强直等脑膜刺激征。

3.3 实验室检查

检查项目和方法详见附录B。

3.3.1 血常规检查

嗜酸粒细胞的百分比和（或）绝对值增高。

3.3.2 脑脊液检查

可有脑脊液压力增高、嗜酸粒细胞增多。

3.3.3 免疫学检查

血清或脑脊液中广州管圆线虫抗体或循环抗原阳性。

3.3.4 病原学检查

在脑脊液或眼等部位查见广州管圆线虫幼虫。

4 诊断原则

根据流行病学史、临床表现及实验室检查结果等予以诊断。

5 诊断

5.1 疑似病例

同时符合 3.1 和 3.2.1 或同时符合 3.1 和 3.2.2。

5.2 临床诊断病例

符合下列一项可诊断：
a) 疑似病例并且符合 3.3.1；
b) 疑似病例并且符合 3.3.2；
c) 疑似病例并且符合 3.3.3；
d) 疑似病例并且经抗蠕虫药治疗有效。

5.3 确诊病例

临床诊断病例并且符合 3.3.4。

6 鉴别诊断

广州管圆线虫病应与脑囊尾蚴病、脑型并殖吸虫病、脑型裂头蚴病、脑型血吸虫病、脑型包虫病、脑型颚口线虫病等寄生虫病相鉴别，同时也应与结核性脑膜炎、病毒性脑膜炎、流行性脑脊髓膜炎、神经性头痛等相鉴别(参见附录 C)。

附　录　A

（资料性附录）

生活史与流行病学

A.1　生活史

广州管圆线虫的终宿主主要为鼠类。成虫寄生于鼠肺动脉或右心室中,雌虫产出虫卵,在肺毛细血管孵化出第一期幼虫。第一期幼虫穿过肺毛细血管随呼吸道分泌物上行吞咽进入消化道,进而随粪便排出体外。当中间宿主如福寿螺、褐云玛瑙螺、蛞蝓等软体动物食入或接触含有第一期幼虫的粪便时,第一期幼虫可进入其体内进一步生长发育。幼虫在软体动物体内蜕皮或生长发育速度与环境温度关系密切。感染后约1周,第一期幼虫在中间宿主组织内蜕皮,发育为第二期幼虫,1周后再经1次蜕皮,发育为第三期幼虫即感染期幼虫。淡水鱼、虾、蟹、蛙、蛇、蜥蜴等因捕食中间宿主而长期存储第三期幼虫,是该虫的转续宿主。鼠类因吞食含有第三期幼虫的中间宿主或转续宿主而感染。在鼠体内,第三期幼虫经消化道进入血液循环,在中枢神经系统进一步发育为第四期幼虫和第五期幼虫,再移至鼠肺动脉发育为成虫。

A.2　流行病学

广州管圆线虫病主要流行于热带和亚热带地区,波及亚洲、非洲、美洲、大洋洲的30多个国家和地区,其中东南亚、太平洋岛屿、加勒比海区域流行较重,截至2008年累计报告病例2 800多例。到2008年底,我国已有9个省(自治区、直辖市)报告了广州管圆线虫病例,共计报告病例380多例,其中近90%病例发生于群体感染。我国广州管圆线虫病自然疫源地主要分布于浙江省、福建省、江西省、湖南省、广东省、广西壮族自治区、海南省以及台湾地区,即这些地区的野外现场中已发现有感染不同虫期广州管圆线虫的中间宿主、转续宿主和终宿主。由于淡水螺类等产品流通便利,病例的发生不仅仅局限于自然疫源地所在地区。

广州管圆线虫主要寄生于鼠类,以褐家鼠和黑家鼠较普遍。此外,在我国已发现黄胸鼠、黄毛鼠、青毛鼠、社鼠、大足鼠、板齿鼠、小家鼠、海南屪鼠以及食虫类动物鼩鼱等有自然感染。鼠类自然感染率在地域上变化较大,文献报道,在温州市调查2 069只鼠类,平均感染率为15.3%,其中褐家鼠感染率为20.4%;在福州市检测1 965只野鼠,平均感染率为13.7%,其中褐家鼠感染率为22.4%;在厦门市检测957只鼠类,平均感染率为6.7%,其中褐家鼠感染率为12.4%;在广州市检测10 034只褐家鼠,平均感染率为1.6%。自然环境中鼠类的感染度变化较大,最少仅感染1条/只,最多有91条/只。

广州管圆线虫对中间宿主选择性不强,至少有70余种软体动物可在自然界或实验室条件下感染。在我国,已知20多种水生和陆生螺类以及其他软体动物可以自然感染广州管圆线虫。由于不同软体动物与鼠类或其粪便接触机会不同,因此,自然感染率差别很大。2006~2007年全国广州管圆线虫病自然疫源地调查发现,福寿螺、褐云玛瑙螺和蛞蝓是主要中间宿主,平均感染率分别为6.8%、13.4%和6.5%。部分地区上述三种软体动物的自然感染率分别可高达66.9%、82.35%和46.3%。自然环境中软体动物的感染度变化很大,有些仅感染几条幼虫,而有些可高达数万条,如福寿螺感染度可高达8 754条幼虫/只,褐云玛瑙螺感染度可高达18 500条幼虫/只,蛞蝓感染度可高达5 650条幼虫/只。

由于转续宿主的调查和检测较为困难,因此,转续宿主自然感染率很难评估。我国曾有报道,在黑眶蟾蜍、泽蛙、金线蛙体内发现自然感染的广州管圆线虫。

人类多因生食或半生食含有广州管圆线虫第三期幼虫的中间宿主或转续宿主而感染;也有通过接

触中间宿主分泌的含有广州管圆线虫三期幼虫的黏液而感染。第三期幼虫在人体内移行经过中枢神经系统可发育为第四期幼虫和第五期幼虫。由于人不是广州管圆线虫正常宿主,幼虫通常不能下行至肺动脉发育为成虫,因此,长期移行于神经系统,并诱发以嗜酸粒细胞增多性脑膜脑炎为主要临床表现的广州管圆线虫病。但在有些患者(主要是儿童)的肺部病理切片中能够发现广州管圆线虫的发育期成虫(即虫体已经具备成虫的生殖结构,但尚未发育到性成熟),提示在患儿体内有发育为成虫的倾向。

附　录　B

（规范性附录）

实验室检查

B.1　血常规检查

按常规进行,计数白细胞总数并分类,计数嗜酸粒细胞百分比值和绝对值。如果采用自动检测项目,嗜酸粒细胞的百分比值和(或)绝对值超过正常值范围或怀疑患广州管圆线虫病时,建议同时采用血膜涂片镜检的方法计数和分类,以核实结果。

B.2　脑脊液检查

按常规行腰椎穿刺术。穿刺获脑脊液再行常规检查和细胞学检查。

B.2.1　脑脊液穿刺方法

以髂后上棘连线与后正中线交会处为穿刺点(相当于第3～4腰椎棘突间隙,或者在上一或下一腰椎间隙进行)。局部常规消毒及麻醉后,戴无菌橡皮手套、铺洞巾,术者左手食拇二指固定穿刺点皮肤,右手持7号或9号穿刺针(小儿视具体情况而定,穿刺部位更低,穿刺针更细)以垂直背部方向缓慢刺入,针尖稍斜向头部、针体偏向臀部,成人进针深度约4 cm～6 cm,儿童约2 cm～4 cm,当针头穿过韧带与硬脑膜时,阻力消失获落空感,缓慢拔出针芯,见脑脊液流出,放液前连接测压管测定脑脊液压力,撤去测压管后,用无菌试管收集脑脊液2 mL～5 mL送检。术毕,放回针芯拔出穿刺针。穿刺点稍加压止血,敷以消毒纱布并用胶布固定。术后平卧4 h～6 h。若初压超过2.94 kPa(300 mmH$_2$O)时则不宜放液,仅取测压管内的脑脊液即可。

B.2.2　检查内容

B.2.2.1　压力检查　侧卧位观察患者脑脊液流经测压管时的脑脊液压力。

B.2.2.2　常规检查　检查脑脊液混浊度、白细胞计数、蛋白含量、葡萄糖含量以及氯化物含量。

B.2.2.3　细胞学检查　用瑞特-吉姆萨染色法(Wright Giemsa Staining)染片,镜检嗜酸粒细胞数量及比例。

B.2.3　结果判定

B.2.3.1　压力检查　侧卧位成人正常值为0.78 kPa～1.76 kPa(80 mmH$_2$O～180 mmH$_2$O),儿童为0.39 kPa～0.98 kPa(40 mmH$_2$O～100 mmH$_2$O),新生儿为0.098 kPa～0.14 kPa(10 mmH$_2$O～14 mmH$_2$O)。

B.2.3.2　常规检查　外观呈混浊或乳白色,白细胞计数增多。蛋白增高,葡萄糖可轻度降低,氯化物多在正常范围或轻度增高。

B.2.3.3　细胞学检查　镜检可见大量嗜酸粒细胞,分类计数超过10%。

B.2.4　注意事项

穿刺用针头宜粗不宜细,一般用7号或9号穿刺针。脑脊液离心后应立即进行检查。

B.3 免疫学检查

B.3.1 双抗体夹心酶联免疫吸附试验

采用广州管圆线虫成虫粗抗原多克隆抗体,运用双抗体夹心酶联免疫吸附试验法检测广州管圆线虫病患者血清循环抗原。

B.3.1.1 抗原制备 从人工感染 SD 大鼠心脏、肺脏分离广州管圆线虫成虫,生理盐水漂洗后冰冻干燥,加入蛋白酶抑制剂,研磨成粉,冷丙酮脱脂 3 次,超声粉碎(冰浴,3 min/次,共 5 次),反复冻融,4 ℃,30 000 r/min 离心 2 min。取出上清液,用 Lowry 法测定蛋白质含量,−20 ℃保存备用。

B.3.1.2 多克隆抗体制备 取粗抗原溶解于生理盐水中,配置浓度为 2 μg/mL,加入等体积的福氏完全佐剂,皮下免疫 BALB/c 雌性小鼠,每只 0.5 mL,2 周后加强免疫一次,免疫方式为粗抗原加福氏不完全佐剂,皮下免疫。末次免疫 1 个月后,断尾取血,用粗抗原检测制备抗体的效价,−20 ℃保存备用。

B.3.1.3 检测方法:

a) 用 pH9.6 碳酸盐缓冲液(PBS)将纯化单抗稀释成 10 μg/mL。每孔 100 μL,4 ℃包被 12 h。

b) 弃除液体,用 0.05% 吐温 20-PBS 洗涤 3 次,每孔加入封闭液(5% 小牛血清)100 μL,37 ℃孵育 1 h,0.05% 吐温 20-PBS 洗涤 3 次。

c) 每孔加入 100 μL 待测血清,37 ℃孵育 45 min,0.05% 吐温 20-PBS 洗涤 5 次。

d) 每孔加入 100 μL 酶标单抗(1∶1 600),37 ℃孵育 45 min,0.05% 吐温 20-PBS 洗涤 5 次。

e) 每孔加入 100 μL 底物,37 ℃避光显色 20 min。每孔加入 100 μL 2 mol/L H_2SO_4 终止显色,酶标仪读数。

B.3.1.4 结果判定 以阴性对照血清 OD 值均值加 3 个标准差为正常值上限,大于此值为阳性。

B.3.2 酶联免疫吸附试验

采用广州管圆线虫第四期幼虫可溶性抗原检测患者血清或脑脊液中特异性抗体。

B.3.2.1 广州管圆线虫第四期幼虫粗抗原制备:

a) 用人工消化法从福寿螺或褐云玛瑙螺体内分离广州管圆线虫第三期幼虫:将螺体组织剪碎后加入人工消化液(盐酸 7 mL,胃蛋白酶 2 g,生理盐水 993 mL),置 37 ℃恒温箱内,消化 3 h~4 h。消化沉淀物用铜筛过滤,滤液沉淀水洗 2 次,弃除上清液。沉淀物置于显微镜下观察,用毛细吸管吸取广州管圆线虫第三期幼虫,放置于含生理盐水的玻璃皿中。

b) 将第三期幼虫腹腔接种 SD 大鼠,10 d 后解剖大鼠。从其脑组织中分离出广州管圆线虫第四期幼虫。

c) 用无菌生理盐水冲洗活虫体 3~4 次,根据虫体压积加入约 10 倍量的 0.01% 硫柳汞生理盐水,匀浆器研磨,交替冻融 6 次。6 d 后用 300 mA 超声处理 4 次,每次 5 min,然后经 10 000 r/min(4 ℃)离心 30 min。取上清液即为可溶性抗原液,测蛋白含量,贮存于−20 ℃冰箱备用。

B.3.2.2 检测方法:

a) 以 pH9.6 碳酸盐缓冲液(PBS)稀释上述制备抗原,包被 96 孔 PVC(聚苯乙烯)酶标板,每孔 50 μL,孵育 2 h 后置于 4 ℃湿盒内过夜。

b) 甩去孔内抗原溶液,PBS-T(PBS-0.5% 吐温)洗涤 3 次,晾干,每孔加封闭液(5% 小牛血清)200 μL,37 ℃封闭孵育 2 h。加入用 PBS 按 1∶200 稀释的待测血清 50 μL,37 ℃孵育 1 h。

c) PBS-T 洗涤 3 次后每孔加入 1∶100 稀释的酶结合物[辣根过氧化物酶(HRP)标记的羊抗人 IgG]50 μL,37 ℃孵育 1 h,洗涤 3 次,晾干。

d) 每孔加入 TMB 溶液[用 3,3',5,5'-四甲基联苯胺(TMB)配制,临用时按每 10 mL 底物液加

3%H₂O₂ 0.1 mL]50 μL,37 ℃ 15 min,加入 1 mol/L 的 H₂SO₄ 终止反应。

B.3.2.3　结果判定　在酶标仪上以 450/620 nm 双波长读取 OD 值,$P/N>2.0$ 为阳性(P 表示待测样本 OD 值,N 表示阴性对照平均 OD 值)。

B.3.3　间接荧光抗体试验

采用广州管圆线虫第三期幼虫可溶性抗原检测广州管圆线虫病患者血清抗体。

B.3.3.1　广州管圆线虫幼虫抗原制备　用人工消化法从福寿螺或褐云玛瑙螺体内分离广州管圆线虫第三期幼虫,冰冻包埋,切成 4 μm 厚切片,贴附于 0.5%明胶处理的玻片备用。

B.3.3.2　检测方法:

a)　取患者血液 2 mL,放置 30 min,1 500 r/min 离心 5 min 分离血清待用。

b)　将待测血清 1∶10 稀释,即取 20 μL 待测血清加入 180 μL PBS(0.01 mmol/L、pH8.0 的磷酸盐缓冲液)。

c)　用 pH 7.4 的 PBS 冲洗切片 1～2 次后,加入 100 μL 稀释血清,置 37 ℃湿盒 30 min。冲洗3 次,再加入以异硫氰酸(FTTC)标记的羊抗人 IgG,置 37 ℃湿盒 30 min。冲洗、风干后置荧光显微镜下观察。

B.3.3.3　结果判定　虫体体壁肌肉内缘与内脏外缘有黄绿色荧光判定为阳性结果,否则为阴性结果。

B.3.4　免疫酶染色试验

以含广州管圆线虫的组织切片进行酶联免疫染色,以检测受检样本中的特异性抗体。

B.3.4.1　抗原片制备　用人工消化法从福寿螺或褐云玛瑙螺体内分离广州管圆线虫第三期幼虫,感染 SD 大鼠,50 d 后解剖大鼠。取肺脏,生理盐水洗净。选取近肺门处虫体较多肺组织剪成小块,10%福尔马林液固定 8 h,按常规法制成石蜡包埋切片,厚度 10 μm,每张载玻片置 6 块含虫组织切片。检测前经二甲苯脱蜡,用浓度递减的梯度酒精去除二甲苯,再用 0.01 mol/L pH 7.4 PBS 洗涤 3 次,室温晾干备用。

B.3.4.2　检测方法:

a)　将上述已脱蜡抗原片用蜡笔画线,使每块组织片分隔开,将待测血清用 0.01 mol/L pH7.4 PBS 稀释成 1∶10～1∶1 280,按顺序分别滴加于组织上,置湿盒,35 ℃孵育 60 min。

b)　用 0.01 mol/L pH7.4 PBS 洗涤 3 次后,浸泡 10 min,再于 35 ℃孵育 60 min,再用 0.01 mol/L pH7.4 PBS 洗涤 3 次并吸干水分。

c)　滴加底物溶液(3-3'-二氨基联苯胺四盐酸盐)1 滴,于室温放置 15 min～20 min,甩干底物溶液,将组织片置于光学显微镜下观察结果。

B.3.4.3　结果判定　虫体体壁及部分实质组织呈现明显棕黄色者为阳性反应,不出现棕黄色者为阴性反应。

B.4　病原学检查

可通过脑脊液、眼部检查以及尸体解剖等方法查见广州管圆线虫幼虫或发育期成虫。

B.4.1　脑脊液内虫体检查　脑脊液离心沉淀后,立即吸取沉渣滴于载玻片上,盖上盖玻片,在显微镜下检查有无幼虫。发现虫体时,应进一步鉴定。广州管圆线虫在疑似病例脑脊液中的检出率约为 10%。

B.4.2　眼部虫体检查　有条件者,可请眼科医生借助裂隙灯和检眼镜进行眼部检查,发现虫体时可用手术方法取出后送检。

B.4.3　尸体解剖　通过尸体解剖可发现患者脑组织中的广州管圆线虫虫体断面,或在心、肺动脉检查中可以发现广州管圆线虫发育期成虫。

附　录　C
（资料性附录）
鉴　别　诊　断

C.1　脑寄生虫病

能侵犯中枢神经系统的寄生虫较多,其中比较常见的有链状带绦虫的囊尾蚴、并殖吸虫的童虫、血吸虫的虫卵、曼氏迭宫绦虫的裂头蚴、颚口线虫的第三期幼虫、细粒棘球绦虫的棘球蚴与多房棘球绦虫的泡球蚴等。它们均能侵入人体脑组织,引起中枢神经系统病变和嗜酸粒细胞增多,临床表现与广州管圆线虫病相似,同时这些病原通常难以检出,因此,应注意鉴别。鉴别要点包括流行病学史、典型临床表现、脑脊液和外周血嗜酸粒细胞增高程度、病灶影像学特征、免疫学检查结果等。

C.1.1　脑囊尾蚴病

脑囊尾蚴病又称脑囊虫病,是由链状带绦虫囊尾蚴侵入神经系统而引起的寄生虫病。脑囊尾蚴病占囊尾蚴病住院病例的近91%,是主要的临床类型。我国30个省(自治区、直辖市)有病例报告,云南、河北和黑龙江等省患病率较高。人主要因食入链状带绦虫的虫卵而感染,也可为带绦虫感染者自身感染。脑囊尾蚴病因感染度和损伤部位的不同而临床表现各异,主要临床症状为癫痫、颅内高压、脑膜脑炎、精神障碍等,其中癫痫发生率最高,达80%以上;颅内高压其次,在42%～51%之间。有些患者同时具备多种临床表现。感染链状带绦虫者,有15%～20%可罹患脑囊尾蚴病。

鉴别要点如下:
a)　患者有绦虫病史或喜生食习惯;
b)　脑脊液中以淋巴细胞为主;
c)　头颅CT或磁共振(MRI)有典型的囊尾蚴图像或信号改变(如单发或多发圆形或椭圆形密度减低或增高区;有的囊内还可见到囊尾蚴头节影);
d)　手术摘除皮下等浅表部位结节,经活检证实为囊尾蚴;
e)　囊尾蚴抗体检测为阳性。

C.1.2　脑型并殖吸虫病

并殖吸虫主要寄生于人体呼吸系统,童虫偶可异位寄生于神经系统,造成脑型并殖吸虫病。我国并殖吸虫病主要由卫氏并殖吸虫和斯氏并殖吸虫引起。目前,25个省(自治区、直辖市)有该病自然疫源地分布。人因生食或半生食含有该虫囊蚴的淡水蟹、喇蛄等而感染。

卫氏并殖吸虫引起的颅内感染多见于儿童,其临床表现与广州管圆线虫病极为相似,既有颅内压增高症状,又有中枢神经系统占位受损的症状和体征(如癫痫、肢体感觉异常等)。脑脊液和血液嗜酸粒细胞早期显著增高。病变好发于颅底,以颞叶、枕叶多见。由于虫体持续移行,病变范围与临床表现也随之改变,常见的症状有:阵发性剧烈头痛、癫痫、瘫痪或表现为颅内占位性病变、脑膜炎、视神经受损等症状。斯氏并殖吸虫引起颅内感染多见于青少年,可能与颈动脉周围软组织较疏松,幼虫易沿颈内动脉上行而侵入颅内有关。约29.2%患者可发生蛛网膜下腔出血,但很少引起瘫痪及同侧偏盲。

鉴别要点如下:
a)　曾在并殖吸虫病流行区生活,或有过生食或半生食溪蟹、蝲蛄、淡水虾史,或饮用生溪水史;
b)　具有并殖吸虫病典型临床症状或体征,如咳嗽、咳血、咳铁锈色痰、不同程度的胸痛、胸腔积液、皮下游走性包块等;

c) 痰或粪便中查见并殖吸虫卵;

d) 皮下包块等活体组织或脑脊液中检获虫体或虫卵;

e) 上述检查虽未查及虫体或虫卵,但能发现典型的并殖吸虫病理损害[窦道、嗜酸性脓(囊)肿等]或肺部影像学检查发现环状、空泡状、囊状、蜂窝状和结节状阴影等具有特征性的并殖吸虫病理改变,且经抗虫治疗后病情迅速改善;

f) 并殖吸虫特异性抗体或抗原检测为阳性。

C.1.3 脑型裂头蚴病

曼氏迭宫绦虫的裂头蚴常在人体皮下或内脏移行,偶尔侵入脑部引起脑型裂头蚴病,发病人数约占裂头蚴病总数的 6%。至 2000 年,我国已报告曼氏裂头蚴病例 630 多例,分布于 23 个省(自治区、直辖市)。人主要因生食蝌蚪、蛙肉、蛇肉、蛇胆,或因用生蛙皮或蛇皮敷皮肤伤口而感染,或因饮含剑水蚤的地表水而感染。

脑型裂头蚴病与各种脑瘤如脑膜瘤、胶质瘤及转移性肿瘤的临床表现极为相似,常有癫痫样发作、阵发性头痛伴喷射状呕吐、视力模糊、肢体麻木和进行性肌无力甚至偏瘫等中枢神经系统受损的症状体征。CT 扫描或 MRI 检查可见病灶中心呈密度增强,病灶周围有低密度区,注射造影剂后的病灶均匀增强。脑闪烁图显示异常区,常单侧受累。如虫体侵入脊椎及椎管内,可表现为肢体麻木、感觉异常、偏瘫等症状。MRI 检查,可见椎管内占位性病变,与肿瘤较难区别。

鉴别要点如下:

a) 有生食或半生食各种肉类、蛇胆,或吞食蝌蚪,或敷贴生蛙肉(蛇皮),或有生饮沟、塘、井水史;

b) 皮下组织(颈部、颜面、胸壁、乳房、腹壁、腰背部以及四肢皮下等)曾出现过游走性皮下结节;

c) 单侧眼球内可见条索状虫体或单侧眼睑、球结膜、眼眶周围组织能触及条索状肿物;

d) 自肿物内取出虫体经鉴定为裂头蚴;

e) 血清免疫学检测裂头蚴抗体阳性。

C.1.4 脑型血吸虫病

日本血吸虫寄生于人体肠系膜静脉-门静脉系统,虫卵经肠壁随粪便排出体外,或经门静脉进入肝脏等器官,少数虫卵可进入颅内,引起以嗜酸性虫卵肉芽肿的急性期损害或纤维化慢性损害为基础的异位血吸虫病。脑型血吸虫病为异位寄生血吸虫病的一种,约占血吸虫病的 2%,在住院病例中可达 4.3%。日本血吸虫病主要分布在江苏、安徽、江西、湖北、湖南、四川、云南等 7 个省,血吸虫病主要通过皮肤接触疫水感染。

脑型血吸虫病可分为急性和慢性两种。急性脑型血吸虫病主要表现为脑膜脑炎,可表现为头痛、呕吐、视力障碍等。慢性脑型血吸虫病临床表现类似颅内肿瘤,主要病理基础是颅内压迫和局部神经功能障碍,癫痫和意识丧失是其主要表现。虫卵沉积于脊髓,可引起脊髓炎,典型的表现为腰背部放射性疼痛,随后出现进行性下肢无力,皮肤感觉丧失,大小便失禁等,最后导致截瘫。

鉴别要点如下:

a) 发病前数周曾在血吸虫病疫区,有过疫水接触史(如放牧、打湖草、捞鱼苗、游泳、戏水、抗洪抢险、捕鱼等);

b) 有高热(午后体温骤升,午夜大汗后热退)、腹泻或脓血便、肝肿大(以左叶明显)并有压痛;

c) 粪便查出血吸虫卵或孵出毛蚴;

d) 血吸虫特异性抗体或抗原检测为阳性。

C.1.5 脑型包虫病

脑型包虫病又称脑型棘球蚴病,是由细粒棘球绦虫或多房棘球绦虫的棘球蚴异位寄生于颅内所致,是畜牧地区常见的人兽共患寄生虫病。颅内异位寄生引起的包虫病发病率较低,脑型细粒棘球蚴病仅占细粒棘球蚴病0.4%,而脑型多房棘球蚴病几乎均由肝型多房棘球蚴病经血循环继发感染而来。包虫病主要分布于我国西北牧区,包括内蒙古自治区、西藏自治区、甘肃省、青海省、宁夏回族自治区、新疆维吾尔自治区和四川省的部分地区。人主要是因食入虫卵而感染。

脑型包虫病出现症状较早。一般以颅内压增高为主要症状,表现为头痛、恶心、呕吐、头昏、视力减退等,头痛往往呈弥漫性、持续性或阵发性。因棘球蚴囊肿大多长在脑部的浅表部位,所以癫痫发作极为常见,严重者还伴有肢体瘫痪和失明。

鉴别要点如下:

a) 曾在流行区居住、工作、旅游、狩猎或经常与犬等动物密切接触,或从事流行区家畜的运输、宰杀,畜产品和皮毛产品的加工工作等;

b) B超、X线、CT扫描或MRI检查,发现包虫病的特征性影像,特别是CT扫描,常可见到圆形或椭圆形低密度影,边缘光滑,密度均匀的病灶;

c) 棘球绦虫特异性抗体或循环抗原检测为阳性。

C.1.6 脑型颚口线虫病

颚口线虫第三期幼虫侵入人体后常移行于皮下、内脏、肌肉间隙、神经血管周围等松软的组织内,偶尔可经神经根移行至脊髓、脑等神经组织,引起脑型颚口线虫病。目前我国颚口线虫病报告较少,但分布较广。虫种主要为棘颚口线虫、刚刺颚口线虫、杜氏颚口线虫,脑型颚口线虫病绝大多数由棘颚口线虫引起。人主要是因生食或半生食含有颚口线虫第三期幼虫的淡水鱼类(如泥鳅、黄鳝等),或蟹、喇蛄、蛙、蛇、龟、鸡、鸭、鸟、猪等转续宿主,或因喝生水食入含颚口线虫第三期幼虫的剑水蚤而感染。

脑型颚口线虫病不是该病的主要类型,但当人体重度感染,特别是患者因喝生水食入大量感染该虫的剑水蚤时,幼虫侵犯眼、脑的比例很高。脑型颚口线虫病通常表现为神经根脊髓炎、脑炎、蛛网膜下腔出血,比广州管圆线虫引起的嗜酸性粒细胞增多性脑膜脑炎更严重,预后更差,病死率更高。由于脑型颚口线虫病是幼虫在体内移行至神经系统所致,因此,在嗜酸粒细胞增多性脑脊髓炎之前可有间歇皮下游走性肿块,并伴有轻度红、肿、疼痛和痒感。

鉴别要点如下:

a) 曾生食或半生食鱼、蛙、蛇、鸡、鸭、猪等肉类或喝过生水等;

b) 多以急性剧烈的神经根痛为首发症状,但因幼虫移行可造成不同部位损伤而表现出不同症状,脑脊液为血性或黄色;

c) 身体某些部位的体表曾经出现过典型"匐行疹"或皮下游走性肿块;

d) 活组织检获颚口线虫幼虫;

e) 颚口线虫特异性抗体检测为阳性。

C.2 结核性脑膜炎

结核性脑膜炎多由原发病灶结核菌的血行播散引起,急性、亚急性起病者居多,多有结核病史或病灶,起病多较缓慢,随病情加重出现颅内压增高症状,神经系统主要体征是脑膜刺激征,结核菌素试验大多阳性。脑脊液呈毛玻璃样,白细胞分类以淋巴细胞为主,糖与氯化物含量降低,蛋白含量增加。脑脊液抗酸杆菌培养或用PCR方法检测结核分枝杆菌DNA可以诊断。

C.3 病毒性脑膜炎

病毒性脑膜炎是由病毒引起的中枢神经系统感染性疾病。无明显的流行季节。多有上呼吸道感染的前驱症状或伴有发热,逐渐出现脑膜、脑实质广泛受损的表现如急性或亚急性起病的器质性精神障碍、意识障碍、颅神经受损、脑膜刺激征阳性等,脑脊液细胞数及蛋白含量大多正常或轻度升高,涂片及培养无细菌发现。外周血白细胞不高。血清学检查及病毒分离等可有阳性发现。病情严重者,脑部CT 扫描可见颞叶、额叶水肿、坏死。

C.4 流行性脑脊髓膜炎

流行性脑脊髓膜炎是由脑膜炎奈瑟菌引起的急性化脓性脑膜炎,为急性呼吸道传染病。多于冬春季节发病(2~4 月为流行高峰),1 周内有与流脑病人密切接触史,或当地有本病发生或流行,既往未接种过流脑疫苗。主要临床表现为发热、头痛、呕吐、出血性皮炎或皮肤黏膜瘀点、瘀斑及脑膜刺激征。重者可有败血症性休克和脑膜脑炎。外周血白细胞总数多有明显增加,中性粒细胞升高在 $80\% \sim 90\%$ 以上。对有颅内高压的疑似者,静脉注射甘露醇降低颅内压后进行脑脊液检查,压力常增高至 200 mm H_2O 以上,外观呈浑浊米汤样甚或脓样;白细胞数明显增高,并以中性粒细胞增高为主;糖及氯化物明显减少,蛋白含量升高。细菌学或脑膜炎球菌特异性抗体阳性。

C.5 神经性头痛

主要是指紧张性头痛、功能性头痛及血管神经性头痛。主要症状为持续性头部闷痛、压迫感、沉重感,有的病人自诉头部有"紧箍"感。大部分病人有两侧头痛,多为两颞侧、后枕部及头顶部或全头部的头痛。脑膜刺激征为阴性,脑脊液检查无异常。

参 考 文 献

〔1〕 Graeff-Teixeira C,da Silva AC,Yoshimura K. Update on eosinophilic meningoencephalitis and its clinical relevance. Clin Microbiol 2009,Rev 22:322-348.

〔2〕 Lv S,Zhang Y,Liu HX,Hu L,Yang K,et al. Invasive Snails and an emerging infectious disease:results from the first national survey on *Angiostrongylus cantonensis* in China. PLoS Negl Trop Dis 2009,3:e368.

〔3〕 Lv S,Zhang Y,Steinmann P,Zhou XN. Emerging angiostrongyliasis in mainland China. Emerg Infect Dis 2008,14:161-164.

〔4〕 Lo Re V,3rd,Gluckman SJ. Eosinophilic meningitis. Am J Med 2003,114:217-223.

〔5〕 Wang XT,Huang HJ,Dong QQ,Lin Y,Wang ZM,et al. A clinical study of eosinophilic meningoencephalitis caused by angiostrongyliasis. Chin Med J 2002,115:1312-1315.

〔6〕 梁韶晖,潘长旺,谭峰,黄慧聪,邢文鸾等.双抗体夹心 ELISA 法检测广州管圆线虫循环抗原的研究.中国人兽共患病杂志.2005,21:880-882.

〔7〕 谭峰,潘长旺,梁韶晖,黄慧聪.抗广州管圆线虫成虫单克隆抗体的研制及初步应用.中国寄生虫学与寄生虫病杂志.2005,23:209-212.

〔8〕 王小同,李方去,黄汉津,李向阳等.酶联免疫吸附试验测定广州管圆线虫病患者血清抗体的临床意义.中国神经免疫学和神经病学杂志.1999,6:128-130.

〔9〕 吴观陵.人体寄生虫学.北京:人民卫生出版社.2005:1164.

〔10〕 许隆祺,余森海,徐淑惠.中国人体寄生虫分布与危害.北京:人民卫生出版社.2000:928.

ICS 11.020
C 61

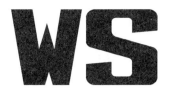

中华人民共和国卫生行业标准

WS 369—2012

旋 毛 虫 病 的 诊 断

Diagnosis of trichinellosis

2012-03-02 发布

2012-09-01 实施

中华人民共和国卫生部　　发 布

前　言

本标准按照 GB/T 1.1—2009 给出的规则起草。

本标准除第 6 章为推荐性条款外，其余为强制性条款。

本标准由卫生部寄生虫病标准专业委员会提出。

本标准起草单位：郑州大学医学院、河南省疾病预防控制中心、中国疾病预防控制中心寄生虫病预防控制所。

本标准主要起草人：王中全、崔晶、许汴利、张红卫、官亚宜、汤林华。

旋 毛 虫 病 的 诊 断

1 范围

本标准规定了旋毛虫病的诊断依据、诊断原则、诊断和鉴别诊断。

本标准适用于各级医疗机构和疾病预防控制机构对旋毛虫病的诊断。

2 术语和定义

下列术语和定义适用于本文件。

2.1

旋毛虫病 trichinellosis

由旋毛虫(*Trichinella* spp.)寄生于人体所引起的寄生虫病(参见附录 A)。

3 诊断依据

3.1 流行病学史

有生食或半生食动物肉类(猪肉、野猪肉、狗肉、羊肉等)及其制品史或食入混有生肉屑的食物史(参见附录 B)。

3.2 临床表现

发热、以眼睑或面部最为多见的水肿、肌肉疼痛、皮疹、眼结膜下出血、指或趾甲下线状或半月形出血、腹痛、腹泻、乏力等。重度感染者可出现心肌炎、心包积液、脑炎及支气管肺炎等并发症(参见附录 C)。

3.3 实验室检查

检查项目与方法见附录 D。

3.3.1 动物肉类检查

在患者吃剩的生肉或食用的同批动物肉类中发现旋毛虫幼虫。

3.3.2 血常规检查

外周血嗜酸粒细胞百分比和(或)绝对值增高。

3.3.3 血清学检查

酶联免疫吸附试验(ELISA)等血清学方法检查旋毛虫抗体阳性。

3.3.4 病原学检查

3.3.4.1 肌肉活体组织检查发现旋毛虫幼虫。

3.3.4.2 脑脊液等体液中发现旋毛虫幼虫。

4 诊断原则

根据流行病学史、临床表现及实验室检查结果等进行诊断。

5 诊断

5.1 疑似病例

符合下列一项可诊断：
a) 同时符合 3.1 和 3.2；
b) 同时符合 3.2 和 3.3.2。

5.2 临床诊断病例

符合下列一项可诊断：
a) 疑似病例且同时符合 3.3.1；
b) 疑似病例且同时符合 3.3.3。

5.3 确诊病例

符合下列一项可诊断：
a) 临床诊断病例并且同时符合 3.3.4.1；
b) 临床诊断病例并且同时符合 3.3.4.2。

6 鉴别诊断

旋毛虫病应与急性华支睾吸虫病、急性并殖吸虫病、急性日本血吸虫病、细菌性食物中毒、急性出血性坏死性肠炎、流行性感冒、急性肾小球肾炎、结节性多动脉炎、变应性血管炎、风湿热、钩端螺旋体病、流行性斑疹伤寒、地方性斑疹伤寒、皮肌炎及多发性肌炎、嗜酸粒细胞增多性肌痛综合征、嗜酸粒细胞白血病等相鉴别(参见附录E)。

附　录　A
（资料性附录）
病　原　学

A.1　病原分类

目前,旋毛虫属已发现 8 个虫种:即旋毛形线虫(*T. spiralis*,T1,简称旋毛虫)、乡土旋毛虫(*T. nativa*,T2)、布氏旋毛虫(*T. britovi*,T3)、伪旋毛虫(*T. pseudospiralis*,T4)、米氏旋毛虫(*T. murrelli*,T5)、纳氏旋毛虫(*T. nelsoni*,T7)、巴布亚旋毛虫(*T. papuae*,T10)及津巴布韦旋毛虫(*T. zimbabwensis*,T11),以及 4 个分类地位尚未确定的基因型(genotype),即 *Trichinella* T6、T8、T9 和 T12。T1、T2、T3、T4、T5、T7、T10 和 T11 均可感染人类。

目前,在我国已发现有 2 个虫种,即旋毛形线虫(T1)及乡土旋毛虫(T2)。旋毛形线虫(T1)分布广泛,是引起人体旋毛虫病的主要病原体,多数死亡病例由此种所致;乡土旋毛虫主要分布于北极和亚北极地区。

A.2　形态

8 种旋毛虫的形态相似。旋毛形线虫的成虫微小,细线状,乳白色,表皮光滑,头端较尾端稍细。雄虫大小为(1.0～1.8)mm×0.05 mm,雌虫大小为(2.5～3.5) mm×0.05 mm。雄虫末端有 2 片叶状交配附器,无交合刺。雌虫子宫较长,中段含虫卵,后段和近阴道处则充满幼虫,幼虫自阴门产出,阴门位于虫体前 1/5 处。雌虫在宿主肠道内刚产出的幼虫称为新生幼虫。在骨骼肌内发育为成熟的幼虫,大小为 1.0 mm×0.03 mm,成熟幼虫卷曲于骨骼肌内的梭形囊包中,称为幼虫囊包。囊包大小为(0.25～0.5)mm×(0.21～0.42)mm,其长轴与骨骼肌纤维平行排列。一个囊包内通常含有 1～2 条幼虫。

伪旋毛虫、巴布亚旋毛虫及津巴布韦旋毛虫的幼虫在宿主肌肉内不形成囊包。除了不成囊的伪旋毛虫虫体较小之外,在形态学上不能鉴别其他 7 种旋毛虫。对于从患者吃剩的生肉、食用的同批生肉或肌肉活检标本中检获的幼虫,可应用多重 PCR 进行虫种鉴定。

A.3　生活史

8 种旋毛虫的生活史基本相同。旋毛形线虫的成虫寄生在宿主小肠,幼虫则寄生于同一宿主的骨骼肌内,形成具有感染性的幼虫囊包。旋毛虫在完成生活史过程中不需要在外界发育,但需转换宿主才能继续下一代生活史。人、猪、犬、猫、鼠、野猪及熊等多种野生动物和马等食草动物均可作为本虫的宿主。

宿主由于食入含有活幼虫囊包的肉类或肉制品而感染。在消化酶的作用下,幼虫在胃中自囊包内逸出,钻入十二指肠及空肠上段的肠黏膜中,经过一段时间发育再返回肠腔。感染后 48 h,幼虫经 4 次蜕皮发育为成虫。感染后 3 d～5 d,虫体生殖系统发育成熟。交配后,雄虫死亡,雌虫子宫内的虫卵发育为幼虫。在感染后 5 d,开始产幼虫。每条雌虫一生可产 1 500 条～2 000 条幼虫,产幼虫期可持续 4 周～16 周或更长。雌虫寿命一般为 1 个月～2 个月,少数达 3 个月～4 个月。

产于肠黏膜内的幼虫侵入局部淋巴管或小静脉,随淋巴和血循环到达各器官、组织或体腔,但只有侵入骨骼肌内的幼虫才能进一步发育。适宜幼虫发育的部位多为活动频繁、血液供应丰富的膈肌、舌肌、咽喉肌、胸肌及腓肠肌等处。幼虫刺激肌细胞,其周围出现炎性细胞浸润,纤维组织增生。幼虫侵入肌细胞后 26 d 形成幼虫囊包。幼虫囊包对新宿主具有感染性,被新宿主食入后,又可继续下一代生活史。幼虫囊包若无机会进入新宿主,多在感染后半年开始钙化,幼虫则逐渐丧失感染力并随之死亡,最后整个囊包钙化,但有时钙化囊包内的幼虫可继续存活数年。在人体内幼虫最长可存活 30 年,在其他哺乳动物体内幼虫则可生存到动物死亡。

伪旋毛虫除感染哺乳动物,还可感染鸟类,并可实验室感染母鸡和鹌鹑。巴布亚旋毛虫和津巴布韦旋毛虫除感染哺乳动物外,还可感染鳄鱼、蜥蜴、蟒蛇、海龟等爬行动物。

附　录　B
（资料性附录）
流　行　病　学

旋毛虫病是一种动物源性疾病。猪、野猪、犬、鼠等150多种动物可自然感染旋毛虫,并成为人类感染的来源。

旋毛虫病的地理分布广泛,目前全世界66个国家(或地区)有本病报告。本病曾在欧洲及北美国家发生过严重流行,通过对肉制品的严格检疫,发病率已明显下降。目前,旋毛虫病仍在俄罗斯及东欧国家(白俄罗斯、克罗地亚、立陶宛、格鲁吉亚、乌克兰、罗马尼亚、保加利亚及塞尔维亚等)、墨西哥、智利、阿根廷及泰国等国严重流行。近年来,在法国和意大利因食马肉,在美国和加拿大因食熊、海象、美洲狮等野生动物肉类发生了多起暴发。

在我国,除海南省以外,其他省、市、自治区均有动物感染旋毛虫的报道,其中以西南(云南、四川、西藏、广西)、中部(湖北、河南)及东北(辽宁、吉林、黑龙江)等地区猪的感染率较高。人体旋毛虫病的流行具有地方性、群体性、食源性和季节性的特点。1964年～2008年我国12个省、市、自治区发生580多起暴发,发病25 000多人,死亡257人,死亡病例均发生在西南地区;另有3 500多例散发病例的报道,分布于17个省、市、自治区。

人体感染主要源于食用含活幼虫囊包的猪肉及其制品。随着居民饮食的多样化和饮食习惯的改变,生食或半生食肉类者逐渐增多。近年来已发生多起因食羊肉、犬肉、野猪肉及熊肉等引起的旋毛虫病暴发,发病人群常可追溯到共同进餐史;暴发多发生于节假日、传统节日或婚丧、建房等聚餐后,中部与东北地区多发生于中秋节、冬至、元旦及春节前后。

附 录 C
（资料性附录）
临 床 表 现

C.1 潜伏期

一般为 5 d～15 d,平均为 10 d 左右,但也有短至数小时、长达 46 d 者。一般是感染程度越重,潜伏期越短。

C.2 肠道期

肠道期是指脱囊幼虫及雌成虫侵入肠黏膜引起肠黏膜炎症反应的阶段(约 1 周)。患者可出现恶心、呕吐、腹痛、腹泻等症状。腹泻和腹痛最为常见,重者腹泻每天可达 10 次～15 次,便中常有黏液但无脓血。可伴有乏力、畏寒及低热等全身症状。除重度感染,本期症状一般较轻,常被患者忽视。极个别患者死于此期是因广泛性肠炎和严重腹泻所致。肠道期症状缺如或不明显者常以发热起病。

C.3 急性期

急性期是指新生幼虫随淋巴、血液循环到达宿主各器官及侵入骨骼肌内发育为幼虫囊包,主要引起中毒症状及超敏反应、导致全身性血管炎和肌炎的阶段(约 2 周～3 周)。发热、眼睑或面部水肿及肌肉疼痛是急性期的主要临床表现。发热以弛张热为主,一般为 38 ℃～40 ℃,也可呈不规则热或低热,一般持续 2 周～4 周,重者可达 6 周,以后体温逐渐下降。多数患者在发热的同时出现对称性的眼睑、眼眶周围及面部水肿,重者可伴有下肢甚至全身水肿。眼眶周围及面部水肿常持续 1 周后消失,罕见复发。部分患者可出现眼结膜水肿、出血。约有 18％的患者出现指(趾)甲下线状或半月形出血,常见于感染后 1 周,可发生于 1 个、数个或全部指(趾)甲,出血线初为红色,后变成褐色,随甲的增长向甲的远端移行,最后全部离开甲床而脱落。全身性肌痛是本病最为突出的症状,多出现在感染后 2 周～3 周,表现为肌肉肿胀,有硬结感及明显触痛与压痛,常累及颈肌、躯干肌和上下肢肌肉,尤以腓肠肌、肱二头肌及肱三头肌为甚。部分患者可伴有咀嚼吞咽和说话困难,呼吸和眼球活动时均感疼痛,患者感觉极度乏力。肌痛常在运动时出现,重症患者在休息时亦有肌痛。约 10％～44％的患者出现皮疹。在感染后 2 周～5 周,患者外周血白细胞水平迅速增高,白细胞总数多在 15×10^9/L～30×10^9/L。绝大多数患者的嗜酸粒细胞明显升高,占 10％～40％甚至高达 90％,绝对计数 0.6×10^9/L～3×10^9/L,最高可达 19×10^9/L;嗜酸粒细胞增多发生较早,常出现在全身症状和体征之前,嗜酸粒细胞水平与肌痛的严重程度有关,在有神经系统并发症的患者明显升高。在发病早期(第 1 周),重症患者及应用激素治疗后的患者,嗜酸粒细胞可不增多,病原治疗后嗜酸粒细胞可明显升高。

在我国,急性期的典型表现病例常见于有食生肉习惯的西南地区(如云南、四川、西藏、广西等)的严重感染者,此类患者如未及时诊断与治疗,可因恶液质、心肌炎等而死亡。中部与东北地区多数患者的症状一般较轻或不典型。多数患者主要表现为长期不明原因发热及四肢和腰背部肌肉酸痛,部分患者早期伴有眼睑和(或)面部水肿,绝大多数患者无胃肠道症状。部分患者肌肉疼痛不明显,仅表现为四肢关节疼痛、颈和腰背部疼痛或仅有四肢酸困乏力。少数患者表现为皮下肿块和眼眶蜂窝组织炎。儿童患者的临床表现多不典型,潜伏期长,病情较轻,主要表现为长期发热,肌痛的发生率常低于成人。

C.4 恢复期

恢复期是指肠道内的成虫停止产幼虫且肌肉内的幼虫形成囊包后的阶段(约4周～16周)。急性炎性反应消退,症状和体征逐渐减轻,但肌痛与乏力可持续数月甚至数年之久。若不进行病原治疗,囊包内的幼虫最长可存活30年。

C.5 并发症

并发症常在急性期出现,主要见于重度感染、未进行及时治疗的中度感染以及老年患者。主要有心脏、中枢神经系统及肺部并发症,表现为心肌炎、心包积液、脑炎及支气管肺炎等。心肌炎和脑炎常同时出现,并可危及生命。

附　录　D
（规范性附录）
实验室检查

D.1　动物肉类检查

如保留有患者吃剩的生肉或食用的同批动物肉类,采用压片镜检法或人工消化法检查动物肌肉样本(方法同 D.4.1),若发现旋毛虫幼虫可作为诊断的有力佐证。用压片镜检新鲜肉时,可清晰看见囊包或幼虫;若放置过久肌肉发生自溶,则幼虫轮廓变得模糊不清。此时如用美蓝溶液(0.5 mL 饱和美蓝酒精溶液及 10 mL 蒸馏水)或吉氏(Giemsa)染液染色,则可看清囊包与幼虫。

D.2　血常规检查

按常规进行,计数白细胞总数并分类,计数嗜酸粒细胞百分比值和绝对值。如果采用自动检测项目,嗜酸粒细胞的百分比值和(或)绝对值超过正常值范围或怀疑患旋毛虫病时,宜同时采用血膜涂片镜检方法计数和分类,以核实结果。

D.3　血清学检查

人体感染旋毛虫后可产生特异性 IgG,即使是轻度或无症状的感染者,特异性 IgG 也可在感染后持续存在多年。由于 IgG 在血清中含量高,持续时间长,较易检测,且结合物来源方便,价格便宜,对可疑旋毛虫病患者进行血清学检查时,一般首选检测特异性 IgG。有些患者发病后第 1 周血清学检测可能为阴性,数日后应作第 2 次检测。IgM 与 IgE 对本病的早期诊断有较大价值。

目前,用于检测抗旋毛虫抗体的血清学方法主要有酶联免疫吸附试验(ELISA)、间接荧光抗体试验(IFA)、免疫印迹试验(Western blot)等。为了提高诊断旋毛虫病的敏感性和特异性,可同时应用 2 种血清学方法,如 ELISA 可用于检测抗肌幼虫排泄-分泌(excretory-secretory,ES)抗原的相应抗体,而IFA 可用于检测抗肌幼虫表面抗原及体抗原的相应抗体。在现有的血清学方法中,以 ELISA 的敏感性最高,且具有简便经济,特异性、敏感性和稳定性好以及检测结果可靠等优点,已经成为人体旋毛虫病最常用的检测方法,也是国际旋毛虫病委员会(International Commission on Trichinellosis,ICT)专家组推荐应用的方法。在 ELISA 所使用的各种抗原中,特异性和敏感性均较满意者是体外培养获得的肌幼虫 ES 抗原。当 ELISA 结果阳性时,可再进行 Western blot 检测,以进一步证实 ELISA 阳性标本或排除 ELISA 的假阳性结果,检测时应同时设立阳性和阴性血清对照。在 ELISA 中应用种特异性的抗IgG 偶联试剂,其特异性优于葡萄球菌 A 蛋白(SPA)偶联试剂,因此,诊断人体旋毛虫病时最好使用酶标记的结合物。

D.3.1　酶联免疫吸附试验(ELISA)

D.3.1.1　旋毛虫肌幼虫的收集

将 300 条～500 条旋毛虫肌幼虫经口感染小鼠,感染后 42 d 麻醉下引颈处死,剥皮后去除内脏和脂肪,先取一小块膈肌压片镜检,观察是否感染旋毛虫。将感染成功的小鼠全身骨骼肌剪碎或置于搅拌器中搅碎数次,每次 5 s,至肌肉被完全搅碎;然后将肌肉与人工消化液[1％胃蛋白酶(活性 1∶3 000)-

0.7%盐酸-0.85%氯化钠]按 1 g∶10 mL 混合后置于 42 ℃搅拌消化 4 h,按贝氏法收集肌幼虫备用。

D.3.1.2 肌幼虫 ES 抗原的制备

将新鲜分离出的旋毛虫肌幼虫用 Hank's 平衡盐溶液(含青霉素、链霉素 100 U/mL)彻底清洗 3 遍,然后用 1640 培养液清洗 1 遍,按 5 000 条/mL 幼虫的比例,将肌幼虫加入无血清的 1640 培养液中(含青霉素、链霉素 100 U/mL),于 37 ℃、5% CO_2 培养箱中培养 18 h～24 h 后收集培养液,4 ℃ 200g 离心 15 min,收集上清。将离心后的上清移入已处理过的透析袋中,放入装有 Milli-Q 水的大烧杯中,用磁力搅拌器搅拌,在 4 ℃透析 2 d～3 d。每 4 h～6 h 换一次去离子水。透析完成后,收集透析袋中的液体,用快速真空浓缩系统冰冻浓缩,测定蛋白浓度,分装后置－80 ℃备用。

D.3.1.3 操作方法

D.3.1.3.1 用 0.05 mol/L(pH9.6)碳酸钠-碳酸氢钠缓冲液将 ES 抗原稀释至蛋白含量为 2.5 µg/mL～10 µg/mL。在每个聚苯乙烯板的反应孔中加入 100 µL,4 ℃过夜。弃去孔内溶液,用含有 0.05%吐温-20 的磷酸缓冲液(0.01 mol/L,pH7.4 PBST)洗涤 3 次,每次 5 min,甩干。

D.3.1.3.2 每孔加入含 2%牛血清白蛋白(BSA)的 PBST 200 µL,37 ℃孵育 1 h。弃去孔内溶液,以 PBST 洗涤 3 次,每次 5 min,甩干。

D.3.1.3.3 每孔加入含 2%BSA 的 PBST 作 1∶100 稀释的待检血清 100 µL,每板均设已知阳性、阴性血清及空白(含 2%BSA 的 PBST)对照,37 ℃孵育 1 h。倾去血清,以 PBST 洗涤 3 次,每次 5 min,甩干。

D.3.1.3.4 每孔加入以 2% BSA 的 PBST 稀释至工作浓度的辣根过氧化物酶(HRP)-标记结合物 100 µL,37 ℃孵育 1 h。倾去酶标记结合物,以 PBS-T 洗涤 3 次,每次 5 min,甩干。

D.3.1.3.5 每孔加入临用前配制的含 3% H_2O_2 的 3,3',5,5'-四甲基联苯胺(TMB)或邻苯二胺(OPD)底物溶液 100 µL,37 ℃孵育 30 min。

D.3.1.3.6 每孔加入 2 mol/L 硫酸(H_2SO_4)50 µL。

D.3.1.4 结果判断及其临床意义

在酶标仪上读取 450 nm(TMB 为底物)或 492 nm(OPD 为底物)的吸光度(A)值,以 $P/N \geqslant 2.1$ 判为阳性(P 为待测血清 A 值,N 为阴性对照血清 A 值),$P/N < 2.1$ 判为阴性。应用旋毛虫肌幼虫 ES 抗原通过 ELISA 检测抗 ES 抗原的抗体,结果阳性时可作为诊断本病的依据。结果阴性时数日后应作第 2 次检测,阳性结果有助于本病的诊断,结果阴性时除免疫功能低下者外一般可排除本病。如临床上仍疑为本病时可再用其他血清学方法进行检测。

D.3.2 免疫印迹试验(western blot,WB)

D.3.2.1 旋毛虫肌幼虫可溶性抗原的制备

将纯净的旋毛虫肌幼虫用 Milli-Q 水洗涤 3 次,加入少量 Milli-Q 水,在冰浴中以组织研磨器研磨虫体至碎片,再于冰浴中用超声波细胞粉碎仪破碎虫体碎片。电压 300 V,超声时间 5 s,间隔时间 9 s,工作 5 次,超声 3 个循环。光镜下观察虫体已粉碎成较小碎片时,置 4 ℃和－20 ℃交替冻融 5 次。冻融后的虫体匀浆用低温高速冷冻离心机 4 ℃ 1 600 g 离心 30 min。离心后吸取上清即为可溶性抗原,测定抗原的蛋白浓度,分装后置－80 ℃备用。

D.3.2.2 抗原膜制备

将旋毛虫肌幼虫可溶性抗原或 ES 抗原进行常规 SDS-PAGE 凝胶电泳,分离胶浓度为 11%,积层胶浓度为 4%,抗原蛋白浓度为 14 μg/孔。抗原蛋白经 SDS-PAGE 凝胶电泳分离后,再转移到硝酸纤维素膜上。经丽春红 S(Ponceau S)染色,标记标准蛋白分子量位置。将抗原膜在封闭液(含 3% 脱脂奶粉或 2% 牛血清白蛋白、0.02% 吐温-20 的 PBS)中 4 ℃过夜,将膜切成膜条,夹于 PBS 湿滤纸中封于塑料袋,保存于 4 ℃备用,若存于低温冰箱,可长期保存。

D.3.2.3 操作方法

D.3.2.3.1 将抗原膜置于反应槽中,加入用封闭液 1∶20 稀释的待检血清,每批试验均设已知阳性、阴性血清和 PBS 对照。室温振摇 2 h(或 4 ℃过夜)。用封闭液洗涤 4 次,每次 5 min。

D.3.2.3.2 加入用封闭液稀释至工作浓度的辣根过氧化物酶(HRP)标记的抗人 IgG,室温孵育 2 h,同前洗涤。

D.3.2.3.3 加入临用前配制的二氨基联苯胺(DAB)-H_2O_2 底物溶液,室温轻轻振荡,经 1 min～3 min 显色清晰后用蒸馏水终止反应。照相后将反应膜干燥保存。

D.3.2.4 结果判断及其临床意义

免疫印迹试验检测针对旋毛虫肌幼虫抗原中特异性抗原组分的抗体,当 23 kDa 与 40 kDa～70 kDa 抗原带出现阳性反应时为阳性结果,否则为阴性结果。阳性结果可确认为旋毛虫感染,阴性结果除免疫功能低下者外可排除本病。

D.3.3 间接荧光抗体试验(IFA)

D.3.3.1 旋毛虫肌幼虫冰冻切片抗原制备

将旋毛虫肌幼虫包埋后冰冻,切制成 4 μm 厚的切片,贴附于 0.5% 明胶处理的载玻片上,-20 ℃备用。

D.3.3.2 检测方法

D.3.3.2.1 抽取患者静脉血液 2 mL,放置 30 min,分离血清待用。

D.3.3.2.2 取 10 μL 待测血清加入 90 μL PBS(0.01 mmol/L、pH 7.4 的磷酸盐缓冲液)中按 1∶10 稀释,其余血清置-80 ℃冰箱保存,复检时备用。每批同时设立阳性和阴性血清对照。

D.3.3.2.3 取出冰冻保存的抗原片,用 PBS 冲洗 1 次～2 次,滴加 1∶10 稀释的血清覆盖抗原片,置于湿盒内 37 ℃孵育 30 min。

D.3.3.2.4 将抗原片用 PBS 冲洗 3 次,加 PBS 稀释至工作浓度的异硫氰酸荧光素(FITC)标记的抗人 IgG,湿盒内孵育 30 min。

D.3.3.2.5 将抗原片用 PBS 冲洗 3 次,室温下用 0.02% 伊文思蓝(Evans blue)复染 5 min。

D.3.3.2.6 将抗原片用 PBS 冲洗 3 次,滴加一滴缓冲甘油,再覆以盖玻片。

D.3.3.3 结果判断及临床意义

荧光显微镜下观察结果,在虫体切面(体壁及内脏器官等)有黄绿色荧光者判为阳性,虫体切面呈橘红色者判为阴性。IFA 检测抗肌幼虫表面抗原及体抗原的相应抗体,结果阳性时可作为诊断本病的依据。结果阴性时,数日后应作第 2 次检测,结果阳性有助于本病的诊断;结果阴性时除免疫功能低下者外一般可排除本病。

D.4 病原学检查

D.4.1 肌肉活体组织检查法

从患者肌肉活体组织中查出旋毛虫幼虫是最可靠的诊断本病方法。一般于发病后 10 d,从患者腓肠肌、肱二头肌或三角肌摘取 0.2 g～0.5 g 肌肉组织,剪成小米粒大小,置于载玻片上,加一滴 50%甘油溶液,用解剖针将肌肉撕碎,另覆盖 1 张载玻片,用手指轻压后低倍镜检查,发现旋毛虫幼虫即可确诊。若经此法观察到典型的囊包和肌纤维内的幼虫,一般不需再作肌肉组织切片检查。若作肌肉组织切片病理检查,则可观察到旋毛虫幼虫或囊包的断面。

用肌肉活检法往往不易检获早期和轻度感染者体内的幼虫,即使在急性期以后,因受摘取肌肉组织的范围及数量所限,肌肉活检的阳性率仅为 50%左右。对肌肉活检标本,也可采用人工消化法分离幼虫。先将肌肉消化,沉淀后直接取沉渣镜检,消化法可计算每克肌肉的幼虫数,并可获得幼虫,然后通过分子生物学方法鉴定虫种。值得注意的是,在感染早期(感染后 18 d 内)因消化液可将幼虫破坏,可将肌肉剪碎后不经消化液处理,直接用贝氏法分离幼虫。

D.4.2 体液检查

具有中枢神经系统症状的患者,在其脑脊液标本内偶可检获旋毛虫幼虫。抽取急性期患者静脉血 2 mL～3 mL,溶血后离心沉淀,镜检沉渣亦偶可发现旋毛虫幼虫,但此法检出率极低。体液检出的幼虫虫体微小,大小约为 124 μm×6 μm,呈圆柱状或棒状,两端钝圆。

附 录 E
（资料性附录）
鉴 别 诊 断

E.1 寄生虫病

一些蠕虫（华支睾吸虫、并殖吸虫、日本血吸虫等）感染人体后也可出现腹痛、腹泻、发热、嗜酸粒细胞增多等与旋毛虫病相似的临床表现，且这些寄生虫病的病原在急性期不易检出，因此，旋毛虫病应与它们相鉴别。鉴别要点包括流行病学史、典型临床表现、血清学检查结果等。

E.1.1 华支睾吸虫病

因华支睾吸虫童虫在人体内移行及成虫在肝胆管内寄生而引起的一种寄生虫病，俗称肝吸虫病。我国除内蒙古、甘肃、青海、西藏、宁夏等省、自治区外，其余省、自治区、直辖市以及台湾省、香港和澳门特别行政区都有本病流行，目前以广东、广西、黑龙江和吉林等省、自治区为重流行区。急性华支睾吸虫病是患者在短期内食入大量华支睾吸虫囊蚴所引起的急性感染。

鉴别要点如下：
a) 有在流行区生活、工作、旅游史，并有食入生的或未熟的淡水鱼、虾史；
b) 右上腹痛、肝脏肿大或伴有触痛，黄疸、转氨酶升高等；
c) 粪便中可查到华支睾吸虫卵；
d) 血清学检查华支睾吸虫特异性抗体阳性。

E.1.2 并殖吸虫病

由并殖吸虫童虫、成虫在人体内移行、窜扰或定居所引起的疾病。我国的并殖吸虫病主要由卫氏并殖吸虫和斯氏狸殖吸虫所致。目前，全国 25 个省、自治区、直辖市有该病的自然疫源地分布。人因食入未熟的含有并殖吸虫活囊蚴的淡水蟹、蝲蛄等而感染。

鉴别要点如下：
a) 有在并殖吸虫病流行区旅游或居住史，或有食入生的或未熟的淡水蟹、蝲蛄史，或生饮溪水史；
b) 具有并殖吸虫病典型的临床表现，如咳嗽、咳血、咳铁锈色痰、胸腔积液、皮下游走性包块等；
c) 痰或粪便中可查见并殖吸虫卵；
d) 皮下包块等活体组织检查可发现虫体或虫卵；
e) 皮下包块等活体组织中如未查出虫体或虫卵，但发现有并殖吸虫病特征性的病理损害（窦道、嗜酸性脓囊肿或囊肿等）；
f) 血清学检查并殖吸虫特异性抗体或抗原阳性。

E.1.3 日本血吸虫病

由日本血吸虫寄生在人体肠系膜静脉-门静脉系统所引起的疾病。目前，日本血吸虫病在我国主要分布于江苏、安徽、江西、湖北、湖南、四川、云南等 7 个省，主要通过皮肤接触疫水而感染。急性日本血吸虫病是由于初次感染或再次感染大量日本血吸虫尾蚴引起的。临床表现为接触疫水后 1 d～2 d 内接触疫水的皮肤出现点状红色丘疹、发热、腹痛、腹泻、黏液血便、肝脏肿大并伴有压痛、咳嗽（多为干咳）及嗜酸粒细胞增多等。

鉴别要点如下：

a) 发病前数周在日本血吸虫病流行区有疫水接触史(如捕鱼、捞虾、收割、放牧、游泳、戏水及抗洪抢险等);

b) 有脓血便、以左叶显著的肝脏肿大并伴有压痛;

c) 粪便查出日本血吸虫卵或孵出毛蚴;

d) 血清学检查日本血吸虫特异性抗体或抗原阳性。

E.2 细菌性食物中毒

食入被细菌或细菌毒素污染的食物而引起的急性感染和中毒性疾病,根据临床表现的不同分为胃肠型食物中毒和神经型食物中毒。旋毛虫病肠道期主要与胃肠型食物中毒相鉴别,后者多见于夏秋季,患者有食入不洁食物史,潜伏期短(一般不超过 72 h),临床表现以急性胃肠炎为主,如恶心、呕吐、腹痛、腹泻等。对可疑食物、患者呕吐物及粪便进行细菌学培养可分离出致病菌。

E.3 急性坏死性出血性肠炎

以小肠急性广泛性、出血性、坏死性炎症为特征的消化系统急症。任何年龄均可发病,但以 3 岁~12 岁儿童多见,夏秋季节发病率较高。临床上以突然起病、腹痛、腹泻、便血为主要特征,全身中毒症状较重,易出现休克、肠麻痹等中毒症状和肠穿孔等并发症。

E.4 流行性感冒

由流行性感冒病毒引起的急性呼吸道传染病,简称流感。多发于冬季,患者发病急,主要表现为高热、寒颤、全身不适、肌肉与关节疼痛,但无腓肠肌压痛,发热 3 d~5 d 后消退,白细胞总数与嗜酸粒细胞计数正常。发病后 2 d~3 d 咽部、气管分泌物中流感病毒核酸检测阳性或分离到流感病毒。

E.5 急性肾小球肾炎

以急性肾炎综合征为主要表现的一组疾病,简称急性肾炎。患者发病前 1 周~3 周多有链球菌感染史,常以水肿或肉眼血尿为首发症状,水肿亦多见于面部及眼睑,但常伴有蛋白尿与高血压,甚至少尿及氮质血症等,白细胞总数与嗜酸粒细胞计数正常,发病初期血清总补体与补体 C3 水平下降。

E.6 结节性多动脉炎

一种累及中、小动脉全层的血管炎和坏死性血管炎,至今病因与发病机制不清,是一种少见的疾病。可累及人体任何器官,但以皮肤、关节、胃肠道及肾脏等受累较常见。患者表现为发热、关节痛与肌痛,累及胃肠道时可出现恶心、呕吐、腹痛、腹泻等。白细胞总数与嗜酸粒细胞计数正常。血管造影与组织病理检查有助于诊断。

E.7 变应性血管炎

比较常见的一种疾病,其组织病理有白细胞核破碎的血管炎表现,有皮肤损伤,也有多个内脏损伤。主要见于 7 岁以下儿童,患者有发热、肌痛、皮疹、嗜酸粒细胞轻度增多等,但病变多累及关节与肾脏,表现为关节痛、血尿与蛋白尿等。

E.8　风湿热

感染 A 组 β 溶血链球菌后,以发热、关节炎、心脏炎为突出表现的全身性结缔组织疾病。主要表现为发热、游走性关节炎或肌肉疼痛、皮疹及心脏炎等。发热,常伴有多汗症状;游走性关节炎常影响膝、踝、肩、肘等大关节,局部可有红、热、肿、痛。心脏炎包括心肌炎、心内膜炎及心包炎,症状轻重不一。实验室检查血沉增快,抗链球菌溶血素"O"滴度增高,血清粘蛋白增高,白细胞总数轻度增高,无嗜酸粒细胞增多。

E.9　钩端螺旋体病

由钩端螺旋体引起的动物源性传染病。多发生于秋收水稻和暴雨或洪水泛滥之后,患者近期(20 d内)有疫水接触史。病程较短,一般为 1 周～2 周。临床上,患者出现先寒战后发热,并有头痛、眼结膜充血、畏光、腹股沟淋巴结肿大与压痛、全身肌肉疼痛等;肌肉疼痛以腓肠肌及腰、背、颈部肌痛较明显。外周血白细胞总数升高,但以中性粒细胞为主,占 80%～90%。发病后第 1 周的血培养和第 2 周的尿液内可查到钩端螺旋体,凝集试验抗体效价＞1∶400,或早期及恢复期双份血清抗体效价上升 4 倍以上。

E.10　流行性斑疹伤寒

以人虱为传播媒介、由普氏立克次体引起的急性传染病。有人虱寄生或接触史,患者表现为发热、头痛及皮疹等,皮疹的发生机率(约 90% 以上)明显高于旋毛虫病患者(约 10%～44%),白细胞总数多正常,中性粒细胞多升高,嗜酸粒细胞显著减少或消失;外斐反应滴度较高(1∶160 以上)或呈 4 倍以上。

E.11　地方性斑疹伤寒

以鼠蚤为传播媒介、由莫氏立克次体引起的急性传染病。有鼠类接触史或蚤叮咬史,患者表现为发热、皮疹(约见于 30%～80% 的病例),常同时伴有头痛、全身肌肉酸痛等。白细胞总数及分类多正常,外斐反应阳性,但滴度较低。

E.12　皮肌炎与多发性肌炎

皮肌炎是一种亚急性或慢性结缔组织疾病,以全身广泛性血管炎为病理基础,或累及皮肤、肌肉、皮下组织、胃肠道等全身多个系统,以皮肤和骨骼肌受累为主,表现为特征性皮肤损害和非化脓性骨骼肌炎症。如病变只限于肌肉而无皮肤损害则称多发性肌炎。患者常隐匿起病,表现为四肢近端对称性肌无力、关节疼痛、发热、体重减轻等。血清肌酸激酶等升高,肌肉活检可见典型的肌炎病理改变。

E.13　嗜酸粒细胞增多性肌痛综合征

一种表现为硬皮病样皮肤改变、同时伴有肌痛和嗜酸粒细胞增多的疾病。患者经治疗可缓解,除少数患者可遗留有周围神经病变外,一般预后较好。多见于女性患者,早期表现为乏力、低热、呼吸困难、咳嗽、关节痛、关节炎,皮肤可出现红色斑疹,但消失快;患者有明显的肌痛和嗜酸粒细胞增多,皮肤有硬皮病样改变。

E.14 嗜酸粒细胞白血病

一种罕见的白血病,以外周血及骨髓嗜酸粒细胞异常增多为特征,常累及心脏、肺及神经系统并呈进行性贫血和血小板减少。临床上感染出血较少,主要是各个脏器的嗜酸粒细胞浸润,导致功能障碍,除了肝、脾、淋巴结的受累外,还表现为心、肺、中枢神经系统受累。实验室检查时,外周血嗜酸粒细胞明显而持续增多,多数高达 60%,并常有幼稚型嗜酸粒细胞;骨髓检查时嗜酸粒细胞增多,形态异常,核左移,有各阶段幼稚型粒细胞,可见粗大的嗜酸颗粒,原始细胞>5%。脏器有嗜酸粒细胞浸润。

参 考 文 献

〔1〕 Dupouy-Camet J,Kociecka W,Bruschi F,et al. Opinion on the diagnosis and treatment of human trichinellosis. Expert Opin Pharmacother,2002,3:1117-1130

〔2〕 Gamble HR,Pozio E,Bruschi F,et al. International Commission on Trichinellosis:recommendations on the use of serological tests for the detection of Trichinella infection in animals and man. Parasite,2004,11:3-13

〔3〕 Pozio E,Murrell KD. Systematics and epidemiology of Trichinella. Adv Parasitol,2006,63: 367-439

〔4〕 Wang ZQ,Cui J,Wu F,et al. Epidemiological,clinical and serological studies on trichinellosis in Henan province,China. Acta Trop,1998,71:255-268

〔5〕 陈兴保,吴观陵,孙新等.现代寄生虫病学.北京:人民军医出版社,2002:410-429

〔6〕 崔晶,王中全.我国旋毛虫病的流行趋势与防制对策.中国寄生虫学与寄生虫病杂志,2005, 23:344-348,354

〔7〕 李朝品.人体寄生虫学实验研究技术.北京:人民卫生出版社,2008:765-775

〔8〕 李雍龙.人体寄生虫学.7版.北京:人民卫生出版社,2008:176-180

〔9〕 王中全,崔晶.旋毛虫病的诊断与治疗.中国寄生虫学与寄生虫病杂志,2008,26:53-57

〔10〕 吴观陵.人体寄生虫学.3版.北京:人民卫生出版社,2005:603-618

ICS 11.020
C 61

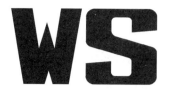

中华人民共和国卫生行业标准

WS 379—2012

带 绦 虫 病 的 诊 断

Diagnosis of taeniasis

2012-06-04 发布

2012-10-15 实施

中华人民共和国卫生部　　发 布

前　言

本标准第 6 章为推荐性条款,其余为强制性条款。

本标准按照 GB/T 1.1—2009 给出的规则起草。

本标准由卫生部寄生虫病标准专业委员会提出。

本标准起草单位:山东省寄生虫病防治研究所、中国疾病预防控制中心寄生虫病预防控制所。

本标准主要起草人:甄天民、刘新、李登俊、杨艳君、戴伟、邓绪礼、官亚宜、陈颖丹、许隆祺。

带绦虫病的诊断

1 范围

本标准规定了带绦虫病的诊断依据、诊断原则、诊断和鉴别诊断。

本标准适用于全国各级医疗机构和疾病预防控制机构对带绦虫病的诊断。

2 术语和定义

下列术语和定义适用于本文件。

2.1

带绦虫病 taeniasis

由带绦虫(包括猪带绦虫 *Taenia solium*、牛带绦虫 *Taenia saginata* 和亚洲带绦虫 *Taenia asiatica*)的成虫寄生于人体肠道所引起的疾病,是一类重要的食源性人兽共患寄生虫病(参见附录A)。

3 诊断依据

3.1 流行病学史

有带绦虫病、囊尾蚴病流行区旅居史,同时有生食半生食猪肉、牛肉史或粪便中排白色节片样虫体史(参见附录B)。

3.2 临床表现

临床症状一般比较轻微。少数患者有上腹或全腹隐痛、食欲不振、恶心、消化不良、腹泻、体重减轻等症状,偶有肠梗阻、肠穿孔、腹膜炎、阑尾炎等并发症(参见附录C)。

3.3 病原学检查

3.3.1 粪便检查发现带绦虫节片或带绦虫虫卵(见附录D)。

3.3.2 驱虫治疗后检获带绦虫成虫或节片(见附录D)。

3.3.3 肛门拭子法(棉签拭子法或透明胶纸法)检获绦虫卵(见附录D)。

4 诊断原则

根据流行病学史、临床表现和病原学检查等结果予以诊断。

5 诊断

5.1 疑似病例

同时符合 3.1 和 3.2。

5.2 确诊病例

符合下列任何一项可诊断：

a) 疑似病例并且符合 3.3.1；

b) 疑似病例并且符合 3.3.2；

c) 疑似病例并且符合 3.3.3。

6 鉴别诊断

带绦虫病需与粪便检获虫卵、虫体导致相似临床表现的其他寄生虫病鉴别。根据虫卵、虫体的形态，可与钩虫、蛔虫、鞭虫、蛲虫等肠道线虫病以及短膜壳绦虫、长膜壳绦虫等其他种类的肠道绦虫病相鉴别。

带绦虫虫卵的形态不能确诊带绦虫的虫种。驱虫治疗后对检获的虫体进行头节、成节、孕节的形态学观察可区别出猪带绦虫（见附录 A、附录 D）。从生食肉类的种类、流行病学调查（参见附录 B）以及从中间宿主检获囊尾蚴进行形态学比较可区别牛带绦虫与亚洲带绦虫（参见附录 A）。

确诊为猪带绦虫病患者必须进一步做是否合并有囊尾蚴病的诊断（参见附录 E）。

附 录 A
（资料性附录）
病 原 学

寄生人体的带绦虫有 3 种，即链状带绦虫（*Taenia solium* Linnaeus,1758）也称猪带绦虫、猪肉绦虫或有钩绦虫；肥胖带绦虫（*Taenia saginata* Goeze,1782）也称牛带绦虫、牛肉绦虫或无钩绦虫；亚洲绦虫（*Taenia asiatica*）或称为亚洲牛带绦虫（*Taenia saginata asiatica*）。成虫均呈乳白色，扁长似带，薄而半透明，虫体分头节、成节和孕节。猪带绦虫头节近似球形，直径 0.6 mm～1 mm，头节有一个可伸缩的顶突和 4 个吸盘、顶突上有 25 个～50 个小钩呈内外两圈分布。链体长 2 m～4 m，由约 700 个～1 000 个节片组成。成节卵巢分左、中、右 3 叶；孕节中的子宫分支不整齐，每侧约为 7 支～13 支。猪带绦虫幼虫猪囊尾蚴内的头节形态与成虫相似，寄生于猪，但也可寄生于人体引起猪囊尾蚴病。牛带绦虫头节略呈方形，直径 1.5 mm～2.0 mm，无顶突与小钩。成虫链体长 4 m～8 m，由约 1 000 个～2 000 个节片组成。牛带绦虫成节内卵巢分为 2 叶，子宫前端常见短小的分支；孕节中子宫分支较整齐，每侧约为 15 支～30 支。牛带绦虫幼虫囊尾蚴头节与成虫相似，不寄生于人体，主要寄生于牛，此外还可寄生于羊、美洲驼、长颈鹿、羚羊等。亚洲绦虫与牛带绦虫形态上非常相似，但前者虫体稍短、节片数略少，囊尾蚴头节上具两圈小钩，寄生于野猪和猪。3 种带绦虫的虫卵相似，呈圆形或近圆形，黄褐色，直径 31 μm～43 μm，卵壳薄而易碎，胚膜棕黄色，厚而坚固，有放射状条纹，内含六钩蚴。根据虫卵的形态不能区分 3 种带绦虫。

人误食含有活囊尾蚴的猪肉、牛肉及其内脏或被囊尾蚴污染的食物后，囊尾蚴在小肠内受胆汁刺激而翻出头节，附着于肠壁，经 2 个月～3 个月发育为成虫并开始从粪便排出孕片和虫卵。成虫寄生一般多为 1 条，重度感染者可有多条。

附 录 B
（资料性附录）
流 行 病 学

　　分布很广，世界各地均有散在病例，尤以发展中国家多见。在我国分布很普遍，散发病例见于全国27个省、自治区、直辖市，但东北、华北、中原及西北、西南地区流行较为严重。

　　牛带绦虫病亦呈世界性分布，我国20余个省、自治区有该病的流行，主要流行于少数民族聚居的农牧区，如西藏、新疆、四川、云南、宁夏、内蒙古的藏族地区、广西的苗族地区、贵州的苗族和侗族地区以及台湾的雅美族和泰雅族地区。

　　亚洲带绦虫病主要流行于亚洲的东部，日本、韩国、我国台湾省、泰国、新加坡、缅甸和菲律宾等都有亚洲带绦虫的分布，在我国的云南省和贵州省也有该病流行的报道。

　　带绦虫病的传播和流行与居民食肉的种类与方式、卫生习惯、人粪处理和猪、牛的饲养方式等有关，人主要因误食含活囊尾蚴的肉类或被囊尾蚴污染的食物而获感染，如食用生的或未煮熟的含囊尾蚴的猪、牛肉及其内脏，菜刀、砧板生熟不分造成熟食和凉拌菜被囊尾蚴污染。散养、人厕与畜圈相连（连茅圈）等养猪方式，使猪食入人粪中的带绦虫卵而感染；在牧区，人粪污染牛棚、牧场、水源、饲料等而使牛感染。

　　带绦虫病患者或者食用含有囊尾蚴的猪肉、牛肉均可能在异地导致人群感染，继而有可能形成带绦虫病-囊尾蚴病新流行区。

附 录 C
（资料性附录）
临 床 表 现

多数患者无明显症状，少数患者可有消化道症状。粪便中发现虫体节片是最常见的患者求医原因。

猪带绦虫成虫寄生时常无明显症状。有时可有腹部不适、消化不良、腹胀、消瘦等。成虫偶可穿过肠壁导致肠穿孔，并发腹膜炎，或因成虫缠绕成团导致肠梗阻。此外，国内曾有猪带绦虫成虫异位寄生于大腿皮下、甲状腺的罕见病例报道。

牛带绦虫病患者一般无明显症状，或时有腹部不适、饥饿痛、消化不良、腹泻、腹痛或体重减轻等。由于牛带绦虫孕节活动力较强，孕节可自动从肛门逸出，多数患者能发现排出的节片，或有肛门瘙痒的症状。偶尔可引起阑尾炎、肠梗阻等并发症。

亚洲带绦虫的虫体较大，对肠道的刺激症状较明显。常见的症状有肛门瘙痒、恶心、头晕、头痛、腹痛、腹泻、食欲增加、饥饿感、便秘等。患者粪便中可见绦虫节片。

附　录　D

（规范性附录）

病原学检查

D.1　检查粪便内成虫和节片

D.1.1　检查粪便内节片

留 24 h 粪便,观察有无白色、蠕动的节片。发现节片后,将节片平置于两张载玻片之间,轻压后对光观察子宫分支情况。

D.1.2　检查粪便内成虫链体或头节

服驱虫药后,收集粪便,查找成虫链体。成虫链体呈乳白色,扁平带状,分节,常断成几段。发现头节后,用眼科镊子轻挑于载玻片上,加水 1 滴(50 μL)～2 滴(100 μL),低倍镜下观察。猪带绦虫头节细小,近似球形,直径约 1 mm,有凸出的顶突,其上排列两圈小钩,有 4 个大而深的杯状吸盘。牛带绦虫头节略成方形,直径 1.2 mm～2 mm,有 4 个吸盘,无顶突和小钩。亚洲带绦虫的成虫与牛带绦虫在形态上非常相似,头节上均无顶突和小钩,虫体外形以及成熟节片的睾丸数目、分布以及孕节子宫的分支数目等均很相似,但虫体稍短、节片数略少。

D.2　虫卵检查方法

D.2.1　粪便直接涂片法

滴 1 滴(50 μL)～2 滴(100 μL)生理盐水于载玻片中央,用竹签挑取受检者粪便少许,涂成一均匀半透明的粪膜,其厚度以能看清衬在粪膜下的报纸字迹为宜。覆以盖玻片镜检。此法虽然简便易行,但因取样少,检出率不高,每份标本应涂片 3 张以上以提高检出率。

D.2.2　改良加藤厚涂片法

置尼龙绢片(每孔 254 μm～317.5 μm)于受检粪样上,用软性塑料刮片在尼龙绢片上轻刮,粪便细渣即由绢片微孔中露至绢片表面。将定量板(3 cm×4 cm×2.5 mm,板中圆孔的孔径为 3.5 mm,刮平后,孔中可容粪量 41.7 mg)放在载玻片中部,以刮片从尼龙绢片上刮取细粪渣填入定量板的中央孔中,填满刮平。小心提起定量板,粪样即留在载玻片上。取一张经甘油-孔雀绿溶液浸渍 24 h 的亲水性玻璃纸(30 mm×30 mm),盖在粪样上,用橡皮塞或另一张载玻片覆于玻璃纸上,轻压,使粪便均匀展开至玻璃纸边缘。编号后置于温度 25 ℃、相对湿度 75% 环境下过夜,镜检。

D.2.3　肛门拭子法

将市售透明粘性胶带纸(宽约 1.3 cm 或 2.5 cm),剪成与载玻片等长或稍短,粘于载玻片上,用小匙柄将其贴在载玻片的一面。轻轻撕开透明胶带,使其大部分脱离玻片,只留一小部分仍粘在玻片上,将撕开的胶带绕住匙柄的末端。用右手拿着透明胶带绕住的小匙,使玻片紧贴着小匙。用左手分开受检者臀部,使其肛门及附近皮肤皱褶尽量暴露,并用透明胶带拭子(匙端)压迫肛门周围的皱褶皮肤,以利粘着虫卵。将透明胶带粘面再折回贴在玻片上,将玻片置于显微镜下镜检。肛门拭子法检查到虫卵的机会多于其他虫卵检查方法。

D.2.4 自然沉淀法

取患者新鲜粪便 10 g～30 g,加水调成混悬液,经双层纱布过滤至锥形量瓶中,静置 40 min,去上清液后再加等量水静置 30 min,如此反复清洗数次,至上清液澄清为止,取沉渣镜检。

D.2.5 离心沉淀法

取粪便 1 g,加水 5 mL～8 mL,混匀后置离心管中,以 1 000 g～1 200 g 离心 1 min～2 min,去上清液后加水,混匀后离心,反复离心洗涤数次,至上清液澄清为止,取沉渣镜检。

附　录　E

（资料性附录）

猪带绦虫病合并各型囊尾蚴病的诊断

猪带绦虫病合并各型囊尾蚴病的诊断依据如下：

a)　有皮下或肌肉结节、头痛、头晕、癫痫发作、记忆力及视力障碍等临床表现，并排除引起上述临床表现的其他病因；

b)　血清或脑脊液囊尾蚴免疫学检测结果阳性；

c)　颅脑计算机断层摄影(computed tomography,CT)、磁共振成像(magnetic resonance imaging, MRI)、B 超等影像学检查显示囊尾蚴病影像；

d)　通过手术摘除皮下结节,经压片法、囊尾蚴孵化试验或病理组织学检查发现囊尾蚴。

猪带绦虫病患者符合 a)＋b)＋c)可临床诊断合并囊尾蚴病,符合 d)即可确诊合并囊尾蚴病。

ICS 11.020
C 61

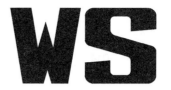

中华人民共和国卫生行业标准

WS 380—2012

并殖吸虫病的诊断

Diagnosis of paragonimiasis

2012-06-04 发布

2012-10-15 实施

中华人民共和国卫生部   发 布

前　言

本标准按照 GB/T 1.1—2009 给出的规则起草。

本标准第 6 章为推荐性条款,其余为强制性条款。

本标准由卫生部寄生虫病标准专业委员会提出。

本标准起草单位:浙江省医学科学院寄生虫病研究所、浙江大学医学院。

本标准主要起草人:闻礼永、陈翠娥、张悟澄。

并殖吸虫病的诊断

1 范围

本标准规定了并殖吸虫病的诊断依据、诊断原则、诊断和鉴别诊断。

本标准适用于全国各级医疗机构和疾病预防控制机构对并殖吸虫病的诊断。

2 术语和定义

下列术语和定义适用于本文件。

2.1

并殖吸虫病　paragonimiasis

由并殖吸虫(*Paragonimus* spp)在宿主肺部寄生或体内各脏器间移行引起的一种重要的食源性人兽共患寄生虫病(参见附录 A)。

2.2

胸肺型并殖吸虫病　thoracopulmonary type paragonimiasis

并殖吸虫感染人体后,成虫寄生于宿主胸、肺部引起肺部及胸膜病变的并殖吸虫病。

2.3

肺外型并殖吸虫病　extrapulmonary type paragonimiasis

并殖吸虫感染人体后,幼虫移行于胸、肺部以外的组织与器官引起相应组织与器官病变的并殖吸虫病。

3 诊断依据

3.1 流行病学史

有生食或半生食流行区并殖吸虫的第二中间宿主(如淡水蟹、蝲蛄等)及其制品、转续宿主(如野猪肉、棘腹蛙等)史或在流行区有生饮溪水史(参见附录B)。

3.2 临床表现

3.2.1 胸肺型:咳嗽、胸痛、铁锈色血痰或血丝痰、咳烂桃样血痰和(或)胸膜病变的相关症状与体征,部分轻度感染者可无明显临床症状与体征(参见附录 C)。

3.2.2 肺外型:较为常见的有皮下包块型、腹型、肝型、心包型,此外还有脑型、脊髓型、眼型和阴囊肿块型等,各有其相关症状与体征部分,轻度感染者可无明显临床症状与体征(参见附录 C)。

3.3 实验室检查及影像学检查(见附录 D)

3.3.1 外周血嗜酸粒细胞比例或绝对值明显升高。

3.3.2 皮内试验(ID)阳性。

3.3.3 血清免疫学试验阳性。

3.3.4 影像学检查有异常表现。

3.3.5 活组织检查有特征性病理改变。

3.3.6 病原学检查阳性,包括痰或粪便中发现并殖吸虫虫卵,或者皮下包块或其他活体组织及各种体液中发现虫体或虫卵。

4 诊断原则

根据流行病学史、临床表现及实验室检查结果予以诊断。

5 诊断

5.1 疑似病例

5.1.1 胸肺型:同时符合3.1、3.2.1和3.3.1。
5.1.2 肺外型:同时符合3.1、3.2.2和3.3.1。

5.2 临床诊断病例

5.2.1 胸肺型

符合下列一项可诊断:
a) 同时符合3.3.2和5.1.1;
b) 同时符合3.3.3和5.1.1;
c) 同时符合3.3.4和5.1.1。

5.2.2 肺外型

符合下列一项可诊断:
a) 同时符合3.3.2和5.1.2;
b) 同时符合3.3.3和5.1.2;
c) 同时符合3.3.4和5.1.2;
d) 同时符合3.3.5和5.1.2。

5.3 确诊病例

5.3.1 胸肺型:同时符合3.3.6和5.2.1。
5.3.2 肺外型:同时符合3.3.6和5.2.2。

6 鉴别诊断

6.1 胸肺型并殖吸虫病的鉴别诊断

应与肺结核、胸膜炎、肺肿瘤、肺脓肿、慢性支气管炎和支气管扩张、肺部炎症等疾病相鉴别。

6.2 肺外型并殖吸虫病的鉴别诊断

应与脑膜炎、蛛网膜下腔出血、癫痫、囊尾蚴病、心包炎、肝炎、肝脓肿、肝囊肿、脑脓肿、肿瘤等疾病相鉴别。

附　录　A
（资料性附录）
病　原　学

　　并殖吸虫病的病原是以卫氏并殖吸虫［*Paragonimus westermani*（Kerbert，1878）Braun，1899］和斯氏狸殖吸虫［*Pagumogonimus skrjabini*（Chen，1959）Chen，1963］为代表的并殖吸虫，世界上至今报告的虫种已有 50 余种，其中有些是同物异名或异物同名。卫氏并殖吸虫成虫主要寄生于肺，形成以囊肿为主的病变，可引起烂桃样血痰和咯血等症状。斯氏狸殖吸虫在人体内一般不发育为成虫，主要引起内脏幼虫移行症和皮肤幼虫移行症。

　　并殖吸虫第一中间宿主为软体动物螺类，第二中间宿主为甲壳动物蟹类及蝲蛄类。保虫宿主种类繁多，分属猫科、犬科、灵猫科、鼠科等动物。转续宿主为鼠和兔等啮齿类、蛙等两栖类、鸡等禽类、野猪等动物。

附　录　B

（资料性附录）

流　行　病　学

并殖吸虫病俗称"肺吸虫病"，其分布较广，在亚洲、大洋洲、美洲和非洲均有报告。在我国，除西藏、新疆、内蒙古、青海、宁夏外，其余各省、自治区、直辖市均有报道。

并殖吸虫病是人兽共患的动物源性寄生虫病，人和多种哺乳动物生食或半生食含有囊蚴的溪蟹或蝲蛄等第二中间宿主和（或）含童虫的转续宿主而受感染，故也是一种食源性寄生虫病。

影响并殖吸虫病流行的因素很多，山区的地理环境、适宜的气候条件、种类与数量众多的动物宿主是其自然疫源地分布广泛的基础。生食溪蟹、蝲蛄及其制品是导致感染的主要原因。生食转续宿主动物、在疫区生饮含囊蚴的溪水也可导致感染。来自流行区的溪蟹、蝲蛄可能引发城市居民感染，甚至暴发。

附 录 C
（资料性附录）
临 床 表 现

C.1 胸肺型并殖吸虫病

主要表现为咳嗽、咳痰、胸痛、咯血,常引起胸膜粘连或增厚,也可引起胸腔积液。典型痰液为铁锈色或果酱样血痰,有时可呈烂桃样。在血痰中极易找到虫卵及夏科雷登结晶。体征一般无特异性,听诊偶可闻及局限性干性或湿性罗音。胸痛亦较常见,多位于腋间或胸廓下缘。胸水和痰中均可发现嗜酸粒细胞。胸部 X 线检查可发现肺部病变。

C.2 肺外型并殖吸虫病

C.2.1 皮下包块型　皮下包块呈单个散发或多个成串,以游走性为特性。大小约为 2 cm×3 cm,表面皮肤正常,初起时质软,后期稍硬。具痒感或略有刺痛而无红肿。好发部位为腹壁,其次为胸壁、腰背部、大腿内侧、臀部、腹股沟、精索。

C.2.2 腹型　多发生于感染早期。童虫穿过肠壁进入腹腔,可损伤肠壁,主要表现为腹痛、腹泻、便血。腹痛部位不固定,右下腹或下腹可有局限性压痛。如脓肿或囊肿偶向肠内破溃,则出现棕褐色、芝麻酱状或黏稠脓血样便,有时能查到虫卵。重者可伴肝脾肿大。

C.2.3 肝型　主要表现为肝脏肿大、肝区疼痛、肝功能异常、γ-球蛋白显著升高及白蛋白/球蛋白比例倒置、转氨酶升高等。

C.2.4 脑型　主要表现为颅内压增高、脑膜刺激征、蛛网膜下腔出血、癫痫等脑组织破坏、脑膜脑炎以及颅内占位性病变等症状和体征。后期患者可因反复发作而致智力减退、记忆力减退或丧失,甚至发生精神失常等。部分病例在病理发展过程中可形成钙化灶。如累及颅内而影响Ⅲ、Ⅳ、Ⅵ对颅神经时可导致眼肌瘫痪。

C.2.5 脊髓型　常出现知觉异常,如下肢麻木感、刺激感、腰痛、坐骨神经痛,一侧或双侧下肢感觉和运动障碍、排尿和排便困难、大小便失禁及病理反射等。多逐渐加重,最终发生瘫痪。

C.2.6 心包型　儿童患者中多见,可引起心包积液、心包粘连。心包积液多呈淡黄色或血性,含大量嗜酸性粒细胞。少数继发感染者可呈脓性。

C.2.7 眼型　虫体侵犯眼周组织,可引起眼球凸出,视力障碍,眼球活动受限,也可引起眼睑红肿、疼痛。病变活检可见夏科雷登结晶与嗜酸性粒细胞浸润,病灶处可能检获童虫。

C.2.8 阴囊肿块型　少见,肿块大小不等,大者可如拳头,局部疼痛,影响正常生活与活动。

C.2.9 亚临床型　血清免疫学试验阳性,实验室检查或 X 线胸片有典型改变,但未出现明显症状。属轻度感染或感染早期者。

附　录　D
（规范性附录）
实验室检查及影像学检查

D.1　免疫学检查

D.1.1　皮内实验（intradermal test，ID）

D.1.1.1　抗原　成虫可溶性粗抗原，1∶2 000 稀释。

D.1.1.2　操作　皮内注入抗原液 0.1 mL，使出现直径约 0.5 cm 丘疹，15 min 后观察丘疹的变化。

D.1.1.3　结果判断见表 D.1。

表 D.1　皮内实验结果的判定

结　果	丘疹直径 cm	红晕直径 cm
可疑（±）	0.8～0.9	<1.5 或无
弱阳性（＋）	1.0～1.4	2.0～2.9
阳性（＋＋）	1.5～2.5（可能同时有伪足）	3.0～4.5
强阳性（＋＋＋）	>2.5（有伪足）	>4.5
注：测量可取平均直径，平均直径＝（丘疹长径＋丘疹宽径）/2。		

D.1.2　酶联免疫吸附试验（enzyme-linked immunosorbent assay，ELISA）

D.1.2.1　操作方法

操作方法如下：
- a) 抗原包被　用 0.05 mol/L pH9.6 的碳酸盐缓冲液稀释成虫可溶性粗抗原，在每个微量聚苯乙烯塑料板的反应孔中加 100 μL，置 4 ℃冰箱内过夜。次日弃去孔内溶液，用含有 0.05％吐温-20 的磷酸缓冲盐水（0.01 mol/L，pH7.4 PBS-T）洗涤 3 次，每次 5 min，甩干。
- b) 加血清　在反应孔中加入以 PBS-T 作 1∶200 稀释的受检者血清或参考血清（每批设阴性及阳性对照各 1 个）100 μL，置 37 ℃温箱内孵育 1 h。倾去血清，以 PBS-T 洗涤 3 次，每次 5 min，甩干。
- c) 加酶结合物　加入以 PBS-T 作 1∶1 000～1∶4 000 稀释的酶标记结合物 100 μL，37 ℃孵育 1 h。倾去酶标记结合物，以 PBS-T 洗涤 3 次，每次 5 min，甩干。
- d) 加底物　于各反应孔中加入临用前配制的已加 H_2O_2 的邻苯二胺（OPD）或 3,3',5,5'-四甲基联苯胺（TMB）底物溶液 100 μL，37 ℃孵育 30 min。
- e) 终止反应　于各反应孔中加入 2 mol/L 硫酸（H_2SO_4）50 μL。

D.1.2.2　结果判定

在酶标专用比色计上读取 492 nm（OPD 为底物）或 450 nm（TMB 为底物）光密度（OD）值，以血清检测值/阴性参考值（P/N）≥2.1 判为阳性。

D.1.3 其他血清免疫学试验

检测并殖吸虫特异性抗体的血清免疫学试验还包括间接红细胞凝集试验(IHA)和斑点金免疫渗滤法(DIGFA)。

D.2 影像学检查

D.2.1 X线检查

D.2.1.1 胸肺型并殖吸虫病

感染早期可表现为支气管周围炎症样改变,或炎性浸润阴影;活动期X线征象较明显而复杂,病灶坏死区出现炎症渗出。可出现多个环状与空泡阴影,或有透亮区的囊状与蜂窝状阴影、单个或多个聚集的结节状阴影;愈合期表现为形态多样的纤维化或钙化病灶,如出现弯曲的隧道样纤维化病灶则诊断意义较大。部分患者伴有胸膜病变表现。

D.2.1.2 肺外型并殖吸虫病

脑型并殖吸虫病患者的平片可见颅内压增高的表现,如松果体移位。患病时间较久者出现直径0.5 cm至数厘米多个圆形或椭圆形钙化灶,亦有局限性多发性沙砾样斑点状钙化灶,多位于颞侧;脊髓型平片可见囊肿及椎弓根的骨质疏松和距离加宽;腹型胃肠造影检查可见肠粘连或腹膜、大网膜粘连现象;肝型、心包型等其他类型并殖吸虫病X线无特征性改变。

D.2.2 其他影像学检查

并殖吸虫病的其他影像学检查包括计算机断层成像、磁共振成像、B型超声等,形态学征象表现多样,可作为诊断参考。

D.3 病原学检查

D.3.1 虫卵检查

D.3.1.1 痰液直接涂片镜检法

收集病人清晨新鲜痰液,取铁锈色或带血丝部分直接涂片于载玻片上,成厚度适宜的痰膜,然后置于显微镜下检查,寻找虫卵。

D.3.1.2 痰液浓集消化法

收集24 h痰液,加入等量10% NaOH,混匀,置37 ℃温箱内约4 h～6 h,其间用玻棒多次搅动,等消化成清亮的稀液后,以1 000 g离心5 min,吸取沉渣作涂片镜检。连续检查3 d。

D.3.1.3 粪便沉淀集卵法

取粪便30 g置于烧杯内,加入300 mL左右的水充分搅匀成粪浆。用粗孔网筛将粪浆过滤于500 mL的三角杯内,加水至刻度处,静置10 min。将上层液弃去,换加清水至刻度处,如此重复4 次～5 次,直到上层液变清为止。弃去上层液后,取沉渣镜检寻找虫卵。

D.3.2 活组织检查

皮下包块可行外科手术切除并进行活组织检查,查到虫体或虫卵为确诊依据。如未发现虫体或虫卵,但在病理切片中发现虫体移行的窦道或发现含夏科雷登结晶和嗜酸粒细胞浸润,亦具有重要的诊断价值。

D.3.3 体液检查

胸水、脑脊液、心包液、腹水等体液镜检时可见嗜酸粒细胞、夏科雷登结晶,偶可发现虫卵。

———————————

ICS 11.020
C 61

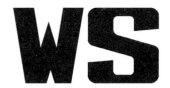

中华人民共和国卫生行业标准

WS 381—2012

囊 尾 蚴 病 的 诊 断

Diagnosis of cysticercosis

2012-06-04 发布   2012-10-15 实施

中华人民共和国卫生部   发 布

前　言

本标准按照 GB/T 1.1—2009 给出的规则起草。

本标准除第 6 章为推荐性条款外,其余为强制性条款。

本标准由卫生部寄生虫病标准专业委员会提出。

本标准起草单位:山东省寄生虫病防治研究所、中国疾病预防控制中心寄生虫病预防控制所。

本标准主要起草人:甄天民、杨艳君、李登俊、葛凌云、刘新、戴伟、邓绪礼、官亚宜、陈颖丹、许隆祺。

囊 尾 蚴 病 的 诊 断

1 范围

本标准规定了囊尾蚴病的诊断依据、诊断原则、诊断和鉴别诊断。
本标准适用于全国各级医疗机构和疾病预防控制机构对囊尾蚴病的诊断。

2 术语和定义

下列术语和定义适用于本文件。

2.1

囊尾蚴　cysticercus
囊虫　bladder worm
带绦虫(*Taenia*)的幼虫。

2.2

囊尾蚴病　cysticercosis
猪囊尾蚴病
囊虫病
猪带绦虫(*Taenia solium*)囊尾蚴寄生于人体所致的疾病。根据囊尾蚴寄生部位,囊尾蚴病主要分为脑囊尾蚴病、皮下及肌肉囊尾蚴病、眼囊尾蚴病、其他部位囊尾蚴病和混合型囊尾蚴病(参见附录 A)。

3 诊断依据

3.1 流行病学史

有带绦虫病、囊尾蚴病流行区旅居史,或有带绦虫病(粪便中排白色节片)史,或有与带绦虫病患者密切接触史(参见附录 B)。

3.2 临床表现

3.2.1 皮下或肌肉结节(参见附录 C)。
3.2.2 头痛、头晕、癫痫发作等神经系统与精神症状(参见附录 C)。
3.2.3 视力障碍,重者可失明,单眼损害较多见(参见附录 C)。
3.2.4 排除其他病因所致脏器损害的临床表现(参见附录 C)。

3.3 病原学检查

手术摘除的结节经压片法、囊尾蚴孵化试验和病理组织学检查发现囊尾蚴(见附录 D)。

3.4 免疫学检测

血清或脑脊液囊尾蚴免疫学检测特异性抗体阳性(见附录 D)。

3.5 影像学表现

3.5.1 皮下或肌肉 B 超检查显示囊尾蚴病典型影像(参见附录 E)。

3.5.2 颅脑 CT、MRI 显示脑内有非典型性囊尾蚴影像(参见附录 E)。

3.5.2.1 颅脑 CT、MRI 显示非典型异常影像。

3.5.2.2 颅脑 CT、MRI 显示囊尾蚴病典型影像。

3.5.3 眼 B 超检查显示囊尾蚴病典型性影像(参见附录 E)。

3.6 诊断性治疗或病原治疗反应

诊断性治疗有效或有病原治疗反应。

4 诊断原则

综合流行病学史、临床表现、实验室检查、影像学检查以及诊断性治疗结果等予以诊断。

5 诊断

5.1 疑似病例

5.1.1 皮下或肌肉型囊尾蚴病

同时符合 3.1 和 3.2.1。

5.1.2 脑囊尾蚴病

5.1.2.1 同时符合 3.1 和 3.2.2。

5.1.2.2 同时符合 3.1 和 3.5.2.1。

5.1.3 眼囊尾蚴病

同时符合 3.1 和 3.2.3。

5.1.4 其他部位囊尾蚴病

同时符合 3.1 和 3.2.4。

5.1.5 混合型囊尾蚴病

符合 5.1.1、5.1.2、5.1.3、5.1.4 中任两项及以上者。

5.2 临床诊断病例

5.2.1 皮下或肌肉型囊尾蚴病

同时符合 5.1.1 和 3.4。

5.2.2 脑囊尾蚴病

5.2.2.1 同时符合 3.4 和 5.1.2.1。

5.2.2.2 同时符合 3.5.2.2 和 5.1.2.1。

5.2.2.3 同时符合 3.6 和 5.1.2.1。

5.2.2.4 同时符合 3.4 和 5.1.2.2。

5.2.2.5 同时符合 3.6 和 5.1.2.2。

5.2.3 眼囊尾蚴病

5.2.3.1 同时符合 3.4 和 5.1.3。
5.2.3.2 同时符合 3.5.3 和 5.1.3。

5.2.4 其他部位囊尾蚴病

同时符合 3.4 和 5.1.4。

5.2.5 混合型囊尾蚴病

同时符合 3.4 和 5.1.5。

5.3 确诊病例

5.3.1 皮下或肌肉型囊尾蚴病

同时符合 3.3 和 5.2.1。

5.3.2 脑囊尾蚴病

5.3.2.1 同时符合 3.3 和 5.2.2.1。
5.3.2.2 同时符合 3.3 和 5.2.2.2。
5.3.2.3 同时符合 3.3 和 5.2.2.3。
5.3.2.4 同时符合 3.3 和 5.2.2.4。
5.3.2.5 同时符合 3.3 和 5.2.2.5。

5.3.3 眼囊尾蚴病

5.3.3.1 同时符合 3.3 和 5.2.3.1。
5.3.3.2 同时符合 3.3 和 5.2.3.2。

5.3.4 其他部位囊尾蚴病

同时符合 3.3 和 5.2.4。

5.3.5 混合型囊尾蚴病

同时符合 3.3 和 5.2.5。

6 鉴别诊断

应与皮下脂肪瘤、颅脑其他寄生虫感染以及脑脓肿、脑转移瘤、胶质细胞瘤、脑结核瘤、脑炎、原发性或其他继发性癫痫疾病相鉴别(参见附录 F)。

附 录 A
（资料性附录）
病 原 学

链状带绦虫(*Taenia solium* Linnaeus,1785)也称猪带绦虫。人是其唯一的终宿主,成虫寄生在人的小肠上段,成熟孕节包含大量虫卵随粪便排出。当其虫卵或孕节被猪、野猪等中间宿主吞食后引起猪囊尾蚴病。当人误食生的或未煮熟的含囊尾蚴的猪肉后,囊尾蚴在人小肠内经消化液作用,六钩蚴从虫卵逸出并钻入肠壁,经血液循环或淋巴系统到达宿主身体各处寄生,引起人体囊尾蚴病。囊尾蚴对人体的危害远大于成虫,人体寄生的囊尾蚴数目可由一个至成千上万个不等,寄生的部位很广,常见的部位为皮下、肌肉、脑和眼,其次为心脏、舌肌、口腔黏膜下、肝脏、肺脏、乳房、脊髓等。

囊尾蚴代谢产物及毒素可引起明显的局部组织反应并诱发机体免疫应答。组织中的囊尾蚴周围常有细胞浸润,之后发生纤维性变并包裹囊尾蚴,死亡的囊尾蚴逐渐钙化。在病原治疗药物作用下虫体死亡后,周围组织炎性反应明显。

囊尾蚴的形状、大小因寄生部位和数量而异,通常皮下、肌肉中的猪囊尾蚴约如黄豆大小,为乳白色半透明囊状物;囊内充满液体,囊壁分两层,外为皮层,内为间质层,有一向内翻卷收缩的头节。

附　录　B
（资料性附录）
流　行　病　学

在全世界分布广泛,欧洲、亚洲、非洲和南美洲的许多国家均有本病流行。在我国,凡有猪带绦虫病流行的地区均有囊尾蚴病发生,以东北、西北、华北地区,尤以河南及山东较多。

猪带绦虫病患者是囊尾蚴病的唯一传染源。人体感染囊尾蚴病的方式有三种：

a)　自体内感染,即患者体内已经有成虫感染,当遇到反胃、呕吐时,肠道的逆蠕动可将孕节反推入胃中引起自身感染；

b)　自体外感染,患者误食自己排出的虫卵而引起再感染；

c)　异体感染,误食他人排出的虫卵引起。

生猪饲养方法不当,含猪带绦虫虫卵的粪便污染环境、使猪感染囊尾蚴和人食肉方式不当、不良卫生习惯均可导致传播与感染。

附 录 C
（资料性附录）
临 床 表 现

C.1 皮下及肌肉囊尾蚴病

位于皮下、黏膜下、肌肉 0.5 cm～1.5 cm 的结节，数目可由 1 个至数百个。皮下或黏膜下结节多为椭圆形或圆形（如口腔黏膜下），与周围组织无粘连，无压痛，硬度近似软骨。结节以躯干、头、颈部、上肢和下肢上部较多，常分批出现，可逐渐自行消失。肌肉内寄生数量多时，可出现肌酸痛无力、发胀、麻木或假性肌肥大症等。

C.2 脑囊尾蚴病

临床症状复杂多样，多数病程缓慢，少数病例发病急，甚至可引起猝死。神经损害的程度通常取决于囊尾蚴数目和寄生部位所致的机械性损伤、炎性和中毒反应。临床表现可有颅内压增高、神经系统定位体征、癫痫、精神障碍及记忆力下降等。癫痫发作约占脑囊尾蚴病的 80%，可以是大发作、小发作、精神运动性发作。颅内压增高者占 40%～50%，表现为头痛、头晕、恶心、呕吐、视力障碍及视乳头水肿或伴出血。囊尾蚴寄生于第四脑室者，常有颈项强直、强迫头位，称 Bruns 征。如囊尾蚴堵塞脑脊液循环通路，可引起急性颅内压增高，导致脑疝，危及生命。

C.3 眼囊尾蚴病

多单眼受累。囊尾蚴寄生于视网膜者可引起视力障碍乃至失明，常为视网膜脱落的原由。囊尾蚴寄生于玻璃体或前房时，可有飞蚊症或黑影飘动感。寄生于眼结膜下、眼睑及眼外肌者可出现局部充血、瞬目反应增多、流泪、发痒等，并可发现囊肿。当虫体死亡后，虫体分解物的刺激可导致色素膜、视网膜和脉络膜炎症，玻璃体混浊，或并发白内障、青光眼而失明。

C.4 其他部位囊尾蚴病

囊尾蚴寄生于椎管内者由于脊髓受压迫而发生截瘫、感觉障碍、大小便失禁或尿潴留等。寄生于心脏、舌、口腔黏膜下、声带以及膈肌、肝、肺等器官时，引起相应的功能障碍。

C.5 混合型囊尾蚴病

具备以上任意两种类型囊尾蚴病的症状、体征。

附　录　D
（规范性附录）
实验室检查

D.1　病原学检查

D.1.1　压片法

手术摘取皮下或肌肉组织内的结节,取出内囊,抽出囊液后置于两载玻片之间,轻轻压平,低倍镜下检查有无头节,囊尾蚴头节的结构与成虫头节相同,近似球形,具有被内外两圈头钩围绕的顶突和 4 个吸盘。

D.1.2　囊尾蚴孵化试验

手术摘除结节,轻提远离头节端外囊,剪一小口,剥离内囊,置于 50％的胆汁生理盐水中,于 37 ℃温箱中孵化,若为活的囊尾蚴,10 min～60 min 可见头节伸出。此方法可检查囊尾蚴的存活情况。孵化 12 h 若无头节伸出,可在显微镜下观察其结构。

D.1.3　病理组织学检查

手术摘除的结节,用 10％福尔马林液固定,然后经冲洗、用浓度递增的酒精脱水、石蜡包埋,切片机连续切片,厚度 7 μm～10 μm。切片用二甲苯脱蜡,苏木素-伊红染色,显微镜下观察头节的结构。

D.2　免疫学试验

D.2.1　样本采集

采集患者静脉血 2 mL,分离血清或在无菌条件下行腰椎穿刺取脑脊液 1 mL～2 mL 备检。检测标本及其处理按试剂盒说明进行操作及判断结果。

D.2.2　间接红细胞凝集试验（indirect haemagglutination test,IHA）

D.2.2.1　原理

将可溶性抗原吸附于红细胞的表面,此即致敏作用,吸附有抗原的红细胞称为致敏红细胞。在适宜条件下,致敏红细胞与相应抗体相互作用,发生特异性抗原-抗体反应,出现肉眼可见的红细胞凝集现象,称为间接红细胞凝集试验。

D.2.2.2　试剂配制

实验用试剂配制方法如下:
a)　0.01 mol/L 的 pH6.4 磷酸盐缓冲液（PBS）;
b)　三氯化铬溶液　$CrCl_3 \cdot 6H_2O$ 532 mg 溶于 100 mL 蒸馏水,置 4 ℃冰箱保存,临用时作 1∶500 稀释;
c)　鞣酸溶液　称取鞣酸 100 mg,溶于 20 mL 蒸馏水中,置 4 ℃冰箱保存,临用时作 1∶20 000 稀释;
d)　10％戊二醛处理人"O"型红细胞,临用时以 pH6.4 PBS 洗涤 2 次,备用;

e) 健康兔血清　无菌抽取健康家兔心脏血液,分离血清,56 ℃灭活 30 min,并以人"O"型红细胞吸收处理,冰箱保存;

f) 0.5%兔血清(pH6.4,0.5%生理盐水 PBS)。

D.2.2.3　囊尾蚴抗原的制备

收集新鲜的猪囊尾蚴,在无菌条件下用 2 mL 的注射器收集囊液,然后以 2 500g 离心 30 min,吸取上清液,置冰箱保存备用。

D.2.2.4　红细胞致敏

取 pH6.4 PBS 1 mL 及 1∶10 的抗原 1 mL,加入试管中,再加入三氯化铬稀释液 1 mL,混匀后置 37 ℃水浴 5 min,取出后加入 3 mL 经 2 次洗涤的 10%的醛化沉积红细胞(0.3 mL),充分混匀,即刻加入 1∶20 000 鞣酸溶液 1 mL,混匀,置 37 ℃水浴致敏 15 min,期间振摇 1 次~2 次,取出后以 1 200g 离心 5 min,弃上清,再用 0.5%兔血清洗涤致敏红细胞两次,最后将红细胞加入 40 mL 0.5%兔血清中,使红细胞浓度为 0.75%。

D.2.2.5　血清试验

血清试验过程如下:

a) 标本稀释　采用 96 孔 V 型有机玻璃微量血凝板,每排 8 孔,每孔加入 0.5%兔血清 1 滴 (50 μL),然后用 0.025 mL 金属稀释棒沾取被检血清于第 1 孔内,作倍比稀释至第 7 孔,第 8 孔为 0.5%兔血清对照。每孔加入抗原致敏红细胞 1 滴(50 μL),置微型震荡器振摇 2 min,室温下放置 1 h,观察结果;

b) 结果判断　以 1∶8 稀释血清孔的红细胞呈(++)凝集为阳性,以红细胞呈(++)凝集的血清最大稀释倍数为阳性滴度。

D.2.3　酶联免疫吸附试验(enzyme-linked immunosorbent assay,ELISA)

D.2.3.1　原理

酶联免疫吸附试验是将抗原或抗体与酶相结合,使其保持免疫反应性和酶活性。经酶联的抗原或抗体与酶的底物处理后,由于酶的催化作用,使无色的底物或化合物产生水解、氧化或还原反应而显色。比色测定反应溶液颜色的深浅。

D.2.3.2　试剂配制

实验用试剂配制方法如下:

a) 10 倍磷酸盐缓冲液(PBS)储存液,使用时作 1∶10 稀释;

b) 洗涤液(PBS-T)　PBS 1 000 mL 加吐温-20 0.5 mL 即成;

c) 血清稀释液(pH7.2)　0.05 mol/L Na_2HPO_4 72 mL,0.05 mol/L KH_2PO_4 28 mL,混合后再加 0.85 g NaCl 和 1∶10 的吐温-20 0.5 mL(也可不加吐温-20);

d) 底物　0.2 mol/L Na_2HPO_4 2.4 mL,0.1 mol/L 枸橼酸 2.6 mL,蒸馏水 5 mL,混匀后加入 4 mg 邻苯二胺,最后加入 H_2O_2 15 μL(临用时现配);

e) 抗原制备同囊尾蚴间接血凝试验。

D.2.3.3　试验方法

以聚苯乙烯反应板为载体,将 1∶2 000 稀释的囊尾蚴抗原分别加入孔内,每孔中加入 0.2 mL,置湿盒内于 37 ℃孵育箱 2 h,然后转入 4 ℃冰箱过夜,次日取出,洗涤 3 次(每次 3 min～5 min)后加入 1:50 稀释的病人血清 0.2 mL,置 37 ℃孵育箱 2 h,同上法洗涤 3 次,然后加入 1:2 000 稀释的酶结合物 0.2 mL,置 37 ℃ 3 h,冲洗 3 次,加底物溶液 0.2 mL,30 min 后加终止液,用酶标测定仪测定吸光度 A 值。

D.2.3.4 结果判断

待检血清孔 A 值≥健康对照血清孔平均 A 值的 1.5 倍为阳性。

D.2.4 循环抗原(circulating antigen,CAg)检测

D.2.4.1 原理

单克隆抗体分别用作包被和酶标记抗体,采用双抗体夹心法检测囊尾蚴病患者血清或脑脊液中的循环抗原。

D.2.4.2 试剂盒组成

囊尾蚴病 CAg 检测反应板(抗体预包被酶标板),酶标抗 CAg 抗体,CAg 阳性对照血清,CAg 阴性对照血清,显色剂 A 液,显色剂 B 液,显色终止液,浓缩 PBS-T(20 mL/瓶,用前以蒸馏水稀释 20 倍),聚乙二醇(PEG)6 000(7.0 g/包,1 包,用前以 100 mL PBS-T 液溶解)。

D.2.4.3 检样的预处理

CAg 在血清和脑脊液中已与抗体结合形成免疫复合物,须破坏抗体后方能检测,作预处理如下:
a) 脑脊液 取脑脊液 0.2 mL 沸浴 5 min,待冷至室温后取 0.1 mL 检测;
b) 血清 取血清 1.0 mL 加入等量 7% PEG 溶液混匀,室温静置 20 min,2 000g 离心沉淀 30 min,弃上清,将离心管倒置 3 min～5 min,并用吸水纸除尽管口液体;沉淀物用 0.1 mL PBS-T 和 0.1 mL 蒸馏水重悬,沸浴 5 min,待冷至室温后检测。

D.2.4.4 检测程序

循环抗原检测程序如下:
a) 加检样 将经过预处理的脑脊液或血清加入反应孔中,0.1 mL/孔,每板设阳性和阴性血清对照及空白对照各 1 孔,37 ℃ 1 h 或 43 ℃ 30 min 后置 2 ℃～8 ℃过夜,洗 3 次,拍干;
b) 加酶标记抗体 0.1 mL/孔(空白孔不加),43 ℃ 30 min 或 37 ℃ 2 h 后洗 3 次,拍干;
c) 加底物溶液 每孔加显色剂 A、B 液各 1 滴(50 μL),室温下避光反应 15 min～20 min;
d) 加显色终止液 0.05 mL/孔。

D.2.4.5 结果判定

以空白孔调零,用酶标仪测定各孔 A_{450},样品孔 A 值大于阴性对照孔 A 值 2.1 倍者为阳性,阴性对照孔 A 值不足 0.03 者按 0.03 计算。

D.2.4.6 临床意义

CAg 阳性表示患者体内有存活的虫体,但部分棘球蚴病患者也可呈阳性,应注意临床鉴别;对初诊病例除检测 CAg 外,还应同时作抗体检测,以免漏检。

D.2.4.7 注意事项

对于脑型患者,可同时检测血清和脑脊液 CAg,以提高检出率。

D.2.5 短程抗体(immunoglobulin G_4, IgG_4)检测

D.2.5.1 试剂盒组成

抗原包被板、样本稀释液、抗人 IgG_4 酶结合物、终止液、PBS-T 固体洗涤剂、阴性对照、底物稀释液、阳性对照、底物干粉。

D.2.5.2 样本稀释

样本稀释如下:

a) 洗涤液及样本稀释液的配制　将每袋 PBS-T 固体洗涤剂用 500 mL 蒸馏水充分溶解,作为反应板洗涤液和样本稀释液;

b) 样本稀释　若为血清则直接进行加样反应;若为滤纸血,则按直径 1.1 cm 圆片加 200 μL 样本稀释液,37 ℃浸泡 2 h(或 4 ℃环境中过夜)备用。

D.2.5.3 操作程序

操作程序如下:

a) 加样反应　取出所需量的反应板条,若为血清样本,每孔加样本稀释液 2 滴(约 0.1 mL),再分别加入待检血清 10 μL,混匀;若为滤纸血样本,则直接加入 100 μL 已稀释处理好的滤纸血即可。同时设阴性、阳性及空白对照各 1 孔,阴性、阳性对照与血清样本处理方法相同,空白对照孔仅加入样本稀释液 2 滴(约 0.1 mL)。37 ℃避光反应 90 min 后甩去孔内液体,每孔注满洗涤液,静置 30 s 后甩去,共洗 5 次,每次需静置 30 s,最后一次拍干;

b) 加酶结合物　除空白对照孔外,其余每孔加酶结合物 2 滴(约 0.1 mL),37 ℃避光反应 90 min 后甩去孔内液体,如上洗涤,拍干;

c) 显色反应　将底物干粉完全溶解于底物稀释液中,混匀,每孔加入底物溶液 2 滴(约 0.1 mL),37 ℃下避光显色 30 min。加终止液 1 滴(约 0.05 mL),混匀。

D.2.5.4 结果判断

结果判断如下:

a) 肉眼观察　阴性对照无色,阳性对照呈黄色,表示试验有效。待检孔呈无色表示该标本为阴性,待检孔呈黄色表示该标本为阳性。

b) 仪器判断　以空白对照调零,用酶标仪于 405 nm 波长读取 A 值,待检孔 A 值大于阴性对照 A 值 2.1 倍者为阳性。当阴性对照 A 值低于 0.05 时按 0.05 计算。

D.2.5.5 临床意义

囊尾蚴特异性 IgG_4 的检出与体内囊尾蚴的存活有一致性,机体感染囊尾蚴后血清特异抗体水平显著升高,尤以特异的 IgG_4 为主,感染消除后特异抗体可持续存在,但特异的 IgG_4 会迅速降低或消失。因此,检出囊尾蚴特异性 IgG_4 在囊尾蚴病诊断和疗效考核中具有很好的应用价值。

D.2.5.6 注意事项

注意事项包括:

a) 注意试剂盒的保质期。检测试剂置于 4 ℃保存,使用时应先恢复至室温;

b) 底物溶解后 4 ℃避光可保存一周,应尽快用完;

c) 肉眼判断结果不太鲜明,最好以酶标仪测 A 值来判断结果;

d) 样本要长期保存时须置于 −20 ℃环境中;

e) 终止液有腐蚀性,应避免与皮肤接触。

附 录 E
（资料性附录）
影像学表现

E.1　计算机断层摄影（computed tomography，CT）

E.1.1　活动期

显示为圆形、类圆形低密度小囊，直径 0.5 cm～2 cm，可见到点状偏心头节；也有直径 2 cm～12 cm 的较大囊，有的囊呈分叶状，CT 值近似于脑脊液，大囊本身无强化，周边可因纤维组织增生呈轻度环状强化，头节不易见到。

E.1.2　退变死亡期

在一处或几处呈指状、片状或佛手状低密度水肿区，增强后可见水肿区中有结节状或环状强化灶，其内显示头节，为囊尾蚴性小脓肿的表现。

E.1.3　非活动期

为圆形、椭圆形钙化点或钙化斑，边缘清晰，直径 2 mm～4 mm，周围无水肿，增强检查无强化。如囊尾蚴寄生于脑室内可见阻塞性脑积水征。

E.2　核磁共振成像（magnetic resonance imaging，MRI）

E.2.1　活动期

MRI 可清晰分辨出脑实质囊尾蚴及脑室内囊尾蚴。MRI T_1 加权像囊尾蚴成圆形低信号，头节呈点状或逗号状高信号；T_2 加权像囊尾蚴成圆形高信号，头节呈点状低信号；活囊尾蚴直径一般为 0.4 cm～1.5 cm，头节直径 0.2 cm～0.4 cm，也有直径为 2 cm～12 cm 的较大囊。此期囊尾蚴周围只有轻微的水肿，T_1 加权像不明显，T_2 加权像才显出，因此，T_2 加权像呈现的病变范围要比 T_1 加权像大。如行钆喷替酸葡甲胺（Gd-DTPA）增强扫描大致有几种表现：囊壁增强；囊壁不增强；囊内小点状影增强；囊壁不增强但囊内小点状影并增强。脑室内囊尾蚴以第四脑室居多，MRI 显示囊壁较 CT 清晰，甚至可见到头节。

E.2.2　退变死亡期

囊尾蚴退变死亡时，坏死的头节显示不清，周围水肿明显加剧，T_1 加权像、T_2 加权像均显示较大面积水肿、较显著的占位效应，且有异常对比增强，增强环的厚度较囊尾蚴活动期明显增大，表现所谓"白靶征"，即在 T_2 加权像中囊液及周围水肿呈高信号而囊壁与囊内模糊的头节呈低信号，低信号代表脑囊尾蚴向纤维化、钙化过渡。脑囊尾蚴死亡之后部分发生钙化，呈长 T_1 短 T_2 表现，所谓"黑靶征"是指在 T_2 加权图像中囊内除有一点状高信号之外均呈低信号。蛛网膜炎脑积水 T_1 加权像上呈局部蛛网膜下腔增宽的低信号，T_2 加权像上呈高信号，可见脑积水征。

E.2.3　非活动期

囊尾蚴死亡后呈钙化点、钙化斑，异体蛋白引起的宿主反应也随之消失，CT 呈高密度点，MRI 各序列均呈点状无信号且均不如 CT 清晰。

E.3　B 型超声图像

E.3.1　眼囊尾蚴病

对于眼球内、眶内及球后囊尾蚴,B 超可显示全虫影像,囊壁、囊液及其内部头节清晰可辨。影像中眼球内囊尾蚴表现为圆形或椭圆形囊样回声(囊尾蚴壁),内呈液性暗区(囊液),液性暗区内还可见居中或偏心的致密较强回声光点或光团(囊尾蚴头节)。囊状物可见有自发性蠕动,这是眼球内囊尾蚴的特征性所见。对无明显蠕动者应用直流电刺激后,B 超影像中即可见到虫体频繁蠕动。玻璃体囊尾蚴表现为菲薄的囊状回声,在网膜前玻璃体中漂浮等特征。视网膜下囊尾蚴表现为线状回声下(脱离的视网膜)显示圆形或椭圆形囊状回声等特征。对于眶内球外或球后的囊尾蚴,检眼镜及眼底造影不能发现,但 B 超能显示囊尾蚴的影像特征,囊液、头节清晰可辨,并能显示与周围组织的关系。

E.3.2　皮下肌肉型囊尾蚴病

囊尾蚴皮下结节的 B 超显示为圆形或椭圆形液性暗区,轮廓清晰,囊壁完整光滑,囊内透声好。囊内可见一强回声光团,位于中央或一侧壁上,为囊尾蚴特征性影像表现。患者服用抗囊尾蚴药物后,B 超可因治疗效果不同,显示囊尾蚴头节无变化或缩小或消失,囊液和囊壁无明显变化或出现部分变化,甚至部分消失。

附 录 F
（资料性附录）
鉴 别 诊 断

F.1 皮下脂肪瘤及其他肿瘤

皮肌型囊尾蚴病须与皮下脂肪瘤鉴别。皮肌型囊尾蚴病的皮下结节大小较均匀,直径 1 cm～ 2 cm,质较硬,无触痛,与周围组织不粘连,活动度大,边缘规则、界清,圆形或椭圆形。皮下脂肪瘤质软,大小不一,边缘不规则,呈扁圆形或分叶状,质软,有弹性,不与皮肤粘连,界限清。可通过彩超、病理及囊尾蚴免疫学试验鉴别。皮脂腺囊肿、纤维瘤等的鉴别方法同皮下脂肪瘤。

F.2 脑部感染疾病

F.2.1 脑炎、脑膜炎

包括病毒性脑炎、散发性脑炎、结核性脑膜炎等,因起病急、发热、剧烈头痛、呕吐容易与脑炎型脑囊尾蚴病相混淆,但影像学检查无囊尾蚴病影像特征。囊尾蚴病免疫学试验检查阴性。

F.2.2 脑脓肿

小脓肿型脑囊尾蚴病易被误诊为脑脓肿。脑脓肿患者可伴有邻近组织器官感染如中耳炎、乳突炎等,也可有经血源性播散所致的其他部位的感染灶。患者发病急,体温高,占位效应明显,有定位体征;周围血象呈现白细胞增多,中性粒细胞比例增高,血沉加快等;脑脊液多混浊,蛋白和白细胞明显增高,影像学检查及免疫学试验有助于鉴别。

F.2.3 脑结核瘤

由于结核杆菌侵袭脑组织而引起的炎性病变,患者常同时伴有其他脏器的结核病灶,囊尾蚴免疫学实验阴性。CT 表现:脑结核瘤成熟前期即肉芽肿未形成前为低密度区并无占位表现;成熟期为圆形、类圆形或不规则等密度、稍高密度病灶,边界不清。结核干酪样坏死或结核性脓肿的 CT 平扫为稍低、稍高等密度区,增强可见环形强化,一般比较薄,有规则或不规则水肿及占位表现。

F.2.4 其他寄生虫病

如脑型疟、脑棘球蚴病、脑型血吸虫病、弓形虫脑病、脑阿米巴病、脑型并殖吸虫病等,可根据流行病学史、影像学检查及免疫学试验等加以鉴别。

F.3 脑部非感染性疾病

F.3.1 多发性硬化

为脑脱髓鞘病变,发病者多为中青年女性,常见视神经、脊髓、脑干损害表现。首发症状和体征多样,可以单发,也可多发,视力障碍多见,一侧视力丧失,常伴眼胀痛。其次是下肢无力或麻木,其他还有复视,行走不稳,构音障碍,吞咽困难,头晕,三叉神经痛,听力丧失等症状。患者病情常反复,时轻、时重。颅脑 CT 可发现脑室周围中央白质内散在低密度阴影。MRI 检查较 CT 更为敏感,表现为 T_1-W

低信号和 T_2-W 高信号的脱髓鞘灶,病灶多不规则,囊尾蚴免疫学试验阴性。

F.3.2 结节性硬化

是一种染色体显性遗传性疾病,其病损可累及各个胚层,但以神经系统与皮肤为主。幼年起病,癫痫、智力低下、皮脂腺瘤为该病的三大特征。颅脑 CT 可见脑室周围多发大小不规则高密度灶,边界清,散在分布,不被强化,无占位效应。虽然脑囊尾蚴病在囊尾蚴死亡期可表现为钙化灶,但其钙化灶多分布在大脑实质内,其形态大小较规则,多为圆形钙化点,直径 0.2 cm～0.5 cm,囊尾蚴免疫学试验阴性。

F.3.3 脑软化灶

该病多有长时间脑缺氧史,如有煤气中毒史、难产等。CT 表现为多发、小的低密度灶,直径 0.2 cm～2.0 cm。MRI 显示:T_1 像多发低信号灶,T_2 像多发高信号灶。虽然病灶大小与脑囊尾蚴病病灶相似,但多发脑软化灶无囊壁及囊尾蚴头节,且诊断性抗囊尾蚴治疗无病原治疗反应。囊尾蚴免疫学试验阴性。

F.3.4 胶质细胞瘤

因其病程、类型和恶性程度不同可有不规则形、星形、分叶形和圆形等,CT 密度可为低密度、等密度或略高密度。如肿瘤有囊变,囊壁一般较厚而且厚薄不均,囊腔多不规则,该型易与小脓肿型脑囊尾蚴病相混淆。小脓肿型脑囊尾蚴病一般无占位效应而胶质细胞瘤占位效应较明显。小脓肿型脑囊尾蚴病强化后可见明显的强化环或圆形强化灶,囊壁厚薄均匀,并可见偏心头节。囊性的胶质细胞瘤 MRI 示囊壁厚而不规则,可有壁结节,T_1 像上肿瘤的信号等于或高于脑脊液,T_2 像上为高信号并可出现液平面。囊尾蚴免疫学试验阴性。

F.3.5 脑转移瘤

发病年龄多在 45 岁以上,发病急,病情重,进行性头痛、头晕、恶心、呕吐,血及脑脊液囊尾蚴免疫学试验检查阴性。有些病例可找到原发病灶,CT 及 MRI 表现为单发或多发不规则囊状或实质性病灶,多见于大脑皮层或皮层下区,少数见于脑干、小脑,为圆形或不规则的等密度、低密度或略高密度灶,占位效应明显,常有脑室受压、中线移位。有些病灶由于血运不足而发生中心坏死和液化,呈囊样改变,酷似脑囊尾蚴病,但囊壁厚度不均,边缘锐利,且无囊尾蚴头节。

F.4 癫痫

脑囊尾蚴病所致癫痫属症状性癫痫的一种,需与原发性癫痫和其他继发性癫痫相区别。鉴别诊断的原则是确定脑囊尾蚴病的存在,主要诊断依据为流行病学资料、影像学表现以及免疫学试验结果。

ICS 11.020
C 59

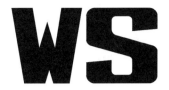

中华人民共和国卫生行业标准

WS 438—2013

裂 头 蚴 病 的 诊 断

Diagnosis of sparganosis

2013-06-14 发布

2013-12-01 实施

中华人民共和国国家卫生和计划生育委员会　　发 布

前　言

本标准第 6 章为推荐性，其余为强制性。

本标准按照 GB/T 1.1—2009 给出的规则起草。

本标准起草单位：郑州大学寄生虫病研究所、河南省疾病预防控制中心、中国疾病预防控制中心寄生虫病预防控制所。

本标准起草人：崔晶、王中全、蔺西萌、许汴利、张红卫、姜鹏、官亚宜、周晓俊。

裂 头 蚴 病 的 诊 断

1 范围

本标准规定了裂头蚴病的定义、诊断依据、诊断原则、诊断和鉴别诊断。

本标准适用于全国各级医疗机构和疾病预防控制机构对裂头蚴病的诊断。

2 术语和定义

下列术语和定义适应于本文件。

2.1

裂头蚴病　sparganosis mansoni

由迭宫属（*Spirometra*）绦虫幼虫——裂头蚴（sparganum plerocercoid）寄生于人体所引起的寄生虫病。本文件特指由曼氏迭宫绦虫（*Spirometra mansoni*）裂头蚴引起的曼氏裂头蚴病（sparganosis mansoni）（参见附录 A）。

3 诊断依据

3.1 流行病学史（参见附录 B）

3.1.1 有局部敷贴生的蛙肉、蛙皮、蛇肉或蛇皮史。

3.1.2 有生食或半生食蛙、蛇、鸡、猪等动物肉类史，或有吞服活蝌蚪史。

3.1.3 有生饮湖塘沟渠水或游泳时咽入湖塘水史。

3.2 临床表现

与裂头蚴的感染方式、数量及侵犯部位等因素有关。经口感染者初起有恶心、呕吐、腹痛、腹泻、腹胀、发热和皮疹等表现，继而因侵犯部位不同出现不同的临床表现；经皮肤或粘膜感染者，初起有局部红肿、瘙痒及虫爬感等表现，继而出现皮肤或黏膜下游走性皮下结节。本病可分为皮下裂头蚴病、眼部裂头蚴病、口腔颌面部裂头蚴病及中枢神经系统裂头蚴病等临床类型（参见附录 C）。

3.3 实验室检查（见附录 D）

3.3.1 动物肉类检查

在患者敷贴或吃剩的蛙、蛇等动物肉类中或蛙皮、蛇皮下发现裂头蚴。

3.3.2 血常规检查

外周血嗜酸粒细胞百分比和（或）绝对值增高。

3.3.3 血清学检查

酶联免疫吸附试验（enzyme-linked immunosorbent assay，ELISA）、斑点免疫金渗滤法（dot immunogold filtration assay，DIGFA）或免疫印迹试验（Western blot）等血清学方法检测抗裂头蚴抗体

阳性。

3.3.4 病原学检查

3.3.4.1 局部活体组织检查或手术中发现裂头蚴。

3.3.4.2 痰、尿等排泄物或胸腔积液等体液中发现裂头蚴。

3.4 影像学检查（见附录 E）

脑部 CT 检查时可见白质低密度，不规则或结节状强化；CT 复查时若发现强化结节位置或形状的改变，则提示裂头蚴已移动，具有较大诊断价值。MRI 检查时，病灶多呈细长的通道状伴串珠样改变，并有特征性的"绳结状"强化特点。

4 诊断原则

根据流行病学史、临床表现、实验室检查结果等进行诊断。

5 诊断

5.1 疑似病例

符合下列一项可诊断：
a) 同时符合 3.1 和 3.2；
b) 同时符合 3.2 和 3.3.2。

5.2 临床诊断病例

符合下列一项可诊断：
a) 疑似病例且同时符合 3.3.1；
b) 疑似病例且同时符合 3.3.3；
c) 疑似病例且同时符合 3.4。

5.3 确诊病例

符合下列一项可诊断：
a) 临床诊断病例并同时符合 3.3.4.1；
b) 临床诊断病例并同时符合 3.3.4.2。

6 鉴别诊断

根据裂头蚴病的不同临床类型，应与以下疾病进行鉴别诊断（参见附录 F）：
a) 皮下与口腔颌面部裂头蚴病：应与并殖吸虫病、猪囊尾蚴病及颚口线虫病相鉴别；
b) 眼部裂头蚴病：应与睑腺炎（麦粒肿）、眶蜂窝织炎、眼眶肿瘤相鉴别；
c) 中枢神经系统裂头蚴病：应与并殖吸虫病、猪囊尾蚴病、棘球蚴病、日本血吸虫病及颅内肿瘤相鉴别。

附　录　A
（资料性附录）
病原学

A.1　病原种类

迭宫属（*Spirometra*）绦虫主要包括曼氏迭宫绦虫（*S. mansoni*）与拟曼氏迭宫绦虫（*S. mansonoides*）。*S. mansoni* 曾被译为孟氏迭宫绦虫，同种异名有曼氏裂头绦虫（*Diphyllobothrium mansoni*）、猬裂头（迭宫）绦虫［*Diphyllobothrium*（*Spirometra*）*erinacei*］及欧猬迭宫绦虫（*S. erinacei europaei*）等，主要分布于亚洲；拟曼氏迭宫绦虫主要分布于北美洲。本文件特指由曼氏迭宫绦虫裂头蚴引起的曼氏裂头蚴病（sparganosis mansoni）。

A.2　形态

A.2.1　成虫

曼氏迭宫绦虫成虫长 60 cm～100 cm，宽 0.5 cm～0.6 cm。头节细小，长 1 mm～1.5 mm，宽 0.4 mm～0.8 mm，呈指状，其背、腹面各有一条纵行的吸槽。颈部细长，链体有节片约 1 000 个，节片宽度一般大于长度，但远端的节片长宽几近相等。成节和孕节的结构基本相似，每节均具有发育成熟的雌性、雄性生殖器官各一套。肉眼可见每个节片中部凸起的子宫。雄性生殖系统的睾丸呈小泡形，约有 320～540 个，散布在背面的两侧，由睾丸发生的输出管在节片中央汇合成输精管，然后弯曲向前并膨大成储精囊和阴茎，再通入节片前部中央腹面的圆形雄性生殖孔。雌性生殖系统的卵巢分两叶，位于节片后部，自卵巢中央伸出短的输卵管，其末端膨大为卵模后连接子宫。卵模外有梅氏腺包绕。阴道为纵行的小管，其月牙形的外口位于雄性生殖孔之后，另一端膨大为受精囊再连接输卵管。孕节中充满虫卵，生殖器官与成节相似。子宫位于节片中部，呈紧密重迭的 3～4 个或多至 7～8 个螺旋状盘曲，基部宽而顶端窄小，略呈发髻状，子宫孔开口于节片前部中央的腹面。

A.2.2　虫卵

卵呈椭圆形，两端稍尖，大小为（52～76）μm×（31～44）μm，呈浅灰褐色，卵壳较薄，一端有卵盖，内有一个卵细胞和若干个卵黄细胞。

A.2.3　裂头蚴

裂头蚴为白色带状，长短不一，不同宿主体内发育不同时间的裂头蚴大小差异很大，大小为（0.5～80）cm×（0.3～1）cm。虫体头端膨大，中央有一明显凹陷，体前端无吸槽。体不分节但具不规则横皱褶，后端多呈钝圆形。虫体活动时伸缩能力很强。

附　录　B

（资料性附录）

生活史与流行病学

B.1　生活史

曼氏迭宫绦虫的生活史需要3个宿主。终宿主主要是猫和犬,此外还有虎、豹、狐和豹猫等食肉动物;第一中间宿主为剑水蚤,第二中间宿主主要是蛙。蛇、鸟类和猪等多种脊椎动物可作为其转续宿主(paratenic host)。人是该虫的偶然宿主(accidental host)。

成虫寄生于终宿主的小肠内,虫卵自虫体子宫孔产出,随宿主粪便排出体外,在适宜温度的水中,经过2周～5周发育,即孵出椭圆形或近圆形、周身披有纤毛的钩球蚴,钩球蚴直径为80 μm～90 μm,常在水中作无定向螺旋式游动,若遇到剑水蚤时即被剑水蚤吞食,随后脱去纤毛,穿过肠壁入血腔,经3 d～11 d发育为原尾蚴。一个剑水蚤血腔里的原尾蚴数可达20～25个。原尾蚴呈长椭圆形,大小为260 μm×(44～100)μm,前端略凹,后端有小尾球,其内含有6个小钩。带有原尾蚴的剑水蚤被蝌蚪吞食后,失去小尾球,随着蝌蚪长成成蛙,原尾蚴也发育为裂头蚴。裂头蚴具有很强的移动能力,常迁移到蛙体各部肌肉间隙,尤以腿部内侧肌肉多见。虫体多蜷曲穴居在肌肉间隙的小囊内,或游离于皮下。当受感染的蛙被蛇、鸟类或猪等非正常宿主吞食后,裂头蚴不能在其肠道内发育为成虫,而是穿过肠壁,移居到腹腔、肌肉或皮下等处生存,但不能继续发育,这些动物即成为其转续宿主。当猫、犬等终宿主吞食了带有裂头蚴的第二中间宿主蛙或转续宿主后,约经3周左右,裂头蚴即可在其肠内发育为成虫,并不断从粪便中排出虫卵。成虫在猫体内可存活3.5年。

人是曼氏迭宫绦虫的非适宜宿主,绝大多数裂头蚴在人体保持幼虫状态,可侵犯人体各种组织器官并移行造成不同程度的损害,可有一至数十条裂头蚴寄生。裂头蚴在人体组织内可存活12年,最长可存活36年。

B.2　流行病学

裂头蚴病分布广泛,主要见于亚洲的中国、朝鲜、韩国、日本、泰国、印度尼西亚、马来西亚、菲律宾及越南等国,在欧洲、美洲、非洲和大洋洲也有报道。在我国主要分布于广东、海南、湖南、湖北、福建、广西、云南及河南等省、市、自治区。患者年龄为0～80岁,以10岁～30岁最多,男女比例约为2∶1。

人体感染裂头蚴的途径有两种,一是裂头蚴或原尾蚴经皮肤或黏膜侵入,二是误食裂头蚴或原尾蚴。具体感染方式可归纳为以下3种:

a) 局部敷贴生的蛙肉、蛙皮、蛇肉或蛇皮。为我国南方地区感染裂头蚴病的主要方式,约占患者半数以上。在我国某些地区,民间传说蛙或蛇有清凉解毒作用,常用生的蛙肉、蛙皮、蛇肉或蛇皮敷贴眼、口颊、外阴等部位伤口或脓肿。若蛙肉、蛇肉中或蛙皮、蛇皮下有裂头蚴即可经伤口或正常皮肤、黏膜侵入人体而感染;

b) 食入生的或未熟的蛙、蛇、鸡、猪等动物肉类或吞服活蝌蚪。也是人体感染裂头蚴病的常见方式,我国一些地区的居民不仅在传统上有吃暴炒蛙、蛇肉或皮的嗜好,而且还有吞服生蛇胆的习俗,在一些地区民间还有吞食活蝌蚪或青蛙治疗疮疖、疼痛及皮肤瘙痒等的习俗;食入的活裂头蚴即穿过肠壁进入腹腔,然后移行到其他部位;

c) 生饮湖塘沟渠水或游泳时咽入湖塘水。误食感染原尾蚴的剑水蚤,致原尾蚴有机会进入人体。

此外,据报道原尾蚴也有可能直接经皮肤或经眼结膜侵入人体。我国报道的罕见新生儿裂头蚴病,系因母体孕期感染原尾蚴后,虫体移行进入胎盘并侵犯胎儿。

附 录 C
（资料性附录）
临床表现

C.1 潜伏期

本病潜伏期的长短与裂头蚴的感染方式和侵入虫体的数量直接相关,经皮肤、粘膜局部侵入者潜伏期短,一般为 6 d~12 d,个别可长达 2 年~3 年;吞服活蝌蚪感染者的潜伏期为 5 d~20 d;因食入未煮熟的蛙(或蛇、鸡、猪)肉感染者,潜伏期较长,为 1 年至数年。一般是感染程度越重,潜伏期越短。

C.2 皮下裂头蚴病

病变常累及躯干和四肢表浅部,如胸腹部、乳房、颈部、腰背部、腹股沟、肛周以及四肢等部位的皮下组织,表现为游走性皮下结节,呈圆形、柱形或不规则条索状,大小不一,长约 0.5 cm~5 cm,局部可有红肿、瘙痒、虫爬感等症状,并发炎症时可出现间歇性或持续性局部疼痛或触痛,或有荨麻疹等。

C.3 眼部裂头蚴病

患者多有眼部敷贴生的蛙肉、蛙皮、蛇肉或蛇皮史,病变常累及单侧眼睑或眼球,以眼睑最常见,表现为眼睑红肿、结膜充血,畏光、流泪、微痛、奇痒、异物感或有虫爬感等;偶可伴有恶心、呕吐及发热等症状。在红肿的眼睑和结膜下,可有游动性、硬度不等的肿块或条索状物,长约 1 cm。偶尔可因病变部位组织或皮肤破溃,裂头蚴自动逸出而自愈。当裂头蚴侵入眼眶内时,可引起眼球凸出、眼球运动障碍、视力下降等,严重者出现角膜溃疡,甚至并发白内障而导致失明。

C.4 口腔颌面部裂头蚴病

病变部位以颊部及口腔(包括齿龈)最常见,多数患者有在口腔或颊部敷贴生的蛙肉、蛙皮、蛇肉或蛇皮治疗牙痛或腮腺炎史,或伴有"小白虫"(裂头蚴)逸出史。常在口腔粘膜或颊部皮下出现硬结或条索状肿块,患处红肿、瘙痒或有虫爬感,病变也可见于颌下、唇、舌等部位。

C.5 中枢神经系统裂头蚴病

主要见于脑部,裂头蚴也可侵入椎管内或侵犯脊髓。脑裂头蚴病的病灶常为单个,临床表现类似脑瘤,常伴有阵发性头痛、头晕、感觉障碍、癫痫等。严重时昏迷或伴喷射性呕吐、视力模糊、间歇性口角抽搐、肢体麻木或抽搐,甚至瘫痪和死亡;侵入椎管内或侵犯脊髓时可表现为肢体麻木、感觉异常、偏瘫等症状。

C.6 内脏裂头蚴病

临床表现依裂头蚴移行部位而定。若裂头蚴经消化道侵入腹腔,则引起腹腔炎症;若再经腹腔穿过膈肌侵入胸腔,则可出现胸腔积液;侵入肺部的裂头蚴也可经呼吸道咳出。裂头蚴亦可侵入膀胱或尿道等处,引起相应部位的病变与临床表现。

此外,国内外文献还报道了数例人体"增殖型"裂头蚴病("proliferative type" sparganosis)。虫体较小而不规则,最长不超过 2 mm,可广泛侵入各种组织进行芽生增殖。还有一种增殖裂头蚴病(proliferative sparganosis),是由一种少见的增殖迭宫绦虫(*S. proliferatum*)的幼虫—增殖裂头蚴(sparganum proliferatum)引起的。增殖裂头蚴形态多变,有不规则的分支和出芽,大小约 10 mm×1 mm,最长者 24 mm,可移行到人体各部位组织中进行芽生增殖。增殖或"增殖型"裂头蚴均可侵犯除骨组织以外的全身组织器官,如皮下、肌间筋膜、肠壁、肠系膜、肾、肺、心、脑、淋巴结等组织,被侵犯组织多呈蜂窝状和结节状,在四肢可致广泛性肿胀,最后患者逐渐衰弱、消瘦和虚脱,甚至死亡。

附 录 D
（规范性附录）
实验室检查

D.1 动物肉类检查

如保留有患者敷贴或吃剩的蛙、蛇等动物的肉类或蛙皮、蛇皮,应在解剖镜下仔细检查,检获裂头蚴可作为诊断本病的重要佐证。

D.2 血常规检查

按常规进行,计数白细胞总数并分类,计数嗜酸粒细胞百分比值和绝对值。如果采用自动检测,嗜酸粒细胞的百分比值和(或)绝对值超过正常值范围或怀疑患裂头蚴病时,应同时再采用血膜涂片镜检方法进行计数和分类,以核实结果。

D.3 血清学检查

D.3.1 酶联免疫吸附试验(ELISA)

D.3.1.1 裂头蚴排泄分泌(excretory-secretory,ES)抗原的制备

从自然感染的蛙或实验感染的小鼠体内收集裂头蚴,选取伸缩活动剧烈的裂头蚴,用无菌生理盐水清洗3次后,按10 mL培养液中加入5条裂头蚴的比例,将裂头蚴加入无血清的1640培养液(含100 U/mL青霉素及100 U/mL链霉素)中,在37 ℃、5％ CO_2培养箱中培养18 h。培养过程中若发现虫体断裂,应及时挑出弃去。收集培养液,4 ℃ 2 000 g离心20 min,取上清装入透析袋中,4 ℃用去离子水透析3 d。每4 h~6 h换一次去离子水。透析完成后,收集透析袋中的液体,用快速真空浓缩系统冰冻浓缩,测定蛋白浓度,分装后置−80 ℃保存备用。

D.3.1.2 操作方法

D.3.1.2.1 用0.05 mol/L(pH 9.6)碳酸钠-碳酸氢钠缓冲液将裂头蚴排泄分泌抗原稀释至蛋白含量为2.5 μg/mL。在每个聚苯乙烯板的反应孔中加入100 μL,4 ℃过夜。弃去孔内溶液,用含有0.05％吐温−20的磷酸缓冲液(0.01 mol/L,pH 7.4 PBST)洗涤3次,每次5 min,甩干。

D.3.1.2.2 每孔加入含3％脱脂奶粉的PBST 200 μL,37 ℃孵育1 h。弃去孔内溶液,以PBST洗涤3次,每次5 min,甩干。

D.3.1.2.3 每孔加入含3％脱脂奶粉的PBST作1∶100稀释的待检血清100 μL,每板均设已知阳性、阴性血清及空白(含3％脱脂奶粉的PBST)对照,37 ℃孵育1 h。倾去血清,以PBST洗涤3次,每次5 min,甩干。

D.3.1.2.4 每孔加入以3％脱脂奶粉的PBST稀释至工作浓度的辣根过氧化物酶(HRP)-标记的抗人IgG 100 μL,37 ℃孵育1 h。倾去酶标记结合物,以PBST洗涤3次,每次5 min,甩干。

D.3.1.2.5 每孔加入临用前配制的含3％ H_2O_2的3,3',5,5'-四甲基联苯胺(TMB)或邻苯二胺(OPD)底物溶液100 μL,37 ℃孵育30 min。

D.3.1.2.6 每孔加入2 mol/L硫酸(H_2SO_4)50 μL终止反应,20 min内测定结果。

D.3.1.3 结果判断及其临床意义

在酶标仪上读取 450 nm(TMB 为底物)或 492 nm(OPD 为底物)的吸光度(A)值,以 $P/N\geqslant2.1$ 判为阳性(P 为待测血清 A 值,N 为阴性对照血清 A 值),$P/N<2.1$ 判为阴性。应用裂头蚴排泄分泌抗原通过 ELISA 检测抗裂头蚴抗体,结果阳性时可作为诊断本病的依据。结果阴性时数日后应作第 2 次检测,阳性结果有助于本病的诊断;结果阴性时,如临床上仍疑为本病时可再用其他方法进行检查。

D.3.2 斑点免疫金渗滤法

D.3.2.1 裂头蚴可溶性抗原的制备

从自然感染的青蛙或人工感染动物中分离、收集裂头蚴,用灭菌 PBS(pH 7.4,0.02 mol/L)洗涤 3 次,用组织匀浆器碾磨后加 PBS 配制成 1% 匀浆,反复冻融 3 次,超声粉碎,再置 4 ℃冷浸 2 d,经 45 000 g 离心 60 min,收集上清液即为裂头蚴可溶性抗原。测定蛋白浓度后分装,置 -80 ℃保存备用。

D.3.2.2 操作方法

D.3.2.2.1 在垂直流渗滤法检测盒中央圆孔硝酸纤维素膜(NC)左侧点加 1 mg/mL 裂头蚴可溶性抗原 0.5 μL,此为检测点(T),右侧点加 0.2 mg/mL 人 IgG 0.5 μL 为质控点(C),4 ℃~20 ℃ 保存。

D.3.2.2.2 取已加抗原的检测盒置一平面上,中央圆孔中加洗脱液(pH 7.6 PBST)2 滴,使加样孔上的 NC 膜湿润。

D.3.2.2.3 加待检血清 25 μL,待完全渗入后,滴加洗脱液 1 滴,洗去未结合抗体。

D.3.2.2.4 再滴加胶体金-SPA 或胶体金-抗人 IgG 标记物 1 滴,待渗入后,加洗脱液 2 滴。

D.3.2.2.5 肉眼观察判读结果。

D.3.2.3 结果判断及其临床意义

中央圆孔 NC 膜上检测点(T)、质控点(C)均出现红色圆点为阳性;检测点未出现红色圆点、质控点出现红色圆点为阴性;若检测点与质控点均未出现红色圆点,仅留白色或淡粉色背景则为试剂盒失效。

应用裂头蚴可溶性抗原通过 DIGFA 检测抗裂头蚴抗体,具有敏感性高、操作简易快速、不需特殊仪器设备等优点,但所用的抗原为虫体粗抗原,与其他蠕虫存在有交叉反应,适用于疑似病例的初筛,结果阳性时可作为诊断本病的参考依据之一,应再选用特异性较强的方法(如裂头蚴排泄分泌抗原 ELISA 或免疫印迹试验)进一步证实;结果阴性时数日后应作第 2 次检测,阳性结果有助于本病的诊断;结果阴性时,如临床上仍疑为本病时可再用其他方法进行检查。

D.3.3 免疫印迹试验

D.3.3.1 抗原膜制备

将裂头蚴 ES 抗原进行常规 SDS-PAGE,分离胶浓度为 11%,积层胶浓度为 4%,抗原蛋白浓度为 20 μg/孔。抗原蛋白经 SDS-PAGE 分离后,再转移到硝酸纤维素膜上。经丽春红 S(Ponceau S)染色,标记标准蛋白分子量位置。将抗原膜在封闭液(含 3% 脱脂奶粉或 2% 牛血清白蛋白、0.02% 吐温-20 的 PBS)中 4 ℃过夜,然后将膜切成条状,夹于 PBS 湿滤纸中封于塑料袋内,4 ℃保存备用;若置于低温冰箱内,可长期保存。

D.3.3.2 操作方法

D.3.3.2.1 将抗原膜置于反应槽中,加入用封闭液 1∶100 稀释的待检血清,每批试验均设已知阳性、阴性血清和 PBS 对照。室温振摇 2 h(或 4 ℃过夜)。用封闭液洗涤 4 次,每次 5 min。

D.3.3.2.2 加入用封闭液稀释至工作浓度的 HRP 标记的抗人 IgG,室温孵育 2 h,同前洗涤。

D.3.3.2.3 加入临用前配制的二氨基联苯胺(DAB)-H₂O₂ 底物溶液,室温轻轻振荡,经 1 min~3 min 显色清晰后用蒸馏水终止反应。照相后将反应膜干燥保存。

D.3.3.3 结果判断及其临床意义

Western blot 检测针对裂头蚴 ES 抗原中特异性抗原组分的抗体,当相对分子质量 36000 和 29000 抗原带出现阳性反应时为阳性结果,否则为阴性结果。阳性结果有助于本病的诊断;结果阴性时,如临床上仍疑为本病时可再用其他方法进行检查。

D.4 病原学检查

D.4.1 局部活体组织及手术后标本检查

对皮下结节进行活体组织检查、在手术中或对手术后标本进行检查发现裂头蚴,是确诊本病的依据。

D.4.2 体液检查

在患者的痰、尿等排泄物或胸腔积液等体液中偶可发现裂头蚴。

对裂头蚴形态鉴别有困难时,可将检获的虫体再经口感染猫或犬。一般在感染后 3 周可在感染动物的粪便中发现虫卵,剖杀后从其小肠中可检获成虫。依据虫卵或成虫的形态特征可进行虫种鉴定。

附　录　E
（规范性附录）
影像学检查

E.1　CT 检查

脑部裂头蚴病可有以下三联征表现：
a)　白质区不规则的低密度占位灶,伴有邻近脑室略微扩张,反映白质退行性病变；
b)　点状钙化灶；
c)　病灶结节状或不规则增强,提示活动性感染肉芽肿。CT 复查时若发现强化结节位置或形状的改变,则提示裂头蚴已移动,更具有诊断价值。

E.2　MRI 检查

与 CT 检查结果相比较,脑部裂头蚴病在 MRI 检查时的特点为：
a)　CT 检查时显示的白质退行性病变均呈低密度影,而在 MRI 上则表现为 T1WI 低信号,T2WI 高信号；
b)　MRI 检查时变性脑组织和正常脑组织的对比,明显强于 CT 检查,增强 MRI 扫描时病灶区通常显示有串珠样增强或扭曲的条索样增强,与裂头蚴形态吻合；对患者进行追踪复查,如发现病灶出现迁移或形态改变,则提示有活的裂头蚴存在,对本病的诊断价值更大；
c)　CT 检查时发现小点状钙化是诊断脑裂头蚴病的一条重要线索,而 MRI 检查时对这些小钙化灶的显示则不理想。

附　录　F

（资料性附录）

鉴别诊断

F.1　寄生虫病

F.1.1　并殖吸虫病

并殖吸虫在人体内移行、寄生时可引起皮下包块型、眼型、脑型或脊髓型并殖吸虫病,其临床表现分别与皮下、眼部及中枢神经系统裂头蚴病相似。鉴别要点如下:

a) 有在并殖吸虫病流行区旅游或居住史,或有食入生的或未熟的淡水蟹、蝲蛄史,或有生饮溪水史;

b) 具有并殖吸虫病典型的临床表现,如咳嗽、咳血、咳铁锈色痰、胸腔积液、游走性皮下包块等,包块呈单个散发或多个成串,大小约为 2 cm×3 cm;

c) 痰或粪便中可查见并殖吸虫卵;

d) 皮下包块等活体组织检查可发现并殖吸虫虫体或虫卵;

e) 皮下包块等活体组织中如未查出并殖吸虫虫体或虫卵,但发现有并殖吸虫病特征性的病理损害(窦道、嗜酸性脓肿或囊肿等);

f) 血清检测并殖吸虫特异性抗体或循环抗原阳性;

g) 脑型并殖吸虫病的 CT 表现为脑炎型和囊肿型两种变化。脑炎型表现为病灶边缘模糊、大小不一的低密度区,强化后呈不均匀的斑片状或结节状,并伴有不同程度的水肿和占位效应;囊肿型则表现为单发或多发性大小不等的囊性低密度区,周围有强化环,强化环周围可分布有数量不一的强化结节,病程较长者,可出现点状、片状或环状钙化,以多发环形沙砾样钙化最具特征。MRI 所见与 CT 相似,但对钙化灶的发现不如 CT 明显。

F.1.2　猪囊尾蚴病

根据猪囊尾蚴在人体寄生部位的不同,本病在临床上可分为皮下、眼和脑囊尾蚴病等类型,其临床表现分别与皮下、眼部及中枢神经系统裂头蚴病相似。鉴别要点如下:

a) 来自或曾有带绦虫病、囊尾蚴病流行区旅居史,有带绦虫病史或粪便中发现白色节片史,有与带绦虫病患者密切接触史;

b) 皮下与肌肉囊尾蚴病,虫体位于皮下、粘膜下或肌肉内,结节无游走性,数目可由一个至数百个。结节多为椭圆形或圆形,直径 0.5 cm～1.5 cm,与周围组织无粘连,硬度近似软骨。结节常分批出现,可逐渐自行消失;肌肉内寄生数量多时有假性肌肥大。脑囊尾蚴病的主要临床表现为颅内压增高、癫痫、精神障碍及记忆力下降等。眼囊尾蚴病多单眼受累,囊尾蚴寄生于视网膜者可引起视力障碍、甚至视网膜脱落与失明;囊尾蚴寄生于玻璃体或前房时,患者可出现眼前有黑点或黑影飘动感,并可造成玻璃体混浊,或并发白内障、青光眼,眼球萎缩而失明;寄生于眼结膜下、眼睑及眼外肌者可出现局部充血、流泪、瞬目反射增多、发痒等,并发现有囊肿;

c) 患者血清或脑脊液检测抗囊尾蚴抗体阳性;

d) 脑囊虫病的病灶一般为多个,脑部 CT 或 MRI 检查显示脑内有典型的囊尾蚴病影像特征。如囊尾蚴活动期 CT 检查显示为圆形、类圆形低密度小囊,直径 0.5 cm～2 cm,可见到点状偏心头节;退变死亡期检查发现一处或几处呈指状、片状或佛手状的低密度水肿区,增强后可见水肿区中有结节状或环状强化灶,其内显示头节;非活动期表现为圆形、椭圆形钙化点或钙化斑,边缘清晰,直径 2 mm～4 mm,周围无水肿,增强检查无强化。活动期 MRI 检查可清晰分辨出寄生在脑实质和脑室内的囊尾蚴,T1W1 显示囊尾蚴成圆形低信号,头节呈点状或逗号状高信号;T2W1 显示囊尾蚴成圆形高信号,头节呈点状低信号等;

e) 皮下结节等活体组织检查可发现猪囊尾蚴。

F.1.3 棘球蚴病

脑型棘球蚴病与脑部裂头蚴病的临床表现有相似之处。鉴别要点如下:

a) 有在流行区居住、工作、旅游、狩猎史,或与犬、牛、羊等家养动物或狐、狼等野生动物及其皮毛的接触史;在非流行区有从事对来自流行区的家畜运输、宰杀、畜产品和皮毛产品加工等接触史;

b) 脑部棘球蚴生长速度较快,出现症状较早,一般以颅内压增高为主要症状,表现为头痛、恶心、呕吐、头昏、视力减退等,头痛往往呈弥漫性、持续性或阵发性。因棘球蚴多生长在脑部浅表部位,所以癫痫发作常见,严重者还伴有肢体瘫痪和失明;

c) 影像学(CT 或 MRI)检查发现棘球蚴病的特征性影像,特别是 CT 扫描常可见到圆形或椭圆形低密度影,边缘光滑、密度均匀的病灶;

d) 血清检测棘球绦虫特异性抗体或循环抗原阳性;

e) 手术切术的病灶或胸水、腹水或尿液镜检发现棘球蚴囊壁、子囊、原头节或头钩等。

F.1.4 日本血吸虫病

脑型日本血吸虫病与脑部裂头蚴病的症状、体征相似。鉴别要点如下:

a) 发病前数周在血吸虫病流行区有疫水接触史;

b) 脑型日本血吸虫病主要发生于日本血吸虫病的急性期,表现为脑膜脑炎症状,如嗜睡、意识障碍、头痛、痉挛、偏瘫、视力模糊、昏迷等,常伴有脓血便、发热、肝脏肿大与压痛等;脑型日本血吸虫病也可发生于慢性期,临床上主要表现为癫痫型或脑瘤型;

c) 粪便中查出日本血吸虫卵或孵出毛蚴;

d) 血清或脑脊液检测日本血吸虫特异性抗体或循环抗原阳性。

F.1.5 颚口线虫病

皮肤颚口线虫病与皮下裂头蚴病的临床表现相似。鉴别要点如下:

a) 有食入未熟的鱼类、蛙、蛇、鸡及猪等动物肉类史;

b) 主要表现为匐行疹或游走性皮下肿块,常间歇性出现,伴有局部水肿。匐行疹与皮下肿块的游走速度较快且游走方向变化快、范围广;皮下肿块的形状如蚕豆或鸡蛋样大小不等或为条索状;

c) 血清检测抗颚口线虫抗体阳性;

d) 皮下肿块等活体组织检查可发现颚口线虫幼虫。

F.2 睑腺炎

俗称麦粒肿,按其发病部位分外睑腺炎与内睑腺炎。临床上患处常呈现典型的红、肿、热、痛等急性炎症表现,疼痛程度多与水肿程度呈正比。外睑腺炎的炎症反应主要位于睫毛根部的睑缘处,开始时红肿范围较弥散,但以棉签头部等细棍样物进行触诊时,可发现明显压痛的硬结;患者疼痛剧烈,多伴有同侧耳前淋巴结肿大和压痛。内睑腺炎位于睑板腺内,肿胀比较局限;患者疼痛明显;病变处有硬结,触之压痛;睑结膜面局限性充血、肿胀。根据患者的症状和眼睑的改变,容易做出诊断。

F.3 眶蜂窝织炎

是发生于眶软组织内的急性化脓性炎症,多由邻近组织的细菌感染扩散引起,以鼻窦、鼻腔及牙龈为最常见,其次为面部疖肿与睑腺炎等。除眼部症状外,发病急,病程进展快,患者出现全身不适、发热等症状,外周血白细胞数增高,其中以中性粒细胞为主。

F.4 眼眶肿瘤

可原发于眼眶,常见的有皮样囊肿、海绵状血管瘤、脑膜瘤、横纹肌肉瘤等,也可由邻近组织的肿瘤侵犯或远处的肿瘤转移所致。可引起眼球凸出、眼球运动障碍、视力下降等,B超、CT或MRI检查有助于眼眶肿瘤的诊断,活体组织检查或术后组织切片病理检查可确诊。

F.5 颅内肿瘤

一般分为原发性和继发性两大类。原发性颅内肿瘤可发生于脑组织、脑膜、颅神经、垂体、血管残余胚胎组织等,继发性肿瘤指身体其他部位的恶性肿瘤转移或侵入颅内形成的转移瘤。临床表现主要包括颅内压增高症状与局灶性症状及体征。CT与MRI检查有助于颅内肿瘤的诊断,术后组织切片病理检查可确诊。

参 考 文 献

［1］ Cui J，Lin XM，Zhang HW，et al. Sparganosis，Henan Province，Central China. Emerg Infect Dis，2011，17：146-147

［2］ Cui J，Li N，Wang ZQ，et al. Serodiagnosis of experimental sparganum infections of mice and human sparganosis by ELISA using ES antigens of Spirometra mansoni spargana. Parasitol Res，2011，108：1551-1556

［3］ Chang KH，Chi JG，Cho SY，et al. Cerebral sparganosis：analysis of 34 cases with emphasis on CT features. Neuroradiology，1992，34：1-8

［4］ 吴观陵.人体寄生虫学.3 版.北京：人民卫生出版社，2005：571-586

［5］ 陈兴保，吴观陵，孙新，等.现代寄生虫病学.北京：人民军医出版社，2002：715-721

［6］ 王越，干小仙.曼氏裂头蚴病诊断研究进展.中国人兽共患病学报，2007，23(9)：942-944

［7］ 陈宏，吴劲松，周良辅，等.脑裂头蚴病的诊断与外科治疗.中国临床神经科学，2003，11(2)：166-169

［8］ 蔺西萌，刘长军，颜秋叶，等.生食蝌蚪感染曼氏裂头蚴发病的发现与调查.中国人兽共患病学报，2008，24(12)：1173-1175

ICS 11.020
C 59

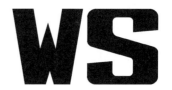

中华人民共和国卫生行业标准

WS 439—2013

钩虫病的诊断

Diagnosis of hookworm disease

2013-06-14 发布
2013-12-01 实施

中华人民共和国卫生和计划生育委员会 发 布

前　言

本标准按照 GB/T 1.1—2009 给出的规则起草。

本标准起草单位:浙江省医学科学院寄生虫病研究所、中国疾病预防控制中心寄生虫病预防控制所、广东省疾病预防控制中心。

本标准主要起草人:闻礼永、严晓岚、官亚宜、李理、方悦怡。

钩虫病的诊断

1 范围

本标准规定了钩虫病的诊断依据、诊断原则、诊断和鉴别诊断。

本标准适用于全国各级疾病预防控制机构和医疗机构对钩虫病的诊断。

2 术语和定义

下列术语和定义适用于本文件。

2.1

钩虫 **hookworm**

钩口科(Ancylostomatidae)线虫的统称。在我国主要流行十二指肠钩口线虫(*Ancylostoma duodenale*，简称十二指肠钩虫)和美洲板口线虫(*Necator americanus*，简称美洲钩虫)(参见附录 A、附录 B)。

2.2

钩虫感染 **hookworm infection**

仅在人体粪便或其他组织样本中检获钩虫虫卵、幼虫或成虫，而感染者无明显临床症状和体征。

2.3

钩虫病 **hookworm disease**

钩虫寄生于人体或幼虫在人体内移行所引起的皮肤、呼吸系统、消化系统、神经系统和血液系统等病变，并出现相应的临床症状和体征(参见附录 C)。

3 诊断依据

3.1 流行病学史

居住在钩虫病流行区或者曾到过流行区，且人体手足等皮肤裸露部位在感染季节与土壤有接触史或有食入不洁蔬菜、瓜果史(流行病学资料参见附录 B)。

3.2 临床表现(参见附录 C)

3.2.1 早期可出现皮炎，多见于足趾或手指间，表现为局部皮肤有烧灼、针刺、瘙痒等感觉。可出现充血斑点或颗粒状丘疹，继而出现小出血点或小疱疹，继发感染后形成脓疮。

3.2.2 可出现咽喉发痒、阵发性咳嗽、咳痰、气喘、声嘶等呼吸系统症状，常伴有发热、畏寒等全身性症状；重度感染者可出现剧烈干咳、胸痛和哮喘。

3.2.3 多有上腹部不适或隐痛、恶心、呕吐、腹泻等消化系统症状，重度感染者可出现黏液便或水样便，或上消化道出血，以柏油样便为主。婴儿感染可出现营养不良和生长发育迟缓。

3.2.4 重度感染者可出现智力减退、意识迟钝、知觉异常、视力模糊等神经系统临床表现。少数患者可出现嗜吃生米、生豆、泥土等异嗜症。

3.2.5 血液系统临床症状和体征主要表现为缺铁性贫血，可出现皮肤黏膜苍白，以眼睑、口唇和牙床较明显，指甲有扁平甲及反甲现象，在重度感染者中多见。

3.3 实验室检查（见附录 D）

3.3.1 血常规检查发现外周血嗜酸粒细胞百分比和（或）绝对值增高。

3.3.2 粪便检查检出钩虫虫卵。

3.3.3 粪便培养检出钩虫幼虫。

3.3.4 粪便淘洗检出钩虫成虫。

3.3.5 内窥镜检查检出钩虫成虫。

4 诊断原则

根据流行病学史、临床表现及实验室检查结果等予以诊断。

5 诊断

5.1 钩虫感染

无明显临床症状，并符合 3.3.2、3.3.3、3.3.4、3.3.5 中任一条。

5.2 钩虫病

5.2.1 疑似病例：符合 3.1 和 3.3.1，并同时符合 3.2 中任一条。

5.2.2 确诊病例：疑似病例并同时符合 3.3.2、3.3.3、3.3.4、3.3.5 中任一条。

6 鉴别诊断（参见附录 E）

6.1 钩虫感染引起的皮炎应与血吸虫感染引起的尾蚴性皮炎相鉴别。

6.2 钩虫病所致的呼吸系统损害应与支气管哮喘、慢性支气管炎等相鉴别。

6.3 钩虫病所致的消化系统损害应与消化性溃疡、肠结核、慢性结肠炎、细菌性痢疾等相鉴别。

6.4 钩虫病所致的缺铁性贫血应与再生障碍性贫血相鉴别。

附　录　A
（资料性附录）
病原学

A.1　病原种类

钩虫是钩口科（Ancylostomatidae）线虫统称，约有 100 种。寄生于人体的钩虫主要为十二指肠钩口线虫（*Ancylostoma duodenale*，以下简称十二指肠钩虫）和美洲板口线虫（*Necator americanus*，以下简称美洲钩虫）。偶可寄生于人体的钩虫还有锡兰钩口线虫（*Ancylostoma ceylanicum*）、犬钩口线虫（*Ancylostoma caninum*）、马来钩口线虫（*Ancylostoma malayanum*）和狭首钩刺线虫（*Uncinaria stenocephala*）等，虫体在人体内均能发育至成虫。巴西钩口线虫（*Ancylostoma braziliense*）、羊仰口线虫（*Bunostomun trigonocephalum*）和牛仰口线虫（*Bunostomun phlebotomum*）的感染期幼虫也能感染人体，但这 3 种幼虫在人体内不能发育至成虫，仅引起皮肤幼虫移行症。

目前，在我国流行广泛并危害严重的是十二指肠钩虫和美洲钩虫，丝状蚴为感染期幼虫，幼虫和成虫均可致病。

A.2　形态

A.2.1　成虫

虫体细长，长约 10 mm，活体为淡红色，半透明，死亡后变为灰白色。虫体前端较细，略向背侧弯曲，形成颈弯。雄虫较雌虫略短，尾端角皮扩张形成膨大的交合伞。十二指肠钩虫和美洲钩虫成虫形态主要鉴别见表 A.1，其中以体态和口囊为主。

表 A.1　十二指肠钩虫和美洲钩虫成虫形态鉴别

鉴别要点	十二指肠钩虫	美洲钩虫
大小/mm	♀ （10.0～13.0）×（0.5～0.6） ♂ （8.0～11.0）×（0.4～0.5）	♀ （9.0～11.0）×0.4 ♂ （7.0～9.0）×0.3
体态	呈"C"形	呈"S"形
口囊	2 对钩齿，1 对副齿	1 对半月形板齿
雌虫生殖孔	中部之后	中部之前
雌虫尾刺	有	无
交合伞	背肋远端分 2 支，每支各分 3 小支	背肋基部分 2 支，每支各分 2 小支
交合刺	两条，末端分开	两条，末端合并

A.2.2　幼虫

A.2.2.1　杆状蚴

刚从虫卵内孵出的幼虫为第一期杆状蚴，大小约为（0.25～0.30）mm×0.02 mm，虫体透明，前端钝圆，后端尖细。第一期杆状蚴 48 h 后进行第 1 次蜕皮，发育为第二期杆状蚴，后者大小约为 0.40 mm×0.03 mm。第二期杆状蚴在 5 d～6 d 后进行第 2 次蜕皮，发育成丝状蚴。

A.2.2.2 丝状蚴

又称第三期幼虫,为感染期幼虫。虫体细长,约为(0.50~0.70) mm×0.03 mm,由于食道细长呈丝状故称丝状蚴。体表有鞘膜具有保护作用。口腔封闭不能进食,和咽管连接处有 1 对食道矛,有穿刺皮肤的作用。十二指肠钩虫和美洲钩虫丝状蚴的鉴别要点见表 A.2,以食道矛和鞘膜横纹为主。

表 A.2 十二指肠钩虫与美洲钩虫丝状蚴的鉴别

鉴别要点	十二指肠钩虫丝状蚴	美洲钩虫丝状蚴
带鞘大小/μm	704×30	617×28
虫体大小/μm	648×23	548×23
外形	细长,自头至肛门宽度相近	粗短,自食管基部起渐次缩小
食道矛	难见到或细、短	较易见到,呈暗色杆状
头端形态	扁平,中间微有凹陷	圆形,无凹陷
鞘膜横纹	不清楚	清楚
食管与肠连接处	呈微细颗粒状横带	透明状横带
肠管	管腔较窄,肠细胞颗粒丰富	肠管较宽,肠细胞颗粒少
生殖原基	肠管中部稍后	肠管中部稍前
虫体尾端	末端较钝,虫体与鞘膜的间隙小	末端尖锐,虫体与鞘膜的间隙大

A.2.3 虫卵

呈卵圆形,无色透明,大小约为(55~75) μm×(35~40) μm,内含 2~8 个分裂细胞。从形态上难以区别十二指肠钩虫虫卵和美洲钩虫虫卵。

A.3 生活史

A.3.1 虫卵及幼虫在人体外的发育

虫卵随粪便排出体外后,在适宜的温度和湿度下,经过 24 h~48 h 后孵化出第一期杆状蚴。第一期杆状蚴以土壤中的细菌和有机物为食,经过约 48 h 发育后首次蜕去体表角皮,成为第二期杆状蚴。第二期杆状蚴仍能营自由生活,并能将营养物质贮存于肠细胞内。再经 5 d~6 d 即停止摄食并进行第 2 次蜕皮,成为丝状蚴。

丝状蚴具有以下特点:

a) 口腔封闭,不能进食,其代谢及活动等所需能量由贮存于体内的营养物质供给,故在适宜的环境下(如温度、湿度等)可存活 15 周左右,但在干燥寒冷的冬季大多自然死亡;

b) 多生活在离地面约 6 cm 深的土壤中,其中 90% 集中在 1 cm~2 cm 深的土层中,水平运动能力有限,但向上爬行的能力较强;

c) 具向温性及向湿性,一般在 15 ℃~18 ℃ 开始活动,当人体皮肤与土壤接触时,丝状蚴便向皮肤所接触的温暖地面移行。待与皮肤接触后,其受到皮肤温度的刺激,活动能力显著增强,主要表现为穿刺运动,即通过毛囊、汗腺孔或破损处钻入皮肤,这个过程约需 30 s~60 s。偶尔可经口及食道黏膜感染人体。

A.3.2 幼虫在人体内的发育

丝状蚴侵入人体皮肤 24 h 内,大部分停留在局部组织,然后逐步向皮下微血管和淋巴管、右心、肺动脉、肺毛细血管网、肺泡、毛细支气管、小支气管、支气管、气管和咽部移行。进入咽部的虫体随吞咽运动经食管、胃到达小肠寄生,此过程中可有少量幼虫随痰液吐出。幼虫在小肠内生长迅速,经过 2 次蜕皮,最终发育为成虫。寄生于小肠的成虫,通过口囊内的钩齿(十二指肠钩虫)或板齿(美洲钩虫)咬附于肠黏膜上,以人体血液、淋巴液及脱落的肠上皮细胞为食。从丝状蚴侵入皮肤到其发育为成虫再产卵,十二指肠钩虫平均需 50 d,美洲钩虫平均需 60 d。十二指肠钩虫每条雌虫日产卵 1 万～3 万个,美洲钩虫每条雌虫日产卵 0.5 万～1 万个。部分十二指肠钩虫幼虫在进入小肠前,可以暂时滞留于组织内,此后在适宜的条件下再进入肠腔继续发育,这种现象被称为"迁延移行",但美洲钩虫无此现象。

附　录　B

（资料性附录）

流行病学

B.1　流行概况

B.1.1　全球

钩虫呈世界性分布,主要在北纬 36°和南纬 30°之间的广大地区,尤其是热带和亚热带地区。钩虫感染比较严重的国家有非洲的埃及、乌干达,美洲的墨西哥、哥伦比亚、巴西、波多黎哥,亚洲的马来西亚、泰国、越南、孟加拉、印度、印度尼西亚、菲律宾、中国等。

B.1.2　中国

钩虫感染广泛存在。据 2001～2004 年全国人体重要寄生虫病现状调查显示,全国钩虫感染率为6.1％,感染人数约 3 930 万。感染率以海南省最高(34.6％),其次为广西(19.7％)和四川(18.0％);以轻度(每克粪便虫卵数＜2 000)感染为主(96.2％),人群感染率有随年龄的增加而上升的趋势,60 岁～64 岁年龄组最高(9.8％),65 岁以后年龄组逐步下降;女性感染率(6.4％)高于男性(5.7％),人群感染的年龄和性别差异主要是由于接触土壤的机会不同造成;单纯十二指肠钩虫感染、单纯美洲钩虫感染和混合感染的构成比分别为 31.1％、62.6％和 6.3％,以美洲钩虫感染为主。

B.2　流行环节

B.2.1　传染源

钩虫感染者和钩虫病患者是本病传染源。从流行病学角度看,钩虫感染者比钩虫病患者作为传染源的意义更大。

B.2.2　传播途径

经土壤途径传播为主要方式,土壤内的丝状蚴可侵入人体手足等皮肤裸露部位引起感染;也可经食物途径传播,食物附带的丝状蚴通过口腔或食道黏膜感染人体;也可经垂直传播,通过胎盘侵入胎儿;也可通过乳汁感染胎儿。

B.2.3　易感人群

人群对钩虫普遍易感。感染后虽可产生部分带虫免疫保护,但不足以阻止重复感染。由于不同年龄、性别、职业、民族人群与土壤接触机会不同,所以钩虫感染率有差别。

B.3　流行因素

B.3.1　自然因素

钩虫感染与气候、地理、环境等自然因素密切相关。温度 25 ℃～30 ℃,湿度 30％～50％的环境最适宜虫卵和幼虫发育。温度过高,丝状蚴活动增强,能量消耗加大,感染能力逐渐下降直至死亡。温度过低,也不适宜丝状蚴存活。春秋季为主要感染季节。此外,干燥和阳光直射也不利于丝状蚴存活,在干燥寒冷的冬季,丝状蚴容易死亡。

B.3.2 社会因素

人们的生产方式、生活习惯和经济状况等直接影响钩虫感染的范围和程度。社会经济文化落后、卫生厕所普及率低、直接使用粪便施肥的地区,一般都可能导致钩虫感染。

附 录 C
（资料性附录）
临床表现

C.1 皮肤炎症

钩虫丝状蚴侵入人体皮肤后可引起皮肤炎症反应,称钩蚴性皮炎。表现为感染后数分钟内,在侵入部位皮肤(如足趾、手指缝间或手足背部及其他皮肤裸露部位)有烧灼样、针刺状或发痒的感觉,出现充血斑点或丘疹,继而出现小出血点、丘疹或小疱疹,瘙痒加剧,搔破后常致继发感染,形成脓疮,最后结痂脱皮痊愈。

C.2 呼吸系统

钩虫幼虫在肺部移行,患者可有咳嗽、咳痰、痰中带血,常伴有畏寒、发热等全身性症状。严重者有剧烈的干咳和嗜酸性粒细胞增多性哮喘,甚至大量咯血。病程可持续1周～2周,如发生"迁延移行"现象,病情可反复。

C.3 消化系统

早期可出现消化道功能紊乱,如恶心、呕吐、腹泻等,腹泻呈黏液样或水样便;可引起上腹胀痛,阵发性加剧,也可呈刀割样痛、钻痛或绞痛,有的放射至腰背部;成虫咬伤可造成肠黏膜散在性出血和小溃疡,有时病变可累及黏膜下层甚至肌层,引起消化道出血、排黑便、柏油便、血便或血水便,有的伴有呕血,引起轻、中、重度贫血。婴幼儿如长期患钩虫病,可造成营养不良和生长发育障碍。

C.4 神经系统

可出现智力减退、意识迟钝、知觉异常、注意力不集中、视力模糊等,在中、重度钩虫感染患儿中较为常见。少数患儿出现异嗜症,如食生米、生豆等,严重者常有喜吃泥土、墙灰、破布和碎纸等现象。

C.5 血液系统

贫血为钩虫病最主要临床表现之一,主要是由于钩虫吸血导致人体失血,使宿主缺铁而影响血红蛋白的合成所致缺铁性贫血。多在感染后10周～20周出现。临床表现主要有皮肤黏膜苍白,以眼睑、口唇和牙床较明显;心悸、气急、心率加快、脉压增大等;头痛、头昏、耳鸣、注意力不集中、眩晕甚至昏厥等;指甲有扁平甲或反甲现象。有少量蛋白尿,少数可有脾脏轻度肿大。长期和严重贫血可引起儿童贫血性心脏病或胸腔积液、心包积液等。有些患儿还可出现低蛋白血症。

附　录　D
（规范性附录）
实验室检查

D.1　病原学检查

D.1.1　虫卵检查

D.1.1.1　饱和盐水漂浮法

饱和盐水漂浮法操作步骤：

a) 饱和盐水配制：将食盐缓慢加入盛有沸水的容器内，不断搅动，直至食盐不再溶解为止，冷却后备用；

b) 用竹签挑取黄豆粒大小的粪便于圆形直筒瓶（高约 3.5 cm，直径约 2 cm）中；

c) 加入少量饱和盐水，调匀后再缓慢加入饱和盐水，当液面接近瓶口时改用滴管滴加，使液面略高于瓶口又不溢出为止；

d) 在瓶口覆盖一载玻片，静置 15 min～20 min 后，将载玻片提起并迅速翻转，镜检。

D.1.1.2　改良加藤厚涂片法（改良 Kato-Katz 法）

改良加藤厚涂片法操作步骤：

a) 将尼龙绢片（每孔 254 μm～317.5 μm）置于粪便标本上，用塑料刮片轻压尼龙绢片并在其上轻刮，使细粪渣透过尼龙绢片的微孔滤出至绢片表面；

b) 将定量板（规格为 30 mm×40 mm×1 mm）放在载玻片中部，然后用刮片将绢片表面的细粪渣填入定量板的中央孔（圆台形，短径 3 mm，长径 4 mm，高 1 mm，容积为 38.75 mm³）内，使填满全孔并抹平；

c) 移去定量板，取一张在透明液（100 mL 蒸馏水、100 mL 纯甘油、1 mL 3‰孔雀绿或亚甲蓝）中浸泡好的亲水性玻璃纸（规格为 30 mm×25 mm×40 mm），抖掉多余的液滴，盖在粪样上，用橡皮塞覆于玻璃纸上垂直均匀用力压制，使粪便均匀地展开至玻璃纸边缘；

d) 透明 1 h～2 h 后镜下计数虫卵。因定量板每孔粪便量平均为 41.7 mg，所以每片所得虫卵数乘以 24 即为每克粪便虫卵数（EPG）。该法检出率较高，但是要注意透明时间。

D.1.1.3　直接涂片法

直接涂片法操作步骤：

a) 滴 1 滴生理盐水于洁净的载玻片上，用牙签挑取绿豆大小的粪团，在生理盐水中涂抹均匀，涂片的厚度以透过标本隐约可辨认书上的字迹为宜；

b) 先用低倍镜观察，发现可疑虫卵后，加盖玻片后用高倍镜观察结构。该法操作简单，但是检出率低。

D.1.2　钩蚴培养

钩蚴培养操作步骤：

a) 加凉开水约 1 mL 于洁净试管内（1 cm×10 cm），将滤纸剪成与试管等宽但较试管稍长的 T 字型纸条；

b) 取粪便约 0.2 g～0.4 g，均匀地涂抹在纵向纸条的上部 2/3 处，再将纸条插入试管，下端浸泡在水中，以粪便不接触水面为度；

c) 在 20 ℃～30 ℃条件下进行钩蚴培养，培养期间每天沿管壁补充适量的冷开水，以保持水面高度；

d) 3 d~5 d后肉眼观察或使用放大镜观察试管底部(钩蚴虫体透明,常在水中作蛇行游动)。如需作虫种鉴定,可吸取培养管底部的沉淀物滴于载玻片上镜下观察。气温过低时可将培养管放入 30 ℃左右的温水中数分钟后再观察。

D.1.3 成虫淘洗

成虫淘洗操作步骤:

a) 收集患者服药后 24 h~72 h 的全部粪便,加水搅拌,用 40 目/吋的筛网或纱布过滤,收集粪渣,用清水缓慢冲洗多次,倒在盛有清水的大玻璃器皿内;

b) 在器皿下衬以黑纸观察混杂在粪渣中的虫体。

D.2 血常规检查

按医院常规进行,计数外周血液嗜酸粒细胞百分比值和绝对值。

D.3 内窥镜检查

按医院常规进行,结果仅作为诊断依据。不适用于普查和对疑似病人的进一步检查确诊。

附　录　E
（资料性附录）
鉴别诊断

E.1　尾蚴性皮炎

血吸虫尾蚴侵入人体皮肤引起的一种变态反应性炎症。该病多发生于与水面接触的皮肤部位，主要发生于小腿、前臂及手背、足背等部位。皮肤与含有尾蚴的疫水接触后，数分钟或数小时内即发生剧痒，继而出现红斑和较硬韧的丘疹，周围有明显的红晕。严重者丘疹扩大融合成风团块，甚至形成水疱，然后症状逐渐消退，脱痂。

E.2　支气管哮喘

多数在年幼或青年时发病，并在春秋季或遇寒时发作，发作时症状出现与消失均较快，且以呼气性困难为特点，哮喘停止后与正常人无异。

E.3　慢性支气管炎

临床上以反复发作咳嗽、咳痰或伴有喘息症状为特征，且症状每年持续约3个月，连续两年以上，痰一般呈白色黏液泡沫状。在急性发作期，咳嗽加重，并出现黏液脓性或脓性痰，两肺可闻及哮鸣音、干湿啰音。

E.4　消化性溃疡

消化性溃疡的主要症状为慢性、周期性、节律性的上腹部疼痛。十二指肠溃疡疼痛多在两餐之间发生，持续不减直至下餐进食或服制酸药物后缓解。一部分十二指肠溃疡病人，尤其是在睡前进餐者，可在半夜发生疼痛。胃溃疡疼痛的发生较不规则，常在餐后1 h内发生，经1 h～2 h后逐渐缓解，直至下次进食后再复出现上述情况。X线钡餐检查、内镜检查是其主要诊断方法。

E.5　肠结核

右下腹或脐周隐痛及钝痛，多在进食后诱发，伴不全性肠梗阻者，腹痛呈持续性，阵发性加剧。大便习惯改变，腹泻，粪便呈糊状，可含黏液，不伴里急后重，便血少见，或腹泻与便秘交替出现。增殖型肠结核，多以便秘为主，多伴有发热、盗汗、消瘦、全身乏力、恶心、呕吐、腹胀、食欲减退等症状。

E.6　慢性结肠炎

可持续不缓解，或活动与静止交替呈慢性反应。患者可出现便秘或泄泻症状，有排便次数增多、排便困难，便中有大量黏液或带血，时有里急后重，并伴随左下腹疼痛或呈隐痛，体重下降，消瘦，精神不振。结肠镜检查可明确诊断。

E.7 细菌性痢疾

有腹痛、腹泻、恶心、呕吐、里急后重,大便带血或为脓血便,粪便检查可检出大量脓细胞、红细胞,也可培养出痢疾杆菌。

E.8 再生障碍性贫血

分为急性型和慢性型。急性型起病急,进展快,出血广泛而严重,常有败血症,贫血呈进行性加剧。慢性型起病缓慢,病程长达数年,贫血、出血和感染等症状相对较平稳。血象特点是红细胞、白细胞和血小板均减少,骨髓象显示骨髓再生机能明显受抑制。

参 考 文 献

［1］ 吴观陵.人体寄生虫学.3 版.北京：人民卫生出版社.2005

［2］ 闻礼永.儿童寄生虫病学.北京：人民卫生出版社.2010

［3］ 闻礼永,孙凤华,陈颖丹.土源性寄生虫病.北京：人民卫生出版社.2011

ICS 11.020
C 61

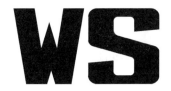

中华人民共和国卫生行业标准

WS 469—2015

蛲 虫 病 的 诊 断

Diagnosis of enterobiasis

2015-04-09 发布

2015-09-01 实施

中华人民共和国国家卫生和计划生育委员会　　发 布

前　言

本标准按照 GB/T 1.1—2009 给出的规则起草。

本标准第 6 章为推荐性条款,其余为强制性条款。

本标准由国家卫生标准委员会寄生虫病标准专业委员会提出。

本标准起草单位:浙江省医学科学院寄生虫病研究所、中国疾病预防控制中心寄生虫病预防控制所、广东省疾病预防控制中心。

本标准主要起草人:闻礼永、严晓岚、官亚宜、李理、方悦怡、俞丽玲。

蛲 虫 病 的 诊 断

1 范围

本标准规定了蛲虫病的诊断依据、诊断原则、诊断和鉴别诊断。

本标准适用于全国各级医疗机构和疾病预防控制机构对蛲虫病的诊断。

2 术语和定义

下列术语和定义适用于本文件。

2.1

蛲虫感染 enterobius vermicularis infection

在人体肛门周围或粪便及其他组织样本中检获蛲虫卵或成虫(参见附录 A),而感染者未见相应临床表现。

2.2

蛲虫病 enterobiasis

蛲虫感染者出现相应临床表现。

3 诊断依据

3.1 流行病学史

有与蛲虫感染者共同生活或工作史(参见附录 B)。

3.2 临床表现

3.2.1 主要表现为肛门及会阴部皮肤瘙痒,尤以夜间为甚。抓破后皮肤出现充血、皮疹、湿疹、脱屑等,严重者可诱发细菌感染。可伴有夜惊、噩梦、夜间磨牙、咬指甲、注意力不集中、烦躁不安、食欲不振等,少数患者出现恶心、呕吐、腹痛、异嗜症等(参见附录 C)。

3.2.2 异位寄生可导致蛲虫性阑尾炎、尿道炎等。女性患者可出现蛲虫性阴道炎、子宫颈炎、子宫内膜炎、输卵管炎等表现(参见附录 C)。

3.3 实验室检查

3.3.1 肛周采样查见蛲虫卵(见附录 D)。

3.3.2 肛周检获蛲虫成虫或幼虫(见附录 D)。

4 诊断原则

根据流行病学史、临床表现及实验室检查结果等予以诊断。

5 诊断

5.1 蛲虫感染

符合下列一项即可诊断：
a) 未见相应临床表现，且同时符合 3.3.1；
b) 未见相应临床表现，且同时符合 3.3.2。

5.2 蛲虫病

5.2.1 疑似病例

符合下列一项即可诊断：
a) 同时符合 3.1 和 3.2.1；
b) 同时符合 3.1 和 3.2.2。

5.2.2 确诊病例

符合下列一项即可诊断：
a) 疑似病例且同时符合 3.3.1；
b) 疑似病例且同时符合 3.3.2。

6 鉴别诊断

蛲虫病应与肛周神经性皮炎、外阴炎、滴虫性阴道炎、霉菌性阴道炎、阿米巴阴道炎、肛周湿疹等相鉴别(参见附录 E)。

附　录　A
（资料性附录）
病　原　学

蠕形住肠线虫（*Enterobius vermicularis*，简称蛲虫）成虫形体细小如棉线头，呈乳白色。雌雄异体，雌虫体长 8 mm～13 mm，雄虫体长 2 mm～5 mm。虫卵大小为（50 μm～60 μm）×（20 μm～30 μm），两侧不对称，一侧较扁平，一侧稍隆起，呈柿核状。卵自虫体排出时，卵内的胚胎已发育至多细胞期，部分卵已发育至蝌蚪期。

成虫寄生于人体的盲肠、阑尾、结肠及回肠下段，严重感染时也可寄生于小肠上段甚至胃及食管等部位。虫体吸附于肠黏膜上，或在肠腔中游离，以肠内容物、组织或血液为食。蛲虫雌雄交配后，雄虫很快死亡随粪便排出，受精后雌虫子宫内充满虫卵，并向宿主肠腔下段移行至直肠。在宿主入睡后，肛门括约肌松弛，部分雌虫移行至肛门外，在肛门周围的皮肤上产卵，每条雌虫可以产卵 5 000～17 000 个。产卵后的雌虫大多干瘪死亡，有少数可爬回肛门或进入阴道、尿道、膀胱等处，引起异位损害。黏附在肛门附近的虫卵，在适宜温度（34 ℃～36 ℃）、湿度（90%～100%）情况下，经约 6 h 发育成感染期卵。当患者用手搔抓肛门周围皮肤，虫卵污染手指，再经口食入造成自身感染。感染期卵也可脱落并黏附在衣裤、被褥、玩具或食物上，经口进入人体内使自身或他人感染。虫卵可随灰尘飞扬，经空气被人吸入，黏附在咽部而进入消化道，人因此而感染。

附　录　B

（资料性附录）

流　行　病　学

蚊虫感染呈世界性分布。据估计全世界蚊虫感染者不低于 5 亿,寒带和温带地区较热带地区感染更为普遍。2001 年~2004 年全国人体重要寄生虫病现状调查资料显示,儿童蚊虫平均感染率为10.28%,感染率居前五位的省份分别为海南省(42.64%)、甘肃省(33.27%)、广东省(30.38%)、广西壮族自治区(20.46%)和河北省(20.00%)。年龄以 6 岁~9 岁组感染率(12.52%)最高,民族以黎族(47.82%)、土家族(22.09%)、侗族(19.44%)和壮族(15.85%)儿童感染率为高。

蚊虫感染者和蚊虫病患者是本病传染源,肛-手-口的直接感染是本病的主要传播途径。患者搔抓肛周皮肤后手被蚊虫卵污染,当用不洁的手抓取食物或吸吮手指时虫卵经口食入引起自身重复感染;另外,可通过间接接触途径感染,人体接触被感染期虫卵污染的衣裤、床单、玩具、食物等后经口食入而感染;再者,散落在被褥及衣裤上的虫卵可借风力或尘土漂浮于空气中,被吸入并黏附于人口、鼻腔随吞咽进入消化道而使人感染;也可经自身逆行感染,少数肛周虫卵在肛门外皮肤上可自行孵化出幼虫,幼虫经肛门逆行进入肠内发育为成虫并产卵。各种人群对蚊虫普遍易感,但以儿童多见。

蚊虫雌虫排卵量大,散布到外界易附着于玩具、衣服、被褥等物品中且生存能力强。在托儿所、幼儿园及中小学校等人群密集地,特别是在一些卫生条件较差的场所,易发生聚集性蚊虫感染。

附　录　C
（资料性附录）
临 床 表 现

C.1　肠道寄生

最突出症状是肛周及会阴部皮肤瘙痒,尤以夜间为甚,皮肤抓破后可造成破损、充血、皮疹、湿疹,甚而诱发细菌感染。多伴有遗尿、噩梦、夜间磨牙、夜惊、失眠、烦躁不安、食欲不振等临床表现。

蛲虫寄生肠道可引起胃肠功能紊乱,感染程度较重可刺激局部肠黏膜引起炎症或溃疡,出现恶心、呕吐、腹痛、腹泻、粪便中黏液增多等。少数患者可出现嗜酸性粒细胞性小肠结肠炎,可伴有发热、急性腹痛、水样腹泻症状,粪便中可有大量蛲虫幼虫。虫体侵入肠壁组织,可致肉芽肿产生,引起腹痛、腹泻等,影响幼儿生长发育。严重感染患者可出现神经功能和心理行为的异常,如烦躁、焦虑、易激动、多动、咬指甲、夜惊、夜间磨牙、注意力不集中和不合群等,幼儿还可能出现异嗜症等。

C.2　异位寄生

C.2.1　蛲虫性阑尾炎

蛲虫可寄生于阑尾腔,也可侵入阑尾组织,引起蛲虫性阑尾炎。患者以阵发性腹痛、右下腹压痛为主,可伴有恶心、呕吐、发热等,穿孔可导致腹膜炎。血常规检查中性粒细胞和嗜酸粒细胞增多。

C.2.2　蛲虫性尿道炎

蛲虫逆行钻入尿道可引起尿道炎,出现尿频、尿急、尿痛等刺激症状,儿童夜间可发生遗尿。

C.2.3　蛲虫性生殖道炎

雌虫侵入女性外阴,经阴道进入生殖系统各脏器,可引起外阴炎、阴道炎、子宫颈炎、子宫内膜炎和输卵管炎等,患者表现为外阴瘙痒、红肿、分泌物增多、下腹部隐痛等临床表现。

附 录 D
（规范性附录）
实验室检查

D.1 虫卵检查

D.1.1 胶带纸肛拭法

将市售透明胶带纸（宽≤2.5 cm）剪成与载玻片等长或稍长的片段,粘贴于载玻片上备用。检查时将胶带纸一端揭开,将含胶面粘贴肛门周围皮肤,背面用棉签或手指压迫,使胶面与皮肤充分粘贴。将胶纸重新贴回载玻片上,镜检虫卵。本检查应在清晨受检者大便前进行。

D.1.2 棉签肛拭法

将消毒棉签在生理盐水中浸湿,挤去多余的盐水,在受检者肛门周围皮肤上擦拭。将棉签上黏附物涂于滴加有生理盐水的载玻片上,加盖玻片镜检。一般在清晨便前采样,采样前不要清洗肛周或外阴部。

D.2 成虫检查

儿童入睡后 1 h～3 h,将其侧卧使肛门暴露在灯光下,仔细检查肛门周围,若发现白色小虫,用镊子挟住放入盛有 70%乙醇的小瓶内,镜检成虫。因蛲虫未必每晚都爬出产卵,若为阴性应连续观察 3 d～5 d。

附 录 E
（资料性附录）
鉴 别 诊 断

E.1 肛周神经性皮炎

肛门周围瘙痒,夜间加剧,搔抓后皮肤损害呈扁平的圆形或多角形丘疹、密集成群,表面覆有一层很薄的糠皮样鳞屑。随病情进展,丘疹渐渐融合,病灶增大,色暗褐,皮肤肥厚,形成苔藓样硬化,外形粗糙,表皮及周围有抓痕、出血点或结痂。

E.2 外阴炎

外阴炎常表现为外阴部瘙痒,伴有湿疹或尿布疹,但无明显日轻夜重现象。

E.3 滴虫性阴道炎

主要临床表现为稀薄的泡沫状白带增多及外阴瘙痒,若有其他细菌混合感染则排出物呈脓性,可有臭味。瘙痒部位主要为阴道口及外阴,间或有灼热、疼痛等。若尿道口有感染,可有尿频、尿痛、尿急。

E.4 霉菌性阴道炎

主要临床表现为白带增多,外阴或阴道瘙痒、灼烧感,小便疼痛,外阴周围红肿,表皮变化多样,水样白带直至凝乳状白带均可出现。

E.5 阿米巴阴道炎

多继发于肠道感染,阴道分泌物呈浆液性或黏液性,可找到阿米巴滋养体。

E.6 肛周湿疹

主要临床表现为肛门瘙痒,浆液渗出明显,搔抓后出现抓痕、血痂、合并细菌感染可出现脓性渗出和结痂,呈现湿疹特有外观。可扩展及会阴、阴囊、臀部皮肤。慢性期局部皮肤增厚,苔藓变化,皲裂皲裂明显。

参 考 文 献

［1］ 吴观陵.人体寄生虫学.3 版.北京:人民卫生出版社,2005
［2］ 闻礼永.儿童寄生虫病学.北京:人民卫生出版社,2010
［3］ 闻礼永,孙凤华,陈颖丹.土源性寄生虫病.北京:人民卫生出版社,2011

ICS 11.020
C 61

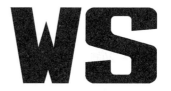

中华人民共和国卫生行业标准

WS 470—2015

旋毛虫病暴发处理技术规范

Technical standard for management of trichinellosis outbreak

2015-04-09 发布

2015-09-01 实施

中华人民共和国国家卫生和计划生育委员会　　发　布

前　言

本标准按照 GB/T 1.1—2009 给出的规则起草。

本标准全部技术内容为强制性。

本标准起草单位:郑州大学、河南省疾病预防控制中心、中国疾病预防控制中心寄生虫病预防控制所。

本标准主要起草人:王中全、崔晶、许汴利、陈颖丹、张红卫、姜鹏。

旋毛虫病暴发处理技术规范

1 范围

本标准规定了旋毛虫病暴发的流行病学调查和处理。
本标准适用于医疗机构和疾病预防控制机构对旋毛虫病暴发的处置。

2 规范性引用文件

下列文件对于本文件的应用是必不可少的。凡是注日期的引用文件,仅注日期的版本适用于本文件。凡是不注日期的引用文件,其最新版本(包括所有的修改单)适用于本文件。
GB 16548—2006　病害动物和病害动物产品生物安全处理规程
WS 369—2012　旋毛虫病的诊断

3 术语和定义

WS 369—2012界定的以及下列术语和定义适用于本文件。
3.1
旋毛虫病暴发　outbreak of trichinellosis
在一个单位或局部区域(如一个行政村、社区、学校或厂矿企业等范围内)的人群中,30 d内出现5例及以上具有流行病学联系的旋毛虫病人。
3.2
旋毛虫病暴露人群　exposed population of trichinellosis
30 d内有生食或半生食相同来源的感染旋毛虫的动物(猪、野猪、犬、羊等)肉类及其制品史或有食入混有相同来源的感染旋毛虫的生肉屑食物史的人群。

4 流行病学调查

4.1 旋毛虫病与旋毛虫病暴发的核实

4.1.1 旋毛虫病的核实

疾病预防控制机构接到旋毛虫病暴发报告后,应立即组织相关人员对报告的病例,按照WS 369—2012的要求进行核实。

4.1.2 旋毛虫病暴发的核实

通过对初期收集到的病例个案,根据其暴露情况、发病时间、地区分布及人群分布等方面的流行病学关联性,以及旋毛虫病暴发的定义,核实旋毛虫病暴发。

4.2 旋毛虫病暴发的现场调查

4.2.1 病例搜索和调查

在出现旋毛虫病暴发的单位以及暴发可能波及的一定区域范围内,通过对病人及其家属、诊治医师、乡村或社区医师、聚餐组织者与参加者、餐馆工作人员、其他知情人员的询问以及病案查寻等方式，尤其对共同进餐或食用同一烹饪方法制作的同一肉类或肉制品的人群应进行重点调查，搜索病例。调查病人的基本信息以及暴露、发病、临床表现和检查诊治等情况，确认暴发规模。

4.2.2　可疑肉类的调查

对有共同进餐或食用同一烹饪方法制作的同一肉类或肉制品史者应调查进餐的食谱，对食用的可疑肉品进行调查，包括对肉品种类、来源、储存方式(室温、冷藏或冰冻保存)、销售范围、屠宰(集中屠宰或个体屠宰)与饲养方式(圈养或放养等)、加工与烹饪方法等全过程进行回顾性调查。

4.2.3　标本采集与实验室检测

采集急性期(发病 1 周内)病人的血清，必要时采集恢复期(发病 4 周～6 周内)血清，按照 WS 369—2012 中的血清学方法检测抗旋毛虫抗体；采集患者与可疑患者吃剩或储存的肉样，应用压片镜检法和人工消化法进行病原学检查(见附录 A)。

4.2.4　明确感染来源和暴发原因

根据旋毛虫病与旋毛虫病暴发的核实、可疑肉类的调查、实验室检测结果，明确该次旋毛虫病暴发的感染来源和暴发原因。

5　旋毛虫病暴发的处理

5.1　旋毛虫病患者的治疗

对确诊的患者应尽早进行病原治疗，首选药物为阿苯达唑；必要时患者应住院治疗，在进行病原治疗的同时给予支持和对症治疗(见附录 B)。

5.2　暴露人群的医学观察

对暴露人群采取医学观察，以及时发现新发病例。在暴露人群中出现新发病例时，应对暴露人群进行预防性治疗(见附录 B)。

5.3　病畜肉处理

对发现的病畜肉按照 GB 16548—2006 的要求进行生物安全处理，并追溯病畜肉来源。采取针对性措施消除隐患，防止此类事件再次发生。

5.4　健康教育

对旋毛虫病暴发地区的居民开展健康教育，普及旋毛虫病的预防知识。改变不良的饮食习惯和烹饪方法，不生食或半生食动物肉类及其制品，提倡生、熟食品刀砧分开，防止生肉屑污染餐具等。

附　录　A
（规范性附录）
可疑肉类中的旋毛虫检验

A.1　肉样的采集

对猪肉进行旋毛虫检验时选择膈肌或舌肌,野猪肉选择前腿肌或膈肌,犬肉选择膈肌、腓肠肌或咬肌,马肉选择舌肌或咬肌,羊肉首选膈肌,其他动物选择膈肌或舌肌。如采集不到上述肉样,可采集其他部位肉样,或吃剩、储存的肉样。每个待检样本至少应取 1 g 肉样进行检验,野猪肉和马肉至少应取5 g,人食用的其他野生动物每头至少应取 10 g 肉样。

A.2　检验方法

A.2.1　压片镜检法

A.2.1.1　新鲜肉检验

如待检肉样为膈肌,先撕去肌膜,将肌肉纵向拉平,在充足的光线下仔细检查肉样表面有无针尖样大小的乳白色或灰白色隆起的小点。检查完一面再将膈肌翻转,用同样方法检查另一面。凡发现上述小点者可怀疑为旋毛虫幼虫囊包,从可疑病灶处取肉样进行显微镜检查可提高检出率;如未发现上述小点者也应取肉样进行显微镜检查。方法是取 1 g 肉样剪成大米粒大小,在载玻片上排成一行(每张载玻片 5 个肉样),加盖另一张载玻片压紧后在低倍镜下(放大 40 倍)按顺序检查。

不同时期的旋毛虫幼虫在显微镜下呈现不同的形态。成囊期幼虫(成熟幼虫或肌幼虫)呈螺旋形或圆盘形卷曲于囊包内,囊包呈椭圆形或纺锤(柠檬)形,其长轴与骨骼肌纤维平行排列,一个囊包内通常含有 1～2 条幼虫。成囊前期幼虫位于肌纤维之间呈直杆状或接近蜷曲状,有些虫体位于被挤压出的组织液中。钙化的幼虫在囊包内可见数量不等、浓淡不均的黑色钙化物或模糊不清的虫体,此时打开 2 张载玻片,在肉样上滴加少许 10% 的盐酸溶液,待 1 min～2 min 钙盐溶解后再行观察,可清晰观察到活的幼虫;若幼虫已死亡,则只能看到两端变黑的囊包。

用新鲜肉样压片镜检时,囊包与虫体均很清晰;若肌肉放置一段时间,则发生自溶,组织液浸入囊包内,幼虫轮廓与囊包变得模糊不清。此时可用美蓝溶液(0.5 mL 饱和美蓝酒精溶液及 10 mL 蒸馏水)染色,即可看清囊包。染色后囊包和邻近的肌纤维均呈淡蓝色,而幼虫不着色。

A.2.1.2　冻肉检验

冻肉应先在室温解冻,其压片镜检方法同新鲜肉类。在样本片上加 1～2 滴美蓝溶液或 10% 盐酸溶液,浸渍 1 min,盖上载玻片后镜检。美蓝染色后肌纤维呈淡青色,囊包呈淡紫色、蔷薇色或蓝色,虫体完全不着色。盐酸透明后肌纤维呈淡灰色且透明,囊包膨大具有明显轮廓,虫体清晰可见。

A.2.1.3　肉制品检验

对熏肉、咸肉、火腿或香肠等猪肉制品进行旋毛虫检验时,因肌肉不透明,直接取肉样压片镜检一般很难发现旋毛虫幼虫。此时可将肉样放入 5%～10% 氢氧化钠溶液中加温,先将肌肉变软,肉样压片要比新鲜肉类样本的压片薄,加 50% 甘油 1～2 滴,经 1 min～3 min 后待肌肉透明镜检。

A.2.2 人工消化法

A.2.2.1 肉样的制备

除去待检肌肉的脂肪组织及筋膜,将肌肉样本剪碎,或将待检肌肉与同等体积的酸化自来水(含1%盐酸)混合于搅拌器中搅拌,至肌肉样本被完全搅碎为止。肌肉样本亦可用碎肉机处理,但碎肉机磨孔的直径应小于 3 mm。

A.2.2.2 人工消化

将消化液[含 0.7%盐酸、1%胃蛋白酶(活性 1∶3 000)和 0.85%氯化钠]预先加热至 45 ℃±2 ℃,用消化液将搅拌器或碎肉机(包括拌叶)充分清洗,收集残留的肉样。将已搅碎的肉样放入置有消化液的烧杯中。为了防止胃蛋白酶直接接触高浓度的盐酸而被降解,配制消化液时需先将盐酸加入水中,然后再加入胃蛋白酶。肉样与消化液的比例为 1 g∶30 mL,将烧杯放在加热磁力搅拌器上,并用锡箔纸覆盖烧杯口以防溶液飞溅,启动开关,加温搅拌,温度控制在 45 ℃±2 ℃,搅拌 2 h,直至消化液中看不到完整的碎肉为止。也可将搅碎的肉样与消化液加入锥形瓶中,然后再移入恒温摇床或恒温水浴箱中,45 ℃±2 ℃消化 2 h。

A.2.2.3 过滤与沉淀

消化完成后,将全部混合物冷却至 4 ℃,由烧杯中经过孔径为 425 μm 筛子(40 目)倒入 2 L~4 L 的分液漏斗中。过滤后再用至少 100 mL 的 37 ℃温水冲洗烧杯及筛子。如果在筛子上还存有未被完全消化的碎肉,必须将这些碎肉再次放在新鲜配制的消化液中重新消化。

过滤后的溶液在分液漏斗中沉淀 30 min,自漏斗放出 40 mL 溶液注入 50 mL 的离心管中,沉淀 10 min,吸去上清,余下 10 mL。如果余下的消化液混浊,再加入 37 ℃的温水,沉淀后弃去上清,直至沉淀物清澈,最后清澈的 10 mL 沉淀物用于检查是否有旋毛虫幼虫。从分液漏斗放出溶液时,为了防止可能有部分幼虫滞留在漏斗中,应把漏斗开关完全打开。

A.2.2.4 显微镜检查

将滤清的沉淀物倒入一个有格子刻度的培养皿中,在解剖显微镜(放大 15~40 倍)下观察,查找并计数幼虫,然后计算每克肌肉虫荷。溶液应清澈至能透过溶液看清报纸的字体,如果溶液的清澈度达不到此要求,则应将溶液继续进行净化和沉淀。也可将沉淀物均匀地涂在载玻片上,涂片的厚度应能通过涂片看清载玻片下面报纸上的字体,在低倍显微镜(40 倍)下观察。在消化液中加入 1%~2%美蓝溶液数滴,鉴别旋毛虫幼虫的死活,死幼虫被染成蓝色,而活幼虫不着色。

如果从多份肌肉样本混合后集中消化的沉淀物中检出旋毛虫幼虫,则应再对单个动物的肌肉样本进行消化,直至鉴定出感染旋毛虫的动物肌肉。

附　录　B

（规范性附录）

旋毛虫病患者的治疗与暴露人群的医学观察

B.1　旋毛虫病患者的治疗

B.1.1　病原治疗

阿苯达唑(albendazole)是目前治疗旋毛虫病的首选药物,成人推荐剂量为 20 mg/(kg·d),每日2 次,7 d 为 1 疗程。多数患者服药后第 2 天开始退热,3 d～5 d 内体温降至正常,浮肿消退,肌痛明显减轻并逐渐消失。患者对阿苯达唑的耐受性良好,副作用少而轻,少数患者可有短暂的头晕、恶心、食欲下降等,个别患者可出现脱发等,少数患者服药后第 2 天或第 3 天可出现皮疹或体温升高,为虫体死亡后引起的异体蛋白反应所致,一般不需停药。重症患者可连续给予 2 个疗程。对于发病 1 个月后才就诊的患者应给予 2 个以上疗程,每个疗程间隔 3 d～5 d。

对孕妇和 2 岁以下儿童原则上禁用阿苯达唑,改用噻嘧啶(pyrantel)治疗,推荐剂量为 10 mg/(kg·d),疗程 1 d～3 d。有症状的孕妇患者应住院治疗,重度感染的孕妇可在医生监护下应用阿苯达唑。

B.1.2　一般治疗与对症处理

多数旋毛虫病患者仅给予病原治疗即可。急性期患者应卧床休息,重症者适当给予镇痛剂,并注意纠正水与电解质紊乱。必要时给予糖皮质激素治疗,对重症患者具有降低高热、减轻肌痛、预防神经系统和心脏并发症的效果,但应与阿苯达唑联合应用,不能单独应用,以免延迟肠道排虫反应而增加患者的肌肉虫荷。激素应在医师指导下使用,一般可选用氢化考的松 100 mg 静脉滴注;或强的松 10 mg,每日 3 次。疗程不宜长,一般用药 3 d～10 d。

B.2　暴露人群的医学观察

对暴露人群采取医学观察,出现新发病例时,对暴露人群可给予 1 个疗程的阿苯达唑进行预防性治疗,剂量和用法与旋毛虫病患者的治疗相同。

参 考 文 献

[1]　Dupouy-Camet J，Kociecka W，Bruschi F，et al. Opinion on the diagnosis and treatment of human trichinellosis. Expert Opin Pharmacother，2002，3：1117-1130

[2]　Gamble HR，Bessonov AS，Cuperlovic K，et al. International Commission on Trichinellosis：recommendations on methods for the control of *Trichinella* in domestic and wild animals intended for human consumption. Vet Parasitol，2000，93：393-408

[3]　Webster P，Maddox-Hyttel C，Nockler K，et al. Meat inspection for *Trichinella* in pork，horsemeat and game within the EU：available technology and its present implementation. Euro Surveill，2006，11：50-55

[4]　吴观陵. 人体寄生虫学. 3 版. 北京：人民卫生出版社，2005：603-618

[5]　甘绍伯. 抗寄生虫药物临床应用指南. 北京：人民卫生出版社，2009：30-35

[6]　崔晶，王中全. 我国旋毛虫病的流行趋势与防制对策. 中国寄生虫学与寄生虫病杂志，2005，23：344-348，354

[7]　王中全，崔晶. 旋毛虫病的诊断与治疗. 中国寄生虫学与寄生虫病杂志，2008，26：53-57

[8]　崔晶，王中全. 旋毛虫检疫技术及肉类的安全加工方法. 中国人兽共患病学报，2006，22：871-875

ICS 11.020
C 61

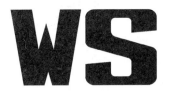

中华人民共和国卫生行业标准

WS/T 471—2015

寄生虫病诊断名词术语

Glossary for diagnosis of parasitic diseases

2015-09-17 发布

2016-02-01 实施

中华人民共和国国家卫生和计划生育委员会　发 布

前　言

本标准按照 GB/T 1.1—2009 给出的规则起草。

本标准起草单位：中国疾病预防控制中心寄生虫病预防控制所、华中科技大学同济医学院、郑州大学、北京大学。

本标准主要起草人：官亚宜、崔晶、李雍龙、高兴政、王中全、周晓俊、熊彦红。

寄生虫病诊断名词术语

1 范围

本标准规定了寄生虫病诊断基本名词术语的定义或涵义。

本标准适用于寄生虫病的诊断,特别是寄生虫病诊断标准(规范)的编写和实施。

2 通用术语

2.1

寄生 parasitism

两种生物共同生活,其中一方受益,另一方受害,受害者提供营养物质和居住场所给受益者,这种关系称为寄生。

2.2

寄生虫 parasite

两种生物共同生活,其中一方受益,另一方受害,受益方称为寄生物,动物性寄生物称为寄生虫。

2.3

宿主 host

两种生物共同生活,其中一方受益,另一方受害,受害方称为宿主。

2.4

终宿主 definitive host

寄生虫的成虫或有性生殖阶段所寄生的宿主。

2.5

中间宿主 intermediate host

寄生虫的幼虫或无性生殖阶段所寄生的宿主。如果生活史中有多个中间宿主,则按其发育的先后顺序称为第一中间宿主和第二中间宿主。

2.6

保虫宿主 reservoir host

储存宿主

某些寄生虫既可寄生于人,又可寄生于某些脊椎动物。在一定条件下可将其体内的寄生虫传播给人的脊椎动物称为保虫宿主或储存宿主。

2.7

转续宿主 paratenic host;transport host

某些寄生蠕虫的幼虫侵入非适宜宿主后不能发育为成虫,但能存活并长期维持幼虫状态。只有当该幼虫有机会进入其适宜宿主体内时,才能发育为成虫。此种非适宜宿主称为转续宿主。

2.8

专性寄生虫 obligatory parasite

寄生虫生活史的各个时期或至少某个阶段必须营寄生生活,不然就不能生存的寄生虫。

2.9

兼性寄生虫 facultative parasite

既可在外界营自生生活,又可侵入宿主营寄生生活的寄生虫。

2.10

长久性寄生虫　permanent parasite

在其某一生活阶段不能离开所寄生的宿主,离开则不能存活的寄生虫。

2.11

暂时性寄生虫　temporary parasite

根据生活史需要而短暂寄生于宿主的寄生虫。

2.12

体内寄生虫　endoparasite

寄生于宿主器官、组织、细胞、体液内的寄生虫。

2.13

体外寄生虫　ectoparasite

寄生于宿主体表的寄生虫。主要指一些节肢动物,如蚊、白蛉、虱、蚤等,它们刺吸血液时与宿主体表接触,吸血后离开。

2.14

机会致病寄生虫　opportunistic parasite

在宿主免疫功能正常时处于隐性感染状态,当宿主免疫功能低下或缺陷时,虫体大量繁殖、致病力增强,导致宿主出现临床症状的一类寄生虫。

2.15

偶然寄生虫　accidental parasite

因偶然机会进入非正常宿主体内寄生的寄生虫,如某些蝇蛆进入人体肠内而偶然寄生。

2.16

土源性线虫　geonematodes;soil-transmitted nematode

发育过程中不需要中间宿主,虫卵或幼虫直接在外界(主要指土壤)发育至感染期后感染人体的线虫。肠道线虫(intestinal nematodes)多属此型。

2.17

生物源性线虫　bio-nematodes

发育过程中需要中间宿主,幼虫先在中间宿主体内发育为感染期幼虫后,再经节肢动物叮咬或经口感染人体的线虫。组织与血液寄生线虫(tissue- and blood-dwelling nematodes)多属此型。

2.18

土源性蠕虫　geohelminth

生活史中无需中间宿主,虫卵或幼虫在外界(主要指土壤)可直接发育至感染期的蠕虫。

2.19

生物源性蠕虫　biohelminth

需要在中间宿主或吸血昆虫体内发育至感染期的蠕虫。

2.20

寄生虫生活史　life cycle of parasite

寄生虫完成一代生长、发育和繁殖的全过程。

2.21

寄生虫感染　parasitic infection

寄生虫侵入人体并能生活,且不引起明显临床表现的现象。

2.22

带虫者　carrier

感染了寄生虫但无明显临床症状和体征的人。

2.23

传染源　source of infection

感染了寄生虫并能向外播散病原体的人和动物。

2.24

传播途径　route of transmission

寄生虫从传染源排出,借助于某些传播因素,进入另一宿主的全过程。

2.25

易感者　susceptible population

对某种寄生虫缺乏免疫力或自身免疫力低下或缺陷而处于易感状态的人。

2.26

医学节肢动物　medical arthropod

可通过骚扰、刺螫、吸血、寄生、传播病原体等方式危害人类健康、具有医学重要性的无脊椎动物。

2.27

隐性感染　suppressive infection

人体感染寄生虫后,既无明显的临床表现,又不易用常规方法检获病原体的一种寄生现象。

2.28

多寄生现象　polyparasitism

人体同时感染两种或两种以上寄生虫的现象。

2.29

寄生虫病　parasitic disease

由寄生虫感染而引起的疾病。

2.30

机会性寄生虫病　opportunistic parasitosis

某些寄生虫感染免疫功能正常的宿主时,宿主无临床症状,而当宿主免疫功能低下或缺陷时可使人体致病的一类寄生虫引起的寄生虫病。

2.31

食源性寄生虫病　foodborne parasitosis

因摄入含有感染期寄生虫的食物而引起的寄生虫病。

2.32

水源性寄生虫病　waterborne parasitosis

因饮用或接触被寄生虫污染的水而引起的寄生虫病。临床表现因虫种和寄生部位不同而异。

2.33

土源性线虫病　soil-transmitted nematodiasis

由土源性线虫[主要为似蚓蛔线虫(*Ascaris lumbricoides*)、十二指肠钩口线虫(*Ancylostoma duo-denale*)、美洲板口线虫(*Necator americanus*)和毛首鞭形线虫(*Trichuris trichiura*)]的成虫寄生于人体肠道引起的寄生虫病。临床表现因虫种和寄生部位不同而异。

2.34

蠕虫病　helminthiasis

由各种蠕虫寄生于人体引起的寄生虫病的统称。临床表现因虫种和寄生部位不同而异。

2.35

生物源性线虫病　bio-source nematodiasis

由生物源性线虫[主要为丝虫(filaria)、旋毛形线虫(*Trichinella spiralis*)、广州管圆线虫(*Angiostrongylus cantonensis*)]的成虫和(或)幼虫寄生于人体组织与血液引起的寄生虫病。临床表现因虫种和寄生部位不同而异。

2.36

人兽共患寄生虫病　parasitic zoonosis

可以在人和脊椎动物之间自然传播的寄生虫病。临床表现因虫种和寄生部位不同而异。

2.37

虫媒病　arbo-disease

病原体在节肢动物体内经过发育和(或)繁殖后再由该节肢动物传播的疾病。临床表现因虫种和寄生部位不同而异。

2.38

虫媒寄生虫病　arbo-parasitosis；vector-borne parasitosis

医学节肢动物携带寄生虫,在人和动物之间传播的寄生虫病。

2.39

新现寄生虫病　emerging parasitic disease

新出现的人体寄生虫病或疾病本身已存在,但病原体被重新认识或确定的寄生虫病。

2.40

再现寄生虫病　re-emerging parasitic disease

一些已被人们所认识且发病率已降至很低,但又重新流行的寄生虫病。

2.41

线虫病　nematodiasis

由线虫(nematodes)寄生于人体肠道或组织中引起的一类寄生虫病。主要临床表现因虫种和寄生部位不同而异。

2.42

机械性传播　mechanical transmission

医学节肢动物对病原体的传播仅起携带、输送的作用,病原体附在节肢动物的体表、口器或消化道内,其形态和数量均不发生变化的传播方式。

2.43

生物性传播　biological transmission

病原体必须在医学节肢动物体内经历发育和(或)繁殖后才能传播到新的宿主的传播方式。

2.44

媒介生物　vector

直接或间接传播人类疾病的生物。通常指医学节肢动物和啮齿类动物,常见的媒介生物有蚊、蝇、蠓、蚋、虻、白蛉、蜚蠊、虱、蚤、蜱、螨、鼠等。在医学界,媒介生物为在传播人与人或人与动物之间的疾病中起作用的生物,主要指吸血昆虫。

2.45

疟疾的复发　relapse of malaria

经过抗疟治疗或免疫作用,疟疾初发患者红细胞内期疟原虫已被消灭,疟疾发作停止,在未经按蚊传播感染的情况下,迟发型子孢子在肝细胞中形成的休眠体,经较长时间休眠后进行裂体增殖,裂殖子进入红细胞内发育,引起的发作。恶性疟原虫和三日疟原虫无迟发型子孢子,因而只有间日疟原虫和卵形疟原虫可引起复发。

2.46

疟疾的再燃　recurrence of malaria

疟疾初发停止后,患者若无再感染,仅由于体内残存的少量红细胞内期疟原虫在一定条件下重新大量繁殖而引起的疟疾发作。间日疟原虫、恶性疟原虫、三日疟原虫和卵形疟原虫均可引起再燃。

2.47

夜现周期性 nocturnal periodicity

淋巴丝虫微丝蚴在外周血中夜多昼少的现象。

3 寄生虫病术语

3.1

阿米巴病 amoebiasis

由溶组织内阿米巴（*Entamoeba histolytica*）寄生于人体组织或器官引起的一种寄生虫病。临床表现因虫株和寄生部位不同而异。

3.2

脆弱双核阿米巴病 dientamoebiasis fragilis

由脆弱双核阿米巴（*Dientamoeba fragilis*）滋养体寄生于人体结肠内引起的一种寄生虫病。临床表现为腹泻和疲乏。

3.3

利什曼病 leishmaniasis

经白蛉或罗蛉传播，由寄生于人体巨噬细胞内的利什曼原虫（*Leishmania* spp.）引起的一种寄生虫病，主要包括内脏利什曼病和皮肤利什曼病。临床表现因虫种和寄生部位不同而异。

3.4

内脏利什曼病 visceral leishmaniasis

黑热病 kala-azar

经白蛉或罗蛉传播，由杜氏利什曼原虫（*Leishmania donovani*）、婴儿利什曼原虫（*Leishmania infantum*）或恰氏利什曼原虫（*Leishmania chagasi*）寄生于人体巨噬细胞内引起的一种寄生虫病。主要临床表现以长期不规则发热、肝脾大、贫血、白细胞下降和高丙种球蛋白血症为特征。

3.5

皮肤利什曼病 cutaneous leishmaniasis

经白蛉或罗蛉传播，由利什曼原虫（*Leishmania*）寄生于人体皮肤巨噬细胞内引起的一种寄生虫病。包括流行于亚洲、非洲及沿地中海地区的旧大陆型利什曼病及流行于拉丁美洲的新大陆型利什曼病。主要临床表现为皮肤损害（丘疹、斑疹、溃疡、结节）。

3.6

旧大陆型利什曼病 old world leishmaniasis

东方疖 oriental sore

经白蛉传播，由热带利什曼原虫（*Leishmania tropica*）、硕大利什曼原虫（*Leishmania major*）和埃塞俄比亚利什曼原虫（*Leishmania aethiopica*）寄生于白蛉叮咬部位皮肤的巨噬细胞内引起的一种寄生虫病。主要临床表现为身体外露部位的结节和溃疡。

3.7

新大陆型利什曼病 new world leishmaniasis

采胶工溃疡 chiclero ulcer

经罗蛉传播，由墨西哥利什曼原虫复合体（*Leishmania mexicana* complex）、巴西利什曼原虫复合体（*Leishmania braziliensis* complex）和圭亚那利什曼原虫复合体（*Leishmania guyanensis* complex）寄生于罗蛉叮咬部位皮肤的巨噬细胞内，引起的一种寄生虫病。临床表现为单一、自限性的皮肤丘疹、结节或无痛性溃疡，皮损常见于面部和耳部。

3.8

锥虫病 trypanosomiasis

经舌蝇传播，由锥虫(trypanosomes)寄生于人体引起的一种寄生虫病。主要包括非洲锥虫病和美洲锥虫病。临床表现因寄生锥虫虫种不同而异。

3.9

非洲锥虫病 African trypanosomiasis

睡眠病 sleeping sickness

经舌蝇传播，由布氏罗德西亚锥虫(*Trypanosoma brucei rhodesiense*)和布氏冈比亚锥虫(*Trypanosoma brucei gambiense*)寄生于人体血液、淋巴液和中枢神经系统引起的一种寄生虫病。主要临床表现为中枢神经系统受损，伴有长期不规则发热、淋巴结肿大等。

3.10

美洲锥虫病 American trypanosomiasis

恰加斯病 Chagas' disease

经锥蝽传播，由克氏锥虫(*Trypanosoma cruzi*)寄生于人体血液和心脏、脑、食管、结肠等器官组织的有核细胞内引起的一种寄生虫病。急性期主要临床表现为美洲锥虫肿和罗马尼亚征以及发热、皮疹、肌肉关节痛、心肌炎、全身淋巴结肿大、肝脾大和嗜睡等；慢性期以心脏肥大、巨食管和巨结肠为主要临床表现。

3.11

蓝氏贾第鞭毛虫病 giardiasis lamblia

贾第虫病 giardiasis

由蓝氏贾第鞭毛虫(*Giardia lamblia*)滋养体寄生于人体小肠(主要在十二指肠)引起的一种寄生虫病，主要临床表现为腹泻和消化不良。

3.12

滴虫病 trichomoniasis

由毛滴虫(*Trichomonas*)寄生于人体阴道、泌尿道或肠道引起的一种寄生虫病。包括阴道毛滴虫病和人毛滴虫病等。临床表现因虫种和寄生部位不同而异。

3.13

阴道毛滴虫病 trichomoniasis vaginalis

由阴道毛滴虫(*Trichomonas vaginalis*)寄生于女性的阴道和尿道或男性的尿道、附睾、前列腺引起的一种寄生虫病。女性患者临床表现为白带增多、外阴瘙痒或烧灼感，或有尿频、尿急、尿痛等症状。

3.14

人毛滴虫病 trichomoniasis hominis

由人毛滴虫(*Trichomonas hominis*)滋养体寄生于人体的盲肠和结肠(多见于回盲部)内引起的一种寄生虫病。主要临床表现为腹泻伴低热、恶心、呕吐、腹痛、腹泻等症状。

3.15

蠊缨滴虫病 Lophomomas blattarum disease

蠊缨滴虫(*Lophomomas blattarum*)寄生于人体肺部和上呼吸道引起的一种寄生虫病。主要临床表现为发热、胸闷、气短、咳嗽、咳白色黏液丝样痰。

3.16

疟疾 malaria

经按蚊传播，由疟原虫[包括间日疟原虫(*Plasmodium vivax*)、恶性疟原虫(*Plasmodium falciparum*)、三日疟原虫(*Plasmodium malariae*)和卵形疟原虫(*Plasmodium ovale*)]寄生于人体红细胞内引起的一种寄生虫病(间日疟、恶性疟、三日疟、卵形疟)。主要临床表现为周期性寒热发作、贫血和脾大。

3.17

恶性疟 subtertian malaria

经按蚊传播,由恶性疟原虫(*Plasmodium falciparum*)寄生于人体红细胞内引起的一种寄生虫病。主要临床表现为发作热型不规则,脾大、贫血,并发症多见,若不及时治疗可危及生命。

3.18

三日疟 quartan malaria

经按蚊传播,由三日疟原虫(*Plamodium malariae*)寄生于人体红细胞内引起的一种寄生虫病。主要临床表现为隔两日发作一次,脾大和贫血均较轻,常有蛋白尿,尤其是儿童感染者。

3.19

卵形疟 ovale malaria

经按蚊传播,由卵形疟原虫(*Plamodium ovale*)寄生于人体红细胞内引起的一种寄生虫病。主要临床表现为隔日发作,但热度较低,无明显寒战,症状缓和。

3.20

间日疟 tertian malaria

经按蚊传播,由间日疟原虫(*Plamodium vavix*)寄生于人体红细胞内引起的一种寄生虫病。主要临床表现为典型者隔日发作一次,多见于中午前后,发作数次后脾大、贫血,但贫血不明显。

3.21

弓形虫病 toxoplasmosis

由刚地弓形虫(*Toxoplasma gondii*)寄生于人体的有核细胞内引起的一种寄生虫病。包括先天性弓形虫病和获得性弓形虫病。主要临床表现轻者多为隐性感染,重者有多器官损害的严重症状。

3.22

先天性弓形虫病 congenital toxoplasmosis

女性在妊娠期感染了刚地弓形虫(*Toxoplasma gondii*),母体中的虫体经胎盘感染胎儿的有核细胞引起的一种寄生虫病。主要临床表现以神经系统和眼部病变为常见,可有脑积水、大脑钙化灶、小头畸形、视网膜脉络膜炎、精神或运动障碍等。

3.23

获得性弓形虫病 acquired toxoplasmosis

刚地弓形虫(*Toxoplasma gondii*)经消化道及损伤的皮肤、黏膜,输血和器官移植等感染人体,并随淋巴和血液循环至人体组织、器官的有核细胞内寄生引起的一种寄生虫病。主要临床表现为淋巴结肿大,累及脑、眼时可引起脑炎、脑膜炎、脑膜脑炎、癫痫、精神失常以及视网膜脉络膜炎等。

3.24

肉孢子虫病 sarcosporidiasis

肉孢子虫(*Sarcocystis* spp.)寄生于人体小肠固有层或肌肉引起的一种寄生虫病,包括人肠肉孢子虫病和人肌肉肉孢子虫病。临床表现因寄生虫种不同而异。

3.25

人肠肉孢子虫病 human intestinal sarcocystosis

牛-人肉孢子虫(*Sarcocystis bovihominis*)和猪-人肉孢子虫(*Sarcocystis suihominis*)寄生于人小肠固有层引起的一种寄生虫病。感染者多不表现明显症状(呈自限性),严重者的临床表现有腹痛、腹胀、腹泻、食欲缺乏、恶心、呕吐,甚至可发生贫血和环死性肠炎。

3.26

人肌肉肉孢子虫病 human muscle sarcosporidiasis

林氏肉孢子虫(*Sarcocystis lindemanni*)寄生于人体肌肉细胞引起的一种寄生虫病。主要临床表现为肌肉酸痛、皮下肿胀等。

3.27

圆孢子虫病 cyclosporiasis

由卡耶塔圆孢子虫(*Cyclospora cayetanenis*)寄生于人体空肠和十二指肠下段的肠上皮细胞引起的一种寄生虫病。主要临床表现为腹泻、贫血、营养不良等。免疫功能缺陷或受损者病情严重。

3.28

巴贝虫病 babesiasis

经蜱传播,由微小巴贝虫(*Babesia microti*)和分歧巴贝虫(*Babesia divergens*)寄生于人体红细胞内引起的一种寄生虫病。主要临床表现为寒战、间歇发热、出汗、头痛、肌肉和关节疼痛、溶血性贫血、黄疸、血红蛋白尿等症状,严重者可引起休克、昏迷、甚至死亡。免疫功能低下者病情严重。

3.29

隐孢子虫病 cryptosporidiosis

由隐孢子虫属(*Cryptosporidium*)中的微小隐孢子虫(*Cryptosporidium parvum*)和人隐孢子虫(*Cryptosporidium hominis*)寄生于人体小肠黏膜上皮细胞内引起的一种寄生虫病。主要临床表现为自限性腹泻,免疫功能低下者尤为严重。

3.30

等孢球虫病 isosporiasis

由贝氏等孢球虫(*Isospora belli*)寄生于人体十二指肠及空肠黏膜上皮细胞内引起的一种寄生虫病。主要临床表现为慢性腹泻、腹痛、发热、体重减轻等。免疫功能受累者可出现持续性腹泻,易并发肠外感染。

3.31

人芽囊原虫病 blastocystis hominis disease

由人芽囊原虫(*Blastocystis hominis*)寄生于人体回盲部肠黏膜引起的一种寄生虫病。主要临床表现为腹泻。

3.32

结肠小袋纤毛虫病 balantidiasis coli

结肠小袋纤毛虫痢疾 balantidial dysentery

由结肠小袋纤毛虫(*Balantidium coli*)滋养体侵入结肠黏膜和黏膜下组织引起的一种寄生虫病。主要临床表现为腹泻、腹痛、里急后重等痢疾症状。

3.33

血吸虫病 schistosomiasis

由血吸虫(*Schistosoma* spp.)成虫寄生于人体门脉-肠系膜静脉系统或痔静脉丛或膀胱静脉及骨盆静脉丛等部位的静脉血管内引起的一种寄生虫病。临床表现因寄生部位不同而异。

3.34

日本血吸虫病 schistosomiasis japanica

由日本血吸虫(*Schistosoma japonicum*)成虫寄生于人体肠系膜下静脉、门脉系统引起的一种寄生虫病。主要临床表现为腹痛、腹泻、黏液血便、肝脾大等;晚期血吸虫病的临床分型有巨脾型、腹水型、侏儒型、结肠肥厚型。

3.35

急性血吸虫病 acute schistosomiasis

由于在短期内一次性感染或再感染大量血吸虫尾蚴而引起的一种寄生虫病。主要临床表现有发热、肝大及外周血液嗜酸粒细胞增多等。

3.36

慢性血吸虫病　chronic schistosomiasis

由于经常接触疫水或少量多次感染血吸虫尾蚴而引起的一种寄生虫病。急性血吸虫病未治愈者可演变为慢性血吸虫病。主要临床表现可有腹痛、间歇性慢性腹泻、黏液血便、肝脾大等,轻者可无明显症状。

3.37

晚期血吸虫病　advanced schistosomiasis

由于反复或大量感染血吸虫尾蚴,未经及时、彻底的治疗,经过 2～10 年的病理发展过程而演变成的一种寄生虫病。主要临床表现为不规则的腹痛、腹泻或大便不规则、食欲缺乏、食后上腹部饱胀感及低热、消瘦、面色萎黄等症状。

3.38

曼氏血吸虫病　schistosomiasis mansoni

由曼氏血吸虫(*Schistosoma mansoni*)成虫寄生于人体肠系膜下静脉、痔静脉丛静脉血管内引起的一种寄生虫病。主要临床表现为腹痛、血性腹泻、肝脾大等,一般无明显症状。

3.39

埃及血吸虫病　schistosomiasis haematobium

由埃及血吸虫(*Schistosoma haematobium*)成虫寄生于人体膀胱静脉、骨盆静脉丛、直肠小静脉等静脉血管内引起的一种寄生虫病。主要临床表现为尿频、尿痛、血尿等。

3.40

湄公血吸虫病　schistosomiasis mekongi

由湄公血吸虫(*Schistosoma mekongi*)成虫寄生于人体肠系膜上静脉及门脉血管中引起的一种寄生虫病。主要临床表现为腹痛、腹泻、黏液血便等。

3.41

间插血吸虫病　schistosomiasis intercalata

由间插血吸虫(*Schistosoma intercalata*)成虫寄生于人体肠系膜静脉及门静脉血管内引起的一种寄生虫病。主要临床表现为腹痛、腹泻、粪便带血、直肠下坠感、肝脾大等。

3.42

异形吸虫病　heterophydiasis

由异形科(Heterophyidae)的一类小型吸虫寄生于人体小肠引起的一种寄生虫病。主要临床表现为腹痛、腹泻、黏液稀便等;虫卵随血液循环散播至心、脑等时,出现心悸、头痛等症状。

3.43

横川后殖吸虫病　metagonimiasis yokogawai

由横川后殖吸虫(*Metagonimus yokogawai*)成虫寄生于人体肠道引起的一种寄生虫病。主要临床表现为不定位腹痛、恶心、间歇性腹泻等,少量寄生时可无明显症状。

3.44

异形异形吸虫病　heterophydiasis heterophyes

由异形异形吸虫(*Heterophyes heterophyes*)成虫寄生于人体小肠引起的一种寄生虫病。主要临床表现为腹痛、腹泻、黏液稀便等;虫卵随血液循环散播至心、脑等时,出现心悸、头痛等症状。轻度感染可无症状。

3.45

双腔吸虫病　dicrocoeliasis

由双腔吸虫属(*Dicrocoelium*)中的矛形双腔吸虫(*Dicrocoelium lanceatum*)、中华双腔吸虫(*Dicrocoelium chinensis*)、支双腔吸虫(*Dicrocoelium dendriticum*)等寄生于人体肝胆管引起的一种寄生虫

病。主要临床表现为发热、腹痛、腹泻、呕吐、肝大等症状。虫卵随血液循环散播到心、脑等时,出现心悸、头痛等症状。

3.46

胰阔盘吸虫病　eurytremiasis

由胰阔盘吸虫(*Eurytrema pancreaticum*)成虫寄生于人体胰管引起的一种寄生虫病。主要临床表现为消瘦、水肿、下痢。

3.47

棘口吸虫病　echinostomiasis

由棘口科(Echinostomatidae)吸虫成虫寄生于人体小肠引起的一种寄生虫病。主要临床表现在轻度感染者为腹痛、腹泻或其他胃肠道症状,严重感染者可有厌食、下肢水肿、贫血等。

3.48

姜片虫病　fasciolopsiasis

由布氏姜片吸虫(*Fasciolopsis buski*,简称姜片虫)成虫寄生于人体小肠引起的一种寄生虫病。主要临床表现为消化不良、上腹痛、腹泻,排便量多、稀薄而臭等,轻度感染者可无明显症状。

3.49

肝片吸虫病　fascioliasis hepatica

由肝片形吸虫(*Fasciola hepatica*)成虫寄生于人体肝胆管内引起的一种寄生虫病。主要临床表现为突发高热、腹痛、腹泻、恶心、呕吐、乏力、右上腹痛、贫血、黄疸及肝大等。

3.50

巨片形吸虫病　fascioliasis gigantica

由巨片形吸虫(*Fasciola gigantica*)寄生于人体肝胆管内引起的一种寄生虫病。主要临床表现为发热、恶心、呕吐、疼痛、肝大、肝区触痛等;轻度感染者症状不明显或无症状。

3.51

华支睾吸虫病　clonorchiasis sinensis

由华支睾吸虫(*Clonorchis sinensis*)成虫寄生于人体肝胆管内引起的一种寄生虫病。主要临床表现为食欲不振、乏力、上腹部不适、腹泻、腹胀、消化不良、肝大等;严重者有消瘦、贫血、肝硬化等。

3.52

并殖吸虫病　paragonimiasis

肺吸虫病　pulmonary paragonimiasis

由并殖吸虫(*Paragonimus*)寄生于人体引起的一种寄生虫病。包括卫氏并殖吸虫病和斯氏并殖吸虫病等。主要临床表现因虫种、成虫寄生部位及童虫移行、窜扰器官与途径不同而异。

3.53

卫氏并殖吸虫病　paragonimiasis westermani

由卫氏并殖吸虫(*Paragonimus westermani*)童虫在组织器官中移行、窜扰和成虫在人体肺部定居引起的一种寄生虫病。主要临床表现因移行途径及侵犯器官不同而异,可有全身症状如发热、乏力、荨麻疹、腹痛、腹泻、咳嗽、胸痛、铁锈色痰、皮下包块及阵发性剧烈头痛等症状。

3.54

斯氏并殖吸虫病　paragonimiasis skrjabini

由斯氏并殖吸虫(*Paragonimus skriabini*)童虫在人体的皮肤和(或)内脏内移行、窜扰引起的一种寄生虫病。主要临床表现为皮肤型或内脏型幼虫移行症,可有低热、乏力、食欲不振等全身症状,以及游走性皮下包块、结节或咳嗽、胸腔积液、肝区疼痛、肝大等症状。

3.55

绦虫病　cestodiasis

绦虫(cestodes)成虫或幼虫寄生于人体不同的组织、器官引起的一类寄生虫病。临床表现因寄生虫种、寄生阶段和寄生部位的不同而异。

3.56

带绦虫病　taeniasis

由链状带绦虫(*Taenia solium*)、肥胖带绦虫(*Taenia saginata*)及亚洲带绦虫(*Taenia asiatica*)成虫寄生于人体肠道引起的一类寄生虫病。主要临床表现为腹部不适、腹痛、消化不良、腹泻或便秘等胃肠道症状,但一般无明显症状。

3.57

猪带绦虫病　taeniasis solium

链状带绦虫病

猪肉绦虫病

有钩绦虫病

由链状带绦虫(*Taenia solium*)成虫寄生于人体肠道引起的一种寄生虫病。主要临床表现为腹部隐痛、恶心、呕吐、食欲亢奋或减退、腹泻或便秘、头痛、体重减轻等症状,但一般无明显症状或仅有轻度腹部不适。

3.58

牛带绦虫病　taeniasis saginata

肥胖带绦虫病

牛肉绦虫病

无钩绦虫病

由肥胖带绦虫(*Taenia saginata*)成虫寄生于人体肠道引起的一种寄生虫病。主要临床表现为孕节片自肛门逸出、肛门瘙痒及不适、体重减轻、腹痛、腹泻、恶心、呕吐、食欲亢奋或减退、头痛、头晕等,但一般无明显症状。

3.59

亚洲带绦虫病　taeniasis asiatica

由亚洲带绦虫(*Taenia asiatica*)成虫寄生于人体肠道引起的一种寄生虫病。主要临床表现为孕节片自肛门逸出、肛门瘙痒、恶心、呕吐、腹痛、腹泻、头痛、头晕等,但一般无明显症状。

3.60

猪囊尾蚴病　cysticercosis celulosae

囊尾蚴病　cysticercosis

囊虫病　cysticercus disease

由链状带绦虫的幼虫猪囊尾蚴(cysticercus cellulosae)寄生于人体皮下与肌肉、脑、眼等部位引起的一种寄生虫病。主要临床表现因囊尾蚴寄生部位和数量的不同而异,可有高热、肌肉酸痛、乏力、食欲不振、皮内结节、心悸、心慌、胸闷气短、咯逆、癫痫、头晕、头痛、颅内压增高、精神障碍等。

3.61

棘球蚴病　echinococcosis

包虫病　hydatid disease;hydatidosis

由棘球属(*Echinococcus*)绦虫的幼虫——棘球蚴(echinococcus)寄生于人体组织、器官引起的一种寄生虫病。临床表现因虫种和寄生部位不同而异。主要引起肝、肺、脑、骨等部位的病变,其主要临床表现有发热、头痛、食欲不振、腹泻、消瘦、呕吐、干咳或咳出棘球蚴碎片、少量咯血、肝区疼痛、肝区有无痛包块、胸痛、癫痫、骨折等。

3.62

细粒棘球蚴病　echinococcosis granulosis

囊型棘球蚴病　cystic echinococcosis

囊型包虫病　cystic hydatid disease

由细粒棘球绦虫（*Echinococcus granulosus*）的幼虫——细粒棘球蚴寄生于人体组织、器官引起的一种寄生虫病。主要临床表现与棘球蚴的寄生部位、大小、数目、机体反应及合并症有关,如有发热、食欲不振、腹泻、消瘦、肝区疼痛、肝区有无痛包块、胸痛、干咳或咳出棘球蚴碎片、少量咯血等。

3.63

多房棘球蚴病　echinococcosis multilocularis

泡型棘球蚴病　alveolar echinococcosis

泡球蚴病　alveococcosis

泡型包虫病　alveolar hydatid disease

由多房棘球绦虫（*Echinococcus multilocularis*）的幼虫——多房棘球蚴寄生于人体组织、器官引起的一种寄生虫病。主要临床表现有肝区疼痛、肝大、食欲不振、消化不良、黄疸、腹水、食管静脉曲张、咯血、癫痫、恶病质等。

3.64

膜壳绦虫病　hymenolepiasis

由膜壳属（*Hymenolepis*）绦虫成虫寄生于人体肠道引起的一种寄生虫病。主要临床表现为胃肠道症状,轻度感染者可无明显症状。

3.65

微小膜壳绦虫病　hymenolepiasis nana

短膜壳绦虫病

由微小膜壳绦虫（*Hymenolepis nana*）成虫/幼虫寄生于人体肠道引起的一种寄生虫病。主要临床表现为胃肠道与神经系统症状,轻度感染者可无明显症状。

3.66

缩小膜壳绦虫病　hymenolepiasis diminuta

长膜壳绦虫病

由缩小膜壳绦虫（*Hymenolepis diminuta*）成虫/幼虫寄生于人体肠道引起的一种寄生虫病。主要临床表现为胃肠道与神经系统症状,轻度感染者可无明显临床症状。

3.67

复孔绦虫病　dipylidiasis

由犬复孔绦虫（*Dipylidium caninum*）成虫寄生于人体肠道引起的一种寄生虫病。主要临床表现在轻度感染者可不明显,严重感染者可出现胃肠道症状或因孕节自动从肛门逸出而引起肛门瘙痒和烦躁不安等。

3.68

迭宫绦虫病　spirometriasis

由迭宫属（*Spirometra*）绦虫中的曼氏迭宫绦虫（*Spirometra mansoni*）与拟曼氏迭宫绦虫（*Spirometra mansonoides*）的成虫寄生于人体肠道引起的一种寄生虫病。主要临床表现为胃肠道症状,轻度感染者可无明显临床症状。

3.69

曼氏迭宫绦虫病　spirometriasis mansoni

由曼氏迭宫绦虫（*Spirometra mansoni*）成虫寄生于人体肠道引起的一种寄生虫病。主要临床表现为轻微的胃肠道症状。

3.70

裂头蚴病 sparganosis

由迭宫属绦虫幼虫——裂头蚴(sparganum 或 plerocercoid)寄生于人体组织、器官所引起的一种寄生虫病。临床表现因寄生部位不同而异。

3.71

曼氏裂头蚴病 sparganosis mansoni

由曼氏迭宫绦虫幼虫——曼氏裂头蚴(sparganum mansoni)寄生于人体皮下、眼、口腔、颌面部及中枢神经系统等组织、器官所引起的一种寄生虫病。临床表现因寄生部位不同而异,可分为眼裂头蚴病、皮下裂头蚴病、口腔颌面部裂头蚴病、脑裂头蚴病和内脏裂头蚴病。

3.72

增殖裂头蚴病 proliferative sparganosis

由增殖迭宫绦虫(*Spirometra proliferatum*)的幼虫——增殖裂头蚴(sparganum proliferatum)或曼氏裂头蚴(sparganum mansoni)寄生于人体组织、器官,分化不全所引起的一种寄生虫病。主要临床表现为四肢广泛性肿胀、衰弱、消瘦和虚脱等。

3.73

裂头绦虫病 diphyllobothriasis

由裂头属(*Diphyllobothrium*)绦虫[主要为阔节裂头绦虫(*Diphyllobothrium latus*)]成虫寄生于人体肠道所引起的一种寄生虫病。主要临床表现可偶有肠梗阻或恶性贫血等,在轻度感染者可无明显症状。

3.74

瑞列绦虫病 raillietiniasis

由瑞列属(*Raillietina*)绦虫中的西里伯瑞列绦虫(*Raillietina celebensis*)成虫寄生于人体肠道所引起的一种寄生虫病。主要临床表现为常有排节片史,偶有胃肠道症状及肛门瘙痒等;在轻度感染者可无明显症状。

3.75

假裸头绦虫病 pseudanoplocephaliasis

由假裸头属(*Pseudanoplocephala*)绦虫中的克氏假裸头绦虫(*Pseudanoplocephala crawfordi*)成虫寄生于人体肠道所引起的一种寄生虫病。主要临床表现为胃肠道症状,轻度感染者可无明显症状。

3.76

伯特绦虫病 bertielliasis

由伯特属(*Bertiella*)绦虫中的司氏伯特绦虫(*Bertiella studeri*)或短尖伯特绦虫(*Bertiella mucronata*)成虫寄生于人体肠道所引起的一种寄生虫病。主要临床表现为胃肠道症状,轻度感染者常无明显临床症状。

3.77

中殖孔绦虫病 mesocestoidiasis

由中殖孔属(*Mesocestoides*)绦虫[主要为线中殖孔绦虫(*Mesocestoides lineatus*)]成虫寄生于人体肠道所引起的一种寄生虫病。主要临床表现为胃肠道症状。

3.78

细颈囊尾蚴病 cysticercosis tenuicollis

由泡状带绦虫(*Taenia hydatigena*)的幼虫——细颈囊尾蚴(cysticercus tenuicollis)寄生于人体组织器官引起的一种寄生虫病。临床表现因虫种和寄生部位不同而异。

3.79

多头蚴病　coenurosis

由多头属(*Multiceps*)绦虫中的链形多头绦虫(*Multiceps serialis*)、多头多头绦虫(*Multiceps multiceps*)幼虫——多头蚴(coenurus)寄生于人体脑、眼、皮下与肌肉等组织器官引起的一种寄生虫病。临床表现因寄生部位不同而异。

3.80

棘头虫病　acanthocephaliasis

棘头动物门(Acanthocephala)中的一些虫种[主要为猪巨吻棘头虫 *Macracanthorhynchus hirudinaceus*、念珠棘头虫 *Moniliformis moniliformis*)]寄生于人体肠道引起的一种寄生虫病。主要临床表现为胃肠道症状。

3.81

巨吻棘头虫病　macracanthorhynchiasis

由巨吻棘头属(*Macracanthorhynchus*)虫种[主要为猪巨吻棘头虫(*Macracanthorhynchus hirudinaceus*)]寄生于人体肠道引起的一种寄生虫病。主要临床表现为胃肠道症状,可分为腹膜炎型、肠梗阻型、脓肿型和出血型等。

3.82

念珠棘头虫病　moniliformiasis

由念珠棘头虫(*Moniliformis moniliformis*)寄生于人体小肠引起的一种寄生虫病。主要临床表现为胃肠道症状,常并发肠穿孔。

3.83

铁线虫病　gordiasis

由铁线虫(gordian worms,*Gordiacea aquqticus* 或 gordiids)寄生于人体胃肠道或泌尿道等部位引起的一种寄生虫病。主要临床表现为胃肠道症状与泌尿系统症状。

3.84

水蛭病　hirudiniasis

由自生生活的水蛭(leech)寄生于人体鼻咽喉部、声门下区、阴道、尿道与膀胱等部位引起的一种寄生虫病。主要临床表现为局部瘙痒、异物感或虫爬感、间断性鼻出血、咯血、阴道或尿道出血等。

3.85

蛔虫病　ascariasis

由似蚓蛔线虫(*Ascaris lumbricoides*,简称人蛔虫或蛔虫)成虫寄生于人体肠道引起的一种寄生虫病。主要临床表现为胃肠道症状,少数病人可出现胆道蛔虫症、蛔虫性阑尾炎、肠梗阻、肠穿孔等并发症。

3.86

弓首线虫病　toxocariasis

弓蛔虫病　toxocariasis

由弓首线虫[主要为犬弓首线虫(*Toxocara canis*)和猫弓首线虫(*Toxocara cati*)]的幼虫在人体内游移引起的一种寄生虫病。主要临床表现为幼虫在内脏和眼等组织、器官内移行所引起的损伤。

3.87

鞭虫病　trichuriasis

由毛首鞭形线虫(*Trichuris trichiura*,简称鞭虫)成虫寄生于人体盲肠引起的一种寄生虫病。主要临床表现为胃肠道症状及直肠脱垂等。

3.88

蛲虫病　enterobiasis

由蠕形住肠线虫(*Enterobius vermicularis*,简称蛲虫)成虫寄生于人体小肠末端、盲肠和结肠引起的一种寄生虫病。主要临床表现为肛门及肛门周围皮肤瘙痒,异位寄生时可引起阑尾及泌尿生殖系统炎症等。

3.89

钩虫病　hookworm disease

由钩虫[主要为十二指肠钩口线虫(*Ancylostoma duodenale*)和美洲板口线虫(*Necator americanus*)]成虫寄生于人体小肠引起的一种寄生虫病。主要临床表现为胃肠道症状和缺铁性贫血。

3.90

十二指肠钩虫病　ancylostomiasis duodenale

由十二指肠钩口线虫(*Ancylostoma duodenale*,简称十二指肠钩虫)成虫寄生于人体肠道引起的一种寄生虫病。主要临床表现为胃肠道症状和缺铁性贫血。

3.91

美洲钩虫病　necatoriasis americanus

由美洲板口线虫(*Necator americanus*,简称美洲钩虫)成虫寄生于在人体肠道引起的一种寄生虫病。主要临床表现为胃肠道症状和缺铁性贫血。

3.92

旋毛虫病　trichinellosis

由旋毛虫(*Trichinella*)成虫和幼虫寄生于人体小肠与骨骼肌引起的一种寄生虫病。主要临床表现为胃肠道症状及发热、眼睑或面部水肿、肌肉疼痛、皮疹等。

3.93

丝虫病　filariasis

经吸血昆虫传播,由丝虫总科中的某些虫种(统称为丝虫,filaria)寄生于人体引起的一类寄生虫病的总称。临床表现因寄生虫种和部位不同而异。

3.94

淋巴丝虫病　lymphatic filariasis

经蚊传播,由班氏吴策线虫(*Wuchereria bancrofti*,简称班氏丝虫)、马来布鲁线虫(*Brugia malayi*,简称马来丝虫)及帝汶布鲁线虫(*Brugia timori*,简称帝汶丝虫)寄生于人体淋巴系统引起的一种寄生虫病。主要临床表现为淋巴结炎、淋巴管炎、象皮肿等。

3.95

班氏丝虫病　bancroftian filariasis;filariasis bancrofti

吴策线虫病　wuchereriasis

经蚊传播,由班氏吴策线虫(*Wuchereria bancrofti*,简称班氏丝虫)成虫寄生于人体浅部与深部淋巴系统引起的一种寄生虫病。主要临床表现为淋巴结炎、淋巴管炎、象皮肿、乳糜尿等。

3.96

马来丝虫病　malayian filariasis;filariasis malayi

布鲁线虫病　brugiasis

经蚊传播,由马来布鲁线虫(*Brugia malayi*,简称马来丝虫)成虫寄生于人体浅部淋巴系统引起的一种寄生虫病。主要临床表现为淋巴结炎、淋巴管炎、下肢象皮肿等。

3.97

盘尾丝虫病　onchocerciasis

河盲症　river blindness

经蚋传播，由旋盘尾线虫(*Onchocerca volvulus*,简称盘尾丝虫)成虫寄生于人体皮下组织而微丝蚴寄生于结缔组织和皮肤淋巴管内引起的一种寄生虫病。主要临床表现为盘尾丝虫型结节、皮肤损害、淋巴结炎、眼部损害及失明。

3.98

罗阿丝虫病　loaiasis

经虻传播，由罗阿罗阿线虫(*Loa loa*,简称罗阿丝虫)成虫寄生于人体皮下组织引起的一种寄生虫病。主要临床表现为局部皮肤游走性肿块、眼结膜炎、眼球水肿及球结膜肉芽肿等。

3.99

恶丝虫病　dirofilariasis

经蚊传播，由恶丝虫［主要为犬恶丝虫(*Dirofilaria immitis*)和匐行恶丝虫(*Dirofilaria repens*)］幼虫游移到人体肺和皮下引起的一种寄生虫病。主要临床表现为哮喘、咳嗽、胸闷、胸痛、气促、低热、皮下结节等。

3.100

犬恶丝虫病　dirofilariasis immitis

经蚊传播，由犬恶丝虫(*Dirofilaria immitis*)幼虫游移到人体肺和皮下组织引起的一种寄生虫病。主要临床表现为肺部症状(哮喘、咳嗽、胸闷、胸痛、气促)或皮下结节。

3.101

匐行恶丝虫病　Dirofilariasis repens

经蚊传播，匐行恶丝虫(*Dirofilaria repens*)寄生于人体眼睑、结膜下、眼眶内软组织及其他部位引起的一种寄生虫病。主要临床表现为皮下结节。

3.102

粪类圆线虫病　strongyloidiasis

由粪类圆线虫(*Strongyloides stercoralis*)成虫寄生于人体小肠,幼虫可侵入肺、脑、肝等组织器官,引起的一种机会性寄生虫病。主要临床表现为风疹、肛周匐行疹;间歇性上腹疼痛、腹泻、发热、咳嗽、哮喘、咯血及头痛、头晕等。

3.103

管圆线虫病　angiostrongyliasis

由管圆线虫［主要为广州管圆线虫(*Angiostrongylus cantonensis*)和哥斯达黎加管圆线虫(*Angiostrongylus costaricesis*)］幼虫寄生于人体引起的一种寄生虫病。临床表现因虫种和寄生部位不同而异。

3.104

广州管圆线虫病　angiostrongyliasis cantonensis

由广州管圆线虫(*Angiostrongylus cantonensis*)幼虫寄生于人体中枢神经系统引起的一种寄生虫病。主要临床表现为嗜酸粒细胞增多性脑膜脑炎或脑膜炎。

3.105

哥斯达黎加管圆线虫病　angiostrongyliasis costaricensis

腹部管圆线虫病　abdominal angiostrongyliasis

由哥斯达黎加管圆线虫(*Angiostrongylus costaricesis*)幼虫寄生于人体肠道(主要在回盲部)引起的一种寄生虫病。主要临床表现为右下腹痛并可触及肿块、厌食、呕吐、便秘等。

3.106

吸吮线虫病　thelaziasis

由吸吮线虫［主要为结膜吸吮线虫(*Thelazia callipaeda*)和加利福尼亚吸吮线虫(*Thelazia californiensis*)］成虫寄生于人体眼部引起的一种寄生虫病。主要临床表现为眼部异物感、痒感、疼痛、流泪、畏光、分泌物增多等。

3.107

结膜吸吮线虫病　thelaziasis callipaeda

东方眼虫病　eastern eye worm disease

由结膜吸吮线虫(*Thelazia callipaeda*)成虫寄生于人体眼部引起的一种寄生虫病。主要临床表现为眼部异物感、痒感、疼痛、流泪、畏光、分泌物增多等。

3.108

筒线虫病　gongylonemiasis

由美丽筒线虫(*Gongylonema pulchrum*)成虫寄生于人体口腔与食管等处的黏膜及黏膜下层引起的一种寄生虫病。主要临床表现为局部痒感、刺痛感、异物感或虫样蠕动感。

3.109

毛圆线虫病　trichostrongyliasis

由毛圆线虫[主要为东方毛圆线虫(*Trichostrongylus orientalis*)]成虫寄生于人体胃及小肠引起的一种寄生虫病。主要临床表现为胃肠道症状,严重感染者可出现贫血。

3.110

颚口线虫病　gnathostomiasis

由颚口线虫[主要为棘颚口线虫(*Gnathostoma spinigerum*)和刚刺颚口线虫(*Gnathostoma hispidium*)]幼虫游移于人体皮肤、皮下组织以及深部组织器官引起的一种寄生虫病。主要表现为皮肤或内脏幼虫移行症状。

3.111

小杆线虫病　rhabdiasis

同杆线虫病　rhabditelliasis

由小杆线虫[主要为艾氏小杆线虫(*Rhabditis axei*)]成虫寄生于人体消化道或泌尿道而引起的一种寄生虫病。主要临床表现为胃肠道症状或泌尿道刺激症状。

3.112

兽比翼线虫病　mammomonogamosis

人兽比翼线虫病　human mammomonogamosis

人比翼线虫病　human syngamiasis

比翼线虫病　syngamiasis

由兽比翼线虫[主要为喉兽比翼线虫(*Mammomonogamus laryngeus*)和港归兽比翼线虫(*Mammomonogamus gangguiensis*)]成虫寄生于人体咽喉、气管、支气管等部位引起的一种寄生虫病。主要表现为咽喉部刺激感或咳嗽、咯血及哮喘等呼吸道症状。

3.113

肾膨结线虫病　dioctophymiasis renale

由肾膨结线虫(*Dioctophyma renale*)成虫寄生于人体肾盂和腹腔引起的一种寄生虫病。主要临床表现为腰痛、肾绞痛、反复血尿、尿频等。

3.114

龙线虫病　dracunculiasis

由龙线虫属(*Dracunculus*)中的麦地那龙线虫(*Dracunculus medinensis*)和微记龙线虫(*Dracunculus insignis*)成虫寄生于人体皮下引起的一种寄生虫病。主要临床表现因虫种和寄生部位不同而异。

3.115

麦地那龙线虫病　dracunculiasis medinensis

由麦地那龙线虫(*Dracunculus medinensis*)成虫寄生于人体皮下引起的一种寄生虫病。主要临床表现为荨麻疹、局部水肿、皮下肿块、皮肤水疱及破溃,可伴有发热、头晕等全身症状。

3.116

毛细线虫病 capillariasis

由毛细线虫［主要为肝毛细线虫(*Capillaria hepatica*)与菲律宾毛细线虫(*Capillaria philip-pinensis*)］寄生于人体引起的一种寄生虫病。临床表现因虫种和寄生部位不同而异。

3.117

肝毛细线虫病 hepatic capillariasis

由肝毛细线虫(*Capillaria hepatica*)成虫寄生于人体肝引起的一种寄生虫病。主要临床表现为发热、肝大及嗜酸粒细胞增多。

3.118

肠毛细线虫病 intestinal capillariasis

菲律宾毛细线虫病 capillariasis filippinesis

由菲律宾毛细线虫(*Capillaria filippinesis*)成虫寄生于人体肠道引起的一种寄生虫病。主要临床表现为腹泻和吸收不良综合征。

3.119

异尖线虫病 anisakiasis

由异尖科(Anisakidae)线虫的幼虫寄生于人体胃肠道引起的一种寄生虫病。主要临床表现为胃肠道症状。

3.120

后圆线虫病 metastrogylosis

由长后圆线虫(*Metastrongylus elongates*)成虫寄生于人体呼吸道和消化道引起的一种寄生虫病。主要临床表现为呼吸道或胃肠道症状。

3.121

结节线虫病 oesphagostomiasis

由结节线虫属(*Oesophagostomum*)中的双叉结节线虫(*Oesophagostomum bifurcum*)、尖形结节线虫(*Oesophagostomum aculeatum*)、猴结节线虫(*Oesophagostomum apiostomum*)的成虫寄生于人体结肠引起的一种寄生虫病。主要临床表现为右下腹疼痛伴一个或多个腹部肿块。

3.122

四棱线虫病 tetrameriasis

裂刺四棱线虫(*Tetrameres fissispinus*)成虫偶可寄生于人体消化道引起的一种寄生虫病。主要临床表现为消化道症状。

3.123

血矛线虫病 haemonchosis

由捻转血矛线虫(*Haemonchus contortus*)成虫咬附于人体胃黏膜引起的一种寄生虫病。主要临床表现为贫血。

3.124

蝇蛆病 myiasis

由蝇类幼虫寄生于人体组织或器官引起的一种疾病。临床表现因蝇种和寄生部位不同而异。

3.125

虱病 pediculosis

由虱［人虱(*Pediculus humanus*)与耻阴虱(*Pthirus pubis*)］寄生于人体体表引起的一种疾病。临床表现因虱的种类与寄生部位不同而异。

3.126

头虱病 pediculosis capitis

由寄生于人体头皮毛发覆盖部位的头虱（*Pediculus capitis*）引起的一种疾病。主要临床表现为被叮咬处有红色斑丘疹,发痒、抓痕、表皮剥脱、出血、结痂,甚至化脓等。

3.127

体虱病 pediculosis humanus；pediculosis corporis

由人体虱（*Pediculus humanus* 或 *Pediculus capitis*）寄生于贴身衣物的缝隙、衣领和腰带处引起的一种疾病。主要临床表现为瘙痒,被叮咬处有小红斑点,通常伴有线状抓痕,荨麻疹或浅部细菌感染。偶尔伴发疖病。

3.128

阴虱病 pediculosis pubis

由寄生于人体阴毛、腋毛和肛毛上的耻阴虱（*Pthirus pubis*）叮咬附近皮肤引起的一种接触性传染性疾病。主要临床表现为皮肤瘙痒。

3.129

睫虱病 （pediculosis palpebrarum）

由寄生于人体睫毛上的耻阴虱（*Pthirus pubis*）叮咬局部皮肤而引起的一种疾病。主要临床表现为眼睑奇痒。

3.130

潜蚤病 tungiasis

由某些蚤类［主要为潜蚤属（*Tunga*）、蠕形蚤属（*Vermipsylla*）及角头蚤属（*Echidnophaga*）］寄生于人体皮下引起局部皮肤（常见于足底、脚趾及手指间等部位）损伤的一种寄生虫病。主要临床表现为剧烈痛痒、行走困难、伤口可发生继发感染等。

3.131

松毛虫病 dendrolimus disease；pinemoth caterpillar disease

人体皮肤直接或间接接触马尾松毛虫（*Dendrolimus punctatus*）幼虫毒毛或毒液引起的疾病。主要临床表现为皮炎、骨关节炎及软组织肿块,严重者可有骨关节畸形、僵直和功能障碍。

3.132

疥疮 scabies

疥螨病

由疥螨属（*Sarcoptes*）虫种［主要为人疥螨（*Sarcoptes scabiei*）］寄生于人体皮肤角质层内引起的一种接触性传染病。主要临床表现为皮肤奇痒,白天较轻,夜晚加剧,睡后更甚。

3.133

螨病 acariasis

通过接触、吸入或误食,使螨类［主要为粉螨（acaridmite 或 flourmites）与尘螨（dustmite）］侵入人体,作为变应原引起的变态反应性疾病。主要临床表现为过敏性哮喘、鼻炎、皮炎或肠炎等。

3.134

肺螨病 pulmonary acariasis

粉螨（flour mites）经呼吸道侵入人体肺部引起的变态反应性疾病。主要临床表现为咳嗽、咯痰和哮喘等。

3.135

肠螨病 intestinal acariasis

粉螨（flour mites）经污染的食物经口进入人体消化道引起的疾病。主要临床表现为胃肠道症状。

3.136

蠕形螨病 demodicosis;demodicidosis

蠕螨病

囊螨病

毛囊虫病 demodicosis;demodicidosis

由蠕形螨属(*Demodex*)中的毛囊蠕形螨(*Demodex folliculorum*)与皮脂蠕形螨(*Demodex brevis*)寄生于人体皮肤毛囊和皮脂腺引起的疾病。主要临床表现为毛囊炎、脂溢性皮炎、痤疮、酒渣鼻或外耳道瘙痒等。

3.137

蜱瘫痪 tick paralysis

蜱(tick)叮咬人后引起的上行性肌萎缩性瘫痪或麻痹。主要临床表现为肌肉麻痹、无力和毒血症样症状。

3.138

舌形虫病 pentastomiosis;linguatulosis;tongueworm disease

由舌形虫(pentastoma)中的锯齿舌形虫(*Linguatulosis serrata*)、尖吻蝮蛇舌状虫(*Armillifer agkistrodontis*)、串珠蛇舌状虫(*Armillifer moniliformis*)的幼虫、若虫或成虫寄生于人体引起的一种寄生虫病。临床表现因舌形虫的种类与寄生部位不同而异。

3.139

内脏舌形虫病 visceral pentastomiosis

由舌形虫幼虫侵入人体内脏、发育为若虫引起的一种寄生虫病。主要临床表现为舌形虫性肉芽肿等。

3.140

鼻咽舌形虫病 nasopharyngeal pentastomiosis

由舌形虫[主要为锯齿舌形虫(*Linguatulosis serrata*)]的若虫或成虫寄生于人体引起的一种寄生虫病。主要临床表现为鼻咽部病变为主的疾病。

4 临床表现术语

4.1

异位寄生 ectopic parasitism

有些寄生虫在常见寄生部位以外的组织或器官内寄生的现象。

4.2

异位损害 ectopic lesion

寄生虫在常见寄生部位以外的组织或器官内寄生引起的损害。

4.3

阿米巴瘤 amoeboma

溶组织内阿米巴(*Entamoeba histolytica*)滋养体侵入结肠黏膜(主要在盲肠和升结肠)后,引起黏膜的增生性反应,由于肠壁增厚,局部形成肉芽肿包块。患者可有肠梗阻及狭窄症状,并伴有不规则腹痛、腹胀。

4.4

肠阿米巴病 intestinal amoebiasis

溶组织内阿米巴(*Entamoeba histolytica*)滋养体侵入结肠黏膜引起的阿米巴病。包括阿米巴痢疾和阿米巴瘤。

4.5

阿米巴痢疾 amoebic dysentery

溶组织内阿米巴(*Entamoeba histolytica*)滋养体侵入结肠(多寄生在盲肠、阑尾或升结肠)黏膜引起的一种寄生虫病。主要临床表现为血性黏液腹泻、腹痛、里急后重等。

4.6

皮肤阿米巴病 cutaneous amoebiasis

溶组织内阿米巴(*Entamoeba histolytica*)侵犯皮肤,引起的一种寄生虫病。主要临床表现为肛门、会阴部以及阿米巴肝脓肿在胸、腹壁穿通部位的皮肤溃疡。

4.7

阿米巴肝脓肿 amoebic liver abscess

由位于肠黏膜下的溶组织内阿米巴(*Entamoeba histolytica*)滋养体经血行播散至肝,引起肝细胞坏死,形成的脓肿。主要临床表现为肝大、肝区痛伴发热等。

4.8

阿米巴肺脓肿 amoebic lung abscess

阿米巴肝脓肿中的溶组织内阿米巴(*Entamoeba histolytica*)滋养体通过横膈扩散或从肠壁病灶经血行播散至肺,形成的脓肿。主要临床表现为发热、胸痛、咳嗽、咳褐色痰伴腥臭味等。

4.9

阿米巴脑脓肿 amoebic brain abscess

阿米巴肝脓肿或肺脓肿内的溶组织内阿米巴(*Entamoeba histolytica*)滋养体经血循环进入脑,引起的脓肿。主要临床表现为头痛、呕吐、眩晕和精神异常等。

4.10

原发性阿米巴脑膜脑炎 primary amoebic meningoencephalitis

由福氏耐格里阿米巴(*Naegleia fowleri*)通过人体鼻黏膜经筛板侵入大脑(特别是嗅叶和大脑皮质),引起的一种侵袭性、迅速致死的阿米巴病。主要临床表现为高热、颈项强直、癫痫和上呼吸道感染相关症状(咳嗽、恶心、呕吐)等。

4.11

肉芽肿性阿米巴脑炎 granulomatous amoebic encephalitis

由棘阿米巴[柯氏棘阿米巴(*Acanthamoeba culbertsoni*)、皱棘阿米巴(*Acanthamoeba rhysodes*)、卡氏棘阿米巴(*Acanthamoeba castellaxii*)、多噬棘阿米巴(*Acanthamoeba polyphaga*)和狒狒巴拉姆希阿米巴(*Balamuthia mandrillaris*)]侵入人体肺部或皮肤,经血行播散至中枢神经系统引起的一种寄生虫病。主要临床表现为头痛、头晕、癫痫、颈项强直、意识障碍等,患者可因高热、脑功能退化和呼吸衰竭而死亡。

4.12

棘阿米巴角膜炎 acanthamoeba keratitis

由棘阿米巴[卡氏棘阿米巴(*Acanthamoeba castellaxii*)、柯氏棘阿米巴(*Acanthamoeba culbertsoni*)、多噬棘阿米巴(*Acanthamoeba polyphaga*)、皱棘阿米巴(*Acanthamoeba rhysodes*)、葛氏棘阿米巴(*Acanthamoeba griffni*)和哈氏棘阿米巴(*Acanthamoeba hatchetti*),以卡氏棘阿米巴和多噬棘阿米巴最常见]侵入和破坏人体角膜引起的一种寄生虫病。主要临床表现为眼部疼痛、异物感、畏光、流泪、结膜充血和视力模糊,严重者角膜溃疡、穿孔、失明。

4.13

淋巴结型黑热病 lymph gland visceral leishmaniasis

由杜氏利什曼原虫(*Leishmania donovani*)无鞭毛体寄生于人体巨噬细胞内引起的一种寄生虫病。主要临床表现为全身多处淋巴结肿大,多见于腹股沟和股部;嗜酸粒细胞增多等。

4.14

黑热病后皮肤利什曼疹　post-kala-azar dermal leishmanoid

多见于黑热病患者用锑剂治疗过程中或治愈后数年发生的皮肤病变(斑疹、丘疹、结节),主要出现在面、颈、四肢或躯干部,以面、颈部多见。

4.15

黏膜皮肤利什曼病　mucocutaneous leishmaniasis

由巴西利什曼原虫复合体[包括巴西利什曼原虫(*Leishmania braziliensis*)、圭亚那利什曼原虫(*Leishmania guyanensis*)和巴拿马利什曼原虫(*Leishmania panamensis*)]寄生于人体巨噬细胞内引起的一种寄生虫病。主要临床表现为罗蛉叮咬部位皮肤及黏膜损害(丘疹、溃疡),严重者可有唇、鼻柔软部分及软腭缺损。

4.16

锥虫下疳　trypanosomal chancre

由布氏罗德西亚锥虫(*Trypanosoma brucei rhodesience*)或布氏冈比亚锥虫(*Trypanosoma brucei gambiense*)在舌蝇叮咬部位引起的局部皮肤红肿。

4.17

温特博特姆征　Winterbottom's sign

布氏冈比亚锥虫(*Trypanosoma brucei gambiense*)感染人体,引起的颈后三角区淋巴结肿大。

4.18

锥虫性巨食管　cal megaesophagus

由克氏锥虫(*Trypanosoma cruzi*)寄生于人体食管引起的食管肥大和扩张。主要临床表现为吞咽困难,胸痛和食管反流症状等。

4.19

锥虫性巨结肠　cal megacolon

由克氏锥虫(*Trypanosoma cruzi*)寄生于人体结肠引起的结肠肥大和扩张。主要临床表现为腹痛、长期便秘、排便困难等。

4.20

美洲锥虫肿　chagoma

克氏锥虫(*Trypanosoma cruzi*)感染人体1周～2周后,在锥蝽叮咬部位繁殖,主要引起的面部皮肤红斑和皮下结节。

4.21

罗马尼亚征　Romana's sign

克氏锥虫(*Trypanosoma cruzi*)侵入人体眼结膜时所出现的单侧眼睑肿胀、同侧结膜炎及耳前淋巴结炎。此为急性美洲锥虫病的典型体征。

4.22

滴虫性阴道炎　trichomonas vaginitis

由阴道毛滴虫(*Trichomonas vaginalis*)寄生于女性阴道引起的一种寄生虫病。主要临床表现为外阴瘙痒、阴道白带增多等。是一种常见的性传播疾病。

4.23

滴虫性尿道炎　trichomonas urethritis

由阴道毛滴虫(*Trichomonas vaginalis*)寄生于人体尿道引起的一种寄生虫病。主要临床表现为尿频、尿急和尿痛等。是一种常见的性传播疾病。

4.24

脑型疟　cerebral malaria

由按蚊传播，主要由恶性疟原虫（*Plasmodium falciparum*）［间日疟原虫（*Plasmodium vivax*）偶见］寄生于人体红细胞内而导致脑部微血管栓塞或弥漫性血管内凝血所引起的一种寄生虫病。主要临床表现为剧烈头痛、高热、抽搐、烦躁、谵妄、嗜睡，甚至昏迷、死亡。

4.25

婴幼儿疟疾　infantile malaria

疟原虫感染5岁以下婴幼儿后引起的一种寄生虫病。主要临床表现为怠倦、精神不安、拒食、嗜睡、热型不规则、高热伴惊厥或抽搐、肝脾大。脑型疟患儿常有昏迷、低血糖、肺水肿、消化道出血等，死亡率极高。

4.26

输血性疟疾　transfusion malaria

血传疟疾

感染疟原虫的供血者血液，经输血造成的他人感染。此病具有潜伏期短和无复发的特点。

4.27

先天性疟疾　congenital malaria

出生后7 d内在未经按蚊叮咬或输血的情况下由母体内疟原虫感染胎儿红细胞引起的疟疾。主要临床表现为高热、拒食、贫血、黄疸、脾大、昏睡等，如不及时救治常致死亡。

4.28

疟疾肾病　malarial nephropathy

患三日疟但长期未愈者的肾受累引起的疾病。主要临床表现为全身性水肿、腹水、蛋白尿和高血压。

4.29

黑尿热　blackwater fever

恶性疟患者突然发生的急性血管内溶血。主要临床表现为血红蛋白尿、黄疸、贫血和高热。

4.30

幼虫移行　larval migration

有些蠕虫（如似蚓蛔线虫、十二指肠钩口线虫和美洲板口线虫等）的感染期幼虫在人体内经过血管或组织等处移行，而后到达寄生部位发育为成虫的过程。

4.31

幼虫移行症　larva migrans

某些动物的蠕虫虫卵感染人体后，虽然可以在人体肠道内孵出幼虫，但是由于人不是其正常宿主，因此不能在人体内发育为成虫。这些幼虫可在人体内长期存活并移行，由此引起的局部或全身性病变。分为皮肤幼虫移行症和内脏幼虫移行症。

4.32

皮肤幼虫移行症　cutaneous larva migrans

有些蠕虫幼虫寄生于人体后长期在皮肤或皮下组织中移行引起的疾病。有些蠕虫［主要为巴西钩口线虫（*Ancylostoma brasiliense*）和犬钩口线虫（*Ancylostoma canimum*）等］幼虫在皮肤组织中移行时，可出现缓慢弯曲前移的线状（蛇状）丘疹；有些蠕虫［如曼氏迭宫绦虫（*Spirometra mansoni*）、斯氏并殖吸虫（*Pagumogonimus skrjabini*）及肝片形吸虫（*Fasciola hepatica*）］幼虫在皮下深部组织中移行时可引起游走性皮下结节或包块。

4.33

内脏幼虫移行症 visceral larva migrans

由于人不是某些动物蠕虫［主要为斯氏并殖吸虫（*Pagumogonimus skrjabini*）、弓首线虫（*Toxocara*）、恶丝虫（*Dirofilaria*）、广州管圆线虫（*Angiostrongylus cantonensis*）及异尖线虫（*Anisakis*）等］的正常宿主,这些蠕虫的幼虫虽然不能发育为成虫但可在人体内脏内长期存活并移行,引起有关脏器的损害。主要临床表现为发热、肺部症状、肝大、嗜酸粒细胞增多等。

4.34

游走性皮下结节 migratory subcutaneous nodule

某些动物蠕虫［主要为斯氏并殖吸虫（*Pagumogonimus skrjabini*）、曼氏迭宫绦虫（*Spirometra mansoni*）及棘颚口线虫（*Gnathostoma apinigerum*）等］的幼虫在人体皮下寄生时引起的游走性皮下结节或包块。

4.35

匐行疹 creeping eruption

某些动物线虫［主要为巴西钩口线虫（*Ancylostoma brasiliense*）和棘颚口线虫（*Gnathostoma spinigerum*）等］幼虫在皮肤组织中长期移行时出现的弯曲前移的线状（蛇状）丘疹。

4.36

何博礼现象 Hoeppli phenomenon

日本血吸虫成熟虫卵在人体组织内大量沉积,虫卵周围出现毛蚴分泌的可溶性虫卵抗原与宿主浆细胞所产生的抗体结合形成的免疫复合物,呈放射状排列的嗜伊红物质的现象,最早由何博礼提出。

4.37

肝干线型纤维化 liver pipestem fibrosis

由于血吸虫卵在肝内大量沉积,特别是在门静脉干支系的小分支静脉内以及末梢分支内,引起的门静脉干支系统周围纤维化。主要见于晚期血吸虫病患者。

4.38

尾蚴性皮炎 cercarial dermatitis

由禽类或兽类血吸虫尾蚴钻入人体皮肤引起的超敏反应。在我国引起尾蚴性皮炎的主要是寄生于鸭的多种毛毕吸虫（*Trichobilharzia*）和寄生于牛的东毕吸虫（*Orientobilharzia*）。

4.39

微丝蚴血症 microfilaremia

人体感染丝虫后无明显临床表现或仅有发热和淋巴管炎的表现,但在外周血液中可查出微丝蚴者。

4.40

丝虫热 filarial fever

人体感染丝虫后引起的畏寒、发热等症状,伴有头痛、乏力、全身不适等全身症状。

4.41

丝虫性淋巴水肿 filarial lymphedema

淋巴丝虫成虫寄生于人体淋巴系统导致淋巴管阻塞与破裂后,淋巴液积聚在皮下组织引起的压凹性水肿。

4.42

丝虫性象皮肿 filarial elephantiasis

淋巴丝虫成虫寄生于人体淋巴系统导致淋巴管阻塞与破裂后,淋巴液积聚在皮下组织,刺激纤维组织增生引起局部皮肤和皮下组织显著增厚,皮肤弹性消失、变粗、变硬而形成的病变,为非压凹性水肿。上、下肢象皮肿可见于班氏丝虫病和马来丝虫病,外生殖器象皮肿仅见于班氏丝虫病。

4.43

丝虫性乳糜尿　filarial chyluria

班氏吴策线虫(*Wuchereria bancrofti*)成虫寄生于人体主动脉前或肠干淋巴结导致淋巴液回流受阻、从小肠吸收的乳糜液经腰淋巴干反流至泌尿系统的淋巴管引起肾乳头黏膜破损而流入肾盂,由尿道排出的呈乳白色尿液。如肾乳头部位的毛细血管同时破裂可出现粉红色的乳糜血尿(chylous hematuria,hemotochyluria)。

4.44

丝虫性睾丸鞘膜积液　filarial hydrocele testis

班氏吴策线虫(*Wuchereria bancrofti*)成虫寄生于人体精索或睾丸淋巴管导致淋巴液回流受阻,淋巴液流入睾丸鞘膜腔内引起的积液。

4.45

热带嗜酸粒细胞增多症　tropical eosinophilia

热带肺嗜酸性粒细胞增多症 tropical pulmonary eosinophilia

隐性丝虫病 occult filariasis

人体感染淋巴丝虫后对微丝蚴抗原引起的Ⅰ型超敏反应。主要表现为夜间阵发性咳嗽、哮喘、持续性嗜酸粒细胞高度增多和IgE水平升高。胸部X线可见中下肺弥漫性粟粒样阴影。在外周血中很难检出微丝蚴,但在肺和淋巴结的活检中可查到微丝蚴。

4.46

桑毛虫皮炎　*Euproctis similis* dermatitis

人体皮肤或眼睛接触桑毛虫(*Eurpoctis similis*)幼虫毒毛后引起的疾病。主要临床表现为局部瘙痒、水肿性斑疹或斑丘疹,有时毒毛可累及眼睑、结膜和角膜,引起炎症。

4.47

隐翅虫皮炎　Paederus dermatitis

线状皮炎　dematitis linearis

季节性大疱皮炎　seasonal bullous dermatitis

人体皮肤接触隐翅虫属(*Paederus*)昆虫[主要为褐足隐翅虫(*P. fuscipes*)、圆胸隐翅虫(*P. gemellius*)及黑足隐翅虫(*P. tamulus*)等]毒液而引起的急性红斑疱疹性损害的皮肤病。主要临床表现为线状、斑片状或混合型水肿性红斑、水疱、脓疱、溃烂、皮肤瘙痒或灼痛。触及眼睑可引起眼睑炎、角膜炎、虹膜炎、眼睑水肿,严重时出现发热等全身症状。

4.48

卡拉巴肿　Calabar swelling

游走性肿胀　migratory swelling

游走性肿块

由罗阿罗阿线虫(*Loa loa*)成虫在人体皮下组织内移行及其代谢产物引起皮下结缔组织的炎症反应。常突然发生,表现为皮肤肿块、搔痒、蚁走感或疼痛等症状,经 2 d～3 d 虫体离去后肿块随之消失。

4.49

异位血吸虫病　ectopic schistosomiasis

血吸虫(*Schistosoma*)虫卵沉积于门脉系统以外的器官或组织、或童虫在门脉系统以外寄生并发育为成虫,由此造成的损害。异位损害常见于肺和脑,临床表现因寄生部位不同而异。

4.50

河盲症　river blindness

经蚋传播,由旋盘尾丝虫(*Onchocerca volvulus*,简称盘尾丝虫)成虫寄生于人体皮下组织而微丝蚴寄生于结蹄组织和皮肤淋巴管内引起的一种寄生虫病。主要临床表现为盘尾丝虫型结节、皮肤损害、淋巴结炎、眼部损害及失明。

5 检查方法术语

5.1 病原学检查方法

5.1.1 粪便检查

5.1.1.1

直接涂片法 direct smear method

常用的检查寄生虫病的方法,可以针对检查蠕虫卵、原虫包囊和滋养体的不同而选择不同的染色法,方法简便,可连续 3 次涂片,提高检出率。

5.1.1.2

集卵透明法 egg concentration-transparency method

将粪便充分搅匀后,取 5 g 加水调成粪液,经铜丝筛过滤,用分为内袋和外袋的尼龙袋收集,用药勺刮取外袋内全部沉渣,分作涂片。覆盖经甘油-孔雀绿溶液浸渍 24 h 的亲水玻璃纸,以载玻片压匀,室温过夜,次日镜检。

5.1.1.3

厚涂片透明法(改良加藤法) modified Kato's thick smear

取约 50 mg[已用 150 μm(100 目)不锈钢筛除去粪渣]粪便,置于载玻片,覆以浸透甘油-孔雀绿溶液的玻璃纸片,轻压,使粪便展开(20 mm×25 mm)。置于 30 ℃~36 ℃温箱中 30 min 后镜检。

5.1.1.4

浓聚法 concentration method

利用原虫包囊和蠕虫卵比重大,可沉积于水底或利用比重较大的液体,使原虫包囊或蠕虫卵上浮,集中于液体表面,检获包囊或虫卵的方法。

5.1.1.5

沉淀法 sedimentation method

利用原虫包囊和蠕虫卵比重大,可沉积于水底的特点,检获虫卵的方法。常用的有重力沉淀法、离心沉淀法和汞碘醛离心沉淀法。

5.1.1.6

重力沉淀法 gravity sedimentation

自然沉淀法 natural sedimentation

主要用于蠕虫卵检查。蠕虫卵比重大于水可沉淀于水底,使虫卵浓集。取粪便 20 g~30 g,加水制成混悬液,用金属筛[250 μm~380 μm(40 孔~60 孔)]或 2 层~3 层湿纱布过滤,再加清水冲洗残渣;过滤后的粪液在容器中静置 25 min,倒去上层液。重新加满清水,以后每隔 15 min~20 min 换水 1 次(共 3 次~4 次),直至上层液清晰为止。最后倒去上层液。取沉渣做涂片镜检。如检查包囊,换水间隔时间宜延长至约 6 h。

5.1.1.7

离心沉淀法 centrifuge sedimentation

将滤去粗渣的粪液离心(500 g)1 min~2 min,倒去上层液体,注入清水,再离心沉淀,如此反复沉淀 3 次~4 次,直至上层液澄清为止,最后倒去上层液,取沉渣镜检。

5.1.1.8

汞碘醛离心沉淀法 merthiolate-iodine-formaldehyde centrifugation sedimentation method,MFC

本法适用于原虫包囊、滋养体及蠕虫卵和幼虫的检查。如准确称取 1 g 粪便,即可做蠕虫卵的定量检查。取粪便 1 g,加适量(约 10 mL)汞碘醛液,充分调匀,用 2 层脱脂纱布过滤,再加入乙醚 4 mL,摇 2 min,离心(500 g)1 min~2 min,即分成乙醚、粪渣、汞碘醛及沉淀物 4 层。吸弃上面 3 层,取沉淀镜检。

5.1.1.9

醛醚沉淀法　formalin-ether sedimentation

取粪便 1 g~2 g 置于小容器内,加水 10 mL~20 mL 调匀,将粪便混匀液经 2 层纱布[或 150 μm (100 目)金属筛网]过滤,离心(500 g)2 min;倒去上层粪液,保留沉渣,加水 10 mL 混匀,离心 2 min;倒去上层液,加 10%甲醛 7 mL。5 min 后加乙醚 3 mL,塞紧管口并充分摇匀,取下管口塞,离心 2 min;即可见管内自上而下分为 4 层。取管底沉渣涂片镜检。

本法不仅浓集效果好,而且不损伤包囊和虫卵的形态,易于观察和鉴定。对于含脂肪较多的粪便,本法效果优于硫酸锌浮聚法。但对布氏嗜碘阿米巴包囊、蓝氏贾第鞭毛虫包囊及微小膜壳绦虫卵等的检查效果较差。

5.1.1.10

浮聚法　flotation method

利用比重较大的液体,使原虫包囊或蠕虫卵上浮,集中于液体表面检获寄生虫的方法。常用方法有饱和盐水浮聚法、硫酸锌离心浮聚法、蔗糖溶液离心浮聚法。

5.1.1.11

饱和盐水浮聚法　brine flotation

用以检查钩虫卵效果最好,也可用于检查其他线虫虫卵和微小膜壳绦虫虫卵。但不适于检查吸虫卵和原虫包囊。用竹签取黄豆粒大小的粪便置于浮聚瓶中,加入少量饱和盐水调匀,再慢慢加入饱和盐水至液面略高于瓶口,以不溢出为止。此时在瓶口覆盖一载玻片,静置 15 min 后,将载玻片提起并迅速翻转,镜检。

5.1.1.12

硫酸锌离心浮聚法　zinc sulfate centrifuge flotation

适用于检查原虫包囊、球虫卵囊、线虫卵和微小膜壳绦虫卵。取粪便约 1 g,加入 10 倍~15 倍的水,充分搅碎,按离心沉淀法过滤,反复离心(500g)3 次~4 次,至清水为止。最后倒去上清液,在沉淀中加入相对密度为 1.18 的硫酸锌(33%的溶液),调匀后再加硫酸锌溶液至距管口约 1 cm 处,离心 1 min。用金属环粘取表面的粪液置于载玻片上,加碘液 1 滴(查包囊),镜检。

5.1.1.13

蔗糖溶液离心浮聚法　flotation method with sucrose solution

适用于检查粪便中隐孢子虫卵囊。取粪便约 5 g,加水 15 mL~20 mL,以 58 μm(260 目)尼龙袋或 4 层纱布过滤,取滤液离心(300g)5 min~10 min,吸弃上清液,加蔗糖溶液再离心,然后如同饱和盐水浮聚法,取其表面液镜检(高倍或油镜)。

5.1.1.14

毛蚴孵化法　miracidium hatching method

利用血吸虫卵内的毛蚴在适宜温度的清水中,可在短时间内孵出的特性而设计的方法。取粪便 30 g,先经重力沉淀法浓集处理,再将粪便沉渣倒入锥形烧瓶内,加清水至瓶口,在 20 ℃~30 ℃的条件下,经 4 h~6 h 后用肉眼或放大镜观察结果,即可看到水面下有白色点状物作直线来往游动。

5.1.1.15

肛门拭子法　anal swab

用于检查肛周的蛲虫卵或常可在肛门附近发现带绦虫卵。常用方法有棉签拭子法和透明胶纸法。

5.1.1.16

棉签拭子法 cotton swab

先将棉签浸泡在生理盐水中,取出时挤去过多的盐水,在肛门周围擦拭,随后将棉签放入盛有饱和盐水的试管中,用力搅动,迅速提起棉签,在试管内壁挤干水分后弃去,再加饱和盐水至管口处,覆盖一载玻片,使其接触液面,5 min 后取下载玻片镜检。

5.1.1.17

透明胶纸法 cellophane tape

用长约 6 cm,宽约 2 cm 的透明胶纸胶面粘贴肛门周围的皮肤,然后将胶面平贴在载玻片上,镜检。

5.1.1.18

定量透明法 quantitative transparent method

适用于各种粪便内蠕虫卵的检查及计数。应用改良聚苯乙烯作定量板,大小为 40 mm×30 mm×1.37 mm,模孔为一长圆定量板孔,大小为 8 mm×4 mm,两端呈半圆形,所取的粪样平均为 41.7 mg。将大小约 4 cm×4 cm 的 150 μm(100 目)尼龙网或金属筛网覆盖在粪便标本上,自筛网上用刮片刮取粪便,置定量板于载玻片上,用两指压住定量板的两端,将刮片上的粪便填满模孔,刮去多余粪便。掀起定量板,载玻片上留下一长形粪条,然后在粪条上覆盖含甘油-孔雀绿溶液的玻璃纸条,展平后加压,使玻璃纸下的粪便铺成长椭圆形。经 1 h～2 h 透明后置镜下计数。将所得虫卵数×24,再乘上粪便性状系数,即为每克粪便虫卵数(egg per gram,EPG)。

5.1.1.19

淘虫检查法 amoying and screening worm method

为了考核驱虫效果,常需从粪便中淘取驱除的虫体进行鉴定与计数。取患者服药后 24 h～72 h 的全部粪便,加水搅拌,用筛[375 μm(40 目)]或纱布滤出粪渣,经水反复冲洗后,倒在盛有清水的大型玻皿内。检查混杂在粪渣中的虫体时,应在玻皿下衬以黑纸。

5.1.1.20

钩蚴培养法 culture method for hookworm larvae

根据钩虫卵内幼虫在适宜条件下可在短时间内孵出而设计的方法。

加冷开水约 1 mL 于洁净试管内(1 cm×10 cm),将滤纸剪成与试管等宽但较试管稍长的 T 字形纸条,用铅笔书写受检者姓名和编号于横条部分。取粪便 0.2 g～0.4 g,均匀涂抹在纸条上 2/3 处,再将纸条插入试管,下端浸泡在水中。在 20 ℃～30 ℃的条件下培养。培养期间每天沿管壁补充冷开水,以保持水面高度。3 d 后即可用肉眼或放大镜观察试管底部,钩蚴在水中常作蛇行游动,虫体透明。

5.1.1.21

带绦虫孕节检查法 test for taenia proglottid

绦虫节片用清水洗净,置于两张载玻片之间,轻轻压平,对光观察内部结构,并根据子宫分支情况鉴定虫种。也可用注射器从孕节后端正中部插入子宫内徐徐注射碳素墨水或卡红,待子宫分支显现后计数。

5.1.2

血液涂片检查法 blood smear test

血液涂片检查主要是诊断疟疾、丝虫病的方法。检查疟原虫常用薄血膜和厚血膜,检查微丝蚴可用新鲜血片和厚血膜。

5.1.3 排泄物与分泌物检查

5.1.3.1

夏科-莱登结晶 Charcot-Leyden crystals

由嗜酸粒细胞裂解产物形成的双尖形、六角形或针样的结晶。常见于阿米巴痢疾患者粪便或卫氏并殖吸虫病患者的痰液或病变组织中。

5.1.3.2

肠检胶囊法　Entero-test capsule

检查贾第虫病的一种实验诊断方法。嘱患者禁食后吞入一特制的装有尼龙线的胶囊,将线的末端经胶囊一端的小孔引出,并固定在受检者的口外侧。吞下的胶囊在体内溶解后,尼龙线松开、伸展,经3 h~4 h可达十二指肠或空肠,含贾第虫滋养体的肠液即可黏附于尼龙线上,然后缓慢拉出尼龙线,取其远端的黏附物,滴在载玻片上,镜检蓝氏贾第鞭毛虫滋养体。

5.1.4　其他器官组织检查

5.1.4.1

NNN 培养液　Novy-McNeal-Nicolle medium

用于利什曼原虫的培养。配制方法:取 1.4 g 琼脂、0.6 g 氯化钠、900 mL 蒸馏水置烧瓶中加热熔化、分装,每试管 30 mL。高压灭菌,待冷却后加入 1 mL 去纤维兔血,混匀、斜置,冷却。再加入 0.5 mL 洛克氏溶液,4 ℃冷藏。

5.1.4.2

杜氏利什曼原虫培养　culture method for *Leishmania donovani*

培养杜氏利什曼原虫前鞭毛体的一种方法。在无菌条件下取受检者骨髓、淋巴结穿刺液或皮肤刮取物,与 0.2 mL 洛克液混合,迅速注入 NNN 培养基或 Schneider 培养基内,置 22 ℃~28 ℃生化培养箱中培养,10 d~20 d 后取试管底部混合液,涂片、镜检前鞭毛体。

5.1.4.3

利什曼素　leishmanin

在无菌条件下,取在 NNN 培养基中培养 10 d~12 d 的利什曼原虫前鞭毛体培养液,倒入离心管内,以 1 700g 离心 5 min,洗涤 3 次~4 次,再用硫柳汞生理盐水稀释成浓度为 10^7 个/mL 前鞭毛体悬液。

5.2　免疫学诊断技术

5.2.1

皮内试验　intradermal test；IDT

宿主在寄生虫变应原刺激后,体内产生亲细胞性抗体(IgE 和 IgG4)。当其与相应抗原结合后,肥大细胞和嗜碱粒细胞脱颗粒,释放生物活性物质,引起注射抗原的局部皮肤出现皮丘及红晕,以此可判断体内是否有某种特异性抗体存在。

皮内试验用于多种蠕虫病,如血吸虫病、肺吸虫病、姜片吸虫病、囊尾蚴病、棘球蚴病等的辅助诊断和流行病学调查。本法简单、快速,尤其适用于现场应用,但假阳性率较高。

5.2.2

卡松尼皮内试验　Casoni intradermal test

卡松尼皮肤试验　Casoni skin test

卡松尼试验　Casoni test

用棘球蚴抗原进行的皮内试验,主要用于包虫病诊断的初筛。

5.2.3

利什曼素皮内试验　leishmanin；intractaneous test

蒙氏实验　Montenegro's test

将利什曼素皮内注射至受试者前臂曲侧后 48 h 观察结果。注射部位出现直径大于 0.5 cm 隆起于皮肤表面的硬结者为阳性反应。

5.2.4

免疫电泳 immunoelectrophoresis

将免疫扩散与蛋白质凝胶电泳相结合的一项技术。事先将抗原在凝胶板中电泳,之后在凝胶槽中加入相应抗体,抗原和抗体双相扩散后,在比例合适的位置,产生肉眼可见的弧形沉淀线。该法除可用于某些寄生虫病的免疫诊断外,还可用于寄生虫抗原鉴定和检测免疫血清的滴度。

5.2.5

间接红细胞凝集试验 indirect haemagglutination test;IHA

以红细胞作为可溶性抗原并使之致敏。致敏的红细胞与特异性抗体结合而产生凝集,即为阳性反应。

适用于寄生虫病的辅助诊断和现场流行病学调查。用于诊断疟疾、阿米巴病、弓形虫病、血吸虫病、囊尾蚴病、旋毛虫病、肺吸虫病和肝吸虫病等。

5.2.6

间接荧光抗体试验 indirect fluorescent antibody method;IFA

用荧光素标记第二抗体,可以进行多种特异性抗原抗体反应,即可检测抗原又可检测抗体。可用于寄生虫病的快速诊断、流行病学调查和疫情监测,还可用于组织切片中抗原定位以及在细胞和亚细胞水平观察和鉴定抗原、抗体和免疫复合物。主要用于诊断疟疾、丝虫病、血吸虫病、肺吸虫病、华支睾吸虫病、棘球蚴病及弓形虫病。

5.2.7

对流免疫电泳试验 counter-immunaoelectrophoresis;CIE

对流免疫电泳试验是以琼脂或琼脂糖凝胶为基质的一种快速、敏感的电泳技术。本法可用于血吸虫病、肺吸虫病、阿米巴病、贾第虫病、锥虫病、棘球蚴病和旋毛虫病等的血清学诊断和流行病学调查。

5.2.8

酶联免疫吸附试验 enzyme-linked immunosorbent assay;ELISA

该试验原理是将抗原或抗体与底物(酶)结合,使其保持免疫反应和酶的活性。把标记的抗原或抗体与包被于固相载体上的配体结合,再使之与相应的无色底物作用而显示颜色,根据显色深浅程度目测或用酶标仪测定 OD 值判定结果。本法可用于宿主体液、排泄物和分泌物内特异抗体或抗原的检测。已用于多种寄生虫感染的诊断和血清流行病学调查。

5.2.9

免疫酶染色试验 immunoenzymic staining test;IEST

免疫酶染色试验以含寄生虫病原的组织切片、印片或培养物涂片为固相抗原,当其与待测标本中特异性抗体结合后,可再与酶标记的第二抗体反应形成酶标记免疫复合物,后者可与酶的相应底物作用而出现肉眼或光镜下可见的呈色反应。本法适用于血吸虫病、肺吸虫病、肝吸虫病、丝虫病、囊尾蚴病和弓形虫病等的诊断和流行病学调查。

5.2.10

免疫印迹试验 immunobloting technique;ELIB;Western blot

由十二烷基硫酸钠-聚丙烯酰胺凝胶电泳(SDS-PAGE)、电转印及固相酶免疫试验三项技术结合为一体的一种特殊的分析检测技术。本法具有高度敏感性和特异性,可用于寄生虫抗原分析和寄生虫病的免疫诊断。

5.2.11

弓形虫染色试验 Sabin-Feldman dye test

一种检测弓形虫感染的血清学方法。活的虫体与血清作用后,60％虫体不被亚甲蓝着色者为阳性,反之为阴性。本方法为经典的免疫学方法,其特异性、敏感性和重复性均较好。

5.2.12

环卵沉淀试验　circumoval precipitin test；COPT

血吸虫卵内毛蚴分泌的抗原物质经卵壳微孔渗出后与待检测血清内的特异抗体结合，在虫卵周围形成镜下可见的带状或泡状免疫复合物沉淀，即为阳性反应。

5.2.13

旋毛虫环蚴沉淀实验　circumlarval precipitin test for trichina；CLPT

取 50 条～100 条脱囊的旋毛虫活幼虫（冻干幼虫或空气干燥幼虫也可）放入待检血清中，37 ℃温育 24 h，如 1 条以上幼虫体表出现泡状或袋状沉淀附着，即为阳性反应。

5.2.14

单克隆抗体　monoclonal antibody；McAb

用经特异性抗原刺激的 B 淋巴细胞与骨髓瘤细胞杂交、融合后分泌的一种单一的特异性抗体。用于寄生虫病种株分型与鉴定、虫体结构与功能分析、免疫病理研究、分析和纯化抗原以及制备保护性疫苗等。利用 McAb 检测循环抗原可诊断疟疾、弓形虫病、血吸虫病、肺吸虫病、棘球蚴病、丝虫病。

5.2.15

免疫扩散　immunodiffusion

在一定条件下，抗原与抗体在琼脂凝胶中相遇，在二者含量比例合适时形成肉眼可见的白色沉淀。免疫扩散法除可用于某些寄生虫病的免疫诊断外，还可用于寄生虫抗原鉴定和检测免疫血清的滴度。

5.3　分子生物学诊断技术

5.3.1

DNA 探针技术　DNA probe

基因探针技术

用同位素、生物素、酶或其他半抗原标记的特定 DNA 片段。在其与 DNA 样本杂交过程中，借助上述标记物可探查出特异性或差异性 DNA。目前，DNA 探针已用于疟原虫、隐孢子虫、蓝氏贾第鞭毛虫、锥虫、巴贝虫、弓形虫、丝虫、血吸虫、棘球蚴、猪带绦虫、肝片吸虫等虫种的鉴定和相应疾病的诊断。

5.3.2

聚合酶链反应　polymerase chain reacti

PCR 技术

在引物介导下特异性扩增 DNA 的一种技术。目前，PCR 技术多用于寄生虫病的基因诊断、分子流行病学研究和种株鉴定、分析等领域。已应用的虫种包括利什曼原虫、疟原虫、弓形虫、阿米巴、巴贝虫、旋毛虫、锥虫、隐孢子虫、蓝氏贾第鞭毛虫、猪带绦虫和丝虫。

索　引

汉语拼音索引

英文对应词索引

A

B

C

D

E

F

K

L

M

N

O

P

Q

R

S

T

ICS 11.020
C 59

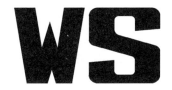

中华人民共和国卫生行业标准

WS/T 485—2016

抗 疟 药 使 用 规 范

Technical regulations for application of antimalarials

2016-05-20 发布   2016-10-15 实施

中华人民共和国国家卫生和计划生育委员会   发 布

前　言

本标准按照 GB/T 1.1—2009 给出的规则起草。

本标准起草单位:江苏省寄生虫病防治研究所、中国疾病预防控制中心寄生虫病预防控制所、广州中医药大学、中山大学中山医学院。

本标准起草人:高琪、汤林华、符林春、余新炳、官亚宜、周水森、夏志贵、曹俊、周华云。

抗 疟 药 使 用 规 范

1 范围

本标准规定了抗疟药的选择和使用。

本标准适用于医疗机构和疾病预防控制机构对疟疾的预防和治疗。

2 规范性引用文件

下列文件对于本文件的应用是必不可少的。凡是注日期的引用文件，仅注日期的版本适用于本文件。凡是不注日期的引用文件，其最新版本（包括所有的修改单）适用于本文件。

WS 259 疟疾诊断标准

3 术语和定义

WS 259 界定的以及下列术语和定义适用于本文件。

3.1

复发 relapse

间日疟或卵形疟患者血液中的红内期疟原虫被清除数周或数月后，由肝内期疟原虫休眠子发育为裂殖体，释放裂殖子进入血液进行裂体增殖，再次出现疟疾临床症状和体征。

3.2

休止期根治 anti-relapse treatment

在疟疾流行地区，于流行季节前对一年内曾患间日疟或卵形疟者采用伯氨喹治疗，清除可能存在的肝内期疟原虫，防止复发。

3.3

以青蒿素类药物为基础的复方或联合用药 artemisinin-based combination therapies；ACTs

用青蒿素或其衍生物与其他一种或数种抗疟药物组成的复方或联合用药方案。简称青蒿素类复方。

4 抗疟药使用原则

抗疟药的使用应遵循安全、有效、合理、规范的原则。应根据疟原虫虫种及其对抗疟药的敏感性和患者的临床症状与体征合理选择药物，并应严格掌握剂量、疗程和给药途径，以保证治疗和预防效果并延缓抗药性的产生。

5 抗疟药的选择

5.1 用于间日疟和卵形疟的抗疟药

首选磷酸氯喹加磷酸伯氨喹。磷酸氯喹无效时，可选用磷酸哌喹、或磷酸咯萘啶或 ACTs 加磷酸伯氨喹。

5.2 用于三日疟的抗疟药

首选磷酸氯喹。磷酸氯喹无效时,可选用磷酸哌喹、或磷酸咯萘啶或 ACTs。

5.3 用于恶性疟的抗疟药

ACTs 或磷酸咯萘啶;妊娠 3 个月内的孕妇患恶性疟选用磷酸哌喹。

5.4 用于重症疟疾的抗疟药

青蒿素类注射液或磷酸咯萘啶注射液。

5.5 用于多种疟原虫混合感染者的抗疟药

5.5.1 用于恶性疟原虫与间日疟原虫、恶性疟原虫与卵形疟原虫混合感染者的抗疟药

ACTs 或磷酸咯萘啶,加磷酸伯氨喹。

5.5.2 用于恶性疟原虫与三日疟原虫混合感染者的抗疟药

同 5.3。

5.6 预防药

磷酸氯喹或磷酸哌喹。

5.7 休止期根治药

磷酸伯氨喹。

6 抗疟药使用方案

6.1 间日疟和卵形疟的抗疟药使用方案

6.1.1 磷酸氯喹加磷酸伯氨喹八日方案

磷酸氯喹(氯喹基质)总剂量 1 200 mg,分 3 日口服;磷酸伯氨喹(伯氨喹基质)总剂量 180 mg,分 8 日口服(见附录 A)。

6.1.2 磷酸哌喹加磷酸伯氨喹八日方案

磷酸哌喹(哌喹基质)总剂量 1 200 mg,分 3 日口服;磷酸伯氨喹(伯氨喹基质)总剂量 180 mg,分 8 日口服(见附录 B)。

6.1.3 青蒿素类复方加伯氨喹八日方案

6.1.3.1 双氢青蒿素磷酸哌喹片加磷酸伯氨喹

双氢青蒿素磷酸哌喹片总剂量 8 片,分 2 日口服(见附录 C);磷酸伯氨喹(伯氨喹基质)总剂量 180 mg,分 8 日口服(见附录 D)。

6.1.3.2 青蒿琥酯阿莫地喹片加磷酸伯氨喹

青蒿琥酯阿莫地喹片总剂量 6 片,分 3 日口服(见附录 C);磷酸伯氨喹(伯氨喹基质)总剂量 180 mg,

分 8 日口服(见附录 D)。

6.1.3.3 青蒿素哌喹片加磷酸伯氨喹

青蒿素哌喹片总剂量 4 片,分 2 日口服(见附录 C);磷酸伯氨喹(伯氨喹基质)总剂量 180 mg,分 8 日口服(见附录 D)。

6.1.3.4 磷酸咯萘啶加磷酸伯氨喹八日方案

磷酸咯萘啶(咯萘啶基质)总剂量 1 200 mg,分 3 日口服(见附录 E);磷酸伯氨喹(伯氨喹基质)总剂量 180 mg,分 8 日口服(见附录 D)。

6.2 三日疟的抗疟药使用方案

6.2.1 磷酸氯喹三日方案

磷酸氯喹(氯喹基质)总剂量 1 200 mg,分 3 日口服(见附录 F)。

6.2.2 磷酸哌喹三日方案

磷酸哌喹(哌喹基质)总剂量 1 200 mg,分 3 日口服(见附录 G)。

6.2.3 咯萘啶三日方案

磷酸咯萘啶(咯萘啶基质)总剂量 1 200 mg,分 3 日口服(见附录 E)。

6.2.4 青蒿素类复方方案(见附录 C)

6.2.4.1 双氢青蒿素磷酸哌喹片

双氢青蒿素磷酸哌喹片总剂量 8 片,分 2 日口服。

6.2.4.2 青蒿琥酯阿莫地喹片

青蒿琥酯阿莫地喹片总剂量 6 片,分 3 日口服。

6.2.4.3 青蒿素哌喹片

青蒿素哌喹片总剂量 4 片,分 2 日口服。

6.3 恶性疟的抗疟药使用方案

同 6.2.3 或 6.2.4。

6.4 重症疟疾的抗疟药使用方案

6.4.1 青蒿素类注射液(见附录 H)

6.4.1.1 青蒿琥酯注射液

首选青蒿琥酯注射液静脉推注,疗程不少于 7 日;如 7 日内患者临床症状和体症缓解并能进食,可停止使用青蒿琥酯注射液,并改口服 ACTs 一个疗程继续治疗。

6.4.1.2 蒿甲醚注射液

蒿甲醚注射液肌肉注射,疗程不少于 7 日;如 7 日内患者临床症状和体征缓解并能进食,可停止使用蒿甲醚注射液,并改口服 ACTs 一个疗程继续治疗。

6.4.2 磷酸咯萘啶注射液

咯萘啶注射液静脉滴注或肌肉注射治疗,总剂量(咯萘啶基质)9.6 mg/kg 体重,分 3 日滴注或注射(见附录 I)。

6.5 孕妇患疟疾的抗疟药使用方案

6.5.1 孕妇患间日疟、卵形疟或三日疟

同 6.2.1 或 6.2.2。

6.5.2 孕妇患恶性疟

6.5.2.1 妊娠 3 个月内的孕妇患恶性疟

磷酸哌喹(哌喹基质)总剂量 1 500 mg,分 3 日口服(见附录 J)。

6.5.2.2 妊娠 3 个月以上的孕妇患恶性疟

同 6.2.4。

6.5.3 孕妇患重症疟疾

同 6.4。

6.6 休止期根治药物使用方案

磷酸伯氨喹(伯氨喹基质)总剂量 180 mg,分 8 日口服(见附录 D)。

6.7 预防服药使用方案

6.7.1 恶性疟和间日疟混合流行地区

流行季节磷酸哌喹每月 1 次,每次口服(哌喹基质)600 mg,临睡前服。连续服药不超过 4 个月,再次进行预防服药应间隔 2 个月～3 个月。

6.7.2 单一间日疟流行地区

流行季节磷酸氯喹每 7 日～10 日 1 次,每次口服磷酸氯喹(氯喹基质)300 mg,临睡前服。

附　录　A

（规范性附录）

磷酸氯喹加磷酸伯氨喹八日方案

A.1　成人用药方案

A.1.1　剂量

磷酸氯喹（氯喹基质）总剂量1 200 mg（8 片，每片含氯喹基质150 mg）；磷酸伯氨喹（伯氨喹基质）总剂量180 mg（24 片，每片含伯氨喹基质7.5 mg）。

A.1.2　用法

磷酸氯喹第1日600 mg（4 片）顿服，或分2次口服，每次300 mg（2 片）；第2日和第3日各口服1次，每次300 mg（2 片）。

从服用磷酸氯喹的第1日起，同时口服磷酸伯氨喹，每日1次，每次22.5 mg（3 片），连服8日。

A.2　儿童用药方案

A.2.1　剂量

15岁及以下儿童，磷酸氯喹总剂量按氯喹基质20 mg/kg体重计算；1岁～15岁儿童，磷酸伯氨喹总剂量按伯氨喹基质3 mg/kg体重计算。

A.2.2　用法

磷酸氯喹第1日10 mg/kg体重顿服，或分2次口服，每次5 mg/kg体重；第2日和第3日各口服1次，每次5 mg/kg体重。

从服用磷酸氯喹的第1日起，同时口服磷酸伯氨喹，每日1次，每次0.375 mg/kg，连服8日。

A.3　注意事项

A.3.1　有溶血史者或其直系亲属中有溶血史者禁用磷酸伯氨喹。

A.3.2　孕妇禁用磷酸伯氨喹。

A.3.3　1岁及以下儿童不推荐使用磷酸伯氨喹。

A.3.4　葡萄糖-6-磷酸脱氢酶（G-6-PD）缺乏地区的人群，应在医务人员的监护下服用磷酸伯氨喹。

附 录 B

（规范性附录）

磷酸哌喹加磷酸伯氨喹八日方案

B.1 成人用药方案

B.1.1 剂量

磷酸哌喹（哌喹基质）总剂量 1 200 mg（8 片，每片含哌喹基质 150 mg）；磷酸伯氨喹（伯氨喹基质）总剂量 180 mg（24 片，每片含伯氨喹基质 7.5 mg）。

B.1.2 用法

磷酸哌喹第 1 日 600 mg（4 片）顿服，或分 2 次口服，每次 300 mg（2 片）；第 2 日和第 3 日各口服 1 次，每次 300 mg（2 片）。

从服用磷酸哌喹的第 1 日起，同时口服磷酸伯氨喹，每日 1 次，每次 22.5 mg（3 片），连服 8 日。

B.2 儿童用药方案

B.2.1 剂量

15 岁及以下儿童，磷酸哌喹总剂量按哌喹基质 20 mg/kg 体重计算；磷酸伯氨喹总剂量按伯氨喹基质 3 mg/kg 体重计算。

B.2.2 用法

磷酸哌喹第 1 日 10 mg/kg 体重顿服，或分 2 次口服，每次 5 mg/kg 体重；第 2 日和第 3 日各口服 1 次，每次 5 mg/kg 体重。

从服用磷酸哌喹的第 1 日起，同时口服磷酸伯氨喹，每日 1 次，每次 0.375 mg/kg 体重，连服 8 日。

B.3 注意事项

同 A.3。

附　录　C
（规范性附录）
青蒿素类复方使用方案

C.1　双氢青蒿素磷酸哌喹片

C.1.1　成人用药方案

C.1.1.1　剂量

总剂量 8 片,每片含双氢青蒿素 40 mg、磷酸哌喹(哌喹基质)171.4 mg。

C.1.1.2　用法

首剂口服 2 片;8 h、24 h、32 h 各口服 2 片。

C.1.2　儿童用药方案

C.1.2.1　剂量

根据患儿的年龄,按表 C.1 剂量服药。

表 C.1　双氢青蒿素哌喹片儿童剂量

年龄	首剂(片)	8 h(片)	24 h(片)	32 h(片)
7 岁~10 岁	1	1	1	1
11 岁~15 岁	1.5	1.5	1.5	1.5

C.1.2.2　用法

根据患儿的年龄和表 C.1 剂量,按首剂、8 h、24 h、32 h 分别口服。

C.1.3　注意事项

C.1.3.1　对本药品中任何一种药物成分过敏者,三个月以内的孕妇,以及严重肝肾疾病、血液病(如白细胞减少、血小板减少等)等患者禁用。
C.1.3.2　肝肾功能不全者慎用。
C.1.3.3　本药品中磷酸哌喹的半衰期较长,半个月内不要重复服用。

C.2　青蒿琥酯阿莫地喹片

C.2.1　成人用药方案

C.2.1.1　剂量

总剂量 6 片,每片含青蒿琥酯 100 mg、阿莫地喹基质 270 mg。

C.2.1.2　用法

每日 1 次,每次口服 2 片,连服 3 日。

C.2.2 儿童用药方案

C.2.2.1 剂量

根据患者的年龄,按表 C.2 剂量服药。

表 C.2 青蒿琥酯阿莫地喹片儿童剂量

年龄	第一日(片)	第二日(片)	第三日(片)
2 个月～11 个月	1/4	1/4	1/4
1 岁～5 岁	1/2	1/2	1/2
6 岁～13 岁	1	1	1

C.2.2.2 用法

根据患儿的年龄和表 C.2 剂量,按第一日、第二日、第三日分别口服。

C.2.3 注意事项

C.2.3.1 对阿莫地喹过敏的患者禁用。

C.2.3.2 14 岁以上儿童按成人剂量服用。

C.3 青蒿素哌喹片

C.3.1 成人用药方案

C.3.1.1 剂量

总剂量 4 片,每片含青蒿素 62.5 mg、哌喹基质 375 mg。

C.3.1.2 用法

每日 1 次,每次口服 2 片,连服 2 日。

C.3.2 儿童用药方案

C.3.2.1 剂量

根据患者的年龄,按表 C.3 剂量服药。

表 C.3 青蒿素哌喹片儿童剂量

年龄	第一日(片)	第二日(片)
2 岁～3 岁	1/2	1/2
4 岁～6 岁	3/4	3/4
7 岁～10 岁	1	1
11 岁～15 岁	1＋1/2	1＋1/2

C.3.2.2 用法

根据患儿的年龄和表 C.3 剂量,按第一日和第二日分别口服。

C.3.3 注意事项

C.3.3.1 对本品中任何一种药物成分过敏者,妊娠三个月以内的孕妇,以及严重肝肾疾病、血液病(如白细胞减少、血小板减少等)等患者禁用。

C.3.3.2 肝肾功能不全者慎用。

C.3.3.3 本品中哌喹的半衰期较长,半个月内不要重复服用。

附 录 D

（规范性附录）

磷酸伯氨喹八日方案

D.1 成人用药方案

D.1.1 剂量

磷酸伯氨喹（伯氨喹基质）总剂量 180 mg（24 片，每片含伯氨喹基质 7.5 mg）。

D.1.2 用法

每日口服 1 次，每次 3 片，连服 8 日。

D.2 儿童用药方案

4 岁～10 岁儿童每日 1 次，每次 7.5 mg（1 片），连服 8 日。11 岁～15 岁儿童每日 1 次，每次 15 mg（2 片），连服 8 日。

D.3 注意事项

同 A.3。

附　录　E
（规范性附录）
磷酸咯萘啶三日方案

E.1　成人用药方案

E.1.1　剂量

磷酸咯萘啶（咯萘啶基质）总剂量 1 200 mg（12 片，每片含咯萘啶基质 100 mg）。

E.1.2　用法

第 1 日口服 2 次，每次 300 mg（3 片），间隔 4 h～6 h；第 2 日和第 3 日各口服 1 次，每次 300 mg（3 片）。

E.2　儿童用药方案

E.2.1　剂量

磷酸咯萘啶总剂量按咯萘啶基质 24 mg/kg 体重计算。

E.2.2　用法

第 1 日口服 2 次，每次 6 mg/kg 体重，间隔 4 h～6 h；第 2 日和第 3 日各口服 1 次，每次 6 mg/kg 体重。

E.3　注意事项

严重心、肝、肾脏病患者慎用。

附　录　F
（规范性附录）
磷酸氯喹三日方案

F.1　成人用药方案

F.1.1　剂量

磷酸氯喹（氯喹基质）总剂量 1 200 mg(8 片,每片含氯喹基质 150 mg)。

F.1.2　用法

第 1 日 600 mg(4 片)顿服,或分 2 次口服,每次 300 mg(2 片);第 2 日和第 3 日各口服 1 次,每次 300 mg(2 片)。

F.2　儿童用药方案

F.2.1　剂量

磷酸氯喹总剂量按氯喹基质 20 mg/kg 体重计算。

F.2.2　用法

第 1 日 10 mg/kg 体重顿服,或分 2 次口服,每次 5 mg/kg 体重;第 2 日和第 3 日各口服 1 次,每次 5 mg/kg 体重。

附　录　G
（规范性附录）
磷酸哌喹三日方案

G.1　成人用药方案

G.1.1　剂量

磷酸哌喹(哌喹基质)总剂量 1 200 mg(8 片,每片含哌喹基质 150 mg)。

G.1.2　用法

第 1 日 600 mg(4 片)顿服,或分 2 次口服,每次 300 mg(2 片);第 2 日和第 3 日各口服 1 次,每次 300 mg(2 片)。

G.2　儿童用药方案

G.2.1　剂量

磷酸哌喹总剂量按哌喹基质 20 mg/kg 体重计算。

G.2.2　用法

第 1 日 10 mg/kg 体重顿服,或分 2 次口服,每次 5 mg/kg 体重;第 2 日和第 3 日各口服 1 次,每次 5 mg/kg 体重。

附　录　H

（规范性附录）

青蒿素类注射液使用方案

H.1　青蒿琥酯注射液

H.1.1　成人用药方案

静脉推注青蒿琥酯首剂 120 mg，在 12 h 和 24 h 分别再次静脉推注各 120 mg；以后每日静脉推注 1 次，每次 120 mg，连续 7 日；如 7 日内患者临床症状和体征缓解并能进食，可停止使用青蒿琥酯注射液，并改口服青蒿素类复方一个疗程继续治疗。

H.1.2　儿童用药方案

儿童每次按 2.4 mg/kg 体重计算剂量；首剂、12 h 和 24 h 分别静脉推注各 1 次；以后每日静脉推注 1 次，连续 7 日；如 7 日内患者临床症状和体征缓解并能进食，可停止使用青蒿琥酯注射液，并改口服青蒿素类复方（儿童剂量）一个疗程继续治疗。

H.1.3　注意事项

H.1.3.1　配制青蒿琥酯静脉注射液时，需先将 5％碳酸氢钠注射液 2 mL 注入青蒿琥酯粉剂中，反复振摇 2 min～3 min，待溶解澄清后，再注入 8 mL 5％葡萄糖溶液或 0.9％生理盐水溶液，混匀后静脉缓慢推注，静脉推注速度 3 mL/min～4 mL/min。

H.1.3.2　青蒿琥酯注射液应即配即用，配制后的溶液如发生混浊，则不能使用。

H.2　蒿甲醚注射液

H.2.1　成人用药方案

肌肉注射蒿甲醚首剂 160 mg（如患者昏迷或原虫密度≥5％，6 h 再次给予 80 mg）；以后每日 1 次，每次 80 mg，连续 7 日；如 7 日内患者临床症状和体征缓解并能进食，可停止使用蒿甲醚注射液，并改口服青蒿素类复方一个疗程继续治疗。

H.2.2　儿童用药方案

儿童首剂按 3.2 mg/kg 体重计算剂量，以后每次按 1.6 mg/kg 体重计算剂量；每日肌肉注射 1 次，连续 7 日；如 7 日内患者临床症状和体征缓解并能进食，可停止使用蒿甲醚注射液，并改口服青蒿素类复方（儿童剂量）一个疗程继续治疗。

H.2.3　注意事项

药物遇冷如有凝固现象，可微温溶解后使用。

附　录　I
（规范性附录）
磷酸咯萘啶注射液使用方案

I.1　成人用药方案

I.1.1　静脉滴注

每日 1 次，每次磷酸咯萘啶（咯萘啶基质）160 mg，连续 3 日。若患者病情严重（昏迷或原虫密度 ≥5％），首剂给药后 6 h～8 h 可再次静脉滴注 160 mg，静脉滴注的总剂量不超过 640 mg。

I.1.2　肌肉注射

每日 1 次，每次 160 mg，连续 3 日。

I.2　儿童用药方案

根据儿童实际体重，每次磷酸咯萘啶按咯萘啶基质 3.2 mg/kg 体重计算用药剂量；静脉滴注或肌肉注射，每日 1 次，连续 3 日。

I.3　注意事项

静脉滴注时，将 160 mg 药液加入 500 mL 5％葡萄糖溶液或 0.9％生理盐水溶液中混匀，静滴速度不超过 60 滴/min。

附 录 J
（规范性附录）
妊娠 3 个月内的孕妇患恶性疟磷酸哌喹使用方案

J.1 剂量

磷酸哌喹（哌喹基质）总剂量 1 500 mg（10 片，每片含哌喹基质 150 mg）。

J.2 用法

第 1 日 600 mg（4 片）顿服，或分 2 次口服，每次 300 mg（2 片）；第 2 日和第 3 日各口服 1 次，每次 450 mg（3 片）。

ICS 11.020
C 61

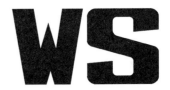

中华人民共和国卫生行业标准

WS/T 486—2015

弓形虫病的诊断

Diagnosis of toxoplasmosis

2015-12-15 发布

2016-06-01 实施

中华人民共和国国家卫生和计划生育委员会　　发　布

前　言

　　本标准按照 GB/T 1.1—2009 给出的规则起草。

　　本标准起草单位:浙江省医学科学院寄生虫病研究所、中国疾病预防控制中心寄生虫病预防控制所、江西省寄生虫病防治研究所。

　　本标准主要起草人:闻礼永、严晓岚、官亚宜、张剑锋、林丹丹。

弓 形 虫 病 的 诊 断

1 范围

本标准规定了弓形虫病的诊断依据、诊断原则、诊断和鉴别诊断。

本标准适用于全国各级医疗机构和疾病预防控制机构对弓形虫病的诊断。

2 术语和定义

下列术语和定义适用于本文件。

2.1

弓形虫 toxoplasma

一种寄生于人和动物体内的原虫,可寄生于人体几乎所有有核细胞内,因滋养体似弓形或半月形而被命名为弓形虫,可引起人体弓形虫感染或弓形虫病,参见附录 A。

2.2

弓形虫感染 toxoplasma infection

弓形虫经人体消化道黏膜、损伤的皮肤、胎盘等途径随血液或淋巴液扩散到全身有核细胞内,形成包囊后可长期寄生于中枢神经系统或横纹肌内,免疫功能正常情况下可不出现明显临床症状和体征,仅弓形虫病原学阳性。有先天性和获得性两种感染途径。

2.3

弓形虫病 toxoplasmosis

弓形虫寄生于人体并侵犯脑或眼、肝、心、肺等器官,破坏有核细胞引起相应临床症状和体征。免疫功能低下或缺陷时易发病,为机会性人兽共患寄生虫病。

3 诊断依据

3.1 流行病学史

有猫、犬等宠物饲养或接触史,或有生食或半生食猪、羊、牛、犬等动物肉类及其制品史,或有皮肤黏膜损伤、器官移植输血史,或有免疫功能低下或缺陷史,或妇女妊娠期有上述暴露史等,参见附录 B。

3.2 临床表现

弓形虫感染有先天性和获得性两种途径。妇女在妊娠期感染弓形虫后多数可造成胎儿先天性感染,一般婴幼儿期常不出现明显临床症状和体征。当各种原因造成免疫功能低下时,儿童期可呈现中枢神经系统损害表现,成人期可出现视网膜脉络膜炎等。妇女妊娠初期感染弓形虫后少数可出现流产、早产、死产或畸形,妊娠中晚期感染弓形虫可造成胎儿出生后有脑、眼、肝、心、肺等部位的病变或畸形。

免疫功能正常者获得性感染弓形虫后,多数不出现明显临床症状和体征,为隐性感染。当免疫功能低下或缺陷时,弓形虫可侵犯人体各个器官而引起相应严重临床表现,如弓形虫脑病、弓形虫眼病、弓形虫肝病、弓形虫心肌心包炎、弓形虫肺炎等,参见附录 C。

3.3 实验室检查(见附录 D)

3.3.1 弓形虫抗体(IgG、IgM)阳性。

3.3.2 弓形虫循环抗原(CAg)阳性。

3.3.3 弓形虫核酸阳性。

3.3.4 血液、体液或穿刺液涂片或病理切片染色镜检发现弓形虫。

3.3.5 血液、体液或穿刺液经动物接种分离发现弓形虫。

4 诊断原则

根据流行病学史、临床表现及实验室检查结果等予以诊断。

5 诊断

5.1 弓形虫感染

无明显临床症状和体征,并同时符合 3.1 和 3.3.4、3.3.5 中任一条。

5.2 弓形虫病

5.2.1 疑似病例

同时符合 3.1 和 3.2。

5.2.2 临床诊断病例

疑似病例并同时符合 3.3.1、3.3.2、3.3.3 中任一条。

5.2.3 确诊病例

临床诊断病例并同时符合 3.3.4、3.3.5 中任一条。

6 鉴别诊断(参见附录 E)

6.1 先天性弓形虫感染

应与巨细胞病毒感染、疱疹病毒感染、风疹病毒感染等疾病进行鉴别。

6.2 获得性弓形虫感染

应与传染性单核细胞增多症、淋巴结结核、视网膜脉络膜炎等疾病进行鉴别。

附　录　A
（资料性附录）
病原学

A.1　概况

弓形虫最早发现于刚地梳趾鼠（*Ctenodactylus gondii*）体内单核细胞中，是一种能寄生于人体几乎所有有核细胞内的原虫，猫科动物为其唯一终末宿主，其他哺乳动物、鸟类和人类都可为其中间宿主。其发育全过程有滋养体（包括速殖子和缓殖子）、包囊、裂殖体、配子体和卵囊等5种生活史阶段，临床上有诊断价值的为速殖子（假包囊）和包囊。

A.2　形态

A.2.1　速殖子（假包囊）

速殖子（tachyzoite）呈香蕉形或半月形，前端较尖，后端较钝。长 3 μm～7 μm，最宽处 2 μm～4 μm。经 Giemsa 法染色后胞浆呈蓝色，胞核呈紫红色，位于虫体中央稍偏后。

细胞内寄生的速殖子不断增殖，一般含数个至十多个，其被宿主细胞膜包绕的虫体集合体没有真正的囊壁，称为假包囊（pseudocyst）。

A.2.2　包囊

包囊（cyst）呈圆形，具有由虫体分泌的一层富有弹性的坚韧囊壁，内含数十个至数千个缓殖子（bradyzoite）。缓殖子直径范围为 5 μm～100 μm，多见于脑、骨骼肌、视网膜及其他组织内，可长期在组织内生存。

A.3　生活史

在终宿主体内的发育过程：猫科动物吞食卵囊、包囊或假包囊后，在小肠内逸出子孢子、缓殖子或速殖子，侵入小肠上皮细胞发育增殖，形成裂殖体。裂殖体成熟后释出裂殖子，再侵入其他肠上皮细胞形成下一代裂殖体。经过数代后，部分裂殖子发育为雌、雄配子体，再继续发育为雌、雄配子。雌、雄配子受精成为合子，继续发育形成卵囊，从上皮细胞内逸出进入肠腔，随粪便排出体外。在 25 ℃温度和适宜湿度环境条件下，经 2 d～4 d 发育为具有感染性的成熟卵囊。同时，弓形虫也可在猫科动物的肠外组织中进行无性增殖。

在中间宿主体内的发育过程：当猫粪内的卵囊或动物肉类中的包囊或假包囊被人、羊、猪、牛等中间宿主吞食后，在肠内逸出子孢子、缓殖子或速殖子，侵入肠壁经血或淋巴液进入单核巨噬细胞内寄生，并扩散到全身各组织器官，如脑、眼、肝、心、肺、肌肉等，进入细胞内以二分裂或内芽生增殖形成假包囊，当细胞破裂后，速殖子侵入其他组织细胞。当机体免疫功能正常时，部分速殖子侵入宿主细胞，特别是脑、眼、骨骼肌等组织，虫体增殖速度减慢并分泌囊性物质形成包囊。包囊在宿主体内可存活数月、数年或更长时间。当机体免疫功能低下或缺陷时，可诱发包囊发育而破裂，释出缓殖子，进入血流并侵入其他组织细胞形成假包囊，继续发育增殖。

附　录　B
（资料性附录）
流行病学

B.1　流行概况

弓形虫是重要的机会性致病寄生虫,呈世界性分布,人群感染相当普遍,多属隐性感染。全国人畜弓形虫病调查研究协作组(1983 年~1986 年)采用 IHA 方法调查 19 个省(直辖市、自治区)141 个县的81 968 名居民,结果血清弓形虫抗体阳性率为 0.33%~11.79%,平均阳性率为 5.16%。全国人体重要寄生虫病现状调查(2001 年~2004 年)报告,采用 ELSA 方法在 15 个省(直辖市、自治区)检测47 444 人,结果血清抗体阳性率为 0.79%~16.81%,平均阳性率为 7.88%,抗体阳性率随年龄增加呈上升趋势。

B.2　传染源

随粪便排出弓形虫卵囊的猫科动物是最重要传染源,其次为感染弓形虫的其他哺乳动物、鸟类等温血动物。弓形虫可通过胎盘感染胎儿,故受感染的母亲也是传染源。

B.3　传播途径

先天性弓形虫感染是指经母体胎盘感染胎儿;获得性弓形虫感染是指经人体消化道黏膜、损伤皮肤、输血、器官移植等途径传播。

B.4　易感人群

人类对弓形虫普遍易感,尤其是胎儿、婴幼儿、饲养或接触猫犬等宠物者、动物饲养员、屠宰工以及各种免疫功能低下或缺陷者。

B.5　流行因素

弓形虫卵囊在外界具有较强的抵抗力,寒带、温带、热带地区均有分布,没有严格的地理分布界线。人群感染弓形虫与饲养宠物、饮食习惯等有关。在食品加工过程中,如生熟不分造成交叉污染可增加弓形虫感染机会。

附　录　C
（资料性附录）
临床表现

C.1　弓形虫感染

免疫功能正常者感染弓形虫后，包囊可长期寄生于中枢神经系统或横纹肌内，临床上多无明显症状和体征，仅弓形虫病原学检测阳性。

C.2　弓形虫脑病

临床上表现为脑炎、脑膜炎、脑膜脑炎、癫痫、精神异常等，可出现头痛、眩晕、谵妄、肌痛、淋巴结肿大等，脑脊液中可查见弓形虫速殖子。

C.3　弓形虫眼病

主要为复发性、局限性、坏死性视网膜脉络膜炎，临床上表现为视力模糊、眼痛、畏光、盲点和流泪等。眼底表现为后极部视网膜水肿，黄斑渗出性病灶。新鲜病灶边界模糊，青灰色，轻度隆起，周围有视网膜出血；陈旧性病灶为卫星状散在白色圆形斑块及色素斑，或黄斑部色素上皮脱落。

C.4　弓形虫肝病

弓形虫破坏肝细胞引起肝实质炎症浸润和局部坏死，临床上表现为食欲减退、肝区疼痛、腹水、轻度黄疸、肝硬化、脾肿大等，病程长易复发。

C.5　弓形虫心肌心包炎

临床上可出现发热、腹痛、扁桃体炎、眼睑浮肿等，常无明显心脏异常症状，也可出现心悸、颈静脉怒张、胸痛、呼吸困难等，偶可闻及心包摩擦音。重者可出现胸前或胸骨后钝痛、锐痛，疼痛向颈部和肩部放射，如不及时治疗可出现心力衰竭。

C.6　弓形虫肺炎

临床上表现有咳嗽、咳痰、胸痛、气短、肺部啰音等，X线检查有炎症浸润灶。肺部病变多合并巨细胞病毒和细菌感染，呈间质性和小叶性肺炎表现。

C.7　其他

妇女妊娠初期感染弓形虫可通过胎盘屏障，常使胎儿发生广泛病变而导致流产、早产、死产等，可见无脑儿、脑积水、小头畸形、小眼畸形、智力发育不全等，成为人类先天性感染中最为严重的疾病之一。

附　录　D
（规范性附录）
实验室检查

D.1　弓形虫 IgG 抗体检测

D.1.1　方法

采用间接酶联免疫吸附试验（ELISA）法,检测人血清、血浆或其他体液样品中弓形虫 IgG 抗体。

D.1.2　试剂组成

由弓形虫抗原包被的 96 微孔板、人葡萄球菌蛋白 A（SPA）或抗人 IgG 酶标记物液、样本稀释液（含0.9％氯化钠的生理盐水）、洗涤液（含有 Tween-20 缓冲液）、终止液（主要成分为 1 mol/L 硫酸溶液）、阳性对照、阴性对照、底物 A 液（主要成分为过氧化脲）、底物 B 液（主要成分为四甲基联苯胺）组成。

D.1.3　操作步骤

在洁净试管中加入 1 mL 稀释液,然后加 10 μL 待检样品液,混匀。每孔中加入稀释的待检样品100 μL,设阳性对照 1 孔,阴性对照 2 孔（每孔分别加阳性对照、阴性对照 2 滴）,并设空白对照 1 孔,置37 ℃孵育 30 min。随后弃去孔中液体,用洗涤液洗涤 5 次,每次间隔 1 min,甩干。除空白对照孔外,每孔加入 1∶50 稀释的酶标记物液 50 μL（即 1 mL 稀释液中加入酶结合物 20 μL）,37 ℃孵育 30 min。随后弃去孔中液体,用洗涤液洗涤 5 次,每次间隔 1 min,甩干。每孔先后加底物 A 液、底物 B 液各1 滴,轻叩反应板使之混匀,室温避光放置 5 min ～10 min。每孔加终止液 1 滴。

D.1.4　结果判定

采用比色计数法,以空白孔调零,用酶标仪测定各孔 450 nm 波长 OD 值。如 S/N（样品孔 OD 值/阴性对照孔 OD 均值）≥2.1,结果判为阳性。

D.2　弓形虫 IgM 抗体检测

D.2.1　方法

采用抗体捕捉 ELISA 法,检测人血清、血浆或其他体液样品中弓形虫 IgM 抗体。

D.2.2　试剂组成

由抗人 IgM-μ 链抗体包被的 96 微孔板、弓形虫抗原液、抗弓形虫抗体酶标记物液、样本稀释液、洗涤液、终止液、阳性对照、阴性对照、底物 A 液、底物 B 液组成。

D.2.3　操作步骤

每孔中加稀释液 90 μL,然后加待检样品液 10 μL,充分混匀,设阳性对照 1 孔,阴性对照 2 孔（每孔分别加阳性对照、阴性对照 2 滴）,并设空白对照 1 孔,置 37 ℃孵育 30 min。随后弃去孔中之液体,用洗涤液洗涤 5 次,每次间隔 1 min,甩干。除空白对照孔外,每孔先加入抗原液 1 滴,随后加 1∶50 稀释的酶标记物液 50 μL（即 1 mL 稀释液中加入酶结合物 20 μL）,轻叩反应板使之混匀,37 ℃孵育 30 min。随后弃去孔中之液体,用洗涤液洗涤 5 次,每次间隔 1 min,甩干。每孔先后加底物 A 液、底物 B 液各

1 滴,轻叩反应板,室温避光放置 10 min~20 min。每孔加终止液 1 滴。

D.2.4 结果判定

采用比色计数法,以空白孔调零,用酶标仪测定各孔 450 nm 波长 OD 值。如 S/N(样品孔 OD 值/阴性对照孔 OD 均值)≥2.1,结果判为阳性。

D.3 弓形虫 IgG 抗体和 IgM 抗体的临床意义与处理方法

弓形虫抗体检测是目前最主要的辅助检查方法,通常需联合进行 IgG 和 IgM 抗体平行检测,弓形虫血清学抗体检测结果的临床意义见表 D.1。怀疑孕妇近期感染,采取干预措施之前应将标本送至有诊断弓形虫病经验的实验室比对。

表 D.1 弓形虫 IgG 抗体和 IgM 抗体的临床意义与处理方法

IgG 结果	IgM 结果	临床意义	处理方法
阴性	阴性	无弓形虫感染的血清学证据	如果临床症状和体征持续存在,3 周后重新采集标本复查
阴性	可疑阳性	可能早期急性感染或 IgM 假阳性	3 周后重新采集标本检测 IgG 和 IgM。如果两份结果相同,患者可能未感染弓形虫
阴性	阳性	近期急性感染或 IgM 假阳性	3 周后重新采集标本检测 IgG 和 IgM。如果两份结果相同,IgM 反应可能是假阳性
可疑阳性	阴性	不确定	重新采集标本检测 IgG
可疑阳性	可疑阳性	不确定	重新采集标本检测 IgG 和 IgM
可疑阳性	阳性	可能近期急性弓形虫感染	3 周后重新采集标本检测 IgG 和 IgM
阳性	阴性	通常弓形虫感染超过 6 个月	—
阳性	可疑阳性	弓形虫感染,但 IgM 结果可疑可能由于近期感染或 IgM 假阳性	3 周后重新采集标本检测
阳性	阳性	可能近期弓形虫感染	—

D.4 弓形虫 CAg 检测

D.4.1 方法

采用 ELISA 双夹心一步法,检测人血清样品中弓形虫 CAg。

D.4.2 试剂组成

由纯化抗弓形虫特异性抗体(多抗)包被的 96 微孔板、抗弓形虫特异性抗体酶标记物液、样本稀释液、洗涤液、终止液、阳性对照、阴性对照、底物 A 液、底物 B 液组成。

D.4.3 操作步骤

每孔中加稀释液 40 μL,,然后加待测样品液 10 μL,充分混匀,并设阳性对照 1 孔,阴性对照 1 孔、空白对照 1 孔(每孔分别加阳性对照、阴性对照、稀释液各 1 滴)。除空白对照外,各孔随后加稀释的酶标记物液 50 μL,轻叩反应板使之混匀,置 37 ℃孵育 1 h。随后弃去孔中之液体,用稀释液洗涤 5 次,每次间隔 1 min,甩干。每孔先后加底物 A 液、底物 B 液各 1 滴,室温避光放置 10 min～20 min。每孔加终止液 1 滴。

D.4.4 结果判定

采用比色计数法,以空白孔调零,用酶标仪测定各孔 450 nm 波长 OD 值。如 S/N(样品孔 OD 值/阴性对照孔 OD 均值)≥2.1,结果判为阳性。

D.5 弓形虫核酸检测

D.5.1 方法

采用聚合酶链式反应(PCR)技术,从 B1 基因和 AF146527 序列等选取靶基因,对弓形虫特异性 DNA 核酸片段进行荧光 PCR 检测。

D.5.2 试剂组成

由核酸抽提液、弓形虫核酸荧光 PCR 检测混合液、酶(Taq＋UNG)、水(H_2O)、内部对照品、阳性对照品组成。

D.5.3 操作步骤

首先进行标本、对照品的核酸裂解处理。如为血液或体液,取 50 μL 样本,加 50 μL 核酸提取液,振荡 10 s,99 ℃干浴或水浴 10 min,2 500 g 离心 10 min,保留上清备用。如为粪便,挑取米粒大小粪便放置于含 0.5 mL 生理盐水的离心管中,振荡混匀,2 500 g 离心 2 min,去尽上清,沉淀中直接加入 100 μL DNA 提取液充分混匀,沸水浴 10 min,2 500 g 离心 5 min,取上清 4 μL 进行 PCR 反应,取水(H_2O)作为阴性对照。然后进行试剂配制,取 35 μL 弓形虫核酸荧光 PCR 检测混合液与 1 μL 内部对照品,以及 0.4 μL 酶(Taq＋UNG),振荡混匀数秒,1 358 g 离心数秒。取上述混合液 36 μL 置于 PCR 反应管,然后将已处理标本、阳性对照品、水(H_2O)各 4 μL 分别加入 PCR 反应管,盖好管盖,置于定量荧光 PCR 仪上,分别设置循环参数为 37 ℃ 2 min、94 ℃ 2 min、93 ℃ 15 s、60 ℃ 60 s,四个参数循环 40 次。单点荧光检测在 60 ℃,反应体系为 40 μL。荧光检测选用羧基荧光素(FAM)和六氯荧光素(HEX)通道,基线调整取 6～15 个循环的荧光信号,阈值设定原则以阈值线刚好超过水(H_2O)检测荧光曲线的最高点。

D.5.4 结果判定

在 FAM 通道,当 Ct(Crossing point)值≤38 时,结果判为阳性。

D.6 病原学检查

D.6.1 直接镜检

取外周血或脑脊液、视网膜下渗出液、房水、胸水、腹水、羊水等待检血液或体液,500 g 离心 10 min,取沉淀液进行涂片,经干燥、固定和 Giemsa 法染色,光镜下如查到弓形虫速殖子(假包囊)则判为病原学阳性。

取活检组织,病理切片后经 Giemsa 法染色,光镜下如检测到弓形虫包囊或速殖子(假包囊)则判为病原学阳性。

D.6.2 动物接种

取外周血或脑脊液、视网膜下渗液、房水、胸水、腹水、羊水等待检血液或体液,无菌接种于 6 周～8 周龄清洁级健康小鼠腹腔内,每只接种 1 mL。逐日观察,如接种 2 周～3 周后如小鼠出现皮毛松竖、不活泼、弓背、闭目、腹部膨大、颤动或呼吸急促等症状,应立即剖杀。取小鼠腹腔液以及肝、脾、脑等组织,经研磨过滤 500 g 离心 10 min 后制成涂片,Giemsa 法染色后镜检,如查到弓形虫速殖子(假包囊)或包囊则判为病原学阳性。

如首次接种结果为阴性或小鼠未发生死亡,无菌取其脑、肝、心、肺、淋巴结等组织各 2 g,放入组织研钵中研磨成匀浆,加 0.9% 生理盐水配制成 10%～20% 的组织悬浮液,再次接种 6 周～8 周龄清洁级健康小鼠腹腔内。小鼠盲传至少 3 代,每 2 周 1 次,如查到弓形虫则判为病原学阳性。

附　录　E
（资料性附录）
鉴别诊断

E.1　巨细胞病毒感染

婴儿感染巨细胞病毒后,可以出现肝脾肿大、血小板减少、小头畸形等临床表现,尿中可查到巨细胞病毒包涵体,鼻咽部、血或尿中可分离出巨细胞病毒,血清巨细胞病毒特异性抗体检测阳性等。

E.2　疱疹病毒感染

婴儿感染疱疹病毒后,可以出现高热、热退疹出或疹出热退、颈周淋巴结肿大等临床表现,脑脊液呈病毒感染改变,外周血白细胞总数减少,淋巴细胞增多,血清疱疹病毒特异性抗体检测阳性等。

E.3　风疹病毒感染

婴儿感染风疹病毒后,可以出现发热、黏膜玫瑰色或出血点、肌张力低下等临床表现。出生前诊断主要依据从羊水中分离到风疹病毒,出生后诊断则主要依据从喉、尿液、脑脊液和其他组织中分离到风疹病毒,血清风疹病毒特异性抗体检测阳性等。

E.4　传染性单核细胞增多症

约有10%获得性弓形虫病误诊为传染性单核细胞增多症。传染性单核细胞增多症的异型淋巴细胞常占白细胞总数10%以上,无嗜酸粒细胞增多,血清嗜异性凝集抗体滴度≥1∶64;而弓形虫病的异型淋巴细胞常占白细胞总数10%以下,可有轻度嗜酸粒细胞增多,血清嗜异性凝集抗体阴性等。

E.5　淋巴结结核

以颈部淋巴结结核最常见,主要侵犯颌下、颈前区沿胸锁乳突肌前缘等部位的淋巴结,常为一侧性,可以软化后变为冷性脓肿,向外穿破而遗留瘘管,结核菌素试验常呈阳性反应;而弓形虫性淋巴结炎也以颈部多见,但炎症发展缓慢,肿大程度常不出现压迫症状,血清弓形虫特异性抗体或抗原试验阳性等。

E.6　视网膜脉络膜炎

巨细胞病毒感染、结核病、梅毒、钩端螺旋体病、布鲁氏菌病、组织胞浆菌病、类肉瘤病等均可引起视网膜脉络膜炎,但弓形虫引起的视网膜脉络膜炎特征性损伤为眼底局灶坏死性脉络膜炎,表现为视力模糊、盲点、怕光、疼痛、泪溢、中心性视力缺失等。

参 考 文 献

［1］ 吴观陵.人体寄生虫学. 4 版.北京:人民卫生出版社,2013

［2］ 闻礼永.儿童寄生虫病学.北京:人民卫生出版社,2010

［3］ 甘绍伯.有关弓形虫病诊断的思考.中国热带医学,2001,1(2):121-123

［4］ 周晓农.人体寄生虫病基层预防控制丛书. 北京:人民卫生出版社,2009

［5］ 马亦林.传染病学. 4 版.上海:上海科学技术出版社,2005

［6］ 薛纯良.孕期弓形虫感染的诊断、治疗和预防.中国寄生虫学与寄生虫病杂志,2000,18(1):
55-57

［7］ 于恩庶.弓形虫病学.福州:福建科学技术出版社,1992

ICS 11.020
C 61

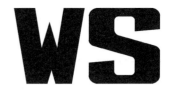

中华人民共和国卫生行业标准

WS/T 487—2016

隐孢子虫病的诊断

Diagnosis of cryptosporidiosis

2016-05-20 发布

2016-10-15 实施

中华人民共和国国家卫生和计划生育委员会　　发　布

前　言

本标准按照 GB/T 1.1—2009 给出的规则起草。

本标准起草单位:中国疾病预防控制中心寄生虫病预防控制所、河南农业大学、华东理工大学。

本标准主要起草人:曹建平、沈玉娟、官亚宜、张龙现、冯耀宇、尹建海、姜岩岩、郑彬。

隐孢子虫病的诊断

1 范围

本标准规定了隐孢子虫病的诊断依据、诊断原则、诊断和鉴别诊断。

本标准适用于全国各级医疗机构和疾病预防控制机构对隐孢子虫病的诊断。

2 术语和定义

下列术语和定义适用于本文件。

2.1

隐孢子虫 cryptosporidium spp

一类人兽共患寄生原虫,隶属于隐孢子虫属($Cryptosporidium$),主要寄生于人和动物肠上皮细胞,可引起隐孢子虫病。参见附录 A。

2.2

隐孢子虫感染 cryptosporidium infection

人体因摄入被隐孢子虫卵囊污染的饮水、食物和娱乐用水,或与宠物、家畜等动物和野生动物等密切接触而感染。摄入卵囊经裂殖子、滋养体、配子体等阶段,最后卵囊随粪便排出体外具感染性。参见附录 A。

2.3

隐孢子虫病 cryptosporidiosis

由隐孢子虫属($Cryptosporidium$)中的微小隐孢子虫($Cryptosporidium\ parvum$)和人隐孢子虫($Cryptosporidium\ hominis$)等寄生于人体小肠黏膜上皮细胞内引起的一种寄生虫病。主要临床表现为自限性腹泻,免疫功能低下者尤为严重。参见附录 A。

3 诊断依据

3.1 流行病学史

近期与隐孢子虫病患者或感染隐孢子虫的猪、牛和羊等动物有接触史,或有饮用、摄入被隐孢子虫卵囊污染的水或食物等暴露史,参见附录 B。

3.2 临床表现

该病潜伏期为 2 d～28 d,一般为 7 d～10 d。典型的临床症状为急性水样或糊样腹泻,一般无脓血便,日排便 2～20 余次。免疫功能缺陷的病人,腹泻程度严重,常表现为持续性霍乱样水泻,一日数次至数十次。严重感染的幼儿可出现喷射性水样腹泻。腹痛、腹胀、恶心、呕吐、口渴、发热、食欲减退或厌食亦较常见。病程一般持续 7 d～14 d,或长至 20 d～2 个月,由急性转为慢性而反复发作者常见。肠外器官感染者可表现为与相应器官病变相关的症状与体征,参见附录 C。

3.3 实验室检查

3.3.1 病原学检查

显微镜镜检粪便涂片查见隐孢子虫卵囊,见附录 D。

3.3.2 免疫学检查

粪便隐孢子虫抗原检查呈阳性,见附录 D。

3.3.3 分子生物学检测

粪便核酸 PCR 扩增出特异性目的片段,见附录 D。

4 诊断原则

根据流行病学史、临床表现及实验室检查结果等内容予以诊断。

5 诊断

5.1 隐孢子虫感染

无明显临床表现,且符合 3.3.1、3.3.2、3.3.3 中任一条。

5.2 隐孢子虫病

5.2.1 疑似病例

同时符合 3.1 和 3.2。

5.2.2 临床诊断病例

符合 3.2 并同时符合 3.3.2、3.3.3 中任一条。

5.2.3 确诊病例

同时符合 3.2 和 3.3.1。

6 鉴别诊断

应与以腹泻为主要临床症状的其他疾病,如阿米巴痢疾、贾第虫病、微孢子虫病、环孢子虫病、等孢球虫病、细菌性痢疾、霍乱和轮状病毒腹泻等疾病进行鉴别,参见附录 E。

附　录　A
（资料性附录）
病　原　学

A.1　概述

隐孢子虫病是隐孢子虫感染引起的以腹泻为主要临床表现的一种人兽共患传染病,属新发传染病,被世界卫生组织(WHO)列为世界六大腹泻病之一。自 1976 年在美国首次发现人体感染隐孢子虫病例以来,目前该病已遍及除南极洲外的 90 多个国家,300 多个地区。发达国家隐孢子虫阳性率为 0.6%～20%,发展中国家为 4%～32%,AIDS 患者和儿童感染率为 3%～50%。中国于 1987 年在南京首次报道 2 例人体感染病例,此后陆续在江苏、安徽、山东、湖南、云南、黑龙江、河南、上海等省(直辖市、自治区)均有隐孢子虫感染的报道,感染率为 1.33%～13.49%。

A.2　形态

卵囊呈圆形或椭圆形,直径约 4 μm～6 μm。成熟的卵囊囊壁光滑,透明,内含 4 个子孢子和一个结晶状残余体,子孢子为月牙形,大小为 1.5 μm×0.8 μm。不同隐孢子虫形态相似,大小略有差异,形态学方法难以鉴定虫种。多数虫种寄生于小肠,呈圆形,相对较小;少数寄生于胃呈椭圆形,相对较大。

A.3　生活史

隐孢子虫在同一宿主体内完成生活史,不需要中间宿主。生活史包括无性生殖(裂体增殖和孢子增殖)和有性生殖(配子生殖)两个阶段,成熟卵囊为感染阶段。人摄入卵囊后,在消化液的作用下卵囊内子孢子逸出,附着并侵入肠上皮细胞的微绒毛区(刷状缘层内),形成纳虫泡,虫体在纳虫泡内行裂体增殖,发育为滋养体,经 3 次核分裂发育为Ⅰ型裂殖体。成熟的Ⅰ型裂殖体含有 6 个或 8 个裂殖子;裂殖子被释出后侵入其他上皮细胞,发育为第二代滋养体。第二代滋养体经两次核分裂发育为Ⅱ型裂殖体;成熟的Ⅱ型裂殖体含 4 个裂殖子。裂殖子释出并侵入细胞后发育为雌配子体或雄配子体,进入有性生殖阶段。雌配子体进一步发育为雌配子,雄配子体产生 16 个雄配子,雌雄配子结合形成合子,合子发育为卵囊,进入孢子增殖阶段。卵囊有薄壁和厚壁两种。薄壁卵囊约占 20%,仅有一层单位膜,其子孢子可在肠道内逸出直接侵入宿主肠上皮细胞,造成宿主自身体内重复感染;厚壁卵囊约占 80%,在宿主细胞或肠腔内孢子化,随宿主粪便排出,即具感染性。从宿主感染到排出卵囊整个生活史因感染隐孢子虫虫种、感染度、宿主及宿主免疫状态等而各异,一般为 5 d～11 d。

附 录 B

（资料性附录）

流 行 病 学

B.1 传染源

隐孢子虫病患者、隐孢子虫感染者以及隐孢子虫感染的动物是主要传染源。

B.2 传播途径

隐孢子虫病主要经水和食物等途径传播，粪-口途径是主要的传播方式。水源污染是引起隐孢子虫病暴发流行的主要原因，人主要因摄入被隐孢子虫卵囊污染的饮水、食物和娱乐用水（如游泳池水、喷泉等），或与宠物（如犬、猫、鸟类等）、家畜（如猪、牛、羊）等动物，尤其是幼畜和野生动物等密切接触而感染。

B.3 易感人群

人对隐孢子虫普遍易感，尤其婴幼儿、免疫功能受损者（如长期使用免疫抑制剂者、抗肿瘤药物治疗者）和免疫功能低下者（如 HIV/AIDS、各种引起免疫功能下降的基础疾病等）。

B.4 地区分布

呈全球性分布，中国各省（直辖市、自治区）均发现有隐孢子虫感染者。农村多于城市，沿海港口多于内地；经济落后、卫生状况差的地区多于发达地区；畜牧区多于非牧区。

B.5 季节分布

通常全年都有发病，温暖潮湿季节发病率较高。

B.6 年龄、性别分布

各年龄组均有发病，一般年龄越小，感染率和发病率越高，且症状越严重，死亡率也越高，多见于2岁以下的婴幼儿。免疫功能受损或低下者症状也较严重。男女间无明显差异。

附　录　C

（资料性附录）

临　床　表　现

C.1　潜伏期

本病潜伏期为 2 d～28 d，多数为 7 d～10 d。

C.2　急性期

隐孢子虫病临床症状的严重程度与病程取决于宿主的免疫状态和营养状况。免疫功能正常者症状较轻，主要为急性自限性水样腹泻，一般无脓血，日排便 2～20 余次；具自限性，病程通常 7 d～14 d，最短 1 d～2 d。免疫功能缺陷患者，腹泻程度严重，常表现为霍乱样水泻。重症幼儿为喷射性水样腹泻，排便量多。腹痛、腹胀、恶心、呕吐、食欲减退或厌食、口渴和发热亦较常见。

C.3　慢性期

20 d～60 d 者占多数，长者数年。免疫功能异常的感染者症状明显且病情重，持续性霍乱样水泻最为常见，一日数次至数十次；每日水泻便量常见为 3 L～6 L，最多可达 17 L；导致水、电解质紊乱和酸中毒。免疫功能缺损者尤其是 HIV/AIDS 患者，隐孢子虫感染后可导致广泛播散，并发胆道、胰管或呼吸道等肠外器官隐孢子虫病，表现为胆囊炎、胆管炎、胰腺炎和肺炎；当症状消失后数周内仍有卵囊随粪便排出。儿童营养不良以及某些病毒性感染，如麻疹、水痘和巨细胞病毒感染，也会因暂时的免疫功能异常而并发隐孢子虫病，引起严重的慢性腹泻。

C.4　并发症

水电解质紊乱，其他病原体混合感染。部分有腹部痉挛性疼痛、恶心、呕吐、厌食、发热和全身不适等。

附　录　D
（规范性附录）
实验室检查

D.1　病原学检查

D.1.1　粪便涂片制备

制备中等厚度粪便涂片,以覆在报纸上时可透过涂片看到字为宜。

将粪便在玻片上涂成直径约为 1.5 cm 大小的圆形或椭圆形粪便涂片,待自然干燥后,用无水甲醇固定 3 min～5 min。

D.1.2　改良抗酸染色法

D.1.2.1　试剂

D.1.2.1.1　苯酚复红染色液

碱性复红 4.0 g,95％酒精 20 mL,苯酚 8 mL,蒸馏水 100 mL。

将碱性复红溶于 95％酒精,在磁力搅拌器上混合直至全部溶解。缓慢添加入苯酚直至混合均匀,蒸馏水定容至 100 mL。用滤纸过滤除去碎渣并贮存于棕色试剂瓶中,室温贮藏。

D.1.2.1.2　硫酸溶液

纯硫酸 10 mL,蒸馏水 90 mL(边搅拌边将硫酸徐徐倾入水中)。转移到棕色试剂瓶中,室温贮藏。

D.1.2.1.3　孔雀绿染色液

孔雀绿原液:孔雀绿 2.0 g,蒸馏水 100 mL,混匀。过滤到棕色试剂瓶中,室温贮藏。
1∶10 孔雀绿染色液:孔雀绿 1 mL,蒸馏水 9 mL。

D.1.2.2　染色

滴加苯酚复红染色液于固定的粪膜上,染色 2 min～10 min,自来水漂洗;再滴加 10％硫酸溶液至涂片呈粉红色为止(脱色 1 min～10 min),自来水漂洗;滴加孔雀绿染色液染色 1 min～2 min,自来水漂洗,晾干。

D.1.2.3　显微镜观察

用光学显微镜油镜下检查。背景为蓝绿色,隐孢子虫卵囊为玫瑰红色,呈圆形或椭圆形,直径 4 μm～6 μm;子孢子(4 个)颜色较深,呈月牙形。视观察角度不同,卵囊内子孢子排列不规则,呈多态性,残余体为暗红色颗粒。

粪便标本存在非特异的抗酸红色颗粒,大小不等,染色均匀一致,不发亮,无结构,应注意鉴别。

D.1.3　金胺-酚染色法

D.1.3.1　试剂

D.1.3.1.1　金胺-酚染色液

金胺 0.1 g,苯酚 5.0 g,蒸馏水定容至 100 mL。

用蒸馏水溶解苯酚,缓慢加入金胺,用滤纸过滤到棕色试剂瓶中,室温贮藏。

D.1.3.1.2　盐酸酒精溶液

浓盐酸 3 mL,95％酒精 97 mL。

谨慎加盐酸到 95％酒精中并混合。转移到棕色瓶中,室温贮藏。

D.1.3.1.3　高锰酸钾溶液

高锰酸钾 0.5 g,蒸馏水定容至 100 mL。

将高锰酸钾加入到蒸馏水中并用磁力搅拌器混合。过滤到棕色试剂瓶中,室温贮藏。

D.1.3.2　染色

滴加金胺-酚染色液于晾干的粪膜上,染色 10 min～15 min,自来水漂洗;滴加盐酸酒精,脱色 1 min后水洗;滴加高锰酸钾溶液,染色 1 min 后水洗,晾干,置荧光显微镜下观察。

D.1.3.3　荧光显微镜观察

染色后的隐孢子虫卵囊在低倍荧光显微镜下,可见一圆形小亮点,呈现乳白色荧光;高倍镜下隐孢子虫卵囊呈乳白色或略带绿色荧光,在暗背景下显示出特征性明亮的苹果绿色荧光。卵囊壁薄,多数卵囊周围深染,中央色淡,呈环状,或深染结构偏位,有些卵囊全部为深染。卵囊多时似繁星。

D.1.4　金胺酚——改良抗酸染色法

D.1.4.1　试剂

试剂同 D.1.2.1 和 D.1.3.1。

D.1.4.2　染色方法

先进行金胺-酚染色后,再用改良抗酸染色法复染。

D.1.4.3　荧光显微镜观察

复染后卵囊同抗酸染色法所见,但非特异性颗粒被染成蓝黑色,极易鉴别。

D.2　免疫学检查

采用基于单克隆抗体的快速免疫层析检测试条或者间接荧光抗体试验。前者检测粪便样本中隐孢子虫抗原,快捷简便,易操作;后者检测卵囊,需在荧光显微镜下观察。

采集粪便样本,按商品化试剂盒产品说明书要求操作和在规定时间内判读结果。

D.3　核酸检测

D.3.1　核酸提取

新鲜粪便样本或−20 ℃保存样本,均可直接用于核酸提取;如贮存在 2.5％ 高锰酸钾溶液中的卵囊阳性粪便样本,核酸提取之前用去离子水洗涤除去残留的高锰酸钾,3 000 g 离心 10 min,重复 3 次,去上清并用去离子水重悬沉淀物。核酸提取采用粪样或土壤中微生物的核酸提取试剂盒,并按试剂盒说明书要求操作,−20 ℃保存,作为聚合酶联反应(Polymerase chain reaction,PCR)DNA 模板。

D.3.2 核酸检测

D.3.2.1 PCR

D.3.2.1.1 引物序列

采用隐孢子虫 18S rRNA 基因,引物序列为:
——正向引物 1:5'-TTCTAGAGCTAATACATGCG-3';
——反向引物 1:5'-CCCATTTCCTTCGAAACAGGA-3';
——正向引物 2:5'-GGAAGGGTTGTATTTATTAGATAAAG-3';
——反向引物 2:5'-CTCATAAGGTGCTGAAGGAGTA-3'。

D.3.2.1.2 PCR 体系

Taq 酶 PCR 预混液(2×)12.5 μL,正向引物(10 mmol/L)和反向引物(10 mmol/L)各 1 μL,DNA 模板 1 μL,无菌去离子水 9.5 μL,共 25 μL。

D.3.2.2 巢式 PCR 扩增

D.3.2.2.1 加样

按照上述 PCR 反应体系,依次加入各个成分混合后瞬时离心,上机,进行两轮巢式 PCR 反应。第一轮设立阳性对照、阴性对照和空白对照,使用正、反向引物 1;第二轮增设一个空白对照,使用正、反向引物 2。第二轮 PCR 扩增重新换一个 PCR 管,模板为第一轮 PCR 扩增产物,PCR 条件同第一轮 PCR。

D.3.2.2.2 PCR 条件

预变性 94 ℃ 1 min;94 ℃ 10 s,55 ℃ 30 s,72 ℃ 1 min ,共 35 循环;72 ℃ 10 min,4 ℃保存。

D.3.2.3 电泳检测

2%琼脂糖电泳凝胶检测,取第二轮巢式 PCR 扩增产物 5 μL 加样,100 bp DNA 标志物。紫外线或凝胶电泳成像仪下观察电泳结果,拍照并记录结果。

D.3.2.4 结果判读

PCR 扩增目的片段大小约 830 bp。阴性对照和空白对照未出现目的片段,阳性对照出现目的片段,若待测样本出现目的片段为"隐孢子虫核酸检测阳性",否则为"隐孢子虫核酸检测阴性"。

附 录 E
（资料性附录）
鉴 别 诊 断

E.1 阿米巴痢疾

由溶组织内阿米巴感染引起。潜伏期长短不一，自1周至数月不等。起病往往缓慢，以腹痛、腹泻开始，排便次数逐渐增加，一般每日数次，严重时达10次～15次，甚至20次以上，便后有里急后重感。典型的阿米巴痢疾粪便为酱红色粘液样，有特殊的腥臭味，镜检可见粘液中含较多凝集成团的红细胞和较少的白细胞，有夏科-雷登结晶。粪便生理盐水直接涂片可查见滋养体；碘液染色可查见包囊，圆形，直径10 μm～20 μm。

E.2 贾第虫病

由蓝氏贾第鞭毛虫感染引起，流行世界各地。由于旅游业的发展，在旅游者中发病率较高。潜伏期多在2 w左右，有时可达数月不等。急性期典型症状为暴发性腹泻，水样腹泻并有恶臭，可有少量黏液，但多无脓血。患者常伴有恶心、呕吐、腹胀、嗳气。腹痛常见，多在中上腹，绞痛。部分患者有低热、发冷、头痛、乏力、食欲减退等全身症状。若未及时治疗可发展为慢性。寄生胆道可发生胆囊炎、胆管炎或累及肝脏肿大、阑尾炎等。粪便生理盐水涂片可查见贾第虫滋养体；碘液染色可查见包囊，椭圆形，大小为(8～14)μm×(7～10)μm。

E.3 微孢子虫病

由毕氏微孢子虫感染引起，起病缓慢。症状因感染部位而异。肠道微孢子虫病主要症状为消瘦及慢性间歇性水样腹泻，无黏液、脓血，每天4次～8次。部分患者可伴有恶心、食欲减退和腹部痉挛等。粪便直接涂片用改良三色液染色，孢子壁呈鲜樱红色或粉红色，大小为(3～5)μm×(4～8)μm。

E.4 环孢子虫病

由环孢子虫感染引起，腹泻等症状与隐孢子虫病相似。粪便标本经改良抗酸染色后，环孢子虫卵囊大小为8 μm～10 μm，圆盘形，粉红色，内部结构不清楚，隐约可见玫瑰红色团块。

E.5 等孢子虫病

由等孢子球虫感染引起。主要症状为水样腹泻，可由发热，不适和腹痛突然起病，常伴有恶心、呕吐、食欲减退等消化道症状，多为持续性腹泻。粪便标本经改良抗酸染色，卵囊长椭圆形，深红色或玫瑰红色，长10 μm～40 μm，宽10 μm～30 μm，前段较窄，似短瓶颈状，含颗粒状合子或两个孢子囊。

E.6 细菌性痢疾（菌痢）

由志贺菌属感染引起。常年散发，夏秋多见，是我国的常见病、多发病。该病抗菌药治疗，治愈率高。潜伏期一般为 1 d～3 d(数小时至 7 d),临床表现主要有发冷、发热(39 ℃以上)、腹痛、腹泻、里急后重、排黏液脓血便。本病发病急,进展迅猛,且易并发休克。重型菌痢起病更急,有高热,每日排便次数可达 20 次～30 次,粪便呈脓血样,量少,无臭味。腹痛剧烈,里急后重更严重。粪便镜检有大量脓细胞、红细胞与巨噬细胞。粪便培养可检出志贺菌。婴幼儿中毒型菌痢或不典型菌痢应通过病原学诊断鉴别。

E.7　霍乱

霍乱由霍乱弧菌感染引起。病发高峰期在夏季,能在数小时内造成腹泻脱水甚至死亡。该病潜伏期短者数小时,长者 3 d～6 d,一般为 1 d～3 d。典型患者由于剧烈的腹泻和呕吐,可引起脱水、肌肉痉挛,严重者导致外周循环衰竭和急性肾衰竭。粪便检查可见黏液和少许红细胞、白细胞,涂片染色革兰阴性弯曲弧菌。

E.8　轮状病毒腹泻

由轮状病毒感染引起。潜伏期 1 d～3 d。普通轮状病毒主要侵犯婴幼儿,而成人轮状病毒腹泻则可引起青壮年胃肠炎的暴发流行,多无发热或仅有低热,以腹泻、腹痛、腹胀为主要症状。粪便镜检大多无特殊发现,少数可见少量白细胞。取粪便作直接或免疫电镜检查发现轮状病毒颗粒、酶联免疫吸附试验检测粪病毒抗原或患者血清特异性 IgM 抗体、粪病毒 RNA 电泳等方法有助于本病诊断。

参 考 文 献

［1］ 吴观陵.人体寄生虫学.4 版.北京:人民卫生出版社,2013:182-188

［2］ 白功懋.医学寄生虫学与寄生虫检验.1 版.北京:中国医药科技出版社,1994:180-181

［3］ 朱欣平,苏川.人体寄生虫学.8 版.北京：人民卫生出版社,2013:71-75

［4］ Casemore DP.Laboratory methods for diagnosing cryptosporidiosis.Broadsheet 128.J Clin Pathol 1991,44：445-451

［5］ OIE (Office International des Epizooties).Cryptosporidiosis.In Manual of Standards for Laboratory Tests and Vaccines.5th edition,Paris,2004.online edition available at,http://www.oie.int/eng/normes/en_mmaual.htm

［6］ Ryan U,Fayer R,Xiao L.*Cryptosporidium* species in humans and animals：current understanding and research needs.Parasitology.2014,11:1-19

［7］ Xiao LH,Fayer R.*Cryptosporidium* and Cryptosporidiosis.2nd edition,CRC Press,2007

ICS 11.020
C 62

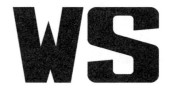

中华人民共和国卫生行业标准

WS/T 563—2017

钉螺调查

Survey of oncomelanid snails

2017-08-01 发布

2018-02-01 实施

中华人民共和国国家卫生和计划生育委员会　　发 布

前　言

　　本标准根据《中华人民共和国传染病防治法》《血吸虫病防治条例》制定。

　　本标准按照 GB/T 1.1—2009 给出的规则起草。

　　本标准起草单位:中国疾病预防控制中心寄生虫病预防控制所、安徽省血吸虫病防治研究所、湖北省疾病预防控制中心、江西省寄生虫病防治研究所、四川省疾病预防控制中心、江苏省血吸虫病防治研究所、广东省疾病预防控制中心。

　　本标准主要起草人:周晓农、张世清、许静、刘建兵、李石柱、林丹丹、吕山、杨坤、陈琳、洪青标、黄少玉、鲍子平。

钉螺调查

1 范围

本标准规定了钉螺调查的方法和要求。

本标准适用于各级疾病预防控制机构组织开展钉螺调查。

2 术语和定义

下列术语和定义适用于本文件。

2.1

湖北钉螺 *Oncomelania hupensis*

日本血吸虫唯一的中间宿主,属于软体动物门、腹足纲、中腹足目、圆口螺科、钉螺属,为雌雄异体、卵生、水陆两栖的淡水螺,在我国通常简称为钉螺。

2.2

感染性钉螺 infected oncomelanid snail

含有日本血吸虫胞蚴、尾蚴的钉螺。

2.3

系统抽样调查法 systematic sampling survey

每间隔一定距离设调查框,每框面积约为 0.1 m^2($0.33 \text{ m} \times 0.33 \text{ m}$),对框内钉螺进行调查。

2.4

环境抽查调查法 environmental sampling survey

在钉螺可能孳生的环境设调查框,对框内钉螺进行调查。

2.5

全面细查法 comprehensive survey

不设调查框,全面调查环境中的钉螺情况。

2.6

诱螺法 attracting snail method

采用稻草帘等载体等距离放置于调查环境,引诱钉螺附着在载体上,以了解钉螺分布情况。

3 调查方法

3.1 现场调查

3.1.1 方法选择

根据调查目的和环境,选择合适的方法开展钉螺调查,包括系统抽样调查法、环境抽查调查法、系统抽样结合环境抽查调查法、全面细查法和诱螺法等,见附录 A。

3.1.2 钉螺鉴别

根据形态特征,即螺壳的旋数、长度、旋向、颜色以及唇脊和厣的有无,鉴定查获的螺类是否为钉螺,参见附录 B。

3.1.3　调查记录

捡获框内全部钉螺,以框为单位装入螺袋,螺袋外标注调查环境名称、环境类型、框号和调查日期,并用全球定位系统(global position system,GPS)对环境进行定位。

3.2　实验室检测

3.2.1　钉螺生存状态鉴定

采用爬行法、敲击法、压碎法或温水法等方法,鉴定捕获钉螺的生存状态,见附录 C。

3.2.2　感染性钉螺检测

采用压碎镜检法或逸蚴法,检测钉螺体内是否含有日本血吸虫胞蚴、尾蚴,见附录 C。

3.3　调查结果统计

根据现场调查和实验室检测结果,统计活螺密度、感染性钉螺密度、活螺框出现率、钉螺感染率、钉螺面积和感染性钉螺面积等指标。

附　录　A
（规范性附录）
钉螺现场调查方法

A.1　系统抽样调查法

调查框的设置及调查线距、框距应根据调查环境类型及面积大小确定。对于河道、沟渠、池塘、洼地等环境，在常年水位线沿河道、沟渠两边、池塘边、洼地周边每间隔 5 m 或 10 m 等距离设框；对江湖洲滩、田地环境，在滩面、田地上设置若干平行的调查线，再沿调查线等距离设框。线距和框距可根据洲滩、田地面积大小确定，一般为 5 m～20 m。滩地面积较大时，线距和框距可适当增加，但最大不宜超过50 m；面积特别大的江湖洲滩，可以先划分成若干块，然后在每块环境进行系统抽样调查。系统抽样调查法的调查结果可用于活螺密度、感染性钉螺密度、活螺框出现率的计算。

A.2　环境抽查调查法

在钉螺可能孳生的环境设框调查。对于山地、坟堆、竹林等特殊环境，可采用环境抽查法进行调查。

A.3　系统抽样结合环境抽查调查法

系统抽样调查法未查到钉螺时，对一些可疑钉螺孳生环境进行设框抽查。或在系统抽样过程中，对适宜钉螺孳生的环境设框抽查，调查框数应足以弥补系统抽样产生的漏查误差。系统抽样结合环境抽查调查结果可用于计算钉螺面积和感染性钉螺面积。

A.4　全面细查法

调查时不设框，细查全部可疑钉螺孳生环境，发现钉螺后采用系统抽样调查法进行调查。一般用于确定日本血吸虫病流行区钉螺接近消灭的地区以及难以系统抽样的小块复杂环境。

A.5　诱螺法

以稻草编成 0.1 m² 大小的方帘，按系统抽样法的设框方式等距离放置于河沟的近岸水面或洲滩水面，经 3 d～7 d 后取回，检查所获成螺和幼螺。此法适于涨水期内调洲滩或河沟螺情，还可用于对比灭螺前后稻草帘所诱获的成螺和幼螺密度，以观察灭螺效果。

附　录　B

（资料性附录）

钉螺的鉴别

在自然环境中孳生的某些螺类，其外形同钉螺较相似，易与钉螺混淆。在钉螺调查时需将其与钉螺加以鉴别（见表 B.1）。常见的与钉螺相似螺类主要有：方格短沟蜷（*Semisulcospira cancellata* Bonson，俗称海蛳）、真管螺（*Euphaedusa*，俗称烟管螺）、细钻螺（*Opeas gracile*，俗称菜螺）、拟钉螺（*Tricula*，俗称小黑螺）等。

表 B.1　钉螺与相似螺类的鉴别要点

鉴别要点	钉螺	方格短沟蜷	真管螺	细钻螺	拟钉螺
螺旋数/个	5～9	12	10～11	6～8	5～8
长度/mm	5～10	15～28	10～17	7～9	3～6
旋向	右旋	右旋	左旋	右旋	右旋
壳色	暗褐色或黄褐色	黄褐色	黄褐色	灰白色或乳白色	灰黑色
壳口	卵圆形	半卵圆形，较薄，有锯齿	近似三角形	椭圆形	卵圆形，壳脐呈沟裂状或窄缝状
唇脊	有	无	无	无	无
厣	有	有	无	无	有
其他	假眉金黄色，阴茎较粗大，呈浅红色	体螺旋基部近壳口处有3条明显横纹，纵肋比钉螺稀疏，突起较为明显	壳口有皱褶	眼有柄，能伸缩	假眉为白色，阴茎细长。不呈红色，壳表光滑
栖息习性	水、陆两栖，多见于河、沟、渠、塘、田及江洲湖滩等有草的潮湿泥土上	水栖，常见于清凉的河、湖、渠水中	陆栖，常见于老墙角、树洞阴湿处	陆栖，常见于菜园、屋基阴湿处	水栖，常见于山区沟水中小石块上

附　录　C
（规范性附录）
钉螺的实验室检测

C.1　钉螺生存状态鉴定

C.1.1　爬行法

将草纸铺于平底瓷盘底部,在草纸中心上画直径为 5 cm 的圆圈,瓷盘内加入少许脱氯水使草纸湿润。将钉螺置于草纸上的圆圈内,置室温(20 ℃～25 ℃)下放置 24 h 后,观察钉螺爬动情况。若钉螺开厣活动或爬到圈外,则为活螺。在原位不动的钉螺,通过压碎法或敲击法鉴别钉螺是否存活。

C.1.2　敲击法

将钉螺置于平板玻璃或硬物上,用小铁锤轻击使之破碎,如见钉螺软组织有收缩反应则为活螺,反之为死螺。

C.1.3　压碎法

将钉螺置于平板玻璃上,每块玻片上放置钉螺若干只,钉螺相互分开,另用一块较厚的玻片将钉螺轻轻压碎,用解剖针将粘附在上面玻片上的钉螺软组织拨到下面玻片上,然后在每个螺体上加一滴脱氯清水。如压碎后钉螺有收缩反应,且见新鲜软体组织者为活螺,反之为死螺。

C.1.4　温水法

将现场捕捉的钉螺放入温水(20 ℃～25 ℃)中,15 min 后发现钉螺开厣活动的即为活螺,不开厣活动的钉螺,通过压碎法或敲击法鉴别钉螺是否存活。

C.2　感染性钉螺检测

C.2.1　压碎镜检法

将钉螺置于载玻片上,另用一张较厚的玻片将钉螺轻轻压碎,然后在螺体上加一滴脱氯清水,将钉螺置于解剖镜(10 倍)或显微镜(4 倍物镜,10 倍目镜)下,用解剖针拨开外壳,依次撕碎钉螺消化腺等软体组织,发现日本血吸虫尾蚴、胞蚴即为感染性钉螺,感染早期的钉螺有时可检获母胞蚴。解剖针每拨弄一次螺软组织后,应及时擦干净,防止尾蚴污染。

C.2.2　逸蚴法

将钉螺放在指形试管内,每管放一只钉螺,加脱氯水至试管口,用尼龙纱盖好管口。置 20 ℃～25 ℃、光照条件下,4 h～8 h 后用肉眼或放大镜在灯光下观察指管水面有无日本血吸虫尾蚴。如无法鉴别,可用铂金饵钩取表面水滴于载玻片,在显微镜或解剖镜下观察。如待检钉螺数量较多,感染率又不高时,可用较大的指管,每管放 10 只钉螺,对检出有感染性钉螺的指管,再按照单个螺逸蚴的方法辨别感染性钉螺。

参 考 文 献

[1]　周晓农.实用钉螺学.北京:科学出版社,2005.

[2]　中华人民共和国卫生部疾病控制司.血吸虫病防治技术手册.3版.上海:上海科学技术出版社,2000.

[3]　何尚英,贾春生,姚长柏,等.用稻草帘诱螺调查钉螺方法的研究.中华医学杂志,1965,51:713-717.

[4]　王汝波,徐兴建,肖邦忠,等.三峡库区生态环境变化后钉螺孳生可能性的研究.热带医学杂志,2003,3:399-403.

[5]　魏风华,王汝波,徐兴建,等.血吸虫病和钉螺输入三峡库区的途径与方式调查.中国血吸虫病防治杂志,2004,16:118-121.

[6]　操治国,汪天平,张世清,等.钉螺在巢湖生存繁殖的模拟试验.中国血吸虫病防治杂志,2008,20:281-284.

_____

ICS 11.020
C 61

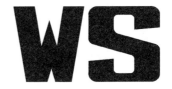

中华人民共和国卫生行业标准

WS/T 564—2017

巴贝虫病诊断

Diagnosis of babesiosis

2017-08-01 发布
2018-02-01 实施

中华人民共和国国家卫生和计划生育委员会　发　布

前　言

本标准按照 GB/T 1.1—2009 给出的规则起草。

本标准起草单位:上海市寄生虫学会、复旦大学、中国疾病预防控制中心寄生虫病预防控制所、中国医学科学院医学实验动物研究所、复旦大学附属华山医院、浙江省疾病预防控制中心、中国农业科学院上海兽医研究所。

本标准主要起草人:陈家旭、程训佳、许学年、秦川、张文宏、姚立农、周金林、魏强、陈韶红、郑彬、陈木新。

巴贝虫病诊断

1 范围

本标准规定了巴贝虫病诊断依据、诊断原则、诊断和鉴别诊断。
本标准适用于各级医疗机构和疾病预防控制机构对巴贝虫病的诊断。

2 术语和定义

下列术语和定义适用于本文件。

2.1

巴贝虫 *Babesia*. spp
寄生在人和脊椎动物红细胞内的原虫,感染人的主要有田鼠巴贝虫(*Babesia microti*)、分歧巴贝虫(*B. divergens*)、邓肯巴贝虫(*B. duncani*)、猎户巴贝虫(*B. venatorum*)等(参见附录 A)。

2.2

巴贝虫病 babesiosis/babesiasis
由巴贝虫感染引起的一类人兽共患寄生虫病,主要经蜱传播。

2.3

无症状感染者 asymptomatic case
无临床症状的巴贝虫感染者。

2.4

重症巴贝虫病 severe babesiosis
巴贝虫病确诊病例,出现高热、重度贫血、黄疸、血红蛋白尿、呼吸窘迫、肾功能衰竭、昏迷等一项或多项临床表现。

3 诊断依据

3.1 流行病学史

有野外活动、蜱叮咬、输血或器官移植史(参见附录 B)。

3.2 临床表现

3.2.1 常见临床表现:寒战、发热、出汗、乏力、恶心、食欲减退、肌肉疼痛、关节疼痛、头痛、腹痛、贫血等(参见附录 C 的 C.1)。
3.2.2 重症临床表现:高热、重度贫血、血红蛋白尿、黄疸、呼吸窘迫、肾功能衰竭、昏迷等(参见附录 C.2)。

3.3 实验室检查

3.3.1 血涂片镜检查见巴贝虫(见附录 D 的 D.1)。
3.3.2 巴贝虫核酸检测阳性(见附录 D.2)。

3.3.3 巴贝虫抗体检测阳性(见附录 D.3)。

3.3.4 动物接种巴贝虫阳性(见附录 D.4)。

4 诊断原则

根据流行病学史、临床表现以及实验室检查结果予以诊断。

5 诊断

5.1 无症状感染者

无明显临床症状和体征,并同时符合 3.3.1、3.3.2 和 3.3.4 中任一条。

5.2 疑似病例

符合 3.1,并同时符合 3.2 中任一条。

5.3 临床诊断病例

疑似病例,并同时符合 3.3.3。

5.4 确诊病例

临床诊断病例或疑似病例,并同时符合 3.3.1、3.3.2 和 3.3.4 中任一条。

5.5 重症病例

确诊病例,同时符合 3.2.2。

6 鉴别诊断

临床诊断病例应与以发热为主要症状的其他疾病,如疟疾、莱姆病、恙虫病、黑热病、登革热、败血症等相鉴别(参见附录 E)。

附 录 A
（资料性附录）
病原学

A.1 分类

巴贝虫属于顶复门（Apicomplexa）、孢子虫纲（Sporozoa）、梨形虫亚纲（Prioplasmasina）、梨形虫目
（Piroplasmida）、巴贝虫科（Babesiidae）、巴贝虫属（Babesia）。目前已鉴定的有100多种巴贝虫，可以感
染牛、马、羊、犬等多种哺乳动物和鸟类。能感染人体的巴贝虫主要有田鼠巴贝虫（Babesia microti）、分
歧巴贝虫（B. divergens）、邓肯巴贝虫（B. duncani）、猎户巴贝虫（B. venatorum）等。

A.2 形态

巴贝虫在红细胞内形态多样。常见虫体形态有环形、圆形、杆形、点状、梨形、阿米巴形等。典型形
态为梨形，常在一个红细胞内有多个虫体寄生，以1～4个虫体居多，可形成三联体或四联体型，即马耳
他十字形；且可为不同发育时期的虫体。经瑞氏或吉氏染色后，胞浆呈蓝色，核呈红色。根据虫体大小
分为：大型巴贝虫，体长2.5 μm～5 μm，如分歧巴贝虫；小型巴贝虫，体长1.0 μm～2.5 μm，如田鼠巴贝
虫。

A.3 生活史

巴贝虫的生活史主要包括在人或脊椎动物红细胞内的发育阶段和媒介蜱体内发育阶段。巴贝虫的
子孢子通过蜱叮咬随唾液进入人或脊椎动物体内，侵入红细胞后，通过出芽生殖方式或二分裂增殖发育
成裂殖子。随着红细胞破裂，裂殖子释放后，再侵入新的红细胞，重复分裂增殖。部分虫体不再进行裂
体增殖，而发育成雌雄配子体。配子体通过蜱吸食宿主血液进入蜱体内，在肠道中发育为配子，进而结
合成合子，然后进行增殖，再通过血淋巴移行至蜱体内各个组织。移行到蜱唾液腺的合子，进一步发育
为子孢子，完成一个生活周期。巴贝虫在蜱间传播方式有：①经卵传递：雌蜱吸血后，巴贝虫在蜱体内繁
殖发育后，进入蜱卵巢，经卵传递给下一代蜱。②期间传播：幼蜱（或若蜱）吸食含有巴贝虫的血液后发
育，将虫体传给下一个发育阶段。

附　录　B
（资料性附录）
流行病学

B.1　传染源

感染巴贝虫的人和社鼠、褐家鼠、黄胸鼠、黑线姬鼠等啮齿类，及牛、鹿、犬、浣熊、鸟类等动物。

B.2　传播途径

经蜱叮咬、输血或器官移植等途径传播。

B.3　易感人群

人对巴贝虫普遍易感。

B.4　地区分布

B.4.1　国外分布

巴贝虫呈世界性分布，自1888年罗马尼亚科学家 Babes 首次从病牛红细胞中发现双芽巴贝虫（*Babesia bigemina*）以来，已鉴定报道100余种，但感染人体的主要有田鼠巴贝虫、分歧巴贝虫、邓肯巴贝虫和猎户巴贝虫等数种。1957年南斯拉夫学者报道了首例人体巴贝虫感染病例之后，美洲、欧洲、亚洲、非洲和大洋洲等均有巴贝虫感染病例报道，以美洲、欧洲地区为多。美国自2011年将巴贝虫病作为法定传染病报告以来，每年报告约1 000例感染者，主要流行虫种为田鼠巴贝虫。而欧洲地区报道病例略少，主要流行虫种为分歧巴贝虫、猎户巴贝虫和田鼠巴贝虫。近年来，埃及、墨西哥、南非、莫桑比克、澳大利亚、巴西、日本、韩国等相继报道了人感染巴贝虫的病例。

B.4.2　我国分布

我国首次人体巴贝虫感染病例报告可追溯到1944年，洪式闾对重庆地区一例疑似疟原虫感染者的血涂片检查时，根据原虫形态特征分析判定，该患者为巴贝虫感染。至今，我国已报告病例约100例，病例报告地区包括黑龙江、云南、重庆、广西、上海、新疆、浙江、内蒙古、山东及台湾等，报道病例较多的地区为黑龙江和云南。我国分布虫种主要是田鼠巴贝虫、猎户巴贝虫和分歧巴贝虫，南方以田鼠巴贝虫为主，北方则以猎户巴贝虫为主。多数病例发病集中在夏季，可能由于该季节是蜱虫活动的高峰期，易引起人的感染。在我国文献报道病例中少数患者有明确的蜱虫叮咬史、手术输血史，有些患者无明确的感染方式。

附 录 C
（资料性附录）
临床表现

C.1 常见临床表现

巴贝虫病的临床表现与无性繁殖期巴贝虫破坏红细胞程度及宿主免疫状态有关,其潜伏期 1 周～4 周。免疫功能正常者多呈自限性,症状可持续 2 周～4 周。症状包括寒战、发热、出汗、乏力、恶心、食欲减退、肌肉疼痛、关节疼痛、头痛、腹痛、贫血或血红蛋白尿等。

C.2 重症临床表现

重症患者起病急,多发生于脾切除、老年体弱及免疫功能低下患者。病人可出现高热(体温可达40 ℃)、重度贫血、血红蛋白尿、呈酱油色尿、黄疸、呼吸窘迫、肾功能衰竭或昏迷,甚至死亡。病人肝功能异常。

附 录 D
（规范性附录）
实验室检查

D.1 血涂片镜检

D.1.1 血涂片的制作

用一次性采血针在耳垂或指端采血,婴儿可从拇趾或足跟采血。取血在表面洁净、无刮痕的载玻片上涂制薄血膜。用推片中部刮取血液 1.0 μL～1.5 μL,将推片下缘平抵载玻片的中线,当血液在载玻片与推片之间向两侧扩展至约 2 cm 宽时,使两张玻片保持 25°～35°角,迅速推成舌状薄血膜。

D.1.2 染色

D.1.2.1 吉氏染色

染色前先用甲醇固定血膜。成批染色时,将血膜朝一个方向插入染色缸中,或每对载玻片血膜朝外插入染色缸中,倒入新配制的 2‰吉氏染液（2 mL 吉氏原液与 98 mL 蒸馏水或 PBS 缓冲液混匀）浸没薄血膜,30 min 后,向染色缸中注入自来水或 PBS 缓冲液至溢出,除掉染液表面浮渣,将染色缸中残余的染液倾出,加入新水,反复冲洗 2～3 次,然后取出玻片,将血膜朝下插在晾片板上晾干。单张血膜染色可取 PBS 缓冲液 2 mL 加入吉氏染液 1～2 滴,混匀后滴在薄血膜上,20 min～30 min 后,水洗、晾干。

D.1.2.2 瑞氏染色

在薄血膜上加瑞氏染液 5～8 滴,固定染色 1 min～2 min。然后再加 5～8 滴蒸馏水于血膜上,用吸管将染液与蒸馏水混合均匀,染色 3 min～5 min 后,用清水轻轻冲去染液,晾干。

D.1.3 血涂片检查

染色后的血膜用光学显微镜检查。经瑞氏或吉氏染色后,巴贝虫胞浆呈蓝色,核呈红色。血涂片所见虫体在形态上有很大差异,常见虫体形态有环形、圆形、梨形、阿米巴形等。检查到上述形态的巴贝虫为阳性。

D.2 巴贝虫核酸检测

D.2.1 样本处理

采取核酸提取试剂盒或其他基因组 DNA 提取方法提取巴贝虫 DNA。

D.2.2 试剂组成

血液基因组 DNA 提取试剂盒和 PCR 扩增试剂盒。

D.2.3 操作步骤和结果判读

D.2.3.1 引物序列

采用巢氏 PCR 方法从患者红细胞中检测巴贝虫 18S rRNA 特异性基因。引物名称及序列如下:
Bab5（第一轮上游引物）:5′- AATTACCCAATCCTGACACAGG－3′

Bab8(第一轮下游引物):5′-TTTCGCAGTAGTTCGTCTTTAACA-3′
Bab6(第二轮上游引物):5′-GACACAGGGAGGTAGTGACAAGA-3′
Bab7(第二轮下游引物):5′-CCCAACTGCTCCTATTAACCATTAC-3′

D.2.3.2 第一轮扩增

以引物 Bab5 和 Bab8 进行第一轮扩增,反应体系为 50 μL,见表 D.1。

表 D.1　第一轮扩增反应体系

试剂	体系
Taq 酶 5 U/μL	0.25 μL
10×buffer	5 μL
dNTP	4 μL
Bab5 20 μmol/L	1.5 μL
Bab8 20 μmol/L	1.5 μL
DNA 模板	2 μL
ddH$_2$O	35.75 μL

PCR 过程为:
95 ℃ 5 min;95 ℃ 45 s,55 ℃ 45 s,72 ℃ 1 min 共 35 个循环;72 ℃ 7 min。

D.2.3.3 第二轮扩增

取 PCR 产物 2 μL,以 Bab6 和 Bab7 进行第二轮扩增,反应体系为 50 μL,见表 D.2。

表 D.2　第二轮扩增反应体系

试剂	体系
Taq 酶 5 U/μL	0.25 μL
10×buffer	5 μL
dNTP	4 μL
Bab6 20 μmol/L	1.5 μL
Bab7 20 μmol/L	1.5 μL
PCR 产物	2 μL
ddH$_2$O	35.75 μL

PCR 过程为:
95 ℃ 5 min;95 ℃ 45s,55 ℃ 45 s,72 ℃ 1 min 共 35 个循环;72 ℃ 7 min。

将第二轮的 PCR 产物进行电泳,确认片段大小约为 400 bp 的特异片段。PCR 产物经割胶回收后,连入载体,进行克隆并测序分析,确定巴贝虫感染。

D.3 巴贝虫抗体检测

D.3.1 方法

采用间接酶联免疫吸附试验(ELISA)法,检测人血清、血浆或其他体液样品中的巴贝虫 IgG(或 IgM)抗体。

D.3.2 试剂组成

巴贝虫诊断抗原(5 μg/mL~10 μg/mL)包被的 96 微孔板、葡萄球菌蛋白 A(SPA)或抗人 IgG(或 IgM)酶标结合物、洗涤液(含有 0.05% Tween-20 的 PBS 缓冲液)、稀释液(含有 1% 牛血清白蛋白的洗涤液)、终止液(主要成分为 2 mol/L 硫酸溶液)、底物 A 液(主要成分为过氧化氢)、底物 B 液(主要成分为四甲基联苯胺)、阳性对照、阴性对照组成。

D.3.3 操作步骤

在盛有 0.5 mL 稀释液的 1.5 mL 塑料离心管或稀释板孔中,加入 5 μL 待检测样混匀。在包被巴贝虫抗原的 96 微孔板中加入稀释的待检样品 100 μL(复孔检测),设阳性对照 2 孔,阴性对照 2 孔,并设空白对照 2 孔,置 37 ℃ 孵育 30 min。随后弃去孔内液体,用洗涤液洗涤 3 次,每次间隔 1 min,甩干。除空白对照孔外,每孔加入酶标结合物 50 μL,37 ℃ 孵育 30 min。弃去孔内液体,用洗涤液洗涤 3 次,每次间隔 1 min,甩干。每孔依次加入底物 A 液、底物 B 液各 50 μL,轻叩微孔板混匀,37 ℃ 避光放置 5 min~10 min。每孔加入终止液 50 μL。

D.3.4 结果判读

用酶标检测仪在 450 nm 波长下,空白孔调零,测定各试验孔 OD 值。如 S/N(样品孔 OD 值/阴性对照孔 OD 均值)≥2.1,结果判为阳性。

D.4 动物接种

取患者外周抗凝血,无菌接种于 BALB/c 小鼠、SCID 小鼠、NOD-SCID 小鼠或地鼠,每只腹腔接种 0.5 mL。自接种一周后开始尾部采血,制备血涂片并染色,镜检观察红细胞染虫状况(参见 D.1)。查见巴贝虫则判为病原学阳性。

附　录　E
（资料性附录）
鉴别诊断

E.1　疟疾

到过疟疾流行区旅游或工作,有蚊虫叮咬史。典型的疟疾发作先后出现寒战、发热、出汗、退热的周期性症状,疟原虫镜检阳性或疟疾快速诊断试剂检测阳性。血片染色后镜检巴贝虫与疟原虫的区别:间日疟原虫感染红细胞明显大于正常红细胞,巴贝虫感染红细胞大小无明显改变;恶性疟原虫感染红细胞大小无改变,常见环状体,而巴贝虫形态多样;同时注意与三日疟和卵形疟原虫的鉴别诊断。

E.2　莱姆病

莱姆病也是一种以蜱为媒介传播的感染性疾病,是由伯氏疏螺旋体所致的自然疫源性疾病。患者常出现游走性红斑、乏力、畏寒发热、头痛、恶心、呕吐、关节疼痛或肌肉疼痛等症状。

E.3　恙虫病

有恙螨叮咬史。患者在阴部或细嫩的皮肤上有焦痂或黄豆大的溃疡,全身浅表淋巴结肿大,数月消失,病后 4 d～6 d 胸腹部有红色斑丘疹。其热型为稽留或弛张型。外斐试验阳性。

E.4　黑热病

有到过黑热病流行区,有白蛉叮咬史。一般有不规则发热、肝脾肿大、淋巴结肿大、贫血等症状。骨髓涂片可查见利什曼原虫。

E.5　登革热

有到过登革热流行区,有蚊虫叮咬史。起病急骤,临床表现复杂多样,有高热、头痛、眼球痛、肌肉与关节疼痛、鼻衄、淋巴结肿大、出疹等症状,一般在发热 4 d～5 d 时出现斑疹,分布于躯干、面部和四肢,随体温下降皮疹消失。血清登革热病毒特异性 IgM 抗体阳性。恢复期血清 IgG 抗体比急性期高 4 倍以上。

E.6　败血症

有寒战、高热、出汗等症状,热型多为弛张热,无周期性,白细胞总数升高伴中性粒细胞增多,血培养可见致病菌,有原发病灶和皮肤脓肿以及挤压疖疮等病史。

参 考 文 献

[1]　吴观陵.人体寄生虫学.4 版[M].北京：人民卫生出版社,2005.

[2]　诸欣平,苏川.人体寄生虫学.8 版[M].北京：人民卫生出版社,2013.

[3]　马永红.巴贝斯虫与巴贝斯虫病的免疫预防[J].畜禽业,1999,11:12－13.

[4]　陈小光,李学荣,吴忠道.巴贝虫和巴贝虫病的研究进展[J].国际医学寄生虫病杂志,2012, 39(1):45－49.

[5]　《中国疟疾的防治与研究》编委会.中国疟疾的防治与研究[M].北京：人民卫生出版社,1991.

[6]　WS 259—2015　疟疾的诊断

[7]　瞿逢伊.我国医学寄生虫学发展百年历史回顾与评述[J].中国寄生虫学与寄生虫病杂志, 2007,25(4):259－273.

[8]　Homer MJ,Aguilar-Delfin I,Telford SR 3rd,Krause PJ,Persing DH. Babesiosis[J]. Clin Microbiol Rev,2000,13:451－469.

[9]　Hunfeld KP,Hildebrandt A,Gray JS. Babesiosis:Recent insights into an ancient disease [J]. In Parasitol,2008,38(11):1219－1237.

[10]　Kjemtrup AM,Conrad PA. Human babesiosis:an emerging tick-borne disease[J]. Int J Parasitol, 2000,30:1323－1337.

[11]　Vannier E,Krause PJ. Human babesiosis[J]. N Eng Jmed,2012,366(25):2397－2407.

[12]　Wei Q,Tsuji M,Zamoto A,Kohsaki M,Matsui T,Shiota T,Telford SR 3rd,Ishihara C. Human babesiosis in Japan:isolation of *Babesia microti*-like parasites from an asymptomatic transfusion donor and from a rodent from an area where babesiosis is endemic[J]. Jclin Microbiol,2001,39 (6):2178－2183.

ICS 11.020
C 61

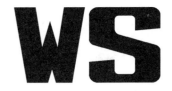

中华人民共和国卫生行业标准

WS/T 565—2017

蛔虫病诊断

Diagnosis of ascariasis

2017-08-01 发布

2018-02-01 实施

中华人民共和国国家卫生和计划生育委员会　　发 布

前　言

本标准按照 GB/T 1.1—2009 给出的规则起草。

本标准起草单位：中国疾病预防控制中心寄生虫病预防控制所、四川省疾病预防控制中心、浙江省疾病预防控制中心、广西壮族自治区疾病预防控制中心、上海市疾病预防控制中心。

本标准主要起草人：陈颖丹、周长海、许隆祺、田洪春、姚立农、杨益超、蔡黎、周晓农、郑彬、臧炜、朱慧慧。

蛔虫病诊断

1 范围

本标准规定了蛔虫病诊断的依据、诊断原则、诊断和鉴别诊断。

本标准适用于全国各级疾病预防控制机构和医疗机构对蛔虫病的诊断。

2 术语和定义

下列术语和定义适用于本文件。

2.1

蛔虫 ascarid

似蚓蛔线虫(*Ascaris lumbricoides*)又称人蛔虫,简称蛔虫,隶属蛔目(Ascaridida)蛔科(Ascarididae)(参见附录 A)。

2.2

蛔虫感染 *Ascaris lumbricoides* infection

蛔虫幼虫在人体内移行和/或成虫寄生于人体小肠。

2.3

蛔虫病 ascariasis

由蛔虫的幼虫在人体内移行和/或成虫寄生于人体小肠所致的疾病。

3 诊断依据

3.1 流行病学史

患者有饭前便后不洗手、生吃未洗净的瓜果、蔬菜或饮用生水史(参见附录 B)。

3.2 临床表现

3.2.1 幼虫期

3.2.1.1 幼虫移行所致的主要表现为呼吸道症状,可出现咳嗽、胸闷、喉痒、干咳、哮喘或荨麻疹,偶可伴有发热、痰中带血或过敏性皮炎(参见附录 C 的 C.1.1)。

3.2.1.2 幼虫可侵入甲状腺、淋巴结、胸腺、脾脏、脑和脊髓等处,形成异位寄生(参见附录 C 的 C.1.2)。

3.2.2 成虫期

3.2.2.1 成虫寄生肠道可出现恶心、呕吐、腹痛、腹胀,常伴食欲减退、间歇性脐周疼痛或上腹部绞痛。儿童患者可有神经精神症状,如惊厥、夜惊、磨牙,偶可出现异嗜症,重度感染者可出现生长发育障碍(参见附录 C 的 C.2.1)。

3.2.2.2 胆道蛔虫症出现剑突下突发疼痛,并向右肩、背部或下腹部放射,常伴恶心、呕吐,疼痛持续一段时间缓解后可再发生,剑突下有局限性压痛点,无腹肌紧张(参见附录 C 的 C.2.2)。

3.2.2.3 蛔虫性肠梗阻表现为脐部或右下腹部突发局部疼痛,持续数分钟,间歇时间短,可再出现,多可触及到软的、无痛的可移动团块(参见附录C的C.2.3)。

3.2.2.4 蛔虫性阑尾炎早期疼痛等体征较轻,但病程发展快,且穿孔发生较早,继发腹膜炎(参见附录C的C.2.4)。

3.2.2.5 蛔虫性肠穿孔表现为亚急性腹膜炎,发热不明显,腹胀逐渐明显,腹部触诊有柔韧感(参见附录C的C.2.5)。

3.3 实验室检查

3.3.1 病原学检查

3.3.1.1 粪便检查中检出蛔虫虫卵或幼虫或成虫(参见附录D)。

3.3.1.2 痰、支气管肺泡灌洗液或呕吐物中查到蛔虫虫体。

3.3.2 影像学检查

3.3.2.1 X射线检查:胸片见肺门扩大、肺野有点状、絮状或片状阴影;腹部平片上除小肠充气或有液平面以外,可以看到肠腔内成团的虫体阴影或呈现平行的线状阴影。

3.3.2.2 超声检查:表现为胆囊或胆总管内具有两条平行的光带。

4 诊断原则

根据流行病学史、临床表现及实验室检查结果等予以诊断。

5 诊断

5.1 蛔虫感染

同时符合3.1和3.3.1.1。

5.2 蛔虫病

5.2.1 疑似病例

同时符合3.1和3.2中任一条。

5.2.2 临床诊断病例

符合疑似病例和3.3.2中任一条。

5.2.3 确诊病例

符合疑似病例和3.3.1中任一条或符合临床诊断病例和3.3.1中任一条。

6 鉴别诊断(参见附录E)

6.1 蛔虫病所致的呼吸系统损害应与钩虫病所致的呼吸系统损害、支气管哮喘和肺炎等相鉴别。

6.2 蛔虫病所致的消化系统损害应与钩虫病所致的消化系统损害、消化性溃疡和溃疡性结肠炎相鉴别。

6.3 蛔虫病常见并发症应与胃十二指肠溃疡穿孔、胆结石、急性胆囊炎、肠套叠、急性阑尾炎等急腹症相鉴别。

附 录 A
（资料性附录）
病 原 学

A.1 病原种类

似蚓蛔线虫（*Ascaris lumbricoides*）简称人蛔虫或蛔虫（ascarid），是人体内最常见的寄生虫之一，成虫寄生于小肠，可引起蛔虫病。

A.2 形态

A.2.1 虫卵

自人体排出的蛔虫卵，有受精卵（fertilized egg）和未受精卵（unfertilized egg）之分。受精蛔虫卵呈宽椭圆形，大小约为（45 μm～75 μm）×（35 μm～50 μm）。新鲜粪便中的受精卵卵壳内有一个大而圆的卵细胞，与卵壳间常见有新月形空隙。卵壳外有一层由虫体子宫分泌物形成的蛋白质膜，表面凹凸不平，在人肠道内被胆汁染成棕黄色。未受精蛔虫卵多呈长椭圆形，大小约为（88 μm～94 μm）×（39 μm～44 μm），壳质层与蛋白膜均较受精蛔虫卵薄，无蛔苷层，卵壳内充满大小不等的折光性较强的卵黄颗粒。若蛔虫卵最外面的蛋白质膜脱落，卵壳则呈无色透明，但其卵壳厚，仍可与其他线虫卵区别。

A.2.2 幼虫

一般长为 550 μm～650 μm，侧翼显著单一，肠管明显，由 2～3 个细胞组成，排泄柱的断面大于或等于肠管的断面。

A.2.3 成虫

蛔虫是寄生于人体最大的肠道线虫。雌虫（adult female）长 20 cm～35 cm，有的长达 49 cm，直径为 3 mm～6 mm；雄虫（adult male）长 15 cm～31 cm，直径为 2 mm～4 mm。形似蚯蚓，活体呈粉红色。虫体为长圆柱形，头尾两端略细，体表可见有细纹和明显的侧线。口孔位于虫体顶端，周围有三唇瓣，排列成"品"字形，内缘具细齿，此外尚具感觉乳突和头感器。直肠短，雌虫消化道末端开口于肛门，雄虫则通入泄殖腔。雌虫尾端钝圆，生殖系统为双管型，盘绕在虫体后 2/3 部分，阴门位于虫体腹面中部之前。雄虫尾端向腹面弯曲，在肛门前、后有多对乳突，生殖器官为单管型，有一对镰刀状可伸缩的交合刺。

A.3 生活史

蛔虫属于土源性线虫（soil-transmitted helminths），生活史简单，不需要中间宿主，人是唯一宿主。成虫寄生于人体小肠，以肠腔内半消化食物为营养，雌虫产出的虫卵随粪便排至外界。粪便中受精虫卵在潮湿、荫蔽、氧气充分、温度适宜（21 ℃～30 ℃）的外界环境中，约经 2 周，卵细胞在卵内即可发育为类杆状幼虫。再经 1 周，卵内幼虫第 1 次蜕皮，成为二期幼虫，虫卵即具有感染性。感染期虫卵被宿主吞食后，进入小肠，小肠的环境具有促使卵中幼虫孵化的条件。在这些条件的综合影响下，幼虫分泌孵化液（含酯酶、壳质酶及蛋白酶）消化卵壳后，破壳逸出。逸出的幼虫侵入肠黏膜和黏膜下层，进入静脉或淋巴管，经肝、右心，到达肺部，穿破肺泡壁的毛细血管，进入肺泡腔；在此进行第 2

次和第 3 次蜕皮。然后,幼虫沿支气管、气管逆行至咽部,并随人的吞咽动作进入消化道,经胃到达小肠;在小肠内完成第 4 次蜕皮,再经数周,发育为成虫。自虫卵感染人体到雌虫开始产卵约需60 d～75 d。蛔虫成虫在人体的存活时间约为 1 年。

附　录　B
（资料性附录）
流行病学

B.1　流行概况

B.1.1　全球

蛔虫病为世界性分布,在温带、亚热带及热带均有流行,而在气候适宜、生活水平低下、环境卫生和个人卫生差,及以人粪作为肥料的地域尤为常见。全球 153 个国家或地区存在蛔虫病流行,严重流行区感染率可高达 95%。

B.1.2　中国

蛔虫病广泛存在。1988—1992 年首次全国人体寄生虫分布调查结果显示,人群蛔虫平均感染率为44.59%,最高可达 71.12%,估计全国蛔虫感染人数约 5.3 亿。2001—2004 年全国人体重要寄生虫病现状调查表明,蛔虫平均感染率为 12.72%,与第一次全国调查结果相比,人群蛔虫感染率下降了71.47%.感染率较高的为 5 岁～14 岁儿童和青少年。

B.2　流行环节

B.2.1　传染源

能排出受精蛔虫卵的蛔虫感染者和病人是蛔虫病的传染源。

B.2.2　传播途径

在流行区,用新鲜的人粪作肥料和随地大便是蛔虫卵污染土壤和地面的主要方式。在外界发育至感染期的含蚴卵可以通过多种途径感染人。人因接触被蛔虫卵污染的土壤和农田、庭院地面等,经口吞入感染期蛔虫卵,或者误食被虫卵污染的食物而感染。用人粪施肥的带有泥土的蔬菜常携有蛔虫卵,虫卵附在蔬菜上被带进室内,并可污染室内的地面、家具、食具以及人的衣服和手指。猪、犬、鸡、鼠等动物和蝇及蜚蠊等昆虫可机械性播散蛔虫卵。

B.2.3　易感人群

人群对蛔虫普遍易感,人群感染的特点是农村高于城市,儿童高于成人。

B.3　流行因素

蛔虫生活史简单,不需要中间宿主,为直接发育型;雌虫产卵量大且虫卵对外界环境抵抗力强;用未经无害化处理的粪便施肥、缺乏完善的卫生设施导致随地大便,使蛔虫卵广泛污染土壤和周围环境;饭前便后不洗手等不良卫生习惯,以上因素影响使蛔虫病成为流行最广泛、感染率最高的肠道寄生虫病。

附 录 C
（资料性附录）
临床表现

C.1 幼虫致病

C.1.1 蛔虫幼虫所致肺炎

蛔虫幼虫在肺内移行,病人可出现畏寒、发热、咳嗽、痰中带血、嗜酸性粒细胞增多以及荨麻疹等过敏性肺炎症状。如短期吞入大量感染性虫卵,则可引起蛔虫性哮喘,主要症状为气喘、干咳和喉部异物感。

C.1.2 异位寄生

重度感染时,幼虫可通过肺毛细血管、左心,进入大循环,侵入一些组织和器官,如甲状腺、淋巴结、胸腺、脾脏、脑和脊髓等处,引起相应部位的病变。

C.2 成虫致病

C.2.1 肠蛔虫病

间歇性脐周疼痛或上腹部绞痛是肠蛔虫病的特点,还有腹胀、腹部触痛、消化不良、腹泻或便秘以及食欲不振、恶心、呕吐等症状和体征。儿童患者常有神经精神症状,如惊厥、夜惊、磨牙,偶尔可出现异嗜症等。

C.2.2 胆道蛔虫病

系肠内蛔虫进入胆管所致。临床表现为阵发性上腹部钻顶样疼痛、辗转不安、面色苍白。疼痛向右肩、腰背或下腹部放射。间歇期如正常人,常伴有恶心、呕吐。体检腹部体征不明显,与腹痛之剧烈程度不相称,仅剑突下或偏右有局限性轻度压痛点,无腹肌紧张症。若虫体完全进入胆管甚至胆囊,疼痛反而减轻,但炎症现象进一步发展,则表现为明显的固定压痛,并有肌紧张、反跳痛,伴有发热、寒战或黄疸。

C.2.3 蛔虫性肠梗阻

临床特点为腹部阵发性绞痛,以脐周或右下腹为甚,呕吐并常吐出蛔虫,停止排气和排便。梗阻形成后,疼痛可逐渐加剧,持续数分钟,间歇短时可再出现。多数病例在脐部右侧可触及软的、无痛的、可移动团块或香肠形索状物,阻塞多见于回肠部。早期可有低热、白细胞增多,晚期可出现严重脱水或酸中毒,甚至休克。小儿发病率较高。

C.2.4 蛔虫性阑尾炎

蛔虫钻入阑尾可引起阑尾炎,临床可有吐蛔虫或便蛔虫史;突然发生阵发性腹部绞痛,发作时疼痛难忍并有频繁呕吐,但缓解时则安然如常;疼痛部位起初在全腹或脐周,以后即转移至右下腹部;早期症状重而体征较轻,仅在麦氏点附近有压痛或在右下腹可触及有压痛的活动性条索状物;病程进展较快,多在8 h后局部出现不同程度肌紧张,压痛和反跳痛明显以及皮肤痛觉过敏,且穿孔发生较早,继发腹膜炎,重症者迅速陷入感染性休克和衰竭状态。

C.2.5 蛔虫性肠穿孔

蛔虫可使病变或正常的肠壁发生穿孔,病变的肠壁如十二指肠溃疡、肠梗阻、肠伤寒、阑尾炎等病变处或阑尾切除、胃切除后的缝合口,或经美克尔憩室进入腹腔,其临床表现为亚急性腹膜炎,也可形成弥漫性或局限性腹膜炎。腹腔穿刺有渗出液,并可能检出蛔虫卵。临床表现发热不明显,伴有恶心及呕吐,腹胀逐渐明显,腹部触诊有柔韧感。

附 录 D
（资料性附录）
粪便检查

D.1 直接涂片法

直接涂片法操作步骤：

a) 滴 1 滴生理盐水于洁净的载玻片上，用竹签挑取绿豆大小的粪样，在生理盐水中涂抹均匀，涂片厚度以透过标本隐约可辨认书上的字迹为宜；

b) 先用低倍镜观察，发现可疑虫卵后，加盖玻片用高倍镜观察结构。

D.2 改良加藤厚涂片法

改良加藤厚涂片法操作步骤：

a) 透明液配制：量取蒸馏水和纯甘油各 100 mL，混合后，再加入 3％孔雀绿或亚甲基蓝 1 mL，储瓶备用；

b) 取亲水玻璃纸(25 mm×30 mm×40 μm)放入透明液中浸泡 24 h 以上即可使用；

c) 将尼龙绢片(8 cm×8 cm，80 目/吋)置于粪便标本上，用刮棒自尼龙绢刮取粪便，使细粪渣通过尼龙绢片滤出至绢片表面；

d) 将定量板(圆台孔上底半径 3 mm，下底半径 4 mm，高 1 mm，容积为 38.75 mm³，每孔所容粪便重量为 41.75 mg)小孔朝上置于载玻片中部，用刮棒将尼龙绢片表面的细粪渣填入圆台形孔中，填满全孔并抹平；

e) 垂直向上移去定量板，取 1 张浸泡好的亲水性透明玻璃纸，抖掉多余浸泡液，盖在粪样上，用一张载玻片于亲水性透明玻璃纸上垂直均匀用力压制，使粪便均匀展开至亲水性透明玻璃纸边缘；

f) 静置 0.5 h～1 h，使之透明后镜检，记录观察到的全部虫卵数。在流行病学调查中，将每片的全部虫卵数乘以 24 即得每克粪便虫卵数(EPG)。

D.3 饱和盐水漂浮法

饱和盐水漂浮法操作步骤：

a) 饱和盐水配制：将食盐缓慢加入盛有沸水的容器内，不断搅动，直至食盐不再溶解为止，冷却后备用；

b) 用竹签挑取黄豆粒大小的粪便于圆形直筒瓶(高约 3.5 cm，直径约 2 cm)中；

c) 加入少量饱和盐水，调匀后再缓慢加入饱和盐水，当液面接近瓶口时改用滴管滴加，使液面略高于瓶口又不溢出为止；

d) 在瓶口覆盖一载玻片，静置 15 min～20 min 后，将载玻片提起并迅速翻转，镜检。

D.4 淘洗法

淘洗法操作步骤：

a) 收集患者服药后 24 h～72 h 的全部粪便，加水搅拌；

b) 混匀的粪液倒入 40 目/吋筛网中过滤，并用清水缓慢冲洗，看到虫体后用镊子轻轻挑出，放入加生理盐水的容器中观测。

附　录　E
（资料性附录）
鉴别诊断

E.1　钩虫病所致呼吸道和消化道损害

钩虫幼虫在肺部移行,患者可有咳嗽、咳痰、痰中带血,常伴有畏寒、发热等全身性症状。严重者有剧烈的干咳和嗜酸性粒细胞增多性哮喘,甚至大量咯血。病程可持续1周～2周,如发生"迁延移行"现象,病情可反复。

早期可出现消化道功能紊乱,如恶心、呕吐、腹泻等,腹泻呈黏液样或水样便;可引起上腹胀痛、阵发性加剧,也可呈刀割样痛、钻痛或绞痛,有的放射至腰背部;成虫咬伤可造成肠黏膜散在性出血和小溃疡,有时病变可累及黏膜下层甚至肌层,引起消化道出血、排黑便、柏油便、血便或血水便,有的伴有呕血,引起轻、中、重度贫血。婴幼儿如长期患钩虫病,可造成营养不良和生长发育障碍。

E.2　支气管哮喘

以刺激性咳嗽为特征,灰尘、油烟、冷空气等容易诱发咳嗽,常有家庭或个人过敏疾病史。临床表现为反复发作的喘息、气急、咳嗽或胸闷,常在夜间或凌晨发作加重。多数患者可自行缓解或经治疗后缓解。对抗生素治疗无效,支气管激发试验阳性。

E.3　肺炎

常见症状为咳嗽、咳痰,或原有呼吸道症状加重,并出现脓性痰或血痰,伴或不伴胸痛。病变范围大者可有呼吸困难、呼吸窘迫。大多数患者有发热。早期肺部体征无明显异常,重症者可有呼吸频率增快,鼻翼扇动,发绀。肺实变时有典型的体征,如叩诊浊音、语颤增强和支气管呼吸音等,也可闻及湿性啰音。

E.4　消化性溃疡

上腹痛或不适为主要症状,常具下列特点:
a)　慢性过程,病史可达数年或十余年;
b)　周期性发作,发作可为数周或数月,缓解期亦长短不一,发作有季节性,多在冬秋和冬春之交发病;
c)　部分患者有与进餐相关的节律性上腹痛,如饥饿痛或餐后痛;
d)　腹痛可被抑酸或抗酸剂缓解。

E.5　溃疡性结肠炎

反复发作的腹泻、黏液脓血便及腹痛是主要临床症状。

E.6　胃十二指肠溃疡穿孔

患者多有溃疡病史,多发于饱食后,患者突发上腹部剧痛,呈"刀割样",腹痛迅速波及全腹,面色苍白、出冷汗,常伴有恶心、呕吐。严重时可伴有血压下降。

E.7　胆结石

疼痛位于右上腹或上腹部,呈阵发性,或者持续疼痛阵发性加剧,但无钻顶样疼痛。可伴有恶心、呕吐,多数病人仅在进食过多、吃肥腻食物、工作紧张或休息不好时感到上腹部或右上腹隐痛。B超可见胆囊内有结石影。

E.8 急性胆囊炎

急性发作呈阵发性绞痛,夜间发作常见,饱餐、进食肥腻食物常诱发发作。疼痛放射到右肩、肩胛和背部。伴恶心、呕吐、厌食和便秘等消化道症状。B超可见胀大和充满积液的胆囊。

E.9 肠套叠

肠套叠的三大典型症状是腹痛、血便和腹部肿块。表现为突然发作剧烈的阵发性腹痛,伴有呕吐和果酱样血便。

E.10 急性阑尾炎

多以转移性腹痛为特点,部分病例腹痛一开始位于右下腹,并持续加重。发病早期可出现厌食、恶心和呕吐,但程度较轻。

参 考 文 献

［1］ 薛纯良,许隆祺. 寄生虫病诊断与治疗［M］.湖南:湖南科学技术出版社,2002.

［2］ 吴观陵.人体寄生虫学.4 版 ［M］.北京:人民卫生出版社,2013.

［3］ 孙新,李朝品,张进顺.实用医学寄生虫学［M］.北京:人民卫生出版社,2005.

［4］ 葛均波,徐永健.内科学.8 版［M］.北京:人民卫生出版社,2014.

［5］ 陈孝平,汪建平.外科学.8 版［M］.北京:人民卫生出版社,2014.

ICS 11.020
C 61

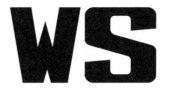

中华人民共和国卫生行业标准

WS/T 566—2017

片形吸虫病诊断

Diagnosis of fascioliasis

2017-08-01 发布

2018-02-01 实施

中华人民共和国国家卫生和计划生育委员会　　发 布

前　言

本标准按照 GB/T 1.1—2009 给出的规则起草。

本标准起草单位:中国疾病预防控制中心寄生虫病预防控制所、安徽省寄生虫病防治研究所、中国农业科学院上海兽医研究所、云南省大理白族自治州血吸虫病防治研究所、大理大学附属医院。

本标准主要起草人:许学年、陈家旭、张世清、焦建明、刘金明、方文、顾伟、刘榆华、周岩、熊彦红。

片形吸虫病诊断

1 范围

本标准规定了片形吸虫病的诊断依据、诊断原则、诊断和鉴别诊断。

本标准适用于全国各级医疗机构和疾病预防控制机构对片形吸虫病的诊断。

2 术语和定义

下列术语和定义适用于本文件。

2.1

片形吸虫 *Fasciola* spp.

复殖目片形科片形属吸虫，寄生人体的片形吸虫主要包括肝片形吸虫（*Fasciola hepatica*）和巨片形吸虫（*Fasciola gigantica*）（参见附录 A）。

2.2

片形吸虫病 **fascioliasis**

由片形吸虫寄生于人体所引起的疾病，包括片形吸虫童虫在腹腔和肝脏实质中移行所造成的急性期损害，以及成虫寄生于胆管内所致的以胆管上皮增生、胆管及胆囊炎症等为主的慢性期损害。

2.3

无症状感染者 **asymptomatic case**

体内有片形吸虫寄生而无明显临床症状和体征者。

2.4

片形吸虫病流行区 **fascioliasis endemic area**

存在片形吸虫的中间宿主（小土蜗等椎实螺科淡水螺），且当地有人和/或牛、羊等反刍动物感染片形吸虫的地区。

3 诊断依据

3.1 流行病学史

有在流行区生活、工作、旅游史，且有生食水生植物或饮用生水史（参见附录 B 的 B.1）。

3.2 临床表现

3.2.1 急性期

发热、腹痛、乏力，或伴有厌食、呕吐、腹胀、腹泻等症状；肝脏肿大、肝区叩痛等体征（参见附录 B 的 B.2.1）。

3.2.2 慢性期

临床表现与急性期相比相对较轻，主要包括腹痛、乏力、贫血、纳差、厌油腻、黄疸和肝脏肿大等表现（参见附录 B 的 B.2.2）。

3.3 实验室检查

3.3.1 粪便或十二指肠引流液检查见片形吸虫虫卵(见附录 C 的 C.1 和 C.2)。

3.3.2 手术或病理切片检查见片形吸虫虫体(见附录 C 的 C.3)。

3.3.3 酶联免疫吸附试验(ELISA)阳性(见附录 C 的 C.4)。

3.3.4 外周血嗜酸性粒细胞的百分比和/或绝对值增高。

4 诊断原则

根据流行病学史、临床表现及实验室检查结果等予以诊断。

5 诊断

5.1 无症状感染者

无明显临床症状和体征,符合 3.1,且同时符合 3.3.1、3.3.2 中任一条。

5.2 急性片形吸虫病

5.2.1 疑似病例

同时符合 3.1、3.2.1 和 3.3.4。

5.2.2 临床诊断病例

疑似病例并同时符合 3.3.3。

5.2.3 确诊病例

疑似病例并同时符合 3.3.1 或 3.3.2 中任一条。

5.3 慢性片形吸虫病

5.3.1 疑似病例

同时符合 3.1、3.2.2 和 3.3.4。

5.3.2 临床诊断病例

疑似病例并同时符合 3.3.3。

5.3.3 确诊病例

疑似病例并同时符合 3.3.1 或 3.3.2 中任一条。

6 鉴别诊断

应与华支睾吸虫病、肝型并殖吸虫病、肝毛细线虫病、病毒性肝炎、阿米巴性肝脓肿、细菌性肝脓肿和肝脏恶性肿瘤等相鉴别(参见附录 D)。

附　录　A
（资料性附录）
病原学

A.1　虫种

片形吸虫属于复殖目片形科的片形属。其成虫主要寄生于牛、羊等反刍动物的胆管内,也可寄生于人体的胆管内。感染人体的片形吸虫主要为肝片形吸虫和巨片形吸虫(兽医将巨片形吸虫称为大片形吸虫)。

A.2　形态

A.2.1　成虫

肝片形吸虫和巨片形吸虫的形态极为相似。成虫背腹扁平,呈叶片状,红褐色,雌雄同体,被覆皮棘。虫体前端有一突出的圆锥状头锥,头锥后方变宽,或形成肩部。口吸盘位于头锥前端的亚腹面,腹吸盘位于头锥基部稍后方。在口、腹吸盘之间有生殖孔。消化系统由咽、食道和两肠支组成,两侧的肠支一直延伸至虫体后端,并向内外两侧发出分支。生殖系统中,睾丸两个,呈高度分支,前后排列于虫体的中部。卵巢一个,较小,呈鹿角状,位于腹吸盘右后方,前睾丸的前方。子宫较短,盘曲在卵巢与腹吸盘之间,其内充满虫卵,开口于生殖孔。卵黄腺分布在虫体两侧,自头锥基部直达虫体后端。肝片形吸虫与巨片形吸虫的成虫形态主要鉴别要点见表 A.1。

表 A.1　肝片形吸虫与巨片形吸虫成虫的形态鉴别

鉴别要点	肝片形吸虫	巨片形吸虫
体形	较狭长,有明显的肩部,末端较尖呈"V"形	狭长,肩不明显,两侧平,末端钝圆呈"U"形
大小	$(20\sim40)mm\times(8\sim13)mm$	$(33\sim76)mm\times(5\sim12)mm$
体长:体宽	2:1	3:1 以上
腹吸盘	稍大于口吸盘	约为口吸盘的1.5 倍
肠管	内侧支分支少	内侧支分支复杂
睾丸	分支区域约占虫体的2/3	分支区域约占虫体的1/2

A.2.2　虫卵

虫卵呈长椭圆形,淡黄褐色,卵的一端有一小盖。卵壳薄,分两层。卵内充满多个卵黄细胞和一个不易被查见的卵细胞。肝片形吸虫的虫卵大小为$(130\sim150)m\times(63\sim90)\mu m$,平均为 $143~\mu m\times86~\mu m$;巨片形吸虫为$(144\sim208)\mu m\times(70\sim109)\mu m$,平均为 $164~\mu m\times92~\mu m$。

A.3　生活史

片形吸虫的终宿主主要为牛、羊等反刍动物,人因生食水生植物、饮用生水等吞入囊蚴而感染。其成虫寄生于终宿主的胆管内,产出的虫卵随胆汁进入肠道,混入粪便排出体外,在适宜温度的水中发育并孵化出毛蚴,毛蚴侵入中间宿主(小土蜗等椎实螺科淡水螺)体内,经胞蚴、母雷蚴和子雷蚴等阶段的发育和无性增殖后,进一步发育至尾蚴。成熟尾蚴逸出螺体,在水生植物或水面上形成囊蚴。终宿主因误食活的囊蚴而导致感染。童虫在小肠内自囊蚴逸出,穿过肠壁,在腹腔内移行,最终穿越肝脏实质进入胆管并发育成为成虫。自吞食囊蚴到粪便中找到虫卵的最短时间约 10 周~11 周。成虫寿命一般为 4 年~5 年,有报道在人体内寄生可长达 12 年。

附　录　B
（资料性附录）
流行病学与临床表现

B.1　流行病学

片形吸虫呈世界性分布,在全球五大洲51个国家均有人体感染病例报道。估计全球至少有240万人感染片形吸虫,受感染威胁者达9 110万人。我国第一次人体寄生虫分布调查,推算全国感染人数为12万人。目前,我国福建、江西、湖北、内蒙古、广西、云南等21个省、自治区、直辖市有片形吸虫病例报道。

B.2　临床表现

B.2.1　急性片形吸虫病

发生在感染后2周～12周,由片形吸虫童虫在腹腔和肝脏实质中移行所致,病程进展相对较慢。表现为:发热、腹痛、乏力,或伴有厌食、呕吐、腹胀、腹泻等症状;肝脏肿大、肝区叩痛等体征,部分患者出现腹水、贫血等体征。外周血嗜酸性粒细胞的百分比和/或绝对值增高。

B.2.2　慢性片形吸虫病

发生在急性期后,由成虫对胆管的机械性损伤及其代谢产物的刺激作用所引起的胆管上皮增生、胆管及胆囊炎症、胆管纤维化、扩张及阻塞等病变。表现为:腹痛、乏力、贫血、纳差、厌油腻、黄疸、肝脏肿大等,临床表现轻重不一。外周血嗜酸性粒细胞的百分比和/或绝对值增高。

B.2.3　异位损害

童虫在腹腔移行过程中,虫体可穿入或被血流带至肝脏以外的脏器和组织而引起异位损害,如皮下组织、腹壁肌肉、腹膜、肺、眼、脑及膀胱等部位的异位寄生,以皮下组织较多见。异位损害的临床表现较为复杂多变,一般通过手术确诊。

附　录　C
（规范性附录）
实验室检查

C.1　粪便检查

C.1.1　水洗沉淀法（或称重力沉淀法）

取粪便 20 g～30 g 置于烧杯内,加入 10～12 倍体积的水,充分搅匀成粪浆。经 250 μm～425 μm 孔径(40 目～60 目)的网筛过滤于 500 mL 的锥形量杯内,加水淋洗网筛中的粪渣,直到量杯内粪液至 500 mL。静置 30min 后,倾去上层液,再加水至 500 mL,静置 15 min～20 min,如此重复 3～5 次,直到 上层液变清为止。最后弃尽上层液,取沉渣涂片镜检片形吸虫虫卵。

C.1.2　尼龙绢袋集卵法

取粪便 20 g～30 g,置于 250 μm～425 μm 孔径(40 目～60 目)的网筛中,下接 55 m 孔径(260 目) 的尼龙绢袋,用铁夹夹住袋的下口。淋水,搅碎粪便,使粪液滤入尼龙绢袋中。然后移去网筛,继续淋水 冲洗袋内粪浆,并用竹筷在袋外轻轻刮动助滤,直到滤出液变清。取下铁夹,取沉渣涂片镜检片形吸虫 虫卵。

C.2　十二指肠引流液检查

用十二指肠引流管抽取十二指肠引流液及胆汁,以直接涂片法镜检片形吸虫虫卵。为提高镜检效 果,可将引流液加生理盐水稀释搅拌后,分装于离心管内,以 1 500 g 离心 5 min～10 min,吸取沉渣涂 片镜检。

C.3　病理切片检查

所取组织的病理切片通过显微镜检查发现片形吸虫虫体剖面的显微结构可作为诊断依据,但不推 荐用于对疑似病例的进一步检查确诊。

C.4　酶联免疫吸附试验（ELISA）

C.4.1　抗原制备

收集牛、羊肝胆管内寄生的鲜活的片形吸虫成虫,用 0.01 mol/L pH 7.4 磷酸盐缓冲生理盐水 (PBS)冲洗干净后,加入 PBS 常温培养 3 h～6 h。培养液经 3 000 g,4 ℃离心 10 min,除去沉淀(虫卵 等),所得上清液即为片形吸虫的排泄分泌抗原,用考马斯亮蓝法测量蛋白浓度。

C.4.2　试剂

酶标记结合物:抗人 IgG 辣根过氧化物酶标记结合物;抗原包被稀释液:0.05 mol/L pH 9.6 碳酸 盐缓冲液;封闭液:含 1％牛血清白蛋白的抗原包被稀释液;洗涤液:含 0.05％ 吐温－20 的 0.01 mol/L pH 7.4 磷酸盐缓冲生理盐水;稀释液:含 1％牛血清白蛋白的洗涤液;底物溶液:3,3',5,5'-四甲基联 苯胺(TMB)底物溶液(配方见 C.4.3);终止液:2 mol/L 硫酸溶液。

C.4.3　TMB 底物溶液配方

底物显色 A 液:醋酸钠 13.6 g,柠檬酸 1.6 g,30％双氧水 0.3 mL,蒸馏水加至 500 mL。底物显色

B液:乙二胺四乙酸二钠 0.2 g,柠檬酸 0.95 g,甘油 50 mL,TMB 溶液 20 mL(称取 TMB 0.2 g,溶解至二甲基亚砜 20 mL 中),蒸馏水加至 500 mL。底物显色 B 液应避光保存。使用前根据需要量取等量 A、B 液混匀后使用。或可购市售的 TMB 显色液直接使用。

C.4.4 操作步骤

抗原经包被稀释液稀释至 5 μg/mL~20 μg/mL,在 96 孔聚苯乙烯板中,每孔中加入 100 μL,4 ℃过夜。次日弃去孔内溶液,甩干。加入封闭液 200 μL/孔,37 ℃孵育 1 h。弃去封闭液,用洗涤液洗涤 3 次,每次 5 min,甩干。受检者血清或参考血清(每批设阴性、阳性及空白对照各 2 个,每份受检样品设复孔检测)用稀释液作 1:200~1:400 稀释,每孔加入 100 μL,37 ℃孵育 1 h。倾去血清样品,洗涤同前。加入酶标记结合物 100 μL/孔(用稀释液按推荐浓度稀释),37 ℃孵育 1 h。倾去酶标记结合物,洗涤 4 次,每次 5 min,甩干。加入 TMB 底物溶液 100 μL/孔,常温避光放置 5 min。加入终止液 50 μL/孔。以空白对照孔调零,用酶标仪测定各孔 450 nm 波长光密度吸收(OD)值。

C.4.5 结果判定

以受检样品平均 OD 值/阴性参考值(P/N)≥2.1 判为阳性。

附 录 D
（资料性附录）
鉴别诊断

D.1 华支睾吸虫病

因生食含有华支睾吸虫囊蚴的淡水鱼、虾而导致感染，是一种较为常见的食源性寄生虫病，成虫寄生于宿主的肝胆管内，临床表现与片形吸虫病相似，但大多数患者症状较轻。粪检可查出华支睾吸虫虫卵，大小为(27～35) μm×(10～20) μm。

D.2 肝型并殖吸虫病

人因生食或半生食含有并殖吸虫囊蚴的淡水蟹、蝲蛄而导致感染，引起肝脏损伤的一种肺外型并殖吸虫病，主要表现为肝脏肿大、肝区疼痛、肝功能异常。并殖吸虫特异性抗体的血清免疫学检测阳性。

D.3 肝毛细线虫病

肝毛细线虫是鼠类和多种哺乳动物的寄生虫，成虫寄生于肝脏，偶尔感染人，引起肝毛细线虫病。人因食入感染期卵污染的食物或水而感染。临床表现有发热、肝脾肿大、嗜酸性粒细胞显著增多等。通过肝组织活检病原体确诊。

D.4 病毒性肝炎

急性肝炎和慢性肝炎等患者的肝功能常有明显异常，病毒性肝炎的抗原或抗体检查阳性。片形吸虫病的免疫学和病原学检查阴性。

D.5 阿米巴性肝脓肿

部分患者有痢疾或腹泻史，病人常有低热、肝区疼痛、压痛较为明显，粪便中可找到溶组织内阿米巴滋养体或包囊。B超检查，液化处出现无回声区，肝脏活体组织穿刺术可获得典型的巧克力样脓液，脓液中可检获溶组织内阿米巴滋养体。

D.6 细菌性肝脓肿

病人常有寒战、高热、感染中毒症状重、肝区疼痛，血常规有白细胞升高，中性粒细胞升高，嗜酸性粒细胞的百分比和(或)绝对值正常。B超检查常见多发性脓肿，肝脏活体组织穿刺术所得脓液常呈黄白色、有臭味，涂片或培养有菌，常有转移性脓肿出现，抗阿米巴治疗无效。

D.7 肝脏恶性肿瘤

常见的临床表现有肝区疼痛、腹胀、纳差、乏力、消瘦，进行性肝大或上腹部包块等；通常出现肝脏肿大、黄疸、腹水等体征。甲胎蛋白阳性。影像学检查显示占位性病变。

参 考 文 献

［1］　吴观陵.人体寄生虫学.4 版.北京：人民卫生出版社,2013.

［2］　汤林华,许隆祺,陈颖丹.中国寄生虫病防治与研究.北京：北京科学技术出版社,2012.

［3］　周晓农.人体寄生虫病基层预防控制丛书.北京：人民卫生出版社,2009.

［4］　陈兴保,吴观陵,孙新,等.现代寄生虫病学.北京：人民军医出版社,2002.

［5］　余森海,许隆祺.人体寄生虫学彩色图谱.北京：中国科学技术出版社,1992.

［6］　NY/T 1950—2010　片形吸虫病诊断技术规范

［7］　许隆祺,余森海,徐淑慧.中国人体寄生虫分布与危害.北京：人民卫生出版社,2000.

［8］　李朝品.人体寄生虫学实验研究技术.北京：人民卫生出版社,2008.

［9］　沈继龙,张进顺.临床寄生虫学检验.4 版.北京：人民卫生出版社,2012.

［10］　Keiser J,Utzinger J. Food-borne trematodiases. Clin Microbiol Rev,2009,22(3):466 - 483.

［11］　Chen JX,Chen MX,Ai L,et al. An outbreak of human Fascioliasis gigantica in southwest China. PLoS One,2013,8(8):e71520.

————————————————

ICS 11.020
C 61

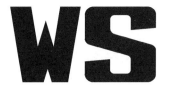

中华人民共和国卫生行业标准

WS/T 567—2017

阴道毛滴虫病诊断

Diagnosis of trichomoniasis vaginalis

2017-08-01 发布

2018-02-01 实施

中华人民共和国国家卫生和计划生育委员会　　发　布

前　　言

本标准按照 GB/T 1.1—2009 给出的规则起草。

本标准起草单位:浙江省医学科学院寄生虫病研究所、中国疾病预防控制中心寄生虫病预防控制所、中国人民解放军第二军医大学、浙江省景宁畲族自治县疾病预防控制中心。

本标准主要起草人:闻礼永、严晓岚、郑彬、朱淮民、熊彦红、张剑锋、朱芝娟、周晓农。

阴道毛滴虫病诊断

1 范围

本标准规定了阴道毛滴虫病的诊断依据、诊断原则、诊断和鉴别诊断。

本标准适用于全国各级医疗机构和疾病预防控制机构对阴道毛滴虫病的诊断。

2 术语和定义

下列术语和定义适用于本文件。

2.1

阴道毛滴虫 *Trichomonas vaginalis*

一种寄生于人体泌尿生殖系统,主要寄生于女性阴道和男性尿道的鞭毛虫,可引起阴道毛滴虫感染或病症(参见附录 A)。

2.2

阴道毛滴虫感染 *Trichomonas vaginalis* infection

阴道或前列腺分泌物、尿液沉淀物镜检发现阴道毛滴虫滋养体,但感染者未见相应临床表现。

2.3

阴道毛滴虫病 trichomoniasis vaginalis

阴道毛滴虫感染者出现相应临床表现。

3 诊断依据

3.1 流行病学史

有共用卫生洁具史,或有不安全性生活史,或性伴侣有阴道毛滴虫感染史等(参见附录 B)。

3.2 临床表现

3.2.1 阴道感染的潜伏期为 4 d ~ 28 d,阴道分泌物大量增加,呈泡沫样,有异味。常引起外阴瘙痒、灼热、性交疼痛等。阴道检查有触痛,可见阴道及子宫颈黏膜弥漫性充血红肿等(参见附录 C 的 C.1)。

3.2.2 尿道感染可表现为尿频、尿急、尿痛等症状,可伴有局部疼痛等(参见附录 C 的 C.2)。

3.2.3 前列腺感染可表现为尿道灼热、夜尿增多,排尿末尿道口有白色混浊分泌物滴出,直肠坠胀感等(参见附录 C 的 C.3)。

3.3 实验室检查

3.3.1 阴道或前列腺分泌物、尿液沉淀物经直接涂片后镜检发现阴道毛滴虫滋养体(见附录 D 的 D.1)。

3.3.2 阴道或前列腺分泌物、尿液沉淀物经涂片染色后镜检发现阴道毛滴虫滋养体(见附录 D 的 D.2)。

3.3.3 阴道或前列腺分泌物、尿液沉淀物经培养后涂片染色镜检发现阴道毛滴虫滋养体(见附录 D 的 D.3)。

4 诊断原则

根据流行病学史、临床表现及实验室检查结果等予以诊断。

5 诊断

5.1 阴道毛滴虫感染

无明显临床表现,并符合 3.3.1、3.3.2、3.3.3 中任一条。

5.2 阴道毛滴虫病

5.2.1 疑似病例

同时符合 3.1 和 3.2.1、3.2.2、3.2.3 中任一条。

5.2.2 确诊病例

疑似病例并同时符合 3.3.1、3.3.2、3.3.3 中任一条。

6 鉴别诊断

应与念珠菌性阴道炎、细菌性阴道炎、细菌性尿道炎、淋病性尿道炎等相鉴别(参见附录 E)。

附 录 A
（资料性附录）
病原学

A.1 病原

阴道毛滴虫（*Trichomonas vaginalis* Donne,1837）属肉足鞭毛虫门、动鞭毛虫纲、毛滴虫目、毛滴虫科、毛滴虫属。

A.2 形态

阴道毛滴虫仅有滋养体期，活虫体色透明，有折光性，体态多变，借助鞭毛摆动前进，并以波动膜的波动作旋转式运动。苏木素或吉氏染色后呈梨形或椭圆形，大小为（7 ~ 32）μm×（5 ~ 12）μm，在毛基体处可见 4 根前鞭毛和 1 根后鞭毛，体外侧前 1/2 处有波动膜和基染色杆。胞质内有深染的颗粒，为该虫特有的氢化酶体。新鲜分泌物中所看到的虫体多无细菌和食物泡，但培养后虫体含有大量细菌和淀粉颗粒。

A.3 生活史

生活史简单，滋养体寄生于人体泌尿生殖系统，主要寄生于女性后穹窿和男性尿道或前列腺，以纵二分裂法或多分裂方式繁殖。最适宜生存繁殖温度为 32 ℃ ~ 35 ℃，最适宜生存繁殖 pH 为 5.2 ~ 6.6。

附　录　B
（资料性附录）
流行病学

B.1　流行概况

阴道毛滴虫感染是最常见的性传播感染（sexually transmitted infection，STLs）之一，全世界感染者约1.8亿，以女性20岁～40岁年龄组感染率最高。

B.2　传染源

阴道毛滴虫感染者或阴道毛滴虫病患者。

B.3　传播途径

通过直接接触和间接接触两种方式传播，前者主要通过性传播，后者主要通过共用卫生洁具、衣物和器械等途径传播。

B.4　易感人群

人群普遍易感。人感染后不能形成持久免疫力，治愈后仍可重复感染。

B.5　流行因素

阴道毛滴虫对外环境有较强的适应性，半干燥环境下可存活14 h～20 h，潮湿毛巾和衣裤中可存活23 h，40 ℃浴池水中可存活102 h，2 ℃水中可存活65 h，－10 ℃环境可存活7 h，普通肥皂水中可存活45 min～150 min。

阴道毛滴虫感染与经济状况、居住条件、卫生设施和生活习惯等有关，营养状况低下、居住条件较差、卫生设施缺乏、个人卫生习惯不佳等均可使感染率增高。阴道毛滴虫亦是导致HIV感染的危险因素之一。

附　录　C
（资料性附录）
临床表现

C.1　阴道感染

潜伏期为 4 d ～ 28 d,阴道分泌物大量增加,白带增多,呈黄色泡沫样,有异味。阴道黏膜损伤时则可出现赤带,如继发化脓菌感染可出现多量黄色脓性白带并有恶臭味。常引起外阴瘙痒、灼热感、性交疼痛等。阴道检查有触痛,可见阴道黏膜及子宫颈弥漫性充血红肿,严重者有出血呈斑点状。症状常随月经周期而波动,一般在月经期后症状加重。

C.2　尿道感染

表现为尿频、尿急、尿痛等泌尿系统感染症状。患者多有发热、排尿困难、尿道口烧灼样痛等。少数病人有尿线中断、尿滞留、尿道红肿、血尿等,可伴有局部压痛。

C.3　前列腺感染

表现为尿道灼热、夜尿增多,可伴有尿频、尿急、尿痛等症状,会阴部钝痛、直肠坠胀感以及局部压痛等。排尿末尿道口可有白色混浊分泌物滴出。

附　录　D
（规范性附录）
实验室检查

D.1　直接涂片法

将阴道或前列腺分泌物或尿液沉淀物涂在载玻片上,加 1 滴生理盐水后用显微镜检查,可见阴道毛滴虫鞭毛及波动膜活动。本法是检查阴道毛滴虫最简便方法,常在门诊和人群普查中应用。由于只能检出活虫体,所以送检标本应注意保温。当分泌物或沉淀物中活虫数≥10 个/mL 时才易检出,故检出率偏低。

D.2　染色法

将阴道或前列腺分泌物或尿液沉淀物涂成薄片,自然干燥后用瑞氏或吉氏液染色镜检,可见阴道毛滴虫的形状和内容物。

D.3　培养法

将阴道或前列腺分泌物或尿液沉淀物加入肝浸液或蛋黄浸液培养基,37 ℃温箱内孵育 48 h,取培养混匀液 1 滴涂成薄片,自然干燥后用瑞氏或吉氏液染色镜检,可见阴道毛滴虫的形状和内容物。

附　录　E
（资料性附录）
鉴别诊断

E.1　念珠菌性阴道炎

主要症状也是白带增多,外阴瘙痒,但白带多为水样或脓样,夹杂着乳酪样或豆腐渣样物。阴道有白色假膜,真菌检查阳性,涂片染色镜检或分离培养可做出明确诊断。

E.2　细菌性阴道炎

主要临床表现为阴道异常分泌物明显增多,呈稀薄状或稀糊状,为灰白色、灰黄色或乳黄色,带有特殊鱼腥臭味。阴道 pH 升高至 5.0 ～ 5.5,分泌物中可查到线索细胞。

E.3　细菌性尿道炎

主要表现为有少量尿道分泌物,易见于较长时间不排尿或夜间没有排尿至晨起排尿前,分泌物易被尿液冲失。胺类试验常阳性,尿液沉淀物涂片或培养可发现致病菌。

E.4　淋病性尿道炎

急性期常有浆液或脓性分泌物,排尿时有疼痛,但无尿急、尿频感。慢性期症状不明显,尿中有淋丝可能为唯一临床表现。尿液沉淀物涂片或培养可发现革兰氏染色阴性的淋病双球菌。

参 考 文 献

［1］　吴观陵.人体寄生虫学.4 版.北京：人民卫生出版社，2013.

［2］　马亦林.传染病学.4 版.上海：上海科学技术出版社，2005.

［3］　World Health Organization. Trichomonas. 2010. http://search. who. int/search.

ICS 11.020
C 61

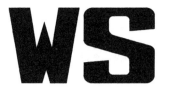

中华人民共和国卫生行业标准

WS/T 568—2017

阿米巴病肠外脓肿诊断

Diagnosis of extraintestinal amoebic abscess

2017-08-01 发布

2018-02-01 实施

中华人民共和国国家卫生和计划生育委员会　发 布

前　言

本标准按照 GB/T 1.1—2009 给出的规则起草。

本标准起草单位:复旦大学、中国疾病预防控制中心寄生虫病预防控制所、复旦大学附属华山医院、中山大学、河南省疾病预防控制中心。

本标准主要起草人:程训佳、陈家旭、张文宏、吴忠道、许汜利、付永锋。

阿米巴病肠外脓肿诊断

1 范围

本标准规定了阿米巴病肠外脓肿的诊断依据、诊断原则、诊断和鉴别诊断。

本标准适用于各级医疗机构和疾病预防控制机构对阿米巴病肠外脓肿的诊断。

2 规范性引用文件

下列文件对于本文件的应用是必不可少的。凡是注日期的引用文件,仅注日期的版本适用于本文件。凡是不注日期的引用文件,其最新版本(包括所有的修改单)适用于本文件。

WS 287 细菌性和阿米巴性痢疾诊断标准

3 术语和定义

3.1

溶组织内阿米巴 *Entamoeba histolytica*

溶组织内阿米巴为内阿米巴属的一种具有致病性的原虫,又称痢疾阿米巴,是阿米巴病的病原体(参见附录 A)。

3.2

溶组织内阿米巴包囊携带者 carrier of *Entamoeba histolytica* cyst

仅在粪便或肠道中检出溶组织内阿米巴包囊而无明显临床表现。

3.3

阿米巴病 amoebiasis

由溶组织内阿米巴滋养体侵犯宿主肠组织或者肠外组织等所致的疾病。

3.4

阿米巴病肠外脓肿 extraintestinal amoebic abscess

溶组织内阿米巴滋养体侵犯宿主肠黏膜后侵入肠壁的小血管,进而侵入门静脉系统,随血流播散至肝脏或其他肠外组织器官,滋养体溶解宿主细胞等所致的疾病。阿米巴病肠外脓肿主要包括阿米巴性肝脓肿、阿米巴性肺脓肿、阿米巴性脑脓肿等。

4 诊断依据

4.1 流行病学史

有不洁饮食或饮水史;曾到过有阿米巴病暴发流行区史;发病前曾有腹泻或排便不规则史;阿米巴痢疾患者;共同生活人群中有阿米巴病患者(参见附录 B)。

4.2 临床表现(参见附录 C)

4.2.1 阿米巴性肝脓肿

发热、食欲下降、体重减轻;右上腹痛、肝肿大伴压痛和叩痛等。

4.2.2 阿米巴性肺脓肿

发热、食欲下降、体重减轻;病变累及肺、胸及其他器官出现的相应症状。

4.2.3 阿米巴性脑脓肿

发热、食欲下降、体重减轻;头痛、呕吐、眩晕、癫痫发作或者出现神经精神症状。

4.3 影像学检查（见附录 D）

4.3.1 X 线检查右侧胸膈抬高、呼吸运动受限、右侧肺底云雾状阴影、胸膜增厚或胸腔积液。

4.3.2 超声检查肝内发现液性病灶。

4.3.3 CT、磁共振检查发现脏器内有液性占位性病变征象。

4.4 实验室检查（见附录 E）

4.4.1 脓肿穿刺液呈棕褐色,如巧克力糊状,黏稠带腥味。

4.4.2 脓肿穿刺液涂片检查,检出阿米巴滋养体。

4.4.3 脓肿穿刺液溶组织内阿米巴核酸检查阳性。

4.4.4 脓肿穿刺液或脑脊液中检测到溶组织内阿米巴抗原。

4.4.5 血清中检测到抗溶组织内阿米巴抗体。

4.5 试验性治疗

疑似病例,甲硝唑等抗阿米巴药物治疗有效。

5 诊断原则

根据流行病学史、临床表现、影像学检查、实验室检查及试验性治疗结果予以诊断。

6 诊断

6.1 疑似病例

符合 4.1 和 4.2 中的任一条。

6.2 临床诊断病例

符合下列一项可诊断:
a) 疑似病例,同时符合 4.3 中任一条和 4.4.1;
b) 疑似病例,同时符合 4.3 中任一条和 4.4.3;
c) 疑似病例,同时符合 4.3 中任一条和 4.5。

6.3 确诊病例

临床诊断病例,同时符合 4.4.2 或同时符合 4.4.3 或同时符合 4.4.4。

7 鉴别诊断（参见附录F）

7.1 阿米巴肝脓肿应与细菌性肝脓肿、肝恶性肿瘤、片形吸虫病、包虫病等相鉴别。

7.2 阿米巴肺脓肿应与细菌性肺脓肿、肺结核、肺恶性肿瘤等相鉴别。

7.3 阿米巴脑脓肿应与细菌性脑脓肿、脑恶性肿瘤、结核性脑炎、包虫病等相鉴别。

附　录　A
（资料性附录）
病原学

A.1　病原

溶组织内阿米巴有包囊和滋养体两个时期，寄生于回肠末端或结肠，可经血流侵入肠外组织引起肝、肺、脑脓肿等相应病症。

A.2　形态

A.2.1　滋养体

溶组织内阿米巴的滋养体均具侵袭性，可吞噬红细胞，滋养体大小在 10 μm～60 μm 之间，不仅与虫体的多形性有关，而且也依其寄生部位而定。从患者组织中分离的虫体常含有摄入的红细胞，也可见白细胞和细菌。滋养体借助单一定向的伪足而运动，有透明的外质和富含颗粒的内质，具一个球形的泡状核。纤薄的核膜边缘有单层均匀分布、大小一致的核周染色质粒（chromatin granules）。核仁小，居中，其周围有纤细无色的丝状结构。

A.2.2　包囊

滋养体在肠腔里形成包囊，其过程称为成囊（encystation）。滋养体在肠腔以外的脏器不能成囊，故肠外病变组织中无包囊。胞质内有一特殊的营养储存结构即拟染色体（chromatoid body），呈短棒状，对虫种鉴别有意义。在未成熟包囊中有糖原泡（glycogen vacuole）；成熟包囊有 4 个核，圆形，直径 10 μm～16 μm。核为泡状核，与滋养体相似。

A.3　生活史

人是溶组织内阿米巴的适宜宿主。溶组织内阿米巴生活史简单，包括感染性的包囊期和增殖的滋养体期。其感染期为含四核的成熟包囊。食品、饮水污染感染性包囊经口摄入通过胃和小肠，在回肠末端或结肠的中性或碱性环境中，包囊受肠道内酶的作用，虫体脱囊而出。滋养体在结肠上端摄食细菌和二分裂增殖。虫体在肠腔中下移，并随着肠内容物的脱水或环境变化等因素的刺激而形成圆形的包囊前期，分泌出厚厚的囊壁最终形成四核包囊，随粪便排出，以完成其生活史。含一核或二核的未成熟包囊也可以排出体外。包囊在外界适宜条件下可保持感染性数日至一个月，但在干燥环境中易死亡。

滋养体是虫体的侵袭形式也是致病时期。它可侵入肠黏膜，吞噬红细胞，破坏肠壁，引起肠壁溃疡；滋养体可随坏死组织脱落入肠腔，通过肠蠕动随粪便排出体外；也可随血流播散到其他器官，如肝、肺、脑等引起肠外阿米巴脓肿。

附 录 B
（资料性附录）
流行病学

B.1 流行概况

B.1.1 全球

阿米巴病呈世界性分布。全世界有 5 千万人感染溶组织内阿米巴，每年 4 万至 10 万人死于阿米巴病。阿米巴病死亡率在寄生原虫病中仅次于疟疾居第二。阿米巴病在热带和亚热带最常见，例如印度、印度尼西亚、撒哈拉沙漠等地区及热带非洲、中南美洲，这个分布特点主要是气候条件、卫生条件和营养条件差的结果。其他辅助因素为高碳水化合物饮食、酒精中毒、遗传性、肠道细菌感染或结肠黏膜局部损伤等。阿米巴病在某些特殊人群中流行情况尤为严重。1992—1994 年，瑞士报道粪便检查发现感染 HIV 的腹泻患者中有 3％患有阿米巴病。1990—1998 年，美国报道 HIV/AIDS 患者的阿米巴病发病率为 1.35％。在某些热带和亚热带地区阿米巴病感染的高峰年龄为 14 岁以下的儿童和 40 岁以上的成人。

B.1.2 中国

我国 1988—1992 年的全国寄生虫分布调查显示，溶组织内阿米巴肠道感染平均感染率为 0.949％，估计全国感染人数为 1069 万，感染率超过 1％的共有 12 个省。2007 年，我国某些省市 HIV/AIDS 患者血清中抗溶组织内阿米巴抗体的阳性率为 7.9％，明显高于非 HIV 感染者。2012 年，以溶组织内阿米巴的具有诊断意义的靶抗原在全国 7 个省、自治区、直辖市共检测 1 312 份血清，结果显示抗溶组织内阿米巴抗体的阳性率分别是北京：1.06％（2/188），上海：3.85％（5/130），四川：7.04％（10/142），广西：3.17％（6/189），贵州：14.39％（41/285），青海：0.53％（1/190），新疆：9.04％（17/188）。

B.2 流行环节

B.2.1 传染源

阿米巴病的传染源为粪便持续排出包囊的慢性阿米巴病患者或者无症状的包囊携带者。

B.2.2 传播途径

人体感染的主要方式是经口感染，食用含有成熟包囊的食品、饮水或使用污染的餐具而感染。食源性暴发流行则是由于不卫生的用餐习惯或食用由包囊携带者制备的食品而引起。蝇或蟑螂等昆虫可机械性播散包囊，造成传播。另外，在同性恋人群，粪便中的包囊可直接经口侵入，所以阿米巴病在欧美日等国家被列入性传播疾病（sexually transmitted diseases，STD）。

B.2.3 易感人群

人群对溶组织内阿米巴普遍易感。某些特殊人群的溶组织内阿米巴感染情况比较严重，例如患者的家属、男性同性恋者、入院的精神病患者或弱智者、囚犯和福利院儿童等。溶组织内阿米巴的易感情况与年龄、居住条件、其他感染的流行情况有关。

B.3 流行因素

溶组织内阿米巴的包囊有较强的抵抗力,在适当温湿度下可生存数周,并保持感染力,且通过蝇或蟑螂的消化道仍具感染性;包囊对干燥、高温的抵抗力不强。由于不良居住条件和不洁饮用水或食品污染等因素造成阿米巴病的传播流行。一些男性同性恋者则由于粪—口传播可以造成溶组织内阿米巴的流行增加。另外,精神异常和弱智者的认知能力异常亦为易感因素。

附 录 C
（资料性附录）
临床表现

C.1 前驱表现

阿米巴肠外脓肿往往有患肠阿米巴病的病史,起病突然或隐匿,呈暴发性或迁延性。肠阿米巴病包括无症状型、阿米巴性结肠炎、急性暴发性阿米巴痢疾及其并发症肠穿孔和继发细菌性腹膜炎,都有可能是肠外阿米巴脓肿的前驱表现(见 WS 287)。

C.2 常见表现

C.2.1 阿米巴性肝脓肿

患者发热、寒战、盗汗、厌食和体重下降;有右上腹痛,向右肩放射,深呼吸和体位改变会加剧疼痛;右上腹饱满、触压痛、肌肉紧张及肝区叩痛。肝脏往往呈弥漫性肿大,病变所在部位有明显的局限性压痛及叩击痛。部分患者肝区有局限性波动感。如累及肺部患者可能出现咳嗽、气急等;小部分患者甚至可以出现黄疸。外周血白细胞计数为 $1 \times 10^9/L \sim 1.6 \times 10^9/L$,患者中约 10% 有最近腹泻和痢疾史。50% 病人可在粪中检出包囊甚至滋养体,58% 肝脓肿病人结肠镜检查可见病灶。CT、超声、磁共振均可显示肝内占位性病变,肝穿刺可见"巧克力酱"状脓液,可检出阿米巴滋养体。

C.2.2 阿米巴性肺脓肿

患者发热、寒战、盗汗、厌食和体重下降;胸痛、咳嗽和呼吸困难。患者出现的主要症状还包括浆液性积液、脓肿或实变形成、脓胸和肺支气管瘘等。阿米巴性肺脓肿会自发形成胸膜腔浆液性积液。10% 以上的肝脓肿患者可能发生肺脓肿或肺实变。肺支气管瘘则可能咳出呈巧克力色的内容物,甚至可能检测到活动的阿米巴滋养体。脓肿破裂入胸腔引起脓胸,而致突发的呼吸道受累。

C.2.3 阿米巴性脑脓肿

患者往往有肝脓肿史或最近出现腹泻和痢疾;并出现神经精神症状就应该怀疑阿米巴滋养体侵袭了中枢神经系统。患者一般症状包括发热、盗汗、厌食和体重下降。依脓肿的大小和部位,患者出现头痛、呕吐、眩晕、癫痫发作或者出现神经精神症状;患者可进一步发展成脑膜脑炎。CT 和磁共振检查往往显示边界不清的颅内占位性病灶。脑脊液检查可能发现阿米巴滋养体或者检出溶组织内阿米巴核酸。

C.3 并发症

C.3.1 脓肿破裂

肝脓肿患者最常见的并发症是脓肿破裂。高达 35% 的肝脓肿患者可出现肝脓肿破裂。脓肿破入腹腔,引起腹腔阿米巴性腹膜炎;肺脓肿破裂入胸腔可致脓胸,致突发的呼吸困难;左叶阿米巴性肝脓肿破裂入心包可引起心包阿米巴病,患者出现心包炎的一切症状和体征,包括心前区疼痛、呼吸困难、紫绀、面色苍白,出现进行性心包填塞,甚至休克。

C.3.2 继发细菌性感染

阿米巴肝脓肿的另一种主要并发症为继发细菌感染。由于脓肿操作穿刺部位出现局部感染,患者有局部皮肤黏膜溃疡经久不愈或者出现化脓性细菌继发感染;由于脓肿压迫肝内胆管引流不畅而引起细菌感染。

<h2>附 录 D</h2>
（规范性附录）
影像检查

D.1 阿米巴肝脓肿影像学

D.1.1 超声检查

脓肿多位于肝右叶，多为单个，呈圆形或卵圆形，常邻近肝包膜，直径较大；脓肿壁厚约 1 mm～3 mm；壁的回声亦较低，内壁可清晰光整；脓肿内部回声多为无回声或低回声，可呈均匀的细密的点状回声分布，不含有气体样反射。

D.1.2 CT检查

平扫病灶呈低密度，部分液化密度不均匀；病灶呈圆形或椭圆形；脓肿周围可出现不同密度环形带，单环、双环或三环。环征为 CT 诊断脓肿的可靠征象。

D.1.3 磁共振检查

所见脓肿形态特点同 CT 的特征。

D.2 肺脓肿影像学表现

D.2.1 X线检查

病灶区中心密度较低，常为中心性空洞形成，空洞周围炎性浸润吸收边缘渐清晰，空洞壁较厚，其内可有液平面。

D.2.2 CT检查

病灶区内出现坏死液化，呈现中心低密度区，纤维厚壁空洞为主要表现，空洞内外壁均较清晰。增强扫描，脓肿壁有明显的环状强化，而中心区不强化。

D.2.3 磁共振检查

所见脓肿形态特点同 CT 的特征。

D.3 脑脓肿影像学表现

D.3.1 CT检查

平扫脓肿和坏死组织为低密度，在低密度区周边见等密度脓肿壁。脓肿壁多为完整环形，厚薄均匀，少数为环壁不完整，脓肿壁厚约 2 mm～3 mm；增强扫描，由于脓肿壁内层肉芽组织的毛细血管通透性增加，脓肿壁多呈明显完整环形强化，具有完整、平滑、均匀、壁薄的特点，少数环壁不完整，厚薄不均匀。

D.3.2 磁共振检查

所见脓肿形态特点同 CT 的特征。

附　录　E
（规范性附录）
实验室检查

E.1　病原检查

E.1.1　脓肿穿刺液涂片

脓肿穿刺液或呈粉红色,随着脓肿时间的延长脓液呈"巧克力色"样,比较黏稠,可以直接涂片后显微镜下检查。阿米巴滋养体内可见被摄入的红细胞,滋养体对温度变化或其他液体混入非常敏感,建议在穿刺抽脓后 30 min 内完成检测。应注意虫体多位于脓肿壁上,故穿刺和检查时应予注意。高倍镜观察,如为阿米巴滋养体,可见其伸出伪足并作定向运动。另外,镜下滋养体需与宿主组织细胞鉴别,主要有如下区别:

    a)　溶组织内阿米巴滋养体大于宿主细胞;

    b)　胞核与胞质大小比例低于宿主细胞;

    c)　滋养体为泡状核,核仁居中,核周染色质粒清晰;

    d)　滋养体胞质中可含红细胞和组织碎片。

E.1.2　脓肿穿刺液溶组织内阿米巴特异性抗原检测

检测溶组织内阿米巴的抗原可进行阿米巴病的诊断和鉴别诊断。最直接的诊断方法是检测患者脓液或者脑脊液中的抗原。一般应用 ELISA 法检测患者脓液或脑脊液中分子量为 170 kDa 半乳糖/乙酰氨基半乳糖凝集素重链亚单位或分子量为 29 kDa/30 kDa 富半胱氨酸蛋白。该方法较在阿米巴肝脓肿早期检测抗体更敏感、更特异,但是这一检测血清中抗原的方法在阿米巴肝脓肿病人治疗一周后敏感性显著下降。分子量为 29 kDa/30 kDa 富半胱氨酸蛋白的单克隆抗体亦可检出病人肝脓肿、肺脓肿和皮肤脓肿脓液中的该抗原,检出率与 PCR 分析的阳性率比较,符合率特异性几乎为 100%。

E.1.3　脓肿穿刺液溶组织内阿米巴核酸检查

溶组织内阿米巴的基因特征可作为诊断或鉴别诊断的标志,用于诊断阿米巴病肠外脓肿。依据 PCR 方法来诊断或鉴别诊断患者脓液穿刺液培养物、皮肤溃疡分泌物中虫体的 DNA 或石蜡切片中的 DNA,这些基因往往为阿米巴染色体以外附加体的核糖体 DNA 中的一些重复序列或者 SSU rRNA 或者富丝氨酸抗原 DNA 序列。以 PCR 扩增来检测其小 rRNA 基因或其他溶组织内阿米巴特异 DNA 序列为诊断阿米巴病肠外脓肿最敏感有效的方法,甚至趋痊愈的肝脓肿穿刺液 DNA 进行 PCR 检测亦可出现 100% 的阳性反应。

应用常规的方法获得脓肿组织中的虫体 DNA,以 SSU rRNA 或者富丝氨酸抗原 DNA 序列进行 PCR 扩增分析。主要的引物如下:18s rRNA (Eh) sense GTT TTA TAC ATT TTG AAG ACT TTA TG,antisense CAG ATC TAG AAA CAA TGC TTC TCT;SREHP (Eh) sense GCT AGT CCT GAA AAG CTT GAA GAA GCT G,antisense GGA CTT GAT GCA GCA TCA AGG T。

E.2　血清学检查

E.2.1　血清抗溶组织内阿米巴抗体检测

抗体诊断可以有效地检测无症状带溶组织内阿米巴包囊者,血清学方法可用于区别溶组织内阿米巴和迪斯帕内阿米巴。制备溶组织内阿米巴滋养体自然抗原或者重组溶组织内阿米巴标志性靶抗原作为检测抗原,包括 170 kDa 的半乳糖/乙酰氨基半乳糖重链单位、150 kDa 的半乳糖/乙酰氨基半乳糖凝集素中间单位、分子量为 37 kDa～90 kDa 的一组糖蛋白等。

E.2.1.1 ELISA 方法

天然抗原的制备:首先收集纯培养(无菌)的溶组织内阿米巴滋养体,反复 PBS 洗涤后悬浮在一定量的 PBS 中,超声粉碎后高速离心后取上清液,测定蛋白含量。将 96 孔酶标板每孔加入 100 μL 包被缓冲液(含上述天然蛋白 5 μg),4 ℃包被过夜;以 PBST 洗板后,每孔加入封闭液,室温湿盒中封闭 1 h;弃封闭液,每孔分别加入 100 μL 1:400 稀释的待测可疑患者血清或者健康对照者血清,湿盒中孵育 1 h;以 PBST 洗板后,每孔加入 100 μL 1:1 000 稀释的 HRP 标记二抗,湿盒中孵育 1 h;洗板后,每孔加入 200 μL 显色液,室温下避光反应 30 min;加入 50 μL 2 mol/L H_2SO_4 终止反应,酶标仪 490 nm 波长下测定吸光度。另外,重组、表达和纯化靶抗原的重组蛋白,将 96 孔酶标板每孔加入 100 μL 包被缓冲液(含重组蛋白 0.1 μg～0.5 μg),同上述 ELISA 方法进行检测,国内这类诊断的试剂盒正在研发中。

E.2.1.2 免疫荧光检测方法

溶组织内阿米巴滋养体抗原片每孔用 50 L 3% 的脱脂奶 PBS 封闭 15min;将待测可疑患者血清或者健康对照者血清分别按 1:16,1:64,1:256,1:1 024 和 1:4 096 稀释。封闭后加入稀释的血清标本,湿盒中室温孵育 30 min;PBS 洗涤抗原片 4 次后加入异硫氰盐荧光素标记的山羊抗人 IgG(1:50 稀释),室温孵育 30 min,PBS 洗涤 4 次,荧光显微镜观察结果。每组复孔至少一孔阳性判断为阳性反应,如一孔可疑阳性而另一孔阴性则判断为阴性反应。抗体滴度≥1:64 判断为 IFA 阳性。一般阿米巴性脓肿血清抗体滴度≥1:256。

附　录　F
（资料性附录）
鉴别诊断

F.1　细菌性脓肿

F.1.1　细菌性肝脓肿

发病比较急,毒血症状显著,例如寒战、高热、全身乏力、体重减轻、肝区疼痛或者患者近期有胆道感染、胆石症继发感染、皮肤化脓性感染、骨髓炎、腹腔化脓性感染、盆腔感染、化脓性中耳炎、炎症性肠炎等。患者的体征显示有黄疸、肝肿大而有压痛。实验室检查显示白细胞计数,尤其是中性粒细胞显著增多,核左移或有中毒颗粒,部分贫血、低蛋白血症、血细菌培养阳性而抗溶组织内阿米巴抗体阴性,以抗菌素治疗有效。影像学检查发现,80%为多发脓肿,边缘不规则。

F.1.2　细菌性肺脓肿

起病急,寒战、高热、咳嗽、大量脓痰、咯血、胸痛、气急甚至休克;患者近期有肺部化脓性感染、皮肤化脓性感染、骨髓炎、化脓性中耳炎、败血症等。患者的体征显示肺部有浊音或实音,呼吸音减低。实验室检查显示白细胞计数可达 $20\times10^9/L\sim30\times10^9/L$,中性粒细胞在 $80\%\sim90\%$,血沉加快、血细菌培养阳性而抗溶组织内阿米巴抗体阴性,以抗菌素治疗有效。影像学检查发现,X线表现往往显示多发性浸润阴影,CT扫描往往有多个球形病灶,其中有液化或类圆形的厚壁。

F.1.3　细菌性脑脓肿

急性发热、头痛、呕吐、嗜睡、昏迷等症状或者脑膜刺激征等。往往有慢性化脓性中耳乳突炎、慢性肺部感染、皮肤化脓性感染、骨髓炎等。实验室检查显示白细胞计数,尤其是中性粒细胞显著增多。脑部CT显示脓肿呈边缘清晰的低密度区,脓肿周围组织有显著水肿带。

F.2　肿瘤

F.2.1　肝恶性肿瘤

患者往往有一般情况较差、低热、消瘦、肝肿大、肝区疼痛等。体检发现肝脏质地较坚硬,常呈结节状,可出现血性腹水,肿瘤标志性抗原升高,器官穿刺病理学检查和影像学检查可以明确诊断。而阿米巴脓肿患者的实验室检查显示白细胞计数,尤其是中性粒细胞呈中度增多和抗溶组织内阿米巴滋养体抗体阳性以及抗阿米巴药物治疗有效有助于鉴别。

F.2.2　肺恶性肿瘤

主要是原发性支气管肺癌,患者往往有刺激性干咳,胸痛、咯血伴有呼吸困难,肿瘤标志性抗原升高,器官穿刺病理学检查和影像学检查肺不张或者肺门淋巴结肿大等可以明确诊断。患者白细胞计数不高,阿米巴滋养体抗体阴性以及抗阿米巴药物治疗无效有助于鉴别。

F.2.3　脑恶性肿瘤

患者一般无发热、头痛呈阵发性,常因用力、咳嗽时加剧,出现进行性颅内高压的症状,或者出现癫痫,认知功能进行性减退,脑特定功能进行性损害。血常规没有特别的改变;影像学检查脑组织受到肿瘤的影响而出现推移、变形等。

F.3 结核病

F.3.1 肺结核

一般结核病发病缓慢,病程较长。如果是肺结核可以有咳嗽咳痰、咯血、胸痛等症状,痰液中可能检测到结核菌。空洞多发生在肺上叶,空洞壁较厚;洞内少见有液平面或者仅见浅液面;其周围可见结核浸润卫星病灶或者结节样病变。阿米巴性肺脓肿往往起病相对急,患者发热、时常有大量痰液,痰中可能发现溶组织内阿米巴滋养体,外周血白细胞总数和中性粒细胞增多,甲硝唑治疗有效,鉴别一般不难。

F.3.2 结核性脑炎

患者起病比较缓慢,有低或中度发热,头痛、喷射性呕吐、偏瘫等。脑脊液检查以淋巴细胞增高为主,蛋白含量明显增高,糖含量下降。而阿米巴性脑脓肿的患者往往近期有腹泻和痢疾或肝脓肿史;患者出现头痛、呕吐、眩晕、癫痫发作或者出现神经精神症状;脑脊液内可见阿米巴滋养体。

F.4 寄生虫病

F.4.1 包虫病

主要为肺包虫病、肝包虫病和脑包虫病。如果在畜牧地区患者逐渐出现腹部肿块,但是无明显发热和毒血症状,或者有癫痫、颅内压增高的症状,B超、CT或MRI证实实质性器官占位性病变则应考虑棘球蚴病。有时,棘球蚴囊可能突然破裂而出现急腹症或者突发性液气胸等更应综合考虑,患者的影像学资料往往会显示病变器官有大小不等的圆形或者椭圆形的阴影,囊肿内可以出现钙化灶或者子囊的阴影,宿主抗棘球蚴抗体阳性并病理证实可以明确诊断。

F.4.2 片形吸虫病

患者往往在近期有生食水生植物、饮用生水史,而后出现高热、腹痛、乏力,或伴有厌食、呕吐、腹胀、腹泻等症状;肝、脾肿大、肝区压痛等体征。血常规显示嗜酸性粒细胞的百分比或绝对值增高,血清转氨酶可升高,γ-球蛋白也常增高。粪便检出虫卵或抗片形吸虫抗体阳性。手术或活体组织检查等发现片形吸虫虫体或虫卵。患者来自片形吸虫病的流行区有重要参考意义。

参 考 文 献

［1］ Wertheim HF，Horby P，Woodall JP. Atlas of human infectious diseases. UK：Blackwell Publishing；2012.

［2］ Rashidu Haque，Mamun Kabir，Zannatun Noor，S. M. Mazidur Rahman，Dinesh Mondal，Faisal Alam，Intekhab Rahman，Abdullh Al Mahmood，Nooruddin Ahmed，and William A. Petri，Jr. Diagnosis of Amebic Liver Abscess and Amebic Colitis by Detection of *Entamoeba histolytica* DNA in Blood，Urine，and Saliva by a Real－Time PCR Assay Journal of Clinical Microbiology，2010，48（8）：2798－2801.

［3］ 吴观陵.人体寄生虫学.4 版.北京：人民卫生出版社,2013.

［4］ 段义农,王中全,方强,郑葵阳.现代寄生虫病学. 2 版.北京:人民军医出版社,2015.

［5］ 陈灏珠,林果为,王吉耀.实用内科学.14 版.北京:人民卫生出版社,2014.

［6］ 沈继龙,张进顺.临床寄生虫检验.4 版.北京:人民卫生出版社,2012.

ICS 11.020
C 62

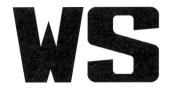

中华人民共和国卫生行业标准

WS/T 569—2017

疟原虫检测　血涂片镜检法

Microscopic examination of blood films for malaria parasites

2017-08-01 发布

2018-02-01 实施

中华人民共和国国家卫生和计划生育委员会　发 布

前 言

本标准按照 GB/T 1.1—2009 给出的规则起草。

本标准起草单位:海南省疾病预防控制中心、江苏省寄生虫病防治研究所、中国疾病预防控制中心寄生虫病预防控制所、云南省寄生虫病防治所、海南省农垦总局医院。

本标准主要起草人:王善青、高琪、汤林华、杨恒林、郑彬、胡锡敏、王光泽、李雨春、刘莹、欧阳范献。

疟原虫检测　血涂片镜检法

1　范围

本标准规定了血涂片镜检法检测疟原虫的技术规范。

本标准适用于各级疾病预防控制机构和医疗机构对疟原虫的显微镜检测。

2　术语和定义

下列术语和定义适用于本文件。

2.1

疟原虫　*Plasmodium* spp

疟原虫是一类单细胞、寄生性的真核动物,是疟疾(malaria)的病原体。寄生于人体的疟原虫主要有恶性疟原虫(*Plasmodium falciparum*)、间日疟原虫(*Plasmodium vivax*)、三日疟原虫(*Plasmodium malariae*)和卵形疟原虫(*Plasmodium ovale*)等。

2.2

血涂片　blood films

将血液涂制于载玻片上制成的涂片。供显微镜疟原虫检查用的血涂片包括厚血膜涂片和薄血膜涂片两种。

3　仪器和器材

3.1　光学显微镜(100 倍油浸物镜、5 倍或 10 倍目镜)。

3.2　计数器。

3.3　载玻片(无划痕无油污的洁净载玻片)。

3.4　推片。

3.5　血片染色架。

3.6　血片干燥架。

3.7　玻片盒。

3.8　染色盘和染色缸。

4　试剂和材料

4.1　吉氏染色原液。

4.2　pH 7.2 磷酸盐缓冲液(PBS)。

4.3　甲醇(分析纯)。

4.4　香柏油或专用浸油(折射率≥1.5)。

4.5　二甲苯(分析纯)。

4.6　75%酒精。

4.7　一次性采血针。

4.8 一次性手套。

5 检测步骤

5.1 血涂片的制作

5.1.1 采血部位及取血方法

经75%乙醇消毒采血部位,待干后,用一次性采血针在耳垂或指端扎刺取血,婴儿可从拇趾或足跟扎刺取血。取1张已消毒推片,用拇指和食指夹持推片侧缘中部,用推片左下角刮取血液4 μL~5 μL用于制作厚血膜,再用该端中部刮取血液1 μL~1.5 μL用于制作薄血膜。

5.1.2 厚血膜制作

取1张载玻片,将推片左下角的血滴涂于载玻片的中央偏左,由里向外划圈涂成直径0.8 cm~1.0 cm的圆形厚血膜,厚度以1个油镜视野内可见到5个~10个白细胞为宜。

5.1.3 薄血膜制作

用干棉球抹净推片左下角上的血渍,然后将推片下缘平抵载玻片的中线,当血液在载玻片与推片之间向两侧扩展至约2 cm宽时,使2张玻片保持25°~35°,从右向左迅速向前推成舌状薄血膜。每张载玻片上1个厚血膜和1个薄血膜(参见附录A)。

5.1.4 编号

血膜制好后水平放置,充分干燥后,用铅笔在玻片一侧毛玻璃上或在薄血膜上编号。

5.2 固定与溶血

5.2.1 薄血膜固定

将薄血膜一端朝下呈45°,用棉签蘸取甲醇溶液,均匀轻抹于薄血膜表面,避免碰触厚血膜。

5.2.2 厚血膜溶血

在干燥的厚血膜上滴加蒸馏水数滴,完全覆盖血膜,溶血数分钟,待血膜呈浅灰色,倾去溶血液。厚血膜制作后1 d内染色无需溶血,超过1 d的应溶血。

5.3 吉氏染色

5.3.1 吉氏染液的配制(参见附录B)

吉氏染液包括吉氏染液原液和吉氏染液工作液。吉氏染液原液由5 g吉氏粉加250 mL甘油充分研磨后加入250 mL甲醇配制。吉氏染液原液在避光条件下可长期保存。常用的吉氏染液工作液包括2%,3%和10%浓度3种,分别由吉氏染液原液和pH 7.2磷酸盐缓冲液(PBS)按比例配制。吉氏染液工作液只能使用时新鲜配制。

5.3.2 单张血涂片染色(参见附录C)

单张血涂片吉氏染色常用于临床疟疾患者的显微镜疟原虫检测。采用3%吉氏染液的常规染色方法血涂片染色质量较好,可长期保存,染色时间约30 min。采用10%吉氏染液的快速染色方法染色时间较短,8 min~10 min,但血涂片不适合长期保存。

5.3.3 成批血涂片染色（参见附录 C）

成批血涂片吉氏染色常用于人群流行病学调查中的显微镜疟原虫检测，常采用 2％吉氏染液进行批量血涂片染色。

5.4 镜检

5.4.1 显微镜检查

在染色后的血膜上加 1 滴香柏油或专用浸油，用 100 倍油浸物镜、5 倍或 10 倍目镜的光学显微镜检查。染色质量较好的血膜，红细胞呈淡红色，嗜酸性粒细胞颗粒呈鲜红色，嗜中性粒细胞核呈紫蓝色，淋巴细胞及疟原虫胞浆呈蓝色或淡蓝色，疟原虫核呈红色。除环状体外，其他各期均可查见疟色素。疟原虫检测以厚血膜为主，虫种鉴别以薄血膜为主。看片路线顺序为薄血膜从舌尖部分开始，厚血膜从上端或下端开始（参见附录 D）。

5.4.2 结果判定

5.4.2.1 疟原虫检测阴性

厚血膜在油镜下，最少检查 100 个视野或整个厚血膜未查见疟原虫方可判为阴性。

5.4.2.2 疟原虫检测阳性

血膜中查到疟原虫判定为阳性，并根据疟原虫形态（参见附录 E）确定恶性疟原虫、间日疟原虫、三日疟原虫、卵形疟原虫或混合感染。

5.4.3 疟原虫的计数

5.4.3.1 厚血膜的疟原虫计数法

镜检厚血膜，计数每个视野中的疟原虫数和白细胞数，计数 200 个白细胞以上，疟原虫密度很低时计数 1 000 个。用下式算出疟原虫密度。疟原虫数 ÷ 白细胞数 × 每微升血中白细胞数 ＝ 疟原虫数/微升血。如果无法进行白细胞计数，则以 8 000 个/微升血计算。

5.4.3.2 薄血膜的疟原虫计数法

镜检薄血膜，计数每个视野中的疟原虫数和红细胞数，计数 1 000 个红细胞以上。用下式算出疟原虫密度。疟原虫数÷红细胞数×每微升血中红细胞数＝疟原虫数/微升血。如果无法进行红细胞计数，则以男性 500 万个/微升血、女性按 450 万个/微升血计算。薄血膜的疟原虫计数法适用于疟原虫密度很高时（每微升血中疟原虫数＞16 000 个）的疟原虫计数。

5.5 血涂片保存

用吸水纸吸去已检血涂片血膜表面的香柏油或去用浸油，在血膜上滴加 2 滴～3 滴二甲苯，然后用吸水纸吸干（专用浸油无需用二甲苯清洗，可直接用吸水纸吸干）。置血涂片于玻片盒内，避光、干燥和阴凉保存，以备复核。

附 录 A

（资料性附录）

厚血膜和薄血膜血涂片制作示意图

厚血膜和薄血膜血涂片制作示意图见图 A.1。

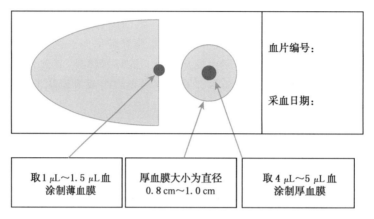

图 A.1 厚血膜和薄血膜涂片制作示意图

附　录　B
（资料性附录）
吉氏染液的配制

B.1　吉氏染色原液配制

吉氏粉 5.0 g,甲醇 250 mL,甘油 250 mL。

将吉氏粉置于研钵中,加入少量甘油充分研磨,然后边加边磨,至甘油加完为止,倒入 500 mL 有塞深色玻璃瓶中。在研钵中加入少量甲醇,洗掉剩余部分,倒入瓶内,再次加甲醇,洗后再倒入瓶中,至甲醇洗净研钵中甘油为止。塞紧瓶塞,置室温内,每天用力摇动溶液 5 min,3 d 后即可使用。

注意事项:将瓶塞塞紧,以避免蒸发和高湿造成的氧化;储存在深色的玻璃瓶中,避免阳光直射,储存时间越久染色效果越佳。根据日常的需求,用干燥吸管吸取少量的染色原液到密闭的分装瓶中(大约 25 mL)。切勿向原液中加入水。

B.2　pH 7.2 磷酸盐缓冲液（PBS）的配制

先制备好两种贮备溶液。溶液 I 为 9.5 g 无水磷酸氢二钠加蒸馏水至 1 000 mL,溶液 II 为 9.07 g 磷酸二氢钾加蒸馏水至 1 000 mL。制备时将磷酸盐置于容量瓶中,加入部分蒸馏水摇匀使溶解后,再加入蒸馏水稀释至 1 000 mL,充分摇匀,塞紧备用。临用时,取 73 mL 溶液 I 和 27 mL 溶液 II,倒入 1 000 mL 容量瓶中,加入部分蒸馏水,混合摇匀后,再加入蒸馏水稀释至 1 000 mL 的刻度,塞紧瓶塞反复摇匀后,即配制成 pH 7.2 的缓冲溶液。

B.3　吉氏染色工作液的配制

B.3.1　3%吉氏染色工作液的配制

在 97 mL pH 7.2 磷酸盐缓冲液中加入 3 mL 吉氏染色原液并混匀。

B.3.2　10%吉氏染色工作液的配制

在 9 mL pH 7.2 磷酸盐缓冲液中加入 1 mL 吉氏染色原液并混匀。

B.3.3　2%吉氏染色工作液的配制

在 98 mL pH 7.2 磷酸盐缓冲液中加入 2 mL 吉氏染色原液并混匀。

B.3.4　注意事项

吸取吉氏染色原液时切勿摇晃盛染色原液瓶子。吉氏染色工作液应现用现配,切勿将未用完的吉氏染色工作液倒回原液瓶中。

附　录　C
（资料性附录）
染色方法

C.1　单张血涂片染色法

C.1.1　3%吉氏染液染色法

C.1.1.1　把薄血膜经甲醇固定的血涂片血膜朝上水平放置在染色盘中。

C.1.1.2　用吸管吸取新配制的3%吉氏染液约3 mL,滴加于厚、薄血膜上,至染液均匀覆盖血膜但不溢出为止。

C.1.1.3　静置染色约30 min。

C.1.1.4　将染色盘移至冲水池,用缓慢流水沿血涂片上缘冲洗约1 min。

C.1.2　10%吉氏染液快速染色法

C.1.2.1　把薄血膜经甲醇固定的血涂片血膜朝上水平放置在染色盘上。

C.1.2.2　用吸管吸取新配制的10%吉氏染液约3 mL,滴加于厚、薄血膜上,至染液均匀覆盖血膜但不溢出为止。

C.1.2.3　静置染色约8 min～10 min。

C.1.2.4　将染色盘移至冲水池,沿血涂片上缘用缓慢流水冲洗约1 min。

C.1.2.5　将染色后的血涂片血膜朝下插入血片干燥架,晾干。

C.2　成批血涂片染色法

C.2.1　将每张血涂片的血膜朝一个方向插入染色缸中,或将血涂片血膜朝外成对插入染色缸中。

C.2.2　倒入新配制的2%吉氏染液浸没厚、薄血膜。

C.2.3　静置染色约30 min。

C.2.4　向染色缸中注入自来水或PBS缓冲液至溢出,除去染液表面浮渣,将染色缸中残余的染液倾出,加入新水,缓慢冲洗2次～3次。

C.2.5　取出血涂片,血膜朝下插入血片干燥架,晾干。

C.3　注意事项

　　染色后不要直接将染液倒掉,应将血涂片连同染液一起放在水中漂洗,或沿玻片及染色缸边缘加水,使染液表层溢出,并轻轻冲洗,以免染液色素颗粒玷污血膜。成批染色时,不要将染液直接倒到厚血膜上,以免将厚血膜冲掉。染色时间除染液浓度外,还与染色时的温度有关,成批染色时,应先进行单张血涂片试染,以确定最佳染色时间。

附　录　D

（资料性附录）

看片路线顺序示意图

看片路线顺序示意图见图 D.1。

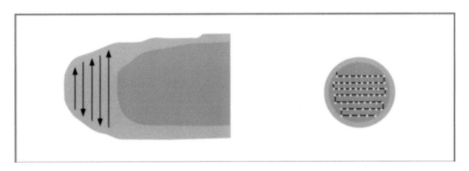

图 D.1　看片路线顺序示意图

附 录 E
（资料性附录）
四种疟原虫薄、厚血膜形态（吉氏染色）

E.1 恶性疟原虫薄厚血膜形态图见图 E.1。

薄血膜　　　　　　　　　　厚血膜

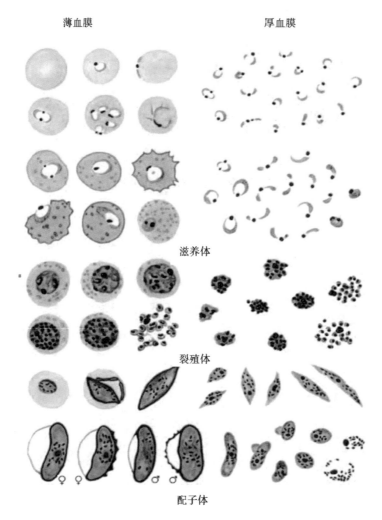

滋养体

裂殖体

配子体

图 E.1 恶性疟原虫薄厚血膜形态图

E.2 间日疟原虫薄、厚血膜形态图见图E.2。

薄血膜　　　　　　　　　　　　厚血膜

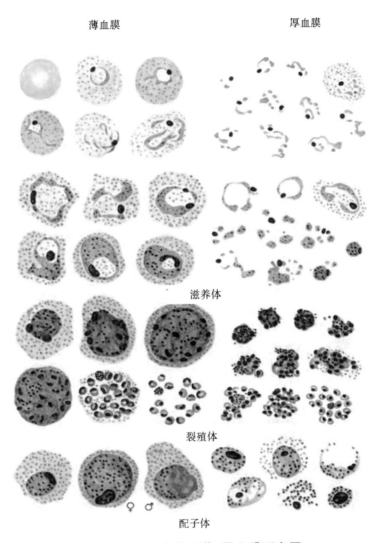

滋养体

裂殖体

♀　♂

配子体

图E.2 间日疟原虫薄、厚血膜形态图

E.3 三日疟原虫薄、厚血膜形态图见图 E.3。

薄血膜　　　　　　　　　　厚血膜

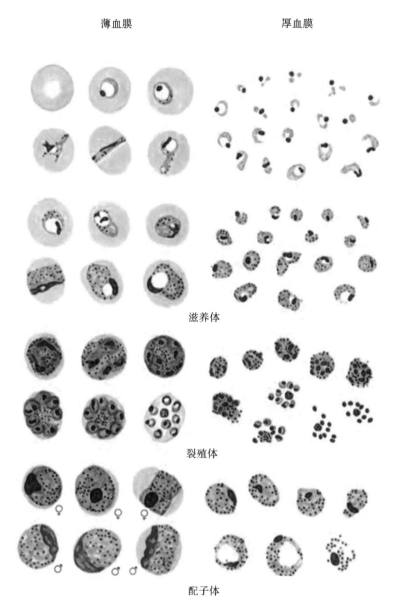

滋养体

裂殖体

配子体

图 E.3　三日疟原虫薄、厚血膜形态图

E.4 卵疟原虫薄、厚血膜形态图见图 E.4。

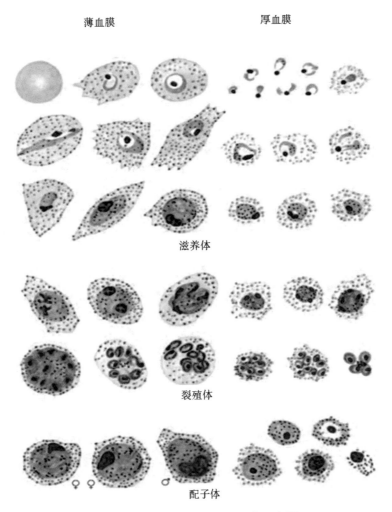

图 E.4 卵疟原虫薄、厚血膜形态图

参 考 文 献

[1]　卫生部疾病预防控制局编.疟疾防治手册.北京:人民卫生出版社.2006:179－185

[2]　WS 259—2015　疟疾的诊断

[3]　王鸿利,叶裕春.中华检验医学大辞典.上海:上海科学技术出版社.2000:232

[4]　中华人民共和国卫生部医政司.全国临床检验操作规程.3版.2006:242－243

[5]　Basic malaria microscopy Part 1－2nd edition. WHO,2010.

[6]　Technical consultation to update the WHO malaria microscopy quality assurance manual. WHO. 26－28 March 2014,Geneva,Switzerland Meeting Report,Global Malaria Program.

[7]　Malaria Microscopy Quality Assurance Manual Version 1,WHO,February 2009.

[8]　Basic malaria microscopy,2nd edition. WHO,2010.

[9]　Microscopy for the detection,identification and quantification of malaria parasites on stained thick and thin blood films in research settings. WHO/TDR,2015.

ICS 11.020
C 62

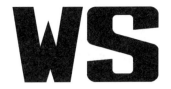

中华人民共和国卫生行业标准

WS/T 570—2017

肠道蠕虫检测　改良加藤厚涂片法

Detection of intestinal helminths—The Kato-Katz method

2017-08-01 发布

2018-02-01 实施

中华人民共和国国家卫生和计划生育委员会　发布

前　言

本标准按照 GB/T 1.1—2009 给出的规则起草。

本标准起草单位:中国疾病预防控制中心寄生虫病预防控制所、江西省寄生虫病防治研究所、云南省大理白族自治州血吸虫病防治研究所。

本标准主要起草人:陈颖丹、诸廷俊、周长海、许静、郑彬、李石柱、肖宁、周晓农、曾小军、刘宏坤。

肠道蠕虫检测 改良加藤厚涂片法

1 范围

本标准规定了改良加藤厚涂片法检测肠道蠕虫的操作流程。

本标准适用于各级疾病预防控制机构和医疗机构对人体粪便内蠕虫卵的检测。

2 术语和定义

下列术语和定义适用于本文件。

2.1

改良加藤厚涂片法　the Kato-Katz method

通过过滤,定量板取样,用甘油浸泡的亲水性透明的玻璃纸对粪样进行透明的一种粪便中蠕虫卵的定性与定量检测方法。

2.2

每克粪便虫卵数　eggs per gram;EPG

1 g 粪便中某种寄生虫卵的数目,是用来表示感染强度的指标。

2.3

肠道蠕虫　intestinal helminth

寄生于人体肠道内借助肌肉伸缩而做蠕形运动的多细胞无脊椎动物。

3 仪器设备

生物显微镜(100 倍~400 倍)和测微尺。

4 试剂材料

4.1 试剂

透明液的成分及配制:由纯甘油 100 mL、3‰孔雀绿(或亚甲基蓝)水溶液 1 mL 和蒸馏水 100 mL 配制而成。

4.2 材料

4.2.1 塑料定量板

规格为 30 mm×40 mm×1 mm,中央孔为圆台形,其上底半径 3 mm,下底半径 4 mm,高 1 mm,容积为 38.75 mm³。

4.2.2 刮棒

60 mm ×6 mm ×2 mm,一端平头,另一端为斜切面,斜切面斜边长 8.23 mm。

4.2.3 尼龙绢

80 目,即每 25.4 mm(英寸)长度内的筛孔数目为 80,裁剪成 8 cm×8 cm 大小。

4.2.4 亲水性透明玻璃纸

厚 40 μm,裁剪成 25 mm×40 mm 大小,使用前在透明液中浸泡 24 h 以上。

4.2.5 载玻片

76.2 mm ×25.4 mm×1 mm。

5 检测步骤

5.1 样本采集

检测样本为新鲜的粪便。采集受检者粪便约 30 g,存放于广口带盖且防渗漏的密闭容器中,将受检者基本信息(姓名、编号、送检日期)标记于容器外部。采集后的样本应在 24 h 内送检,如未能及时检测,应在 4 ℃条件下保存。

5.2 改良加藤厚片制作

5.2.1 取一张洁净的载玻片,在一端标注样本编号。将塑料定量板小孔朝上放置在载玻片中部。

5.2.2 将尼龙绢平放在粪便上摊开,用刮棒轻压尼龙绢,使尼龙绢与粪便紧密贴合,再用刮棒在尼龙绢上方刮取粪便。

5.2.3 将通过尼龙绢刮出的粪样填入定量板的中央孔中,直至填满刮平。

5.2.4 垂直向上移去定量板,使粪样留在载玻片上。

5.2.5 取一张已浸泡过的亲水性透明玻璃纸,抖掉多余的浸泡液后,覆盖在粪便上。取另一块洁净载玻片十字交叉垂直均匀轻压粪样,使亲水性透明玻璃纸下的粪便均匀展开,不溢出载玻片,形成厚薄一致的圆形粪膜,粪膜直径约 2 cm。

5.2.6 用拇指固定亲水性透明玻璃纸,将用来压粪样的载玻片轻轻平移取下,制好的改良加藤厚涂片放置在室温下使其透明,透明时间不宜超过 2 h。

5.3 镜检

将已透明的改良加藤厚涂片置于生物显微镜下镜检,在 10 倍物镜下按一定规律,如由上到下,由左至右检查全片,如需进一步鉴别在 40 倍物镜下观察。

5.4 结果判定

5.4.1 根据改良加藤厚涂片中虫卵的大小、形状、颜色、卵壳、内容物、卵盖、小棘等特征综合判定虫种(参见附录 A)。

5.4.2 计数改良加藤厚涂片中虫卵数量,计算 EPG,并判定感染强度(参见附录 B)。

5.5 注意事项

5.5.1 粪膜透明后应及时镜检。若透明过度,薄壳虫卵易变形不易辨认,容易造成漏检或误判。一般在室温25 ℃、75﹪湿度下,改良加藤厚片放置不宜超过 2 h。若空气湿度大,气温较低,放置时间可适当延长。空气干燥,气温高,放置时间适当缩短。透明时切忌为了缩短透明时间而将改良加藤厚片放入烤箱或在阳光下暴晒。

5.5.2　在药物疗效考核等防治专项研究中,EPG 的计算还须再乘以粪便系数(成形便 1,半成形便1.5,软便 2,粥样便 3,水泻便 4),得到每克粪便虫卵数。由于儿童粪便总量比成人少,因此儿童每单位体积粪便中含虫卵比成人多,故应以成人为标准,按比例减少,即儿童粪便所得虫卵数,1 岁~2 岁的乘以 25%,3 岁~4 岁的乘以 50%,5 岁~10 岁的乘以 75%,11 岁以上不减少。

附　录　A
（资料性附录）
人体粪便中蠕虫卵鉴别

A.1　虫卵种类

通过改良加藤厚涂片法能够检测到的寄生虫卵有：似蚓蛔线虫卵、毛首鞭形线虫卵、蠕形住肠线虫卵、钩虫卵（十二指肠钩口线虫卵、美洲板口线虫卵和锡兰钩口线虫卵）、曼氏迭宫绦虫卵、阔节裂头绦虫卵、带绦虫卵（猪带绦虫卵、牛带绦虫卵、亚洲带绦虫卵）、微小膜壳绦虫卵、缩小膜壳绦虫卵、司氏伯特绦虫卵、华支睾吸虫卵、布氏姜片吸虫卵、卫氏并殖吸虫卵、日本血吸虫卵、曼氏血吸虫卵、片形吸虫卵（肝片形吸虫卵、巨片形吸虫卵）、异型科吸虫卵、棘口科吸虫卵等，上述虫卵可在显微镜下通过其形状、大小、颜色、内容物、卵盖结构等加以鉴别（见表A.1）。

表A.1　人体粪便中蠕虫卵鉴别要点

虫卵	大小	形状	颜色	卵盖	卵壳	内容物	其他特征	模式图
华支睾吸虫卵	(27～35) μm×(12～20) μm	形似芝麻，一端较窄	淡黄褐色	有	卵盖周围的卵壳增厚形成肩峰	毛蚴	卵盖对端有小疣状突起	
布氏姜片吸虫卵	(130～140) μm×(80～85) μm	椭圆形	淡黄色	有	薄而均匀	近卵盖端有1个为未分裂卵细胞，周围约20～40个卵黄细胞	大型蠕虫卵	
卫氏并殖吸虫卵	(80～118) μm×(48～60) μm	椭圆形，左右多不对称，前端较宽，后端稍窄	金黄色	有	厚薄不均，卵盖对端往往增厚	虫卵顶端有一半透明卵细胞及10～20个卵黄细胞及许多颗粒	—	
日本血吸虫卵	(58～109) μm×(44～80) μm	略呈椭圆形	淡黄色	无	厚薄均匀	内含一成熟的毛蚴，毛蚴和卵壳间常可见到大小不等的圆形或椭圆形的油滴状毛蚴分泌物	卵壳一侧有一逗点状小棘	
曼氏血吸虫卵	(114～180) μm×(45～73) μm	长卵圆形	棕黄色	无	卵壳粗糙，双层	可见云雾状毛蚴轮廓	侧棘长而大	
片形吸虫卵（肝片形吸虫卵与巨片形吸虫卵）	(130～190) μm×(63～90) μm	椭圆形	淡黄褐色	有	薄，分两层	卵细胞和卵黄细胞	虫卵较大	

表 A.1(续)

虫卵	大小	形状	颜色	卵盖	卵壳	内容物	其他特征	模式图
异型科吸虫卵	(19～39) μm×(11～20) μm	形似芝麻,一端较窄	黄褐色	有	卵壳较薄	内含成熟毛蚴	虫卵小,与华支睾吸虫卵相似	
棘口科吸虫卵	(80～140) μm×(40～90) μm	椭圆形	淡黄色	有	卵壳薄	内含未分化的卵细胞和若干个卵黄细胞	虫卵较大	
曼氏迭宫绦虫卵	(52～76) μm×(31～44) μm	椭圆形	浅灰褐色	有	较薄	一个卵细胞和若干个卵黄细胞	—	
阔节裂头绦虫卵	(55～76) μm×宽(41～56) μm	卵圆形	浅灰褐色	有	较厚	卵内胚胎已开始发育	另一端有一小棘	
带绦虫卵(猪带绦虫卵、牛带绦虫卵、亚洲带绦虫卵)	直径(31～43) μm	球形或近似球形	棕黄色	无	很薄而且脆弱	胚膜内是球形的六钩蚴,直径14 μm～20 μm,有3对小钩	外面有较厚的胚膜,具有放射状的条纹	
微小膜壳绦虫卵	(48～60) μm×(36～48) μm	圆球形或近圆球形	无色透明	无	很薄	内有透明胚膜,胚膜两端略凸起并由该处各发出4～8根丝状物,弯曲的延伸在卵壳和胚膜之间,胚膜内含有一个六钩蚴	—	
缩小膜壳绦虫卵	(60～79) μm×(72～86) μm	长圆形	黄褐色	无	较厚	胚膜两端无丝状物,卵壳与胚膜间有透明胶状物	—	
司氏伯特绦虫卵	(45～46) μm×(49～50) μm	不规则卵圆形	—	无	透明	内有一层蛋白膜包绕梨形结构,此结构一端具有双角的突起,突出简短可达卵壳,内含一六钩蚴	—	

表 A.1（续）

虫卵	大小	形状	颜色	卵盖	卵壳	内容物	其他特征	模式图
似蚓蛔线虫卵（受精）	(45～75) μm× (35～50) μm	宽椭圆形	棕黄色	无	厚而透明	内含一个大而圆的卵细胞，在其两端与卵壳间可见新月形空隙	卵壳外可有一层蛋白质膜，表面凹凸不平	
似蚓蛔线虫卵（未受精）	(88～94) μm× (39～44) μm	长椭圆形	棕黄色	无	较受精蛔虫卵薄	充满大小不等的折光颗粒	卵壳外可有一层蛋白质膜，表面凹凸不平	
毛首鞭形线虫卵	(50～54) μm× (22～23) μm	纺锤形或腰鼓形	黄褐色	无	较厚	有 1 个尚未分裂的卵细胞	两端可各具一个透明栓	
蠕形住肠线虫卵	(50～60) μm× (20～30) μm	长椭圆形，两侧不对称，一侧扁平，一侧稍凸	无色透明	无	较厚，分 3 层，光镜下可见内外 2 层	含一蝌蚪期胚胎	—	
钩虫卵（十二指肠钩口线虫、美洲板口线虫、锡兰钩口线虫）	(57～76) μm× (36～40) μm	椭圆形，两端钝圆	无色透明	无	较薄	2～4 个卵细胞卵壳与卵细胞之间有明显空隙	—	

附　录　B
（资料性附录）
改良加藤厚涂片中虫卵的计数方法

B.1　全片计数

每张改良加藤厚涂片发现的似蚓蛔线虫卵、毛首鞭形线虫卵、钩虫卵、华支睾吸虫卵、日本血吸虫卵等蠕虫卵都要全片计数。镜检所用显微镜目镜统一为10倍的镜头。

B.2　推算虫卵数

B.2.1　推算步骤

当一张改良加藤厚涂片中某种虫卵数达数千甚至数万个时，计数比较费时，为此对改良加藤厚涂片虫卵计数作以下规定：每张涂片首先随意粗查几个视野，若每个视野中某种虫卵数在10个以上，可以暂不计数该虫卵。待读完全片的其他虫卵数，再用固定视野抽查法推算全片该虫卵数。具体步骤如下：

a)　按图 B.1 分布固定抽查 10 个视野，并算出抽查的 10 个视野虫卵总数。

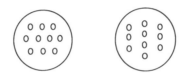

图 B.1　10 个视野分布示意图

b)　计算出该涂片粪膜视野数，再推算出全片虫卵数：按一定的规律，如自左而右，自上而下，再自右而左，一行接一行，一个视野接一个视野地用推进器移动涂片，数出全片粪膜视野数，则：全片粪膜虫卵总数＝10 个视野虫卵均数×全片粪膜视野总数。

B.2.2　感染度分级

塑料定量板每孔所容粪便重量平均为 41.67 mg，每张改良加藤厚涂片所得虫卵数乘以 24 即得每克粪便的虫卵数。

每克粪便虫卵数（EPG）＝平均每张改良加藤厚涂片所得虫卵数×24

人体重要寄生虫感染度分级标准见表 B.1。

表 B.1　人体重要寄生虫感染度分级标准

虫　　　种	感 染 度 分 级（EPG）		
	轻度感染	中度感染	重度感染
似 蚓 蛔 线 虫	＜5 000	5 000～49 999	≥50 000
钩虫（十二指肠钩口线虫、美洲板口线虫、锡兰钩口线虫）	＜2 000	2 000～3 999	≥4 000
毛首鞭形线虫	＜1 000	1 000～9 999	≥10 000
华支睾吸虫	＜1 000	1 000～9 999	≥10 000
日本血吸虫	＜99	100～399	≥400

参 考 文 献

〔1〕 WHO,1998. Guidelines for the evaluation of soil—transmitted helminthiasis and schistoso-miasis at community level.

〔2〕 Yu Sen-Hai, Masanori Kawanaka, Li Xue—Min, et al. Epidemiological investigation on Clonorchis sinensis in human population in an area of south China. Jpn. J. Infect. Dis. ,56,168－171,2003.

〔3〕 WHO. 1991. Basic laboratory methods in medical parasitology.

〔4〕 诸欣平,苏川. 人体寄生虫学. 8 版. 北京:人民卫生出版社,2014.

〔5〕 吴观陵. 人体寄生虫学. 4 版. 北京:人民卫生出版社,2013.

〔6〕 余森海,许隆祺. 人体寄生虫学彩色图谱. 北京:中国科学技术出版社,1992.

〔7〕 林金祥,李友松,周宪民,谷俊朝. 食源性寄生虫病图释. 北京:人民卫生出版社,2009.

〔8〕 中华人民共和国卫生部疾病控制司. 肠道寄生虫病防治手册. 福州:福建教育出版社,1996.

〔9〕 薛纯良,许隆祺. 寄生虫病诊断与治疗. 湖南:湖南科学技术出版社,2002.

〔10〕 任光辉,梁幼生. 非洲血吸虫病学. 北京:人民卫生出版社,2015.

ICS 11.020
C 62

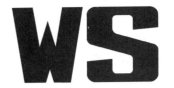

中华人民共和国卫生行业标准

WS/T 571—2017

裂头绦虫幼虫检测

Detection of diphyllobothroid larvae

2017-08-01 发布

2018-02-01 实施

中华人民共和国国家卫生和计划生育委员会　发 布

前　言

本标准依据 GB/T 1.1—2009 给出的规则起草。

本标准起草单位：中国疾病预防控制中心寄生虫病预防控制所、中华人民共和国上海出入境检验检疫局、上海市疾病预防控制中心。

本标准起草人：陈韶红、李树清、张小萍、许学年、卢艳、蔡玉春、张永年、李浩、艾琳、郑彬。

裂头绦虫幼虫检测

1 范围

本标准规定了裂头绦虫幼虫检测的操作流程。

本标准适用于各级疾病预防控制机构、医疗机构和食品检测机构对鱼、蛙和蛇中裂头绦虫幼虫的检测。

2 规范性引用文件

下列文件对于本文件的应用是必不可少的。凡是注日期的引用文件,仅注日期的版本适用于本文件。凡是不注日期的引用文件,其最新版本(包括所有的修改单)适用于本文件。

GB/T 6682 分析实验室用水规格和试验方法

GB/T 18088 出入境动物检疫采样

3 术语和定义

下列术语和定义适用于本文件。

3.1

裂头蚴 plerocercoid larvae

裂头绦虫的幼虫,是假叶目(Pseudophyllidea)、裂头科(Diphyllobothriidae)绦虫第三期幼虫的总称(参见附录 A)。

3.2

阔节裂头蚴 plerocercoid larvae of *Dibothriocephalus latus* 或 *phyllobothrium latum*

寄生在鱼体内阔节裂头绦虫的第三期幼虫。

3.3

曼氏裂头蚴 plerocercoid larvae of *Spirometra mansoni*

寄生在蛙、蛇或人体内曼氏迭宫绦虫的第三期幼虫。

4 仪器器材

4.1 生物显微镜。

4.2 体视显微镜。

4.3 PCR 扩增仪。

4.4 电泳仪。

4.5 凝胶成像系统。

4.6 超净工作台。

4.7 高速离心机。

4.8 解剖用手术器械。

5 试剂材料

5.1 试剂

胃蛋白酶消化液;Tris－乙酸电泳缓冲液(TAE);琼脂糖凝胶;6×加样缓冲液;100 bp～2 000 bp DNA marker;灭菌双蒸馏水(ddH₂O);70％乙醇(配制见附录B的B.1)。

5.2 引物

扩增裂头蚴核糖体DNA转录间隔区(ITS)引物序列;扩增裂头蚴细胞色素C氧化酶(Cox1)引物序列;阔节裂头蚴特异性引物序列及曼氏裂头蚴特异性引物序列(见附录B的B.2)。

5.3 阳性对照

阳性对照为裂头绦虫相应基因片段的阳性克隆质粒或裂头蚴、裂头绦虫全基因组DNA。

6 检测步骤

6.1 样品准备

6.1.1 样品种类:海鱼、淡水鱼、蛙和蛇。

6.1.2 样品采集:采样按照GB/T 18088执行。

6.2 样品检测

6.2.1 压片检查法

用手术剪对受检的鱼、蛙和蛇逐条/只进行解剖。取出内脏,将腹腔壁内膜刮下,观察腹腔内壁表面,若有可疑白色点状物,用手术剪或手术刀分离皮肉,用两把小镊子将肌肉撕开,取含有白色点状物的组织用载玻片压片,用生物显微镜镜检判定结果。

6.2.2 蛋白酶消化法

称取样品250 g并剪成小块,按样品与胃蛋白酶消化液1:5的比例加入消化液,37 ℃消化至无肉眼可见的肉组织为止。消化后用0.8 mm×0.8 mm(10目)网筛过滤,滤液置于尖底量筒内,加水(用水参照GB/T 6682)至最大刻度处,沉淀洗涤至水清,全部沉渣置平皿,用体视显微镜镜检判定结果。

6.2.3 核酸检测法

6.2.3.1 取样

在体视显微镜下挑取虫体,初步鉴定后备用。PCR反应设立阳性对照,对照为裂头绦虫相应基因片段的阳性克隆质粒或裂头蚴、裂头绦虫全基因组DNA。无菌水作空白对照。

6.2.3.2 DNA的提取

DNA的提取见附录B的B.3。

6.2.3.3 反应体系

总体积为25 μL,模板DNA 2 μL,上下游引物(10 μmol/L)各0.5 μL,dNTPs 2 μL,MgCl₂ 2.5 μL,

10×Buffer 2.5 μL,Taq 酶 (5 U/μL) 0.2 μL,补充 ddH₂O 至 25 μL。

6.2.3.4　PCR 反应程序

94 ℃预变性 3 min;94℃变性 30 s,55 ℃退火 30 s,72 ℃延伸 1 min ,35 个循环;72 ℃延伸 7 min。

6.2.3.5　电泳

取 10 μL 产物与 2 μL 的 6×加样缓冲液混合,加样于含溴化乙锭的 1.5％琼脂糖凝胶中。在 1×TAE 缓冲液中,3 V/cm～4 V/cm 电泳约 30 min,当溴酚蓝到达底部时停止电泳,用凝胶成像系统分析。

6.3　结果判定

6.3.1　裂头属的裂头蚴判定

若从鱼体内检出的幼虫大小若长 2 mm～20 mm,宽 2mm～3 mm,乳白色,头节呈匙形,其背腹面各有一条窄而深凹的吸槽,体前端有凹陷且稍大,体不分节但具有横皱褶,尾部细,呈棍棒状,具有与成虫相似的头节,可初步判定裂头属的裂头蚴(参见附录 C)。

6.3.2　迭宫属的裂头蚴形态判定

若从蛙或蛇体内检出的幼虫大小若长 0.5 cm～80 cm,宽 0.3 cm～1 cm,长带形,乳白色或淡黄色,虫体前端无吸槽,顶端中央有一孔向内凹陷成隧道状,并向后延伸形成盲管,虫体不分节,具有不规则的皱褶,可初步判定为迭宫属的裂头蚴(参见附录 C)。

6.3.3　核酸扩增结果判定

6.3.3.1　目的基因扩增片段出现条带而空白对照未出现条带,实验结果成立。
6.3.3.2　阔节裂头蚴特异引物扩增,出现 428 bp 的特征条带,初步判定该虫种为阔节裂头蚴。
6.3.3.3　曼氏裂头蚴特异引物扩增,出现 156 bp 的特征条带,初步判定该虫种为曼氏裂头蚴。
6.3.3.4　若要进一步对幼虫定种,需将引物扩增产物进行测序,将其序列与 GenBank 上序列进行比对后定种。

附 录 A
（规范性附录）
病原学资料

裂头蚴（plerocercoid）是假叶目（Pseudophyllidea）、裂头科（Diphyllobothriidae）绦虫的第三期幼虫的总称。裂头科中的裂头属（*Dibothriocephalus*）又名双叶槽属（*Diphyllobothrium*）及迭宫属（*Spirometra*）的裂头蚴可感染人体。

A.1 形态

A.1.1 裂头属的裂头蚴的形态

阔节裂头蚴长 2 mm～20 mm，宽 2 mm～3 mm，乳白色，头节呈匙形，其背腹面各有一条窄而深凹的吸槽，体前端有凹陷且稍大，体不分节但具有横皱褶，尾部细，呈棍棒状，具有与成虫相似的头节，裂头蚴皮层表面覆盖微毛，长度约 1.5 μm。

A.1.2 迭宫属的裂头蚴形态

曼氏裂头蚴长 0.5 cm～80 cm，宽 0.3 cm～1 cm，长带形，乳白色或淡黄色，虫体前端无吸槽，顶端中央有一孔向内凹陷成隧道状，并向后延伸形成盲管，虫体不分节，具有不规则的皱褶。

A.2 生活史

阔节裂头绦虫成虫寄生在人以及犬、猫、猪等动物的小肠内。虫卵随宿主粪便排出后，在 15 ℃～25 ℃的水中，经过 7 d～15 d 的发育，孵出钩球蚴。当钩球蚴被剑水蚤吞食后，在其血腔内经过 2 周～3 周的发育成原尾蚴。当受感染的剑水蚤被小鱼或幼鱼吞食后，原尾蚴可在鱼的肌肉、性腺、卵内发育为裂头蚴，裂头蚴并可随着鱼卵排出。当大鱼吞食含有裂头蚴的小鱼或鱼卵后，裂头蚴可侵入大鱼的肌肉组织内继续生存，直到终宿主食入带裂头蚴的鱼时，裂头蚴方能在其肠内经 5 周～6 周发育为成虫。成虫在终宿主体内可活 5 年～13 年。可感染阔节裂头蚴的第二中间宿主有：白斑狗鱼（*Esox lucius*）、江鳕（*Lota lota*）、河鲈（*Perca fluviatilis*）、三刺鱼（*Gasterosteus aculeatus*）、樱花钩吻鲑（*Oncorhynchus masou*）、鱼（*Liza haematocheila*）、溪红点鲑（*Salvelinus fontinalis*）、虹鳟鱼（*Oncorhynchus mykiss*）、雅罗鱼属鲤（*Leuciscus rutilus*）、八目鳗（*Lampetra japonicum*）等。

曼氏迭宫绦虫的成虫寄生在猫、犬及食肉野生动物为终宿主的小肠内，虫卵随宿主粪便排出体外，在适宜温度下，经过 2 周～5 周发育孵出六钩蚴，被剑水蚤吞食后发育成原尾蚴，原尾蚴被蛙类吞食可发育成裂头蚴，人吞食含有裂头蚴的第二中间宿主可引起曼氏裂头蚴病。可感染曼氏裂头蚴的第二中间宿主为蛙类；鸟类、蛇类、猪可作为转续宿主。

附 录 B
（规范性附录）
与检测相关的技术方法

B.1 试剂配制

B.1.1 胃蛋白酶消化液

胃蛋白酶 2 g,浓盐酸 0.7 mL,加蒸馏水至 100 mL,现用现配。

B.1.2 Tris-乙酸电泳缓冲液(TAE)

三羟甲基氨基甲烷(Tris 碱)242 g,冰乙酸 57.1 mL,pH 8.0 的 0.5 mol/L EDTA 液 100 mL,加蒸馏水定容至 1 000 mL,制成 50×TAE 缓冲液,混匀 4 ℃保存备用。临用前 50 倍稀释。

B.1.3 1×TAE 使用液

50× TAE 20 mL,加蒸馏水定容至 1 000 mL,混匀备用。

B.1.4 10 mg/mL 溴化乙锭液

溴化乙锭 1 g,加蒸馏水定容至 100 mL,磁力搅拌至完全溶解,室温避光保存。

B.1.5 1.5% 琼脂糖凝胶

琼脂糖 1.5 g,加 1×TAE 定容至 100 mL,完全融化后,溶液冷却至 60 ℃,加 10 mg/mL 溴化乙锭 5 μL(终浓度 0.5 μg/mL),轻轻混匀后,制备凝胶。

B.1.6 6×加样缓冲液

溴酚蓝 0.25 g,蔗糖 40 g,加蒸馏水至 100 mL。置 4 ℃保存备用。

B.1.7 商品化试剂盒

Taq 酶、dNTP 等核酸提取及 PCR 试剂可选用商品化试剂和试剂盒。

B.2 引物模板

裂头绦虫幼虫相关引物见表 B.2。

表 B.2 裂头绦虫幼虫相关引物

引物名称	引物编号	序列	片段大小/bp
裂头蚴 ITS 通用引物	18S - DF1	5′- ACTTGATCATTTAGAGGAAGT - 3′	1 409
	28S - DR4	5′- CTCCGCTTAGTGATATGCT - 3′	
裂头蚴 Cox1 通用引物	JB6	5′- GATAGTAAGGGTGTTGA - 3′	650
	JB5R	5′- CAAGTATCRTGCAAAATATTATCAAG - 3′	

表 B.2(续)

引物名称	引物编号	序列	片段大小/bp
阔节裂头蚴特异引物	Dl/Dn-1805F	5′-CAGTGGGAATGGTGCTTGTAATGT-3′	428
	Dl-2211R	5′-TAACCTTTACTTATAACTACT-3′	
曼氏裂头蚴特异性引物	F965	5′-CTTGGCTTTATATGATTTAAATAG-3′	156
	R1120	5′-GTTTGGTGCACAGTACGTTTTAAAA-3′	

B.3 DNA 的提取

B.3.1 挑取单条待鉴定虫体放入灭菌离心管,加入灭菌蒸馏水,30 min 换一次水,重复洗涤 3 次,洗涤完毕后弃掉离心管中蒸馏水,用碾磨棒将离心管中虫体碾碎,加入 180 μL Buffer ATL,20 μL 蛋白酶 K,混匀后于 56℃孵育 1 h～3 h 至消化完全,期间不时振荡摇晃。

B.3.2 消化完全后,漩涡震荡 15 s,加 200 μL Buffer AL,立即漩涡振荡混匀,再加入 200 μL 乙醇(96%～100%),漩涡振荡混匀。

B.3.3 离心柱置于收集管上,将上一步的混合物吸入离心柱中,8 000 r/min 离心 1 min,弃收集管。

B.3.4 将离心柱置于新的收集管中,加 500 μL Buffer AW1,8 000 r/min 离心 1 min,弃收集管。

B.3.5 将离心柱置于新的收集管中,加 500 μL Buffer AW2,14 000 r/min 离心 3 min,弃收集管。

B.3.6 将离心柱置于灭菌的 1.5 mL 离心管中,加入 200 μL Buffer AE 室温孵育 1 min,8 000 r/min 离心 1 min,离心所得 DNA 于-20℃冰箱保存备用(重复该步骤可扩大 DNA 回收率)。

B.4 实验试剂代码解释(试剂盒自带)

Buffer AL:裂解缓冲液(Lysis buffer)。

Buffer AW1:洗涤缓冲液 1。

Buffer AW2:洗涤缓冲液 2。

Buffer ATL:组织溶解缓冲液。

Buffer AE:溶解缓冲液。

附　录　C
（资料性附录）
裂头蚴实物图

C.1　白鱼肌肉中的阔节裂头蚴见图 C.1。

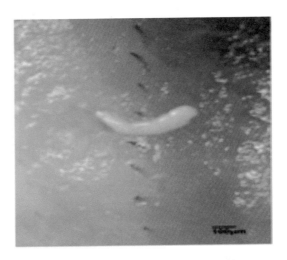

图 C.1

C.2　鳟鱼肌肉中的阔节裂头蚴见图 C.2。

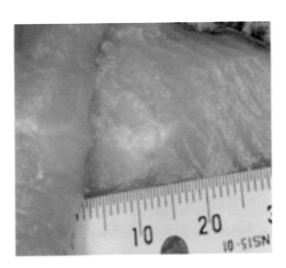

图 C.2

C.3 蛙体内的曼氏裂头蚴见图C.3。

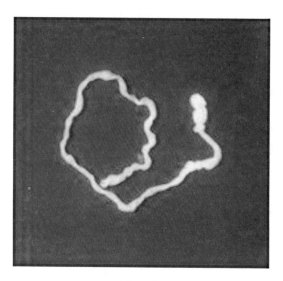

图C.3

C.4 蛇体的曼氏裂头蚴见图C.4。

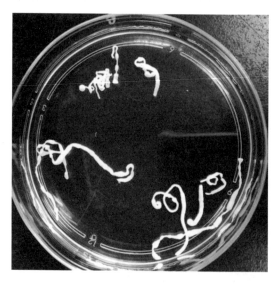

图C.4

注:图C.1来自参考自文献:TomášScholz,Hector H. Garcia,Roman Kuchta,Barbara Wicht. Update on the Human Broad Tapeworm (*Genus Diphyllobothrium*),Including Clinical Relevance. [J]Clin Microbiol Rev. 2009 January;22(1): 146—160. doi:10.1128/CMR.00033—08。

图C.2、图C.3、图C.4为检测样品。

参 考 文 献

［1］ 吴观陵.人体寄生虫学.4 版.北京：人民卫生出版社,2013.

［2］ Scholz T,Garcia HH,Kuchta R,Wicht B. Update on the human broad tapeworm（genus *diphyllobothrium*）,including clinical relevance. Clin Microbiol Rev,2009,22(1):146－160.

［3］ 余森海,许隆祺.人体寄生虫学彩色图谱.北京:中国科学技术出版社,1992.

［4］ 刘自逵,刘国华,戴荣四,刘伟,李芬,等.湖南省猬迭宫绦虫的线粒体 cox1 和 nad1 基因的序列测定及种系发育分析.畜牧兽医学报,2010,41:463－468.

［5］ Wicht B,Ruggeri-Bernardi N,Yanagida T,Nakao M,Peduzzi R,*et al*. Inter-and intra-specific characterization of tapeworms of the genus *Diphyllobothrium*（Cestoda：Diphyllobothriidea）from Switzerland,using nuclear and mitochondrial DNA targets. Parasitol Int,2010,59：35－39.

［6］ SH Chen,L Ai,YN Zhang,JX Chen,WZ Zhang,et al. Molecular Detection of *Diphyllobothrium nihonkaiense* in Humans,China. Emerg Infect Dis,2014,20:315－318.